Mit Imaginationen therapieren

Neue Erkenntnisse zur Katathym-Imaginativen Psychotherapie

Herausgegeben von
L. Kottje-Birnbacher, E. Wilke, K. Krippner, W. Dieter

Pabst Science Publishers
Lengerich, Berlin, Bremen, Miami,
Riga, Viernheim, Wien, Zagreb

Bibliografische Information Der Deutschen Bibliothek
Die Deutsche Bibliothek verzeichnet diese Publikation in der Deutschen Nationalbibliografie; detaillierte bibliografische Daten sind im Internet unter <http://dnb.ddb.de> abrufbar.

Kontaktadresse:
Dipl.-Psych. Dr. L. Kottje-Birnbacher
Düsseldorfer Str. 55
D-40545 Düsseldorf
Tel.: 0211/552117
Fax: 0211/5590159
E-Mail: birnbacher@online-club.de

Titelbild: V. Oepen-Duré

Konvertierung: Armin Vahrenhorst
Druck: KM-Druck, D-64823 Groß Umstadt

ISBN 3-89967-266-6

Inhaltsverzeichnis

Einleitung der Herausgeber

Der vorliegende Band fasst neue Arbeiten zur Katathym-Imaginativen Psychotherapie (KIP) zusammen. Die Katathym-Imaginative Psychotherapie ist eine tiefenpsychologisch fundierte therapeutische Methode, die sich seit über 50 Jahren mit der Erforschung und Anwendung von Imaginationen in der Psychotherapie befasst und ihre Erfahrungen im Kontext der psychoanalytischen Theorie und anderer angrenzender therapeutischer Theorien (insbesondere der systemischen Therapie und Hypnotherapie) reflektiert. In Hunderten von sorgfältig belegten Einzelfallstudien, in empirischen Untersuchungen der klinischen Wirksamkeit und in Studien zur Prozessforschung wurde ein großer Fundus an empirischer Erfahrung gesammelt, so dass man inzwischen sehr präzise Hinweise dazu geben kann, in welcher klinischen Situation welche Art von Vorgehen sinnvoll ist und in welcher Weise Imaginationen bei der Erreichung spezifischer therapeutischer Ziele hilfreich sein können (vgl. Literaturverzeichnis am Ende des Bandes).

Das **erste Kapitel** zeigt die historische Entwicklung der KIP in den letzten 50 Jahren. L. Kottje-Birnbacher und E. Wilke geben einen kurzen Überblick über die inhaltlichen Entwicklungslinien des Verfahrens: Aus welchen Fragestellungen heraus ist die KIP entstanden, womit hat sie sich dann vor allem beschäftigt, und wie hat sie sich im Laufe der Jahre entwickelt und verändert?
H. Hennig legt dann den Schwerpunkt auf den gesellschaftlichen Kontext und berichtet von der Entwicklung der KIP in der früheren DDR, in der sie als einziges tiefenpsychologisch fundiertes Verfahren schon seit 1970 angewandt wurde – in einem Umfeld, in dem Selbstbestimmung, Einsicht oder Aufdeckung unbewusster Prozesse hoch suspekt waren. Als Imaginationsverfahren bot die KIP Tarnung für subversive Gedanken. Zunächst wurde sie in informellen Arbeitskreisen diskutiert und erprobt, die sich aber rasch erweiterten und schließlich sogar ein formales Dach in der Gesellschaft für AT und Hypnose fanden, so dass 1989 die Sektion mehrere Hundert Mitglieder umfasste und nun der langwierige Prozess der Integration in die psychotherapeutische Landschaft des Westens und des Zusammenwachsens von zwei eigenständigen deutschen Gesellschaften beginnen musste und konnte.
Dann geht es um gemeinsame Wurzeln und unterschiedliche therapeutische Akzente der KIP und angrenzender Verfahren. H. Leuner, der Begründer der KIP, war ein sehr vorbehaltloser Wissenschaftler. Er war ausgebildet in Psychoanalyse mit einer jungianischen Lehranalyse, in autogenem Training und in Hypnose, und er entwickelte aus diesen Wurzeln vieles Neue: 1. die Katathym-Imaginative Psychotherapie, 2. ein Biofeedbackverfahren, das es auch viel beschäftigten Ärzten erlauben sollte, die Ent-

spannungsfähigkeit ihrer Patienten zu verbessern, und 3. die Psycholyse, d. h. Einsatz von halluzinogenen Drogen zu psychotherapeutischen Zwecken.
R. Bolle zeigt die jungianischen Wurzeln bei der Entwicklung der KIP (die archetypischische Symbolik der KB-Motive, die Anregungen zum Malen, technische Anregungen aus der Aktiven Imagination) und akzentuiert die Punkte, wo heute eine gegenseitige Anregung befruchtend sein könnte.
T. Passie schließlich belegt die vielfältigen Anregungen für die Entwicklung der KIP aus den Untersuchungen mit halluzinogenen Substanzen und zeigt die durch gesellschaftliche Vorgaben abgebrochene Entwicklung der Psycholyse mit ihren therapeutischen Möglichkeiten auf.

Das **zweite Kapitel** fasst neue Arbeiten zur theoretischen Fundierung der KIP zusammen.
M. Schnell analysiert die Übertragungs- und Gegenübertragungsprozesse, die durch das Setting und das Verhalten des Therapeuten in der KIP angeregt werden, und zeigt, wie diese sich in den Imaginationen und im Beziehungsgeschehen ausdrücken und im Setting der KIP produktiv verarbeitet werden können.
U. Bahrke beschäftigt sich mit den Auswirkungen der unterschiedlichen Symbolisierungsfähigkeit auf die Imaginationen. Wann ist eine Arbeit mit Imaginationen sinnvoll, wann eher nicht, wie kann man den Grad der Symbolisierungsfähigkeit diagnostisch erkennen, und wie kann man sie therapeutisch fördern? Bahrke gibt auch eine instruktive Übersicht über die Wirkfaktoren der KIP und verortet die KIP in der psychotherapeutischen Landschaft durch den Bezug auf die Wirkfaktoren von K. Grawe.
W. Dieter untersucht die Frage, was KIP-Tagträume eigentlich therapeutisch hilfreich macht, denn keineswegs jeder Tagtraum ist hilfreich: Ein Gegenbeispiel ist Dostojewskijs Raskolnikov in „Schuld und Sühne“. Er flüchtet vor der schwierigen Realität zunehmend in eine Tagtraumwelt, verändert in seinen Phantasien zunehmend seine moralischen Maßstäbe und wird schließlich real zum Mörder. – Wichtig für die therapeutische Wirkung von Tagträumen ist die therapeutische Begleitung mit Begrenzung der Regression und Hilfestellung beim Auffinden kreativer neuer Lösungen in einem gemeinsam gestalteten lebendigen „Übergangsraum“.
J. Dieter untersucht die verschiedenen Stufen der Triangulierung und speziell die dyadischen und triadischen Vorgänge in der therapeutischen Situation der KIP. Im KB kann man sowohl Ressourcen und positives dyadisches Erleben fördern (z. B. die Entspannung auf einer Wiese o.Ä.) und damit die psychische Struktur stabilisieren, ebenso können sich innere Konflikte darstellen, wobei die innere Situation des Patienten durch die Begleitung des Therapeuten entscheidend anders ist als in der ursprünglichen Situation: Durch den Anteil nehmenden Dritten wird eine konstruktive Verarbeitung möglich.
M. Stigler und D. Pokorny haben hochinteressante empirische Untersuchungen zum therapeutischen Prozess der KIP durchgeführt. Ausgehend von dem Konzept der zentralen Beziehungskonfliktthemen (ZBKT nach Luborsky) wurden Beziehungsepisoden in Transskripten von KB-Imaginationen, Nachtträumen und therapeutischen Gesprächen identifiziert und die darin dominanten Affekte bestimmt. Es stellte sich heraus, dass bei allen untersuchten Probanden-Gruppen in den Imaginationen die Affekte

positiver (und damit für die Selbstentwicklung förderlicher) waren, und zwar besonders positiv in den Beziehungsepisoden mit nicht-menschlichen Symbolobjekten. Der Prozess der Verschiebung scheint also wesentlich zu sein für die heilsame Wirkung der Imaginationen.
H. Ullmann stellt die Entwicklung dar von der klassischen Hypnose zur heutigen Hypnotherapie mit ihrem reichhaltigen Repertoire an therapeutischen Ideen (Umgang mit dem Unbewussten als innerer Weisheit und mit dem Widerstand als Signal für notwendige Kurskorrekturen in der Therapie, Einsatz von Suggestion, Metaphern und Ankern), arbeitet Ähnlichkeiten und Unterschiede zur KIP heraus und die Punkte, wo man voneinander lernen könnte.
T. Ebermann untersucht die impliziten Grundannahmen über Männlichkeit und Weiblichkeit, die in die traditionellen von Leuner vorgeschlagenen Motive eingegangen sind. Ferner zeigt sie die enormen Veränderungen der Geschlechternormen in den letzten Jahrzehnten auf und schlägt auf dieser Basis neue Motive für die weibliche Identität vor, die die Selbstwahrnehmung als Subjekt mit eigenständigen Wünschen und einer eigenen Körperlichkeit fördern.

Im **dritten Kapitel** sind theoretische und praktische Anregungen für die klinische Arbeit zu finden.
A. Seithe-Blümer skizziert ein objekttheoretisches Erklärungsmodell für die Entstehung der verzerrten Körperwahrnehmung bei Magersucht-Patienten und leitet daraus ein Basiskonzept der Therapie und eine sinnvolle therapeutische Haltung ab, und sie gibt Anregungen für KB-Motive, mit denen man die Körperwahrnehmung und Selbstabgrenzung fördern kann.
B. Hauler zeigt an Hand von zwei Fallgeschichten auf, wie sich in Imaginationen die Verdrängung lockert, so dass Erlebnisse wieder zugänglich werden, die bisher abgespalten waren, nicht sprachlich codiert werden konnten, weil sie in der familiären Welt der Kindheit nicht bewusst gefühlt werden durften. Durch Wahrnehmung und Integration dieser zunächst fremden eigenen Schattenseiten in einem geschützten Rahmen kommt das einseitige erstarrte Lebenskonzept in Bewegung, wodurch enorme Entwicklungssprünge möglich werden.
E. Friedrich beschäftigt sich mit der Entwicklung von Trennungskompetenz bei Therapeut und Patient, die notwendig ist, um Therapien gut abschließen zu können. Dafür sollte man die Entwicklungsgeschichte der Trennungserfahrungen im individuellen Lebenslauf betrachten und auf den entwickelten Bindungsstil beziehen und die Haltung gegenüber Individuation und Loslösung reflektieren, um dann neue Beziehungsmuster im Umgang mit dem Abschied zu versuchen, wobei spezifische KB-Motive Hilfestellung leisten können.
W. Ladenbauer bietet eine Systematik der Techniken der KIP an, organisiert nach dem Grad und der Art der Aktivität des Therapeuten: Der Therapeut kann Imaginationen eher im Hintergrund empathisch mitschwingend begleiten, kann aber auch aktiver sein und formale Anregungen geben, um den Prozess anzureichern, zu fokussieren und überhaupt eine gute Entwicklung zu fördern (strukturelle Aktivität), und wenn nötig kann er auch inhaltliche Anregungen geben. Diese Gliederung der Interventi-

onsmöglichkeiten erlaubt eine klarere Indikation gemäß Strukturniveau und Grad der Regression.

C. Stettler warnt vor dem Glauben, dass allein schöne neue Erlebnisse zu einer Heilung führen können, und hält Deutungen, Einsicht und Reflexion für unverzichtbar in der KIP, was auch in der Ausbildung der Therapeuten genügend berücksichtigt werden sollte: Es muss klar sein, in welche Richtung die unbewussten Wünsche gehen, damit man die verschiedenen Trauminhalte darauf beziehen kann.

G. Rasch schildert die Schwierigkeiten des Therapeuten in Situationen intensiver erotischer Übertragung. Wie kann man mit unerfüllten Beziehungswünschen von Patienten umgehen, ihr Begehren als Teil ihrer Person wertschätzen, aber auch genügend Abstand halten? In der berichteten Behandlung entstehen Wunscherfüllungsphantasien in den Imaginationen, auf der Realebene bleibt der Abstand erhalten.

R. Sannwald beschreibt die Behandlung eines durch eine sehr belastende Hautkrankheit schwer traumatisierten Jugendlichen, der sich sozusagen als Schutz vor der bösen Krankheit in magischer Abwehr mit dem Bösen/Satanischen identifiziert hatte. In Imaginationen wurden Möglichkeiten zur Entspannung und zur lustvollen körperlichen Bewegung angeboten, ebenfalls gute Objektbeziehungen und Orientierung – mit eindrucksvollem therapeutischen Erfolg.

M. Bürgi untersucht Geschwisterbeziehungen in ihrer Bedeutung für die Psychotherapie. Je nach dem Kontext der Elternbeziehung und der Position innerhalb der Geschwisterreihe und dem Altersabstand zu benachbarten Geschwistern entwickeln sich ganz unterschiedliche Beziehungen – zwischen Geborgenheit, Bedrohung und Rivalität –, deren Einfluss auf die Entwicklung des Patienten gewürdigt und bearbeitet werden sollte. Wie dies geschehen kann, zeigt M. Bürgi anhand von Beispielen.

Die Arbeiten von E.-M. Einig und von G. A. Cöppicus-Lichtsteiner beschäftigen sich mit dem in Imaginationen immer wieder spontan auftauchenden Phänomen spirituell-transzendenter Erfahrung. Wie kann man als Therapeut damit gut umgehen?

E.-M. Einig zeigt auf, dass die Haltung der Psychotherapie hier immer ambivalent war, schwankend zwischen Freuds aufklärerischem Anspruch, alle Wunschphantasien als Illusionen zu entlarven, und dem Spüren, dass Sinnsuche offenbar ein Grundbedürfnis der Menschen ist und heilende Potenzen enthält. Einig fordert, dass jeder Therapeut seine eigene Haltung religiösen Fragen gegenüber reflektieren sollte, weil sich die innere Haltung des Therapeuten entscheidend darauf auswirkt, was der Patient innerhalb seiner Therapie zulassen und erleben kann. Außerdem sollte jeder Therapeut Neutralität wahren, Glaubensinhalte sollten also genauso wie andere psychische Inhalte wohlwollend angeschaut und in ihrer Funktion für die psychische Stabilität analysiert werden. – Da Imaginationen in besonderem Maß Gelegenheit für Transzendenzerfahrungen bieten wegen der Ganzheitlichkeit und Intensität des imaginativen Erlebens und der Möglichkeit, sich dabei auf neue Erfahrungen einzulassen und sinnvolle neue Narrative zu entwerfen, sind KIP-Therapeuten hier besonders angesprochen.

G. A. Cöppicus-Lichtsteiner zeigt an einigen sehr berührenden Fallvignetten aus Behandlungen von traumatisierten Patientinnen, welche therapeutische Potenz religiös-existentielle Erfahrungen innerhalb von Imaginationen haben können. Sie bestätigt Leuners Erfahrungen aus Psycholysen (Therapien, in denen halluzinogene Substanzen

zur Aktivierung von Imaginationen eingesetzt wurden – vgl. Passie in diesem Buch), dass Patienten sich in Imaginationen „wie in Gottes Armen geborgen" fühlen können, und dass solche intensiven Erlebnisse schwere kindliche Defizite sozusagen auffüllen können, wodurch noch im Erwachsenenalter Urvertrauen wachsen kann. Voraussetzung dafür ist eine stabile, Hoffnung und Halt vermittelnde therapeutische Beziehung.
E.-D. Uhrová schildert anhand verschiedener Fallvignetten ihre Erfahrungen mit einem neuen Motiv zur Klärung des Selbstbildes und der Identität: In einem Spiegel kann man wichtige Schattenaspekte des eigenen Selbst entdecken.
D. Voss-Coxhead beschreibt die Suche nach Identität von zwei originellen Männern, die beide neben einer bürgerlichen Existenz Musik machen und sich von Zeit zu Zeit Frauenkleider anziehen. Im Lauf der Erkundungen der imaginativen inneren Welt konnte eine weniger zerrissene, ganzheitlichere Identität entwickelt werden.

Im **vierten Kapitel** werden Anwendungsmöglichkeiten von Imaginationen in unterschiedlichen Arbeitsbereichen und Settings vorgestellt.
B. Steiner und K. Krippner stellen ihr seit mehreren Jahren erprobtes Konzept der Traumatherapie mit KIP sehr prägnant und konzentriert dar. Eine zentrale Schwierigkeit in der Traumatherapie besteht darin, die Affekte für die Patienten aushaltbar zu machen, d. h. die Patienten vor Affektüberflutung und Retraumatisierung zu schützen. Dem trägt die Therapie Rechnung durch Etablierung der aufeinander aufbauenden Phasen: Stabilisierung, Bearbeitung des Traumas, Traumaintegration. Für jede dieser Phasen werden wichtige Anregungen gegeben sowohl für die Gestaltung der therapeutischen Beziehung als auch für die Ermöglichung von KB-Tagträumen, in denen sich die innere Welt durch Selbstwirksamkeitserfahrungen umgestaltet. Inzwischen ist neurologisch belegt, dass Imaginationen eine Brückenfunktion übernehmen können, sie ermöglichen, die durch das Trauma zerstörte Verbindung zwischen der Amygdala als Angstzentrale und dem Hippocampus als Vermittler verbaler Erinnerungen wieder aufzubauen, insofern ist die sorgfältige Arbeit auf dieser Ebene für Trauma-Patienten zentral.
H. Eibach schildert eindrücklich die Begleitung von schwer kranken onkologischen Patienten mit der KIP. Sie nutzt Märchen und spezifische KB-Motive als Ausgangspunkt für Imaginationen, die eine erträgliche Auseinandersetzung mit der Todesangst, dem versehrten Körperbild und dem beeinträchtigten Selbsterleben ermöglichen, wodurch die seelische Autonomie wiederhergestellt werden kann.
Die nächsten beiden Arbeiten sind der heute praktizierten ambulanten und stationären Gruppentherapie mit KIP gewidmet. N. Berger-Becker berichtet von halboffenen ambulanten Gruppen mit traumatisierten Patienten, die für jeweils 1 ½ Jahre konstant arbeiten und dann aufgefüllt werden. In der Anfangsphase werden mit stillen Imaginationen und Symbolarbeit die Ressourcen gestärkt, später wird mit Einzel-KB und anschließender psychodramatischer Gestaltung an traumatischem Material gearbeitet. Dabei wird durch Rollenübernahme und sorgfältige anschließende „Entrollung" die Sensibilität für eigene und fremde Projektionen geschärft und die Abgrenzung gegenüber nicht passenden Projektionen geübt. In späteren Phasen der Arbeit werden auch

gemeinsame Gruppenimaginationen durchgeführt, um die eigene Position innerhalb der Gruppe zu spüren und die eigenen Gefühle im Kontakt zu dosieren.
G. Biehl, I. Pahl und A. Friedrich-Dachale stellen ihre Erfahrungen mit der KIP in stationären und teilstationären Gruppen aus drei verschiedenen Arbeitsbereichen vor, nämlich 1. Gruppen aus einer psychiatrischen Klinik, 2. in einer psychiatrisch-psychotherapeutischen Tagesklinik und 3. Gruppen von Adipositas-Patienten in einer psychosomatischen Klinik. Es werden die Veränderungen des Vorgehens im Vergleich zum klassischen Setting dargestellt, die sich in der praktischen Arbeit mit diesen Patientengruppen als sinnvoll erwiesen haben, um den Anforderungen der Klientel und den Gegebenheiten des institutionellen Rahmens Rechnung zu tragen, und es werden Motive angegeben, die sich für bestimmte klinische Anliegen bewährt haben.
In den letzten Artikeln geht es um KIP im Rahmen von Coaching und Organisationsentwicklung.
S. Altweger und L. Kottje-Birnbacher bieten einen Überblick über die Tätigkeit des Coaching in Abgrenzung zu Psychotherapie und Supervision, die notwendigen Voraussetzungen eines Coaches, Hintergrundtheorien und Zielsetzungen und informieren dann an Hand von Beispielen über den Einsatz von Imaginationen in diesem Bereich. Imaginationen können in diesem Bereich sinnvoll sein, um Ressourcen zu fördern, um die eigenen Ziele genauer zu formulieren, um sich über die eigenen steuernden Affekte, die eigene Position innerhalb der Gruppe und über problemerhaltende Aspekte des eigenen Verhaltens klarer zu werden und um alternative Verhaltensmöglichkeiten zu erproben.
S.-C. Cottier stellt ihre Arbeit mit Imaginationen in Arbeitsgruppen innerhalb der Organisationsentwicklung vor, durch die das unbewusste „Schattensystem" der Organisation sichtbar wird und dadurch in den gemeinsamen Dialog integriert werden kann. Dazu werden Beispiele von Teams aus verschiedenen Bereichen der Wirtschaft und des Gesundheitssystems gegeben.

1.
Zur Geschichte des Verfahrens

50 Jahre KIP – Entwicklungslinien der KIP

Leonore Kottje-Birnbacher, Eberhard Wilke

Die Katathym-Imaginative Psychotherapie ist inzwischen 50 Jahre alt, das ist ein Anlass, die wesentlichen Entwicklungslinien zusammenzufassen.

In der ersten Phase legte Hanscarl Leuner mit Intuition und systematischem Experimentieren die Grundsteine: 1948 in der Zeit kurz nach dem Kriege, als in Deutschland die Psychotherapie praktisch neu erfunden werden musste, begann er als neugieriger, engagierter junger Forscher, 29 Jahre alt, mit Imaginationen zu arbeiten. Seine Anregungen bezog er von C. G. Jung, dessen „aktive Imaginationen" er in seiner eigenen Lehranalyse kennengelernt hatte, von I. H. Schultz, dessen Autogenes Training er erlernt hatte, bei dem sich in tiefer Entspannung auch lebhafte Imaginationen entwickeln können, und von C. Happich. Dessen „hypnagoge Bilder" (1932) sind direkte Vorläufer der KIP: Happich versetzte Patienten in einen leichten Entspannungszustand, bot ihnen dann bestimmte Motive an und begleitete sie verbal während des Imaginationsprozesses.

Leuner erforschte Imaginationen sehr gründlich und systematisch, z.B. ließ er gesunde Versuchspersonen und neurotische Patienten unter experimentell variierten Bedingungen imaginieren, um herauszufinden, ob die Bilder verlässliche Spiegelungen der innerseelischen Situation waren und ob sie sich therapeutisch beeinflussen ließen.

1955 beschreibt er das Vorgehen erstmals und zwar in einer noch heute gültigen Form. In dem allerersten Artikel „Experimentelles Katathymes Bilderleben als klinisches Verfahren der Psychotherapie" sind bereits viele gute technische Anregungen zu finden. Es kommen schon etliche der späteren „Standardmotive" vor: Wiese, Bach, Berg, Haus, Vorname, Bezugspersonen, Autostop, Sumpfloch und Höhleneingang, und Leuner interessiert sich für die „fixierten Bilder" als Ausdruck neurotischer Fixierungen und die sie auflösenden „Wandlungsphänomene" und er untersucht, ob Veränderungen im KB mit realen Veränderungen der psychischen Struktur korrelieren.

In den nächsten Veröffentlichungen 1955 „Symbolkonfrontation, ein nicht interpretierendes Vorgehen in der Psychotherapie" und 1957 „Symboldrama, ein aktives, nicht analysierendes Vorgehen in der Psychotherapie" ging es ihm um den therapeutischen Umgang mit Symbolgestalten, die spontan in KB-Bildern auftauchen oder durch Vorgabe spezifischer Motive eingeladen werden können. Er vermutete, dass sich in ihnen Selbstanteile oder Objektrepräsentanzen darstellten, und wollte möglichst direkt auf der Symbolebene an ihnen arbeiten. So bat er seine Probanden, sich ein Sumpfloch oder einen Höhleneingang vorzustellen und eine Weile zu betrachten (er fing also sozusagen mit der Oberstufe des KB an). Dann gab er ihnen die Suggestion, es werde bald etwas aus dem Sumpf bzw. aus der Höhle herauskommen. Die auftauchenden Gestalten waren oft für die Probanden sehr ängstigend (Leuner spricht von „gorgonischem Grauen", das sich bisweilen einstellte). Er verlangte von den Probanden dann, dass sie trotz ihrer Angst das Wesen permanent beobachten und in allen Einzelheiten beschreiben sollten. Nach maximal 30 Minuten waren die Wesen freundlicher und/oder schwächer geworden, und er forderte die Probanden dann auf, sich ihnen langsam zu nähern und sie wenn möglich zu streicheln.

Leuner nahm an, dass durch das Aufspüren wichtiger Symbole, die Konfrontation mit kathartischer Abreaktion und anschließende freundliche Annäherung eine Assimilation abgespaltener Komplexe ermöglicht würde, und hoffte, dadurch Therapien zu intensivieren und zu verkürzen.

Dies Vorgehen war damals absolut revolutionär: Die Standardhaltung eines Therapeuten war in den 50er Jahren die gleichschwebende Aufmerksamkeit der Psychoanalyse, es gab noch keine Gesprächstherapie oder Verhaltenstherapie, die ersten Artikel zur Verhaltenstherapie von Wolpe und Lazarus zur systematischen Desensibilisierung, Gegenkonditionierung und zum Flooding erschienen damals gerade erstmalig in den USA.

1957 erarbeitete Leuner dann weitere therapeutische „Regieprinzipien", nämlich Anleitungen zum „Vernichten und Mindern", „Nähren und Anreichern" (z.B. durch Füttern), „Versöhnen und Umfangen" (z.B. durch Streicheln), zur „Konjunktion und Einverleibung" (durch Verschmelzung oder Aufessen) und zum Einsatz „magisch wirkender Flüssigkeiten" (besonders Blut, Sperma, Wein, Gift, aber auch Wasser) und zur Gewinnung „innerer Führer" (freundliche Symbolwesen). – In den 90er Jahren wurden einige dieser Mechanismen dann in Form von Gewinnung von Helfergestalten und Vernichtung destruktiver innerer Partialobjekte in der Traumatherapie populär.

Die Anregungen zu den Regieprinzipien stammten aus Märchen und Mythen. Anschließend wurden sie in empirischen Untersuchungen überprüft. Dabei erwies sich, dass tatsächlich durch Anwendung der Regieprinzipien erstaunliche Wandlungen der Symbolwesen erreicht werden konnten, die auch unmittelbare klinische Besserungen nach sich zogen, während das einfache wiederholte Aufsuchen von schwierigen Situationen in der Imagination keine Veränderungen bewirkte.

1959 hat Leuner dann systematisch die Symbolik der Landschaftsmotive untersucht. Dabei entdeckte er die diagostische Potenz der Bilder. Er beschreibt etliche strukturelle Merkmale von Imaginationen, die zwischen Neurotikern und Normalen differenzieren (Einförmigkeit, Unwirtlichkeit und Unfruchtbarkeit, unvereinbare Kontraste, Einengung des Blickfeldes), und er zeigt, wie sich die therapeutische Entwicklung in Landschaftsbildern darstellt (Ausdehnung und Ausdifferenzierung gesunder Bereiche, klare Abgrenzung und Verkleinerung neurotischer Bereiche).

Leuner war Psychoanalytiker, daher interessierten ihn die Möglichkeiten einer vertieften psychoanalytischen Arbeit durch Integration wichtiger persönlicher Erinnerungen und assoziativer Prozesse in den Symbolbildern. 1964 veröffentlichte er den Aufsatz „Das assoziative Vorgehen im Symboldrama". Das darin beschriebene assoziative Vorgehen bot durch Altersregressionen, intensives emotionales Auftanken und erstaunliche Einblicke in bisher nicht bewusste Erlebnisse wiederum ganz neue therapeutische Möglichkeiten.

Mit diesen Arbeiten waren die Grundlagen der Katathym-Imaginativen Psychotherapie ausgearbeitet. In den folgenden Jahren ging es um Weiterentwicklung und Verbreitung. Leuner erzählte überall, wo sich eine Gelegenheit bot, von seinen Entdeckungen (auch von seinen Untersuchungen in den Bereichen Biofeedback und Psycholyse), er war begeistert von den wirksamen neuen Behandlungsmöglichkeiten und konnte diese Begeisterung andern vermitteln. So sammelte er Interessenten aus verschiedensten Bereichen (Studenten genauso wie gestandene Wissenschaftler oder Praktiker, alle waren willkommen) und er förderte alle in großzügiger Weise.
Die ersten Dozenten für KB waren: Edda Klessmann, Hannelore Eibach, Hans-Martin Wächter, Günter Krapf, Christoph Kulessa und Günter Bartl aus Österreich, und die ersten Doktoranden, die über KB promovierten, waren Reinhard Kreische und Ulrich Sachsse. Dann kamen weitere jüngere Dozenten hinzu: Jürgen Pahl, Rolf Lippmann, Eberhard Wilke, Klaus Krippner, Heinz Jollet, Maria-Elisabeth Wollschläger, Jörg Roth, Günter Kretzer, Leonore Kottje-Birnbacher – es war ein buntes Völkchen mit unterschiedlichen Vorbildungen (Psychoanalyse, Gesprächstherapie, Hypnose, Psychodrama) und Interessenschwerpunkten. Die wesentlichen gemeinsamen Merkmale bestanden in psychotherapeutischer Neugier (tradierte Gewohnheiten sollte man grundsätzlich immer mal wieder hinterfragen und Alternativen ausprobieren), viel Aktivität und Engagement, Offenheit und Toleranz und Lust zu feiern. Wir haben ungeheuer viele schöne Feste gefeiert, zu tanzen und miteinander Spaß zu haben gehörte immer gleichberechtigt zur Arbeit dazu, und wir mochten niemanden in unserem Kreis haben, der hier anderer Meinung war – in dem Punkt waren wir intolerant. Dadurch war immer ein sehr guter kollegialer Austausch miteinander möglich, es gab viele Freundschaften, wenig destruktive Rivalität, viel erfreuliche Zusammenarbeit und gegenseitige Befruchtung.
In den folgenden Jahren ging es um die Strukturierung der Ausbildung. 1970 erschien Leuners erstes Buch: „Einführung in das Katathyme Bilderleben", und 1973 fanden die ersten Ausbildungsseminare in Willingen statt, nach einigen Jahren erfolgte dann der Umzug nach Bad Lauterberg. Die Ausbildung wurde gegliedert in Grund-, Mittel- und Oberstufe, und 1978 erfolgte die Einführung des Therapeutenkolloquiums als Abschluss. 1974 wurde der Verein AGKB gegründet, das Sekretariat von Anfang an in den Händen von Frau Fritsch, die nebenher die Biofeedback-Patienten von Herrn Leuner betreute, die AGKB ähnelte damals einem Familienbetrieb, in dem jeder nach Bedarf alle anfallenden Arbeiten übernahm.
In den folgenden Jahren erfolgte die Gründung von KB-Gesellschaften in Österreich (1976), in der Schweiz (1977), in Schweden (1988) und in Holland (1988). Seit 1978 finden zusätzlich zu den regelmäßigen Ausbildungsseminaren, die jedes Land für sich organisiert, alle zwei bis drei Jahre Kongresse über KIP statt, bei denen die verschiedenen Länder reihum als Gastgeber fungieren. Durch die Kongresse besteht ein institutionalisierter Impuls, neue Ideen auszuformulieren und vorzustellen, und der Kontakt zwischen den verschiedenen regionalen Gesellschaften bleibt dadurch erhalten. Seit 1989 lernten sich die mitteldeutsche Gesellschaft für katathymes Bilderleben und die AGKB näher kennen, es gibt seit Jahren regelmäßige Treffen der Vorstände und gegenseitige Einladungen von Dozenten, um ein langsames Zusammenwachsen zu ermöglichen. Inzwischen sind noch etliche andere Ost-Gesellschaften hinzugekom-

men (in Tschechien, der Slowakei, in Russland, in der Ukraine), die teilweise mehr Mitglieder haben als die AGKB.

H. Leuner hat durch diese Organisationsstruktur eine gute institutionelle Basis geschaffen mit einer guten Mischung von Festlegung und Offenheit. – Er war Sohn eines Unternehmers und Mitglied vieler Fachgesellschaften, und er hatte durch langjährige Vorstandsarbeit in verschiedenen Gesellschaften viel Erfahrung und ein gutes Gespür dafür, was Organisationen fördert und behindert.

In den 80er und 90er Jahren ging es vor allem um Standortbestimmung und Berufspolitik. Inzwischen hatte sich die Psychotherapie-Szene in Deutschland enorm entwickelt. Durch die Verankerung der Psychotherapie in der kassenärztlichen Versorgung war gewährleistet, dass man mit Psychotherapie Geld verdienen konnte, daher gab es in Deutschland einen regelrechten Psychotherapieboom, und viele unterschiedliche Methoden konkurrierten miteinander. Sie mussten sich allerdings in die gegebenen Psychotherapierichtlinien einfügen, d.h. als psychoanalytisch, tiefenpsychologisch oder verhaltenstherapeutisch definieren, was ihre theoretische Konzeptualisierung prägte. Es ging in diesen Jahren um die berufspolitische Positionierung, wobei sich H. Leuner und Hannelore Eibach sehr engagierten, so dass bei der Neufassung der Psychotherapierichtlinien 1987 das KB als eine Sonderform tiefenpsychologisch fundierter Psychotherapie explizit erwähnt wurde, wodurch eine legitime Absicherung der Arbeit gegeben war. Das KB definierte sich damit eindeutig als eine Form der Tiefenpsychologie, entsprechend richtete sich das Forschungsinteresse auf die Positionsbestimmung in diesem Rahmen. Wichtige Akzente setzten hier besonders die Artikel von Leuner „Das Katathyme Bilderleben im Lichte der Ich-Psychologie“ (1982) und von J. Pahl „Über narzißtische Entwicklungslinien während des KB“ (1980) und „Über Übertragungs- und Gegenübertragungsprozesse“ (1982) und das Lehrbuch des Katathymen Bilderlebens von Leuner (1985). – Als allgemeine ordnende Hintergrundstheorie diente die psychoanalytische Ich-Psychologie, die Objektbeziehungstheorie und Bindungstheorie und Autoren wie Luborsky, Strupp und Fürstenau.

Die 80er und 90er Jahre waren auch inhaltlich eine produktive Phase mit vielen Weiterentwicklungen und Veröffentlichungen. Es wurden spezifische Behandlungskonzepte für spezifische Patientengruppen und Settings erarbeitet, die Gruppentherapie mit KIP wurde konzeptionalisiert, (Leuner, Kottje-Birnbacher, Sachsse, Wächter und Rust: Gruppenimagination, 1986), und es wurden ausgefeilte Behandlungskonzepte für psychosomatische Patienten entwickelt (besonders für Colitis ulcerosa, Morbus Crohn, Asthma bronchiale – vgl. Wilke und Leuner: Das Katathyme Bilderleben in der psychosomatischen Medizin, 1990), und für Anorexien (Klessmann und Klessmann: Heiliges Fasten - heilloses Fressen: Die Angst der Magersüchtigen vor dem Mittelmaß, 1988), auch für den Umgang mit Kindern und Jugendlichen (Leuner, Horn, Klessmann: KB mit Kindern und Jugendlichen, 1990) und für ältere Menschen (Erlanger: Katathym-Imaginative Psychotherapie mit älteren Menschen, 1997). Zur Paartherapie mit KB erschienen die ersten Artikel (Kottje-Birnbacher seit 1980) und es wurden Modifikationen des Vorgehens für strukturell ich-gestörte Patienten erprobt, die sich sehr bewährten (Veröffentlichungen von Klessmann; Bartl; Jollet, Krippner und Krägeloh; Krippner und Steiner; Dieter).

Gleichzeitig begann die Ausarbeitung von störungsspezifischen Modellen in der KIP, z.B. für depressive Störungen (Dieter), Angststörungen (Krippner, Dieter), Traumabehandlung (Krippner und Steiner), Begleitung bei Krebserkrankungen (Eibach).
Ulrich Sachsse entwickelte mit L. Reddemann aus KIP, Hypnotherapie, EMDR seinen Ansatz der Trauma-Behandlung, und M. E. Wollschläger systematisierte ihre Arbeit mit KB und Symbolarbeit (1998).
Es wurde auch die erste größere klinische Wirksamkeitsstudie für die KIP durchgeführt (von Wietersheim et al., 2001), zurzeit läuft die zweite Studie unter Leitung von U. Bahrke in Halle.

Was steht heute im Vordergrund?

1. In der KIP kreisen viele Aktivitäten zurzeit um genaue Indikationen und um die Entwicklung von störungsspezifischen Behandlungskonzepten, man überlegt genau, welche Motive und welche Art der therapeutischen Beziehung und Begleitung in bestimmten klinischen Situationen hilfreich sein können. Bisher liegen Ausbildungscurricula für Gruppentherapie, Traumatherapie, Paartherapie und Kriseninterventionen mit KIP vor).
2. Viele andere Therapieverfahren arbeiten mit Imaginationen (z.B. Hypnotherapie, Traumatherapie, Psychodrama, Gestalttherapie). 2003 entdeckten wir einen Artikel mit dem Titel „Visualisierungen zur Integration in die Gesprächspsychotherapie und Verhaltenstherapie", in der das KB als erlebnisaktivierende Intervention in die Gesprächstherapie eingebaut wurde. Unsere Arbeiten dienen also als Steinbruch, wo man sich Anregungen zu Motivvorgaben und Interventionen holen kann. Unser tiefenpsychologisches ganzheitliches Behandlungskonzept findet dagegen weniger Interesse. – Die Tatsache, dass man bei uns abkupfert, ist ein Kompliment: Es gibt etwas Wertvolles zu holen. Es ist allerdings schade, wie viel an Differenziertheit dabei verloren geht, aber es ist auch schön zu sehen, wie Samenkörner in anderem Terrain fruchtbar werden.
3. Neue Anwendungen für Imaginationen: Supervision und Coaching
Diese Bereiche werden vermutlich immer wichtiger werden, je selbstverständlicher psychologische Reflexionen und Interventionen in unterschiedlichsten Arbeitsprozessen verankert werden. Die Nachfrage wächst, und es ist für Psychotherapeuten attraktiv, ihr Angebot in dieser Richtung auszuweiten, weil sie dadurch von den Kassenleistungen, die mit etlichen Reglementierungen verbunden sind, unabhängiger werden. Hier ist auch die Paartherapie interessant, die ja auch von den Klienten direkt bezahlt wird.
Um neue Bereiche zu erschließen, ohne die AGKB zu sehr zu verändern, haben wir ein zweites Institut gegründet, das „Institut zur Förderung der Imaginationen in Beratung und Supervision", um hier ein zweites Standbein zu etablieren. H. Eibach hat in ihrer bewährten zupackenden Art die Hauptlast der Arbeit erledigt mit Satzungsformulierung, Beantragung der Gemeinnützigkeit und Durchführung der ersten Ausbildungskurse, die unsere Erfahrungen mit Imaginationen aus dem therapeutischen Kontext in einem breiteren Rahmen nutzbar machen sollen.

4. Man weiß nicht, wie sich die Psychotherapie-Szene in Deutschland weiterentwickeln wird, und auch nicht, wie sich unser KIP-Arbeitskreis weiterentwickeln wird, aber man kann vorsorgen für die Zukunft. Die Integration der AGKB mit der MGKB steht auf der Agenda und die Förderung jüngerer Kollegen. Vor einigen Jahren sah es so aus, als würden wir KB-Dozenten alle gleichzeitig vergreisen und dann in Würde, aber ohne Erben untergehen, denn wir gehörten damals fast alle in dieselbe Altersgruppe, auch neu hinzukommende Dozenten rekrutierten wir aus erfahrenen Kollegen unserer Altersgruppe. Und die Seminarteilnehmer sind zum großen Teil auch nicht mehr ganz jung, die meisten arbeiten schon lange psychotherapeutisch oder sind mindestens fortgeschritten in ihrer therapeutischen Ausbildung, es gibt fast keine Studenten mehr.
Inzwischen sind wir aktiv geworden, um diese Zukunftsvision nicht wahr werden zu lassen, und haben etliche deutlich jüngere Dozenten gewinnen können, die noch lange nicht an ihre Rente denken, sondern aktiv und zukunftsorientiert arbeiten. Insofern hat die KIP als Gesamtkonzept Chancen zu überdauern, denn Ideen müssen immer wieder neu vertreten werden. Literaturangaben, die älter als 10 Jahre sind, sind obsolet, alles Ältere wird heute schnell vergessen. Alles, was wir in den letzten 20 Jahren geschrieben haben, muss, sofern es inhaltlich noch aktuell ist, in den kommenden 20 Jahren neu geschrieben werden, um weiterhin wirksam zu sein. Ideen werden ständig inkorporiert, in einem Verdauungsprozess mit anderen gerade aktuellen Anregungen angereichert und neu formuliert. Die dem Alterungsprozess unterworfenen Sprecher lösen sich ab, die Ideen finden immer wieder neue Wirte, die sie beherbergen und vertreten, und verändern sich dabei im Rahmen der jeweiligen Zeitströmungen. Oder sie finden keine neuen Wirte und geraten für ein paar hundert Jahre in Vergessenheit, bis sie wieder neu entdeckt werden.

Literatur

Dieter, W. (2003). Katathym-Imaginative Psychotherapie bei Angstneurosen. Imagination 25: 5-40.

Dieter, W. (2004). Störungsspezifische KIP-Therapie der Depression. Imagination 26,2: 5-50.

Erlanger, A. (1997). Katathym-Imaginative Psychotherapie mit älteren Menschen. München: Reinhardt.

Klessmann, E., Klessmann, H.-A. (1988). Heiliges Fasten - heilloses Fressen: Die Angst der Magersüchtigen vor dem Mittelmaß. Bern: Huber.

Leuner, H. (1955). Experimentelles Katathymes Bilderleben als klinisches Verfahren der Psychotherapie. Z. Psychoth. Med. Psychol. 5: 185-202.

Leuner, H. (1955). Symbolkonfrontation, ein nicht interpretierendes Vorgehen in der Psychotherapie. Schweiz. Arch. Neurol. Psychiat. 76: 23-33.

Leuner, H. (1957). Symboldrama, ein aktives nicht analysierendes Vorgehen in der Psychotherapie. Z. Psychoth. Med. Psychol. 7: 200-238.

Leuner, H. (1959). Das Landschaftsbild als Metapher dynamischer Strukturen. Festschrift zum 70. Geburtstag von E. Speer. München: Lehmanns.

Leuner, H. (1964). Das assoziative Vorgehen im Symboldrama. Z. Psychoth. Med. Psychol. 14: 196-210.

Leuner, H. (1982). Das Katathyme Bilderleben im Lichte der Ich-Psychologie. In: Leuner, H. und O. Lang (Hrsg.): Psychotherapie mit dem Tagtraum. Katathymes Bilderleben. Ergebnisse. Bern: Huber: 37-55.

Leuner H. (2005). Katathymes Bilderleben, Grundstufe. Stuttgart: Thieme, (6. von E. Wilke neu bearbeitete Auflage - 1.Aufl. 1970).

Leuner, H. (1994). Lehrbuch des Katathymen Bilderlebens. Bern: Huber. (1. Auflage 1985).

Leuner, H., Kottje-Birnbacher, L., Sachsse, U., Wächter, M. (1986). Gruppenimagination. Gruppentherapie mit dem Katathymen Bilderleben. Bern: Huber.

Leuner H., Horn G., Klessmann, E. (Hrsg.). Katathymes Bilderleben mit Kindern und Jugendlichen. München, Basel: Reinhardt.

Pahl, J. (1980). Über narzißtische Entwicklungslinien während des Katathymen Bilderlebens. In: Leuner, H. (Hrsg.): Katathymes Bilderleben. Ergebnisse in Theorie und Praxis. Bern: Huber: 93-104.

Pahl, J. (1982). Über einige abgrenzbare Formen der Übertragungs- und Gegenübertragungsprozesse während der Arbeit mit dem Katathymen Bilderleben. In: Leuner, H. und O. Lang (Hrsg.): Psychotherapie mit dem Tagtraum. Katathymes Bilderleben. Ergebnisse. Bern: Huber: 73-91.

Sachsse, U. (1994). Selbstverletzendes Verhalten. Göttingen: Vandenhoeck und Ruprecht.

Sachsse, U. (2004). Traumazentrierte Psychotherapie. Theorie, Klinik und Praxis. Stuttgart, New York: Schattauer.

von Wietersheim, J., Wilke, E., Röser, M., Meder, G. (2001). Die Katathym-Imaginative Psychotherapie-Evaluationsstudie - erste Ergebnisse. In: U. Bahrke und W. Rosendahl (Hrsg.): Psychotraumatologie und Katathym-Imaginative Psychotherapie. Pabst: 499-507.

Wilke, E., Leuner, H. (Hrsg.) (1990). Das Katathyme Bilderleben in der psychosomatischen Medizin. Bern: Huber.

Wollschläger, M. E., Wollschläger, G. (1998). Der Schwan und die Spinne. Das konkrete Symbol in Diagnostik und Psychotherapie. Bern: Huber.

Der brave Soldat Schwejk, Don Quijote de la Mancha und der Elefant

Zur Geschichte der Katathym-Imaginativen Psychotherapie im Osten Deutschlands

Heinz Hennig

Zusammenfassung

Die Geschichte der Katathym-Imaginativen Psychotherapie (KIP) im Osten Deutschlands ist eng mit der Dynamik der politischen Ereignisse in Deutschland verknüpft. Die Antihelden Schwejk und Don Quijote symbolisieren metaphorisch zwei wesentliche Entwicklungsetappen im Prozess der oft aufregenden Dramatik des deutsch-deutschen Umgehens miteinander vor und nach der Wiedervereinigung Deutschlands. Das Symbol des Elefanten erinnert an die Kraft und Geduld, die eine Besinnung auf dauerhafte Werte fordert. Diese Arbeit ist Hanscarl Leuner gewidmet.

1. Vorbemerkungen

Diese Gedanken betreffen die Geschichte der Mitteldeutschen Gesellschaft für Katathymes Bilderleben und imaginative Verfahren in der Psychotherapie und Psychologie e.V. Halle (MGKB); sie ist eng verbunden mit mehr als dreißig Jahren meines Lebens und den Begegnungen mit Hanscarl Leuner.
Meine Absicht, eine nüchterne Entwicklungsgeschichte der MGKB und damit der Etablierung einer tiefenpsychologisch fundierten, psychoanalytisch orientierten Methode, nämlich des Katathymen Bilderlebens (KB) bzw. der Katathym-Imaginativen Psychotherapie (KIP) im Osten Deutschlands vorzutragen, habe ich alsbald fallen gelassen. Die Erinnerungen an viele Einzelheiten, Personen und Erlebnisse, haben eine Fülle von Bildern und Assoziationen ausgelöst, die mit vielfältigen Gefühlsbesetzungen verbunden sind. Auf diese möchte ich hier nicht verzichten, zumal unsere Geschichte eng mit den Lebensumständen im zunächst geteilten und später im wiedervereinigten Deutschland verbunden ist. In so manchen schriftlichen Kontakten und Begegnungen spiegeln sich bis heute erstaunlich klar die jeweiligen deutsch-deutschen Befindlichkeiten wider.
Alle meine Erinnerungen sind in irgendeiner Weise mit Hanscarl Leuner verbunden. Seine Texte waren stets Grundlagen für unseren Umgang mit therapeutischen Tag-

träumen, seine oft unkonventionellen Anregungen für unsere nicht immer komplikationslose Arbeit in der DDR von unschätzbarem stabilisierenden Wert.

2. Eine Schwejkiade oder Etablierung des Katathymen Bilderlebens in der Welt des „realen Sozialismus"

Wie in autoritären Regimen üblich, waren auch in der DDR der 60er und 70er Jahre des vorigen Jahrhunderts hinterfragende Methoden, erst recht solche psychoanalytischer Orientierung, nicht erwünscht oder zumindest wurden sie nicht besonders gefördert. Zunächst gerade noch geduldet waren gruppenpsychotherapeutische intendiert-dynamische Verfahren (z. B. Höck, 1976), die sich sowohl mit Ausbildungsangeboten und vorrangig in der klinischen Versorgung rasch ausbreiteten (vgl. Bernhardt, H. und R. Lockert, 2000). Gefragt und gefördert wurden Verfahren, die nach Meinung der Obrigkeit Anpassung und Ideologiegläubigkeit förderten, das waren seinerzeit in erster Linie die von Pawlow hergeleitete Verhaltenstherapie und Suggestivverfahren. Diese Methoden verdankten ihr staatliches Wohlwollen den für sie meist positiven Beurteilungen in der sowjetischen Fachliteratur sowie ihrer nach Meinung der Parteiideologen hinreichenden Kompatibilität mit dem marxistisch-leninistischen Menschenbild.
Als Studenten und junge Assistenten verschlangen wir demgegenüber in den Institutsbibliotheken die vorhandene psychoanalytische Literatur, vielleicht sogar in größerem Ausmaß als unsere Kommilitonen in der alten BRD, die Besuche in Berlin oder der DDR zu unserer Verwunderung oft darauf verwendeten, größere Vorräte marxistischer Literatur in den Buchhandlungen aufzukaufen. In dieser Zeit las ich erstmals einen Artikel von Leuner zur Symbolkonfrontation im „Schweizer Archiv für Neurologie und Psychiatrie" (1955), der die Anfänge des KB beschreibt – und dieses Thema ließ mich nicht mehr los.
Es galt also, in dieser sowohl gesellschaftspolitisch als auch fachpolitisch brisanten Situation eine tiefenpsychologisch fundierte Psychotherapiemethode zu etablieren, die einerseits Möglichkeiten zur Einführung psychoanalytischen Gedankengutes in die psychotherapeutische Ausbildung und Patientenversorgung als Einzeltherapie ermöglichte, andererseits aber überhaupt nicht in das staatlich verordnete Ideologiekonzept passte.
Metaphorisch sei hier eine Imaginationsszene entfaltet, die mir seinerzeit Mut gemacht hat: Der brave Soldat Schwejk, der Antiheld des tschechischen Autors Jaroslav Hasek (1969) gibt auf seine Weise das hohle Pathos und die lügenhaften Phrasen der KuK-Propaganda beim Ausbruch des 1. Weltkrieges der Lächerlichkeit preis, indem er augenzwinkernd und raffiniert zugleich die Sinnlosigkeit eines Krieges karikiert.
Schwejk erhielt die Aufforderung, sich zur Musterungsuntersuchung in Prag bei Ausbruch des 1. Weltkrieges zu melden – ich zitiere nun Lada (1961), der eine Kurzform der Geschichte in Bildern herausgegeben hat: „Er kaufte sich ein Rekrutensträußchen und eine Militärmütze mit Kokarde. Und in einem geborgten Rollstuhl schob ihn die geplagte Frau Müller durch die Prager Straßen zur Musterung. Schwejk winkte mit den Krücken und schrie: „Auf nach Belgrad ... nieder mit den Serben ... es lebe der

Kaiser Franz Josef ... Ein Menschenauflauf folgte ihm, die Polizisten salutierten." Die Einschätzung dieses Verhaltens durch die Musterungskommission, der sich Schwejk zwecks Einberufung stellen musste lautete: „Superarbitriert wegen Blödheit", was meiner eigenen Angstbewältigung kolossal zugute kam. Auf solche Weise gerüstet begann ich gemeinsam mit neugierigen und engagierten jüngeren Assistenten und mit der Tolerierung des damaligen Direktors der Universitätsnervenklinik in Halle, Professor Rennert, die seinerzeit bekannten Publikationen zum KB aufzuarbeiten. Dabei erweiterten wir systematisch unsere theoretischen psychoanalytischen Kenntnisse und versuchten, das uns im Rahmen unserer Ausbildungen vermittelte psychodynamische Wissen mit dem KB zu verbinden. Unser Ziel war, insbesondere das Individuum in das Zentrum psychotherapeutischen Denkens zu stellen, vermehrt tiefenpsychologische Konzepte zu verinnerlichen und allmählich analytischen Umgang mit psychischem Material zu erlernen. Dabei setzten wir von Beginn an auf konsequente Beziehungsarbeit. Das von Leuner (1969) zumindest in früheren Arbeiten angeführte Prinzip der Vermeidung der Übertragungsneurose haben wir späterhin nicht mehr übernommen (Hennig, 1980).

Das Jahrzehnt zwischen 1970 und 1980 hatten wir mit intensiver Selbsterfahrung und klinisch psychotherapeutischer Arbeit durch jene kleine Gruppe von Psychologen und Ärzten an der halleschen Universitätsnervenklinik gefüllt. Übrigens war Erdmuthe Fikentscher eine der ersten, die sich bedingungslos in diese Arbeit gestürzt hat und mit mir bis heute den Weg geht. Die kleine Arbeitsgruppe entwickelte sich rasch über die Universität Halle hinaus, blieb jedoch zunächst eine recht informelle Vereinigung, die offiziell nicht zur Kenntnis genommen, aber immerhin doch aufmerksam beobachtet wurde. Die systematische Erweiterung des Arbeitskreises erfolgte über eine Vielzahl von Interessentengruppen in fast allen Bezirken der DDR und in Berlin, so dass der Kreis derjenigen Psychotherapeuten, die sich intensiver mit dem KB zu beschäftigen begannen, schließlich den weitaus größten Teil der Berufsgruppe umfasste (Hennig/Fikentscher, 1993). In diesem Zeitraum entstanden nach entsprechenden klinischen Erfahrungen erste Publikationen (übrigens auch in westdeutschen Zeitschriften), das KB wurde zunächst vorsichtigerweise als Imaginationstherapie umschrieben.

Die bisher lediglich über den Austausch von schriftlichen Informationen bzw. Publikationen laufenden Kontakte mit Hanscarl Leuner mündeten 1980 in einer ersten persönlichen Begegnung, aus der sich eine freundschaftliche Beziehung entwickelte, die bis zu seinem Tod anhielt. Die ersten Kontakte mit Leuner wurden über Österreich geknüpft, ich bin bis heute meinem Freund Prof. Walter Pieringer in Graz sowie den Kollegen Prof. Barolin, Prof. Lang und Dr. Bartl für vielerlei Hilfen zu Dank verpflichtet. Mit den hier gewonnenen Erfahrungen konnte allmählich ein systematisches Ausbildungskonzept erarbeitet werden, das eigene Psychotherapieerfahrungen in der DDR berücksichtigte, dennoch aber auch dem Curriculum in der BRD weitgehend kompatibel war. Dabei entstand aus dem sich permanent erweiternden Interessentenkreis eine intensiv mit dem KB arbeitende Kerngruppe, die den Stamm der Dozentenschaft bis heute bildet.

All dies geschah zunächst unter weitgehendem Ausschluss der Öffentlichkeit, auch der Fachgremien, d.h. es gab bis dahin noch keine offiziellen Zusammenkünfte und

keine Organisationsformen. Die eher informellen Treffen fanden zunächst stets in Kliniken oder Einrichtungen des Gesundheitswesens statt, durch die im Umfeld von Krankenbehandlung und Psychiatrie angesiedelte Thematik fühlten wir uns hinreichend geschützt. Auch akademisch (z. B. in der halleschen Universitätsnervenklinik) ist die Einbettung des KB in die Psychotherapie- bzw. Psychiatrieforschung von mir sorgfältig beachtet worden, weil Angriffe von dieser Seite unser Projekt erheblich gefährdet hätten. Das Ideenprojekt war: Die Gründung einer eigenen Sektion innerhalb der damaligen Gesellschaft für ärztliche Psychotherapie der DDR, GäP (der späteren Gesellschaft für Psychotherapie, Psychosomatik und Medizinische Psychologie, GPPMP).
Hierfür war Öffentlichkeitsarbeit notwendig. Die bisher in den 70er Jahren in der DDR erschienenen Publikationen umschrieben das Symboldrama durchweg als Imaginationsverfahren und vermieden die Bezeichnung „KB". 1982 gelang es mir nach einigen Verhandlungen einen ersten zusammenfassenden Aufsatz in der Zeitschrift „Psychiatrie, Neurologie und Medizinische Psychologie" zu publizieren. Diese Zeitschrift erschien bei Hirzel in Leipzig und präsentierte sich als „Organ der Gesellschaft für Psychiatrie und Neurologie und der Gesellschaft für ärztliche Psychotherapie der DDR". Diese Arbeit hatte ich 1980 eingereicht, sie lag demnach 2 Jahre in der Redaktion. Sie war insofern ein Durchbruch, weil der Terminus „Katathymes Bilderleben" erstmals in einer offiziellen Publikation in der DDR mit dem Hinweis verbunden war, dass es sich hier um ein von Leuner (westdeutscher Autor!) entwickeltes Psychotherapieverfahren handelt, das „nach tiefenpsychologischen Gesichtspunkten strukturiert und damit psychoanalytischen Theorien verpflichtet" ist (Hennig, 1992). Erstmalig bekannte sich damit in der DDR eine Psychotherapiemethode öffentlich zum Konzept der Psychoanalyse. Auch dies war unsere Absicht: Über das KB psychoanalytisches Grundlagenwissen, überhaupt analytische Beziehungsarbeit in die Ausbildung von Psychotherapeuten zu transportieren.
Dennoch scheiterten meine ersten Anträge an den Vorstand der GäP um die Aufnahme in diese Gesellschaft und Gründung einer eigenständigen Sektion (übrigens nicht nur wegen unserer wenig in die offizielle Staatsdoktrien passenden Identifikation mit tiefenpsychologischem Denken, sondern zunehmend nunmehr auch wegen aufkeimenden Rivalitätsagierens und mancherlei Verunsicherungen von Fachfunktionären).
Die Schwejkiade musste weitergehen: Obwohl wir doch durch die Einführung einer recht effektiven Psychotherapiemethode das sozialistische Gesundheitswesen stärkten, war es nicht leicht, in der genannten Gesellschaft Partner zu finden. Schließlich war der Vorstand der Sektion Autogenes Training und Hypnose nach meinem Angebot, eine gemeinsame Selbsterfahrungswoche im Schloss Reinhardsbrunn durchzuführen, bereit, uns zunächst als Arbeitsgruppe, später als relativ selbständige Arbeitsgemeinschaft in ihren Reihen zu akzeptieren, v.a. uns als Vertreter eines eigenständigen Verfahrens anzunehmen, das gemäß unserer Konzeption mit Hypnose nur sehr wenig gemeinsam hat. Hierzu existieren die entsprechenden Protokolle der Arbeitssitzungen von 1984, die sowohl Aussagen zur Planung als auch zu Ergebnissen dieser Selbsterfahrungswoche ergeben. Die Arbeitsgemeinschaft wurde dann 1985 von der GäP offiziell anerkannt und nannte sich „AGKB (DDR)". Die Parallele im Namen zur AGKB (Göttingen) war beabsichtigt, zumal im damaligen Vorstand der GäP kaum

jemand diese Bezeichnung kannte. Nach diesem Ereignis weiteten sich die Ausbildungskurse in der gesamten DDR deutlich aus (v.a. in den südlichen Bezirken von Halle, Leipzig, Dresden, Erfurt, Suhl, aber auch um Berlin), ein fester Dozentenstab wurde etabliert und eine curricular strukturierte Ausbildungssystematik eingeführt. Sorgfältig wurde stets auf eine enge Verknüpfung von Ausbildung und klinischer bzw. ambulanter psychotherapeutischer Versorgung geachtet. Nicht zuletzt war mir an einer festen Integration des KB im universitären Raum gelegen, weil hier in der DDR hinreichende Möglichkeiten für entsprechende Publikationen und Kongressbeiträge, sowie ein gewisser Freiraum vor möglichen politischen Übergriffen gegeben war.
Noch im Jahr 1985 nutzten wir die neu gewonnene relative Eigenständigkeit für eine offizielle Einladung Hanscarl Leuners nach Halle. Um mögliche Komplikationen zu minimieren, hatte ich hierfür ein sowohl für Fachfunktionäre als auch für politische Beobachtungsinstanzen zumindest vom ersten Eindruck eher weniger verfängliches Veranstaltungsmenü mit Leuner vereinbart: Eröffnet wurde der offizielle Teil mit einer Gastvorlesung zu einem psychiatrischen Thema. Dem folgte ein Vortragsnachmittag zum KB, an den sich dann inoffiziell ein Seminar mit praktischen Übungen zum KB in der überfüllten Bibliothek der Universitätsnervenklinik in Halle anschloss.
Als Hanscarl Leuner mit seiner Frau Erdmuthe 1985 zum ersten Mal auf eine Einladung der Universität Halle besuchte, traf er zu seiner Überraschung nicht nur auf ein zahlreiches, sondern auch auf ein sachkundiges Fachpublikum. So ergaben sich nach seinem Vortrag sowie im Verlauf seines Seminars, insbesondere aber in breiteren Gesprächen in kleinerem Kreis vielfältige Fachdiskussionen und herzliche Begegnungen, die neben dem interessanten fachlichen Austausch das seinerzeit für uns so wichtige Gefühl vermittelten, den Anschluss an die moderne tiefenpsychologisch fundierte Psychotherapie im Westen Europas nicht verloren zu haben und nicht allein zu stehen.
Viel spannender und alsbald von herzlichen Gefühlen getragen, verliefen die ganz persönlichen Gespräche in meinem Gartenhaus. Dieses Blockhaus am Rande der Stadt garantierte uns absolute Abhörsicherheit, was seinerzeit in dem eher komfortablen Gästehaus der Universität, in dem die Familie Leuner Quartier genommen hatte, nicht unbedingt gegeben war.
Hier erfolgten ausführliche gegenseitige Informationen über Fachfragen im Inland, Möglichkeiten tiefenpsychologischen Vorgehens unter den Bedingungen in der DDR, Auslandsverbindungen und theoretische Konzeptionen.
Ein solcher Meinungsaustausch war seinerzeit nicht ungefährlich, schriftliche Informationen oder solche auf Tonbändern konnten leicht unter politischem Aspekt als Abwerbung oder Unterwanderung ausgelegt werden und es gab 1985 in der „großen" Politik keinerlei Hinweise darauf, dass unsere relative Isolierung in der DDR in absehbarer Zeit zu Ende gehen würde.
Für eine trotz mancher bürokratischer Widrigkeiten gelöste, oft heitere Stimmung sorgten nicht nur Frau Leuner durch ihre unkomplizierte Art, mit gelegentlich anstehenden Problemen umzugehen, und meine Frau, die uns nach dem Regieprinzip: „Nähren und Anreichern" aufs Beste versorgte.
Hanscarl Leuner überzeugte sich oftmals bis ins Detail von der bereits gut organisierten und curricular ausbildenden Arbeitsweise der AGKB (DDR), die seinerzeit bereits

über 200 Mitglieder hatte und die eine der wenigen analytisch orientierten Ausbildungsinstitutionen für Einzelpsychotherapie in der gruppendominierten Psychotherapieszene der DDR war. Leuner hörte zu, gab gelegentlich klar formulierte Ratschläge und diskutierte in fast druckreifer Form Thesen für eine mögliche Ost-West-Zusammenarbeit. U.a. entstand hier der Plan, ein erstes Internationales Symposium mit dem Thema „Psychotherapie mit dem KB" in Halle zu versuchen und einen eigenen Leitfaden zum Thema in der DDR herauszugeben; letzterer ist dann tatsächlich nach einem komplizierten Weg durch die Verlagsstuben 1990 (noch in der DDR) erschienen (Hennig, 1990). Leuner hatte hierzu ein Vorwort verfasst, was für Fachbücher in der DDR unüblich war.

Wieder war es dann der gleiche „Tatort", nämlich das bereits erwähnte Gartenhaus, in dem im Sommer 1988 der damalige Vorstand der AGKB (DDR) zusammensaß um abzuwägen und endlich zu beschließen, dass im Sommer 1990 ein Internationales Symposium zur Psychotherapie mit dem KB stattfinden soll.

Das hieß seinerzeit im Klartext, dass ein schier undurchschaubares Gestrüpp von bürokratischen Hürden zu bewältigen war, denn eine Fachtagung des geplanten Ausmaßes, v.a. mit der von uns geplanten westdeutschen und westeuropäischen Beteiligung erschien zumindest 1988 ungewöhnlich. Neben allen Vorstandsmitgliedern der damaligen AGKB (DDR) und einem hochmotivierten Team von Mitarbeitern aus dem Universitätsbereich trugen Erdmuthe Fikentscher, Wolfram Rosendahl, Ines Samuel und ich die Verantwortung und die Last der vielfältigen Vorbereitungen der Tagung.

Mit Hanscarl Leuner gab es einen lebhaften Briefwechsel und unzählige Telefonate, letztere waren aus vielerlei Gründen umständlich, häufig unterbrochen oder waren von schlechter Qualität. Dennoch erinnere ich noch heute die freundlichen Gesprächseröffnungen aus Göttingen: „Herr Hennig, ich freue mich, Ihre Stimme zu hören". Leuner hatte offensichtlich viel Verständnis für unsere gelegentlichen Ängste und Unruhen, aber er ermutigte uns stets und bestärkte uns oftmals bei unserem notwendigerweise manchmal recht unkonventionellen Vorgehen.

Schließlich war es soweit, just nach dem Fall der Mauer und in den Wirren der Umbruchszeit, aber noch in der DDR kurz vor dem Beitritt zur alten Bundesrepublik, startete das Internationale Symposium. Zu unserer Freude kamen die Gäste zahlreich, über 400 Teilnehmer zählte das erste nach dem Mauerfall im Osten Deutschlands veranstaltete Symposium mit einer originär psychoanalytisch orientierten Themenstellung, welches zugleich das erste öffentliche Forum für psychoanalytische bzw. tiefenpsychologisch orientierte Psychotherapie an der Universität Halle nach 1933 war; also ein richtig historisches Datum.

Erstmals bot sich auf diesem Symposium Gelegenheit für eine breite fachliche und persönliche Ost-West-Begegnung, nicht nur für uns Deutsche, sondern für Ost- und Westeuropäer im weitesten Sinne. Für Leuner war es sicher ein großer Augenblick, konnte er doch erleben, wie seine „Saat" aufgegangen war – sein Katathymes Bilderleben war im gesamten deutschsprachigen Raum in Lehre, Forschung und Praxis vertreten und gewann in Europa deutlich an Ansehen.

Die zahlreichen Zusammenkünfte am Rande des Symposiums waren wieder angefüllt mit Abstimmungen, Plänen und Zukunftsideen; u.a. wurde hier erstmals die spätere

Gründung der Deutschen Gesellschaft für Katathymes Bilderleben (DGKB) angeregt, gemeinsame Vorstands- und Dozententreffen und die endgültige Eingliederung der späteren MGKB in die Internationale Gesellschaft für Katathymes Bilderleben (IGKB) vereinbart. Leuner beeindruckte mich dabei immer wieder durch seine zügige und konsequente, dabei aber stets behutsame Verhandlungsführung, die es uns möglich machte, verschiedene Besonderheiten, die sich aus unseren Traditionen und Strukturen heraus entwickelt haben, zu wahren und dennoch eine Kompatibilität zu den anderen europäischen Gesellschaften zu erreichen.
Nach dieser Tagung gab es eine Vielzahl weiterer Begegnungen mit Hanscarl Leuner, sei es anlässlich gemeinsamer Vorstandssitzungen in Halle, bei Tagungsbesuchen in Leipzig und Halle sowie den zentralen Weiterbildungsseminaren im Schloss Reinhardsbrunn. Gelegentliche konfrontative Auseinandersetzungen im Verlauf von Supervisions- und Intensivseminaren oder auf Tagungsdiskussionen ließen uns den offenen wachen Geist und vor allem auch den Spürsinn Leuners fühlen, kreative Gedanken und Ansätze zu erfassen und systematisch weiter zu verfolgen.
Leuner begleitete unseren Weg kritisch und wohlwollend, es ist sicherlich nicht von ungefähr, dass in den neuen Bundesländern die Mehrzahl der praktizierenden tiefenpsychologisch orientierten Psychotherapeuten entweder bereits in der KIP ausgebildet ist oder sich in der entsprechenden Weiterbildung befindet. Die MGKB ist inzwischen eine der mitgliederstärksten psychotherapeutischen Fachgesellschaften in den neuen Bundesländern. Auch er hat einen Anteil daran, dass die MGKB einen wesentlichen Anteil an der Etablierung einer analytischen bzw. tiefenpsychologischen Versorgungs- und Ausbildungsstruktur in Ostdeutschland hat.
Mit dem ersten Halbjahr des Jahres 1990 endete die Schwejkiade. Die tiefenpsychologisch fundierte, psychoanalytisch orientierte Tagtraumtherapie von Hanscarl Leuner war in der neuen DDR, die für ca. 6 Monate mit frei gewählter Volkskammer und Regierung existierte, etabliert.

3. Don Quijote de la Mancha oder der „irre Tanz auf vielen Hochzeiten“

Im Rausch der gewonnenen Freiheit nach dem politischen Umbruch war zunächst niemandem von uns bewusst, mit welcher Wucht uns die rasante Übernahme aller Strukturen der alten Bundesrepublik in allen Lebensbereichen treffen würde. Sämtliche tradiierten Muster, die in der alten DDR entstanden sind, auch diejenigen, die mühevoll gegen die Vorstellungen der Staatsmacht erarbeitet wurden, waren spätestens mit dem Beitritt infrage gestellt. Die Chancen für eine kreative Umsetzung völlig neuer Ideen waren durch die Vorgaben zur strikten Kompatibilität gegenüber den Strukturen in der alten Bundesrepublik oftmals nur gering.
Dennoch war es eine „Hoch-Zeit“ – alles ist öffentlich – die Welt steht jedem offen – so war zumindest mein Gefühl. Zur Neuordnung der Strukturen und Inhalte in Ausbildung, Versorgung und auf den verschiedensten standespolitischen Ebenen im Gesundheitswesen und damit auch im psychotherapeutischen Feld mussten nun Veränderungen eingeleitet werden; Standesorganisationen und Fachgesellschaften began-

nen sich strukturell und inhaltlich neu auszurichten. Dabei wurde nicht selten erkennbar, dass fachpolitische Meinungen und Ziele im Osten und Westen Deutschlands unterschiedlich waren. Nicht zuletzt betraf dies die psychotherapeutische Szene, die seinerzeit im Osten Deutschlands nicht unwesentlich von hallenser Psychotherapeuten (Maaz/Hennig/Fikentscher; 1997) beeinflusst war. Das bedeutete neben der klinischen und akademischen Arbeit in den Jahren 1990/91 nahezu ununterbrochene Nacht- und Wochenendsitzungen mit Verhandlungen zwischen Verbänden im Osten selbst und in gemeinsamen Ost-West-Zusammenkünften. Ein „irrer Tanz auf vielen Hochzeiten", denn diese Auseinandersetzungen waren oftmals von einer enormen Emotionsdynamik getragen.

In dieses Geschehen war auch das KB (bald KIP) verwickelt. Nach dem ersten Schreck über den weniger geachteten Stellenwert des KB in der Psychotherapielandschaft der alten Bundesrepublik, den Grabenkämpfen zwischen den Psychotherapieschulen und den standespolitischen Querelen zwischen Psychologen und Ärzten (Hennig, 2001) stürzte ich mich, wie viele andere Fachkollegen auch, in das Rivalitätsgetümmel. Schon damals stiegen gelegentlich Bildassoziationen zu Don Quijote auf, jenem Antihelden, der mit phantasiegeladenen, weniger realistischen Idealen auf der alten abgewirtschafteten Rosinante in eine ihm fremde Welt ausritt, um „Gerechtigkeit" zu verteidigen, eine Gratwanderung zwischen Ohnmacht und Omnipotenz.

„Indem sahen sie wohl dreißig bis vierzig Windmühlen, die auf jedem Felde stehen, und sowie sie Don Quijote erblickte, sagte er zu seinem Stallmeister: Das Glück führt unsere Sache besser, als wir es nur wünschen konnten, denn siehe, Freund Sancho, dort zeigen sich dreißig oder noch mehr ungeheure Riesen, mit denen ich eine Schlacht zu halten gesonnen bin, und ihnen allen das Leben zu nehmen; mit der Beute wollen wir den Anfang unseres Reichtums machen, denn dies ist ein trefflicher Krieg und selbst ein Gottesdienst, diese Brut vom Angesicht der Erde zu vertilgen.

„Seht doch hin, gnädiger Herr, sagte Sancho, das, was da steht, keine Riesen, sondern Windmühlen sind ..."

„Es scheint wohl, antwortete Don Quijote, dass du in Abenteuern nicht sonderlich bewandert bist, es sind Riesen, und wenn du dich fürchtest, so gehe von hier und ergib dich indessen dem Gebet, indem ich die schreckliche und ungleiche Schlacht mit ihnen beginne". „Mit diesen Worten gab er seinem Pferde Rosinante die Sporen ... vielmehr rief er jetzt mit lauter Stimme: Entfliehet nicht, ihr feigherzigen Kreaturen ..."

„Indess erhob sich ein kleiner Wind, der die großen Flügel in Bewegung setzte ... als Don Quijote dies gewahr wurde, fuhr er fort: Strecket nur eure Arme aus ... so sollt ihr es dennoch bezahlen. Und indem er dies sagte, und sich mit seiner ganzen Seele seiner Gebieterin Dulcinea empfahl, die er anflehte, ihm in dieser Gefährlichkeit zu helfen, ... sprengte er ... in vollem Galopp auf die vorderste Windmühle los und gab ihr einen Lanzenstich in den Flügel, den der Wind so heftig herumdrehte, dass die Lanze in Stücke sprang, Pferd und Reiter aber eine große Strecke über das Feld weggeschleudert wurden" (Cervantes, 1920).

Nun, die Don Quijoterie war sicherlich nicht sinnlos, wenn auch außerordentlich kräftezehrend. Die harten und, wie wir heute schmerzlich zur Kenntnis nehmen müssen, nicht selten verkrusteten Strukturen mancher westdeutschen Interessenverbände

in der Psychotherapieszene, in den Therapierichtlinien, Kassenstrukturen und den Standesorganisationen bis hin zu Lehrstuhlbesetzungen oder Fachvertretungen in den Kliniken bzw. Instituten konnten wir kaum nachhaltig beeinflussen; uns fehlten Kontakte, hinreichende Kenntnisse über die entsprechenden Machtstrukturen und v.a. Erfahrungen im Umgang mit den uns gelegentlich fremdartig anmutenden Beziehungsmustern, die westliche Kollegen in Begegnungen vermittelten.
Dennoch, die Entwicklung der KIP nahm trotz der „schmerzlichen Reibungen ... mit den Tatsachen der Gegenwart“ (Heinrich Heine in seiner Einleitung zum Don Quijote) ihren Lauf. „Ach, ich habe seitdem erfahren, dass es eine ebenso undankbare Tollheit ist, wenn man die Zukunft allzu frühzeitig in die Gegenwart einführen will und bei solchem Ankampf gegen die schweren Interessen des Tages nur einen sehr mageren Klepper, eine sehr morsche Rüstung und einen ebenso gebrechlichen Körper besitzt ... Über diesen Donquijotismus schüttelt der Weise sein vernünftiges Haupt“ (Heine, 1837).
Die AGKB (DDR) gewann stetig Mitglieder, der Vorstand beschloss eine neue Namensbezeichnung: Mitteldeutsche Gesellschaft für Katathymes Bilderleben und imaginative Verfahren in der Psychotherapie und Psychologie (MGKB) e.V., mit dem Sitz in Halle. Die Mitgliederzahl stieg bisweilen auf über 400, die Anzahl der Ausbildungsseminare nahm sowohl regional als auch zentral deutlich zu. Der Vorstand berief in den neuen Bundesländern regionale Länderbeauftragte. Der Dozentenkreis erweiterte sich, die KIP war zumindest im Osten Deutschlands auf allen wichtigen Psychotherapietagungen und -wochen vertreten.
Am 19.11.1991 (Bußtag) fanden sich die Vorstände der AGKB und der MGKB wiederum zu einem denkwürdigen Anlass zusammen: Beide Gesellschaften gründeten in gegenseitigem Einvernehmen ein korporatives Dach, die Deutsche Gesellschaft für Katathym-Imaginative Psychotherapie (DGKIP). Für die KIP-Familie war damit in Deutschland ein historischer Akt vollzogen, dem sich langsam eine intensiver werdende Zusammenarbeit auf den Ebenen von Vorstandssitzungen, Arbeitsgruppen und Dozententreffen anbahnte. Ohne die moderierende Begleitung von Hanscarl Leuner war dieses Ritual für mich nicht denkbar.
Inzwischen wurden sowohl Erdmuthe Fikentscher als auch ich auf Lehrstühle an der Medizinischen Fakultät der Universität Halle berufen, was in vielfältiger Weise auch für die Weiterentwicklung der KIP genutzt werden konnte. Bisher schwerer zugängliche Kontakte zu führenden Fachvertretern der deutschen und internationalen Psychotherapieszene konnten geknüpft werden. Auf die Initiative von Erdmuthe Fikentscher stieß Professor Klaus Hoppe aus Los Angeles zu uns, einer der führenden Psychoanalytiker in Kalifornien und Mitglied der Internationalen Psychoanalytischen Vereinigung, der uns den Zugang zu Fachkollegen in den USA erleichterte und uns in der MGKB für intensive Supervisions- und Lehrtherapie zur Verfügung stand. Die ohnehin engen Kontakte zum Mitteldeutschen Institut für Psychoanalyse (MIP) wurden systematisch erweitert, innerhalb der MGKB bildeten sich spezielle Arbeitsgruppen für analytische Imaginationstherapie, für Traumatherapie u.a. Leuner selbst besuchte mehrfach verschiedene Veranstaltungen und ein Zentrales Weiterbildungsseminar der MGKB und konnte somit zu seiner Freude das rasante Entwicklungstempo der MGKB verfolgen.

Der magere Klepper Rosinante war ausgewechselt, die Psychotherapieszene nicht mehr als „schöne Dulcinea“ idealisiert und der gebrechliche Körper gestärkt – so planten wir, ausgerüstet mit neuen Kompetenzen, 1995 einen internationalen Kongress für Kurzzeittherapie, in dem insbesondere die Rolle der KIP im Konzert der verschiedenen Therapieschulen in besonderer Weise positioniert werden sollte. Dieser mit internationalen Referenten hochkarätig ausgestattete Kongress fand mit fast 800 Teilnehmern in Halle statt. Seine Ergebnisse sind in einem umfangreichen Band „Kurzzeitpsychotherapie in Theorie und Praxis“ (Hennig u.a., 1996, 1999) zusammengefasst, der bereits seine zweite Auflage erreicht hat.
1995 kam es anlässlich des Internationalen Kongresses für Kurzzeittherapie zu einer der letzten längeren Begegnungen mit Hanscarl Leuner. Er war offensichtlich von den freimütigen und weniger konservativen Diskussionen, die diese Tagung prägten, sehr beeindruckt, vorrangig äußerte er sich mehrfach über die angenehm „warme Kongressatmosphäre“, wie er wörtlich und schriftlich äußerte. Ein letztes Interview konnten wir mit Leuner anlässlich des Vorstandstreffens der AGKB und der MGKB 1995 in Halle aufnehmen; dieses Interview nutzten wir als Teil des Filmes über die KIP, den wir Hanscarl Leuner widmeten; unabhängig davon existiert auch eine Videoaufzeichnung des Interviews selbst (Medienzentrum 1998, 1999).
Für mich war Leuner ein väterlicher Freund und Lehrer, der durchaus anerkennen und zulassen konnte, dass seine Partner bereits erwachsen waren. Wir haben Hanscarl Leuner als einen intensiven und fairen Brückenbauer zwischen den beiden Fachgesellschaften für KIP in Deutschland erlebt, der unermüdlich für eine dynamische und kreative Weiterentwicklung seiner Konzeptionen eingetreten ist und entsprechende Ansätze nach Kräften gefördert hat. Sein Tod 1996 hat eine bis heute nicht geschlossene Lücke gerissen.
Hanscarl Leuner hat sicherlich keinen unerheblichen Anteil daran, dass aus dem kleinen Kreis begeisterter Assistenten in der ehemaligen Universitätsnervenklinik in Halle, die bereits 1969/70 „heimlich“ begannen, sich mit Leuners Schriften auseinander zu setzen, Selbsterfahrungen zu organisieren und mit imaginationstherapeutischen Konzepten zu arbeiten, heute eine stattliche Fachgesellschaft geworden ist.
In der MGKB wurde das begonnene Konzept eines multimodalen, von Orthodoxie und Purismus weitgehend befreiten Modells psychoanalytisch bzw. tiefenpsychologisch begründeten Vorgehens konsequent fortgesetzt. Die analytische Beziehungsarbeit, das Umgehen mit dem Zentralen Beziehungskonfliktthema (ZBKT) nach Luborsky (1995) rückte in das Zentrum des therapeutischen Arbeitens, borderlinespezifische Ansätze und Traumaarbeit haben zunehmend an Bedeutung gewonnen. Bis zum Jahr 2000 sind aus dem Kreis der Dozenten und Therapeuten der MGKB eine stattliche Reihe von Publikationen erschienen, so dass das letzte mit unter meiner wissenschaftlichen Leitung veranstaltete internationale Symposium „Kränkung und Krankheit“, das vorwiegend die Arbeit mit der KIP bei traumatischen Erkrankungen und Missbrauchsthemen zum Inhalt hatte, ein voller Erfolg wurde (Bahrke, U. und W. Rosendahl, 2001). Dieses Symposium, das übrigens auch aus Anlass meiner Emeritierung veranstaltet wurde, spiegelte in eindrucksvoller Weise den modernen Entwicklungsstand der KIP im Zusammenhang mit den unter multimodalen Behandlungsaspekten notwendig gewordenen methodischen Modifikationen bei tiefenpsychologi-

schen bzw. analytischen Interventionen wider. Nicht zuletzt war der Umgang mit Tagträumen und Imaginationen in der Psychotherapie 100 Jahre nach der Konzipierung der psychoanalytischen Traumtheorie durch Sigmund Freud von besonderem Interesse.
Alle diese genannten Veranstaltungen stellen bestimmte Höhepunkte in der Arbeit der MGKB und damit der DGKIP dar. Sie waren stets von hoher Motivation und oft freudiger, manchmal sogar lustvoller Spannung getragen. Sie gleichen manche Ärgernisse und gelegentlich auch heftigere Affekte, bisweilen auch Traurigkeiten aus, die sich im Laufe der letzten 10 Jahre in der deutsch-deutschen Zusammenarbeit einstellten. Pars pro toto will ich exemplarisch auf die bis in die jüngste Zeit beobachtbare, zähe Umsetzung gemeinsamer gesamtdeutscher Festlegungen der Vorstände der AGKB und MGKB in der DGKIP oder ihrer Kommissionen und die nicht selten erkennbare Ignoranz von Arbeitsergebnissen der MGKB in der Mitgliederschaft der AGKB verweisen, die bis heute befremdlich auf mich wirkt. Sicher spiegelt sich hier die aktuelle Beziehungsqualität zwischen den Mitgliedern unserer beiden Vereine wider, letztlich auch die gesamtdeutsche Befindlichkeit. Hier ist noch manches an Kränkungen, Entwertungen und Diffamierungen aufzuarbeiten, wenn zukünftige Arbeitsbeziehungen tragfähig bleiben sollen. Aus diesem Prozess sollten neben den deutschen Gesellschaften andere europäische Verbände, soweit sie sich mit der Fachpolitik um die KIP befassen, nicht ausgeschlossen sein, denn Entwertungen sind selten konstruktiv, sie sind als aggressive Derivate menschlichen Erlebens und Verhaltens eher destruktiv und beinhalten letztlich Vernichtungsphantasien. Diese fordern ihre Opfer, als Kränkungen provozieren sie Krankheit und „kranke Beziehungen", die als Beziehungskonflikte nur schwer auflösbar sind, wenn sie nicht einer Bearbeitung zugänglich gemacht werden.
In den Jahren nach der politischen Wende kooperierte die MGKB in den neuen Bundesländern teilweise sehr eng mit der Deutschen Gesellschaft für analytische Psychotherapie und Tiefenpsychologie (DGAPT) und der Gesellschaft für Psychotherapie, Psychosomatik und Medizinische Psychologie (GPPMP). Diese Zusammenarbeit war zunächst sehr kreativ und hat sich für die Erarbeitung von integrativen und multimodalen Psychotherapiekonzepten und ihre Umsetzung in Ausbildungsstrukturen (z. B. in der Weimarer Psychotherapiewoche) als sehr fruchtbringend erwiesen. Diese Verbindungen wurden zum Jahr 2000 hin eingeschränkt oder schließlich aufgegeben.

4. Der Elefant oder die Besinnung

Mit dem Inkrafttreten des Psychotherapeutengesetzes im Jahre 1999 ist für mich die Don Quijote-Periode beendet. Der Ritt gegen Windmühlen, der vielleicht manchmal belächelte und ein wenig nostalgisch wirkende paradoxe Streit des Antihelden mit den Riesen endete nicht nur als trauriges Pseudodrama. Denn so manches ließ und lässt sich trotz der möglicherweise etwas altmodisch-trotzig anmutenden Streitkultur aus der Tradition und Gegenwart mit in die Zukunft nehmen. Ich denke dabei an die Akzeptanz des Beziehungsaspektes als zentrale Arbeits- und Wirkdimension der KIP und die Nutzung der KIP als Einstieg in einen analytischen Bearbeitungsprozess. In

die Gesetzgebung fand einiges vom „Fachpsychologen der Medizin“ (die erste postgraduelle Fachspezialisierung für Diplom-Psychologen in Deutschland) Berücksichtigung und nicht zuletzt mit der Referenz der KIP im Rücken konnten wesentliche Anteile des späteren Psychotherapeutengesetzes in Sachsen-Anhalt bereits 1992 für die Versorgungspraxis vorweggenommen werden (was seinerzeit fast einer Aufhebung des Delegationsverfahrens gleichkam). Die mit der AGKB in der DGKIP begonnenen gemeinsamen Überlegungen zur Weiterentwicklung der KIP-Konzeption werden präziser und scheinen auf eine zunehmende Nähe zwischen den Verbänden hinzudeuten. Wenngleich diese Dynamik derzeit nur eine kleine überschaubare Gruppe erfasst hat, bin ich guter Dinge, dass hiervon allmählich immer größere Teile der Mitglieder der DGKIP profitieren werden.
Persönlich habe ich das Schicksal der MGKB nach mehr als 30-jährigem Engagement in die Hände der nächsten Generation gegeben, die so wichtige akademische Anbindung ist durch Erdmuthe Fikentscher weiterhin gegeben.
Im Rückblick auf Vergangenes und mit Blick auf die Zukunft und mit der Besinnung auf das Wesentliche entfaltet sich für mich das Symbol des Elefanten als Sinnbild von Treue, gutem Gedächtnis, Geduld und Klugheit. Der Elefant symbolisiert in Indien auch Liebe und Güte, in China Scharfsinn, Stärke und Souveränität. In der römischen Mythologie sind ihm die Attribute Langlebigkeit und Unsterblichkeit (Cooper, 1986) zugeordnet – alles Eigenschaften, die ich mit der MGKB, der DGKIP und der gesamten Entwicklung der KIP verbunden wissen möchte.

Literatur

Bahrke, U, Rosendahl, W. (2001). Psychotraumatologie und Katathym-Imaginative Psychotherapie. Pabst, Lengerich.

Bernhardt, H., Lockert, R. (2000). Mit und ohne Freud zur Geschichte der Psychoanalyse in Ostdeutschland. Psychosozial-Verlag, Gießen.

Cervantes, M. de (1920). Don Quijote de la Mancha. Klemm, Berlin.

Cooper, J. C. (1986). Lexikon alter Symbole. VEB Seemann, Leipzig.

Hasek, J. (1969). Die Abenteuer des braven Soldaten Schwejk. Aufbau, Berlin.

Heine, H. (1837). Einleitung zum Don Quijote. In: Cervantes, M.: Don Quijote de la Mancha. Verlag der Klassiker, Stuttgart.

Hennig, H. (1980). Zur Einbeziehung dynamischer Aspekte in den Verlauf psychotherapeutischer Imaginationen. Psychiat. Neurol. Med. Psychol. 32: 88-103.

Hennig, H. (1982). Das Katathyme Bilderleben als psychotherapeutisches Imaginationsverfahren – Grundlagen und praktisches Vorgehen. Psychiat. Neurol. Med. Psychol. Leipzig 24: 738-744.

Hennig, H. (1990). Psychotherapie mit dem Katathymen Bilderleben - Grundlagen und Praxis der psychotherapeutischen Arbeit mit dem Tagtraum. VEB Thieme-Verlag, Leipzig.

Hennig, H., Fikentscher, E. (1993). Entwicklung der Psychotherapie mit dem Katathymen Bilderleben in der ehemaligen DDR. In: Leuner, H., H. Hennig und E. Fikentscher. Katathymes Bilderleben in der therapeutischen Praxis. Schattauer, Stuttgart: 146-147.

Hennig, H. (1998). Die Katathym-Imaginative Psychotherapie. Videofilm Halle 1998, Bestell-Nr. 98-03 VHS/Pal Medienzentrum der Martin-Luther-Universität Halle-Wittenberg.

Hennig, H., Fikentscher, E. (1999). Interview Hanscarl Leuner. Videofilm Halle 1999, Bestell-Nr. 99-03 VHS/Pal Medienzentrum der Martin-Luther-Universität.

Hennig, H., Fikentscher, E. et al. (1999). Kurzzeit-Psychotherapie in Theorie und Praxis. 2. Aufl., Pabst, Lengerich.

Hennig, H. (2001). Entwertung als Trauma. In: Bahrke, U. und W. Rosendahl: Psychotraumatologie und Katathym-Imaginative Psychotherapie. Pabst, Lengerich: 555-569.

Höck, K. (1976). Gruppentherapie. Deutscher Verlag der Wissenschaften. Berlin.

Lada, G. (1961). Die Abenteuer des braven Soldaten Schwejk in Bildern. Artia Prag u. Eulenspiegel-Verlag, Berlin.

Leuner, H. (1955). Symbolkonfrontation. In: Schweizer Arch. Neurol. Psychiat. 76: 23-49.

Leuner, H. (1969). Über einige Grundprinzipien der Kurztherapie. 2. Psychosom. Med. u. Psychoanalyse 15: 199-202.

Maaz, H.-J., Hennig, H., Fikentscher, E. (1997). Analytische Therapie im multimodalen Ansatz (Zur Entwicklung der Psychoanalyse in Ostdeutschland). Pabst, Lengerich.

Schattengeschwister...

Die Aktive Imagination nach C. G. Jung und die Katathym-Imaginative Psychotherapie (KIP) nach H. Leuner

Ralf Bolle

Zusammenfassung

Einige wichtige Grundprinzipien und Ansätze der „Aktiven Imagination" weisen eine überraschende, aber interessante Beziehung zu den Konzepten der Katathym-Imaginativen Psychotherapie auf: Ist das Zufall oder gibt es hier Verbindungen, die im Verborgenen liegen?
C. G. Jung hat unter dem Begriff der „Aktiven Imagination" eine spezielle Form des dialogischen Umgangs mit dem spontan fließenden Strom der inneren Bilder beschrieben, der neben der Traumarbeit eine zentrale Position in der Praxis der analytischen Psychologie einnimmt. C. G. Jung befasste sich intensiv mit der Auseinandersetzung zwischen einem steuernden, handelnden und aktiven Ich und den Gestaltungen des Unbewussten, er integrierte non-verbale Verfahren in seine Ausgestaltung der Psychoanalyse und arbeitete in diesem Zusammenhang auch oft mit Imaginationen. Er beschrieb seine Methode erstmals am Anfang des letzten Jahrhunderts, veröffentlichte aber wichtige Arbeiten darüber erst Jahre später. So kam es, dass die Methode anfangs im Wesentlichen durch praktische Anwendung und persönliche Mitteilungen weitergegeben wurde. Über die jungianische Lehranalyse von H. Leuner gibt es aber ein „missing link" zur KIP.
Im Folgenden möchte ich mich mit den Entwicklungslinien der Methoden befassen und den verschiedenen Impulsen nachgehen, die die analytische Psychologie auf die Konzeptualisierung des KIP gehabt haben mag. Nach einem Überblick über die Grundpositionen der „Aktiven Imagination" werde ich die jungianischen Anregungen näher beleuchten, die über die Ausbildung Leuners in die Konzepte der KIP eingeflossen sind. Insbesondere die früheren Arbeiten von H. Leuner lassen noch das psychologische Verständnis von C. G. Jung durchscheinen.

H. Leuner und C.G. Jung ??

C. G. Jung und H. Leuner haben auf den ersten Blick wenig gemeinsam. Wenn man sich aber etwas näher mit den Methoden beschäftigt, die beide entwickelt haben, um

mit Imaginationen im therapeutischen Prozess zu arbeiten, ergeben sich viele Berührungspunkte und interessante Entwicklungslinien.
H. Leuner hat sich in seinen späteren Arbeiten nur noch wenig mit der analytischen Psychologie nach C. G. Jung auseinander gesetzt. In der Anfangsphase der Entwicklung der Katathym-Imaginativen Psychotherapie waren allerdings die Beziehungen zur analytischen Psychologie noch sehr viel deutlicher und einige wichtige Konzepte C. G. Jungs haben Pate bei der Ausdifferenzierung der Methode Leuners gestanden. Diesen „Verwandtschaftsbeziehungen" möchte ich im Folgenden etwas nachspüren.
An den Anfang möchte ich einige Grundbegriffe der analytischen Psychologie nach C. G. Jung stellen, da sie im weiteren Verlauf in der Entwicklung der Arbeit mit Imaginationen eine Rolle spielen werden. Danach werde ich die Methode der „Aktiven Imagination", so wie sie C. G. Jung und dann später seine Nachfolger entwickelt haben, zusammenfassend vorstellen und auf die Wechselwirkungen und Weiterentwicklungen in der Katathym-Imaginativen Psychotherapie zu sprechen kommen. Da die analytische Psychologie C. G. Jungs vielleicht vielen nicht sehr vertraut sein wird, werde ich Jung in seinen eigenen Worten ausführlicher zu Wort kommen lassen, um einen lebendigeren Einblick in sein Denken zu ermöglichen.

Einiges zu den Grundkonzepten der Analytischen Psychologie

C. G. Jung, ein Schweizer Psychiater, war zunächst ein enthusiastischer Anhänger Sigmund Freuds, distanzierte sich dann aber zunehmend von dessen Form der Psychoanalyse und ging eigene Wege: er befasste sich immer mehr mit allgemeinmenschlichen Themen, besonders den archetypischen Bildern in der menschlichen Seele. Er hinterließ ein sehr umfangreiches Werk, in dem er zu vielen wesentlichen psychotherapeutischen Fragen Stellung nahm.
Die analytische Psychologie versteht die menschliche Bewusstseinsentwicklung sowohl vor dem Hintergrund der persönlichen biographischen Einflüsse als auch der allgemein menschlichen Kategorien der Wahrnehmung. Dadurch überschreitet sie in vielen Bereichen den Rahmen einer rein therapeutischen Methode, die überwiegend auf die Besserung und Linderung von krankhaften Leidenszuständen abzielt. Seelische Konflikte zwischen bewusster Einstellung und unbewussten Haltungen führen zu Krankheitssymptomen, sie sind aber auch Ausdruck der Suche des Menschen nach sich selbst.
In der Tradition C. G. Jungs hat sich die analytische Psychologie mit zahlreichen philosophischen und religionswissenschaftlichen Themen auseinander gesetzt. Viele humanistische Therapieformen bauen auf den Gedanken C. G. Jungs auf.
Das therapeutische Ziel der analytischen Psychologie ist, den dynamischen Fluss von seelischer Energie zwischen den Polen des bewussten und des unbewussten Erlebens aufrecht zu erhalten und zu fördern. Letztlich berühren sich die intimsten persönlichen psychischen Inhalte mit den allgemein menschlichsten Inhalten. Alle Ausdrucksformen des Seelischen, insbesondere die des Unbewussten, werden als erlebbare Manifestation einer physischen und psychischen Wirklichkeit verstanden.

Die analytische Psychologie befasst sich besonders mit dem Spannungsfeld zwischen dem *Ich* (als Zentrum des Bewusstseins der personalen Welt) und dem *Selbst* (der Gesamtheit aller personalen und transpersonalen psychischen Inhalte). Das Wach-Bewusstsein (Ich) als begrenzter Teil der Psyche setzt sich zur Gesamtheit der seelischen Welt in Beziehung, die sich zwischen materieller und geistiger Wirklichkeit entfaltet. Allgemeinmenschliche Wahrnehmungsmöglichkeiten (die *Archetypen*) prägen das menschliche Bewusstsein. Grund-legende angeborene Wahrnehmungsschemata bilden die Kristallisationskeime für persönliche Erfahrungen: Diese ordnen sich in individuellen Bedeutungsfeldern, den *affektgeladenen Komplexen*. Diese durch lebensgeschichtliche Erfahrungen angereicherten Bedeutungsfelder, die emotional sehr unterschiedlich besetzt sein können, bilden Funktionseinheiten, die teilweise bewusst, teilweise unbewusst wirksam sein können. Jung fasste das *Ich* als einen speziellen Komplex auf, der vorrangig das Bewusstsein strukturiert. Andere Komplexe, oder Komplexfelder, verarbeiten psychische Energie auch weitgehend autonom im Unbewussten, so etwa der *Schatten* (die nicht akzeptierten Aspekte des Ich) oder *Anima/Animus* (als symbolisches Abbild der Beziehung vom Ich zum Unbewussten). Eine zentrale Stellung in der Psychologie C.G. Jungs nimmt der Individuationsprozess ein, der die Entfaltung und Differenzierung des Dialogs mit dem Unbewussten und die Auseinandersetzung mit den Themen der Selbstverwirklichung sowie deren Integration in das soziale und ethische Leben zum Inhalt hat. „Der Individuationsprozess ist ein subjektiver Integrationsvorgang und gleichzeitig ein objektiver Beziehungvorgang (C.G.Jung, 1979, S. 49)
Im Rahmen zunehmender Erweiterung des Bewusstseins wird sich das Ich seiner begrenzten Möglichkeiten immer mehr bewusst und entwickelt eine lebendige Beziehung zu den Kräften und Wirkprinzipien, denen es untergeordnet ist und in die es eingebettet ist. Verkürzt gesagt geht es darum, dass sich das Ich seiner eigenen unbewussten Anteile, die auf Ich-fremde (innere oder äußere) Objekte projiziert sind, bewusst wird. Das psychische Symbol der gleichzeitigen Existenz von Eigenem und Fremden, von Profanem und Heiligen, von Bewusstem und Unbewusstem, kurz das Symbol der Gegensatzintegration ist das Selbst. Jung hat das Selbst als Zentrum der Psyche bezeichnet, das sich vor allem in den Vorstellungen des Transpersonalen, oder des Göttlichen, psychisch sichtbar äußert.
Im Zentrum des therapeutischen Handelns der analytischen Psychologie steht die *Beziehung* zwischen Therapeut und Patient und das *Symbol*, das in diesem Umfeld entsteht und seelische Energie neu und konstruktiver umwandeln kann. Jung verstand das *Symbol* als den bestmöglichen Ausdruck eines weitgehend unbewussten Inhalts. Unbewusste Inhalte können dabei persönliche Erinnerungen sein, verdrängte Erlebnisse, Ängste und Wünsche, die in enger Beziehung zur bewussten Lebensgeschichte des Einzelnen stehen. Es können aber auch seelische Engramme frühester seelischer Entwicklungsphasen sein, die dem erwachsenen Bewusstsein in ihrer Erfahrungsgestalt fremd oder unvertraut erscheinen. In gleicher Weise kann das Wissen um die familiären Einflüsse, die Bedeutung der Ahnen (insbesondere der Eltern der Eltern, den damit verbundenen Familien-Mythen oder etwa verleugnete reale traumatische Ereignisse aus der Familiengeschichte) in das Unbewusste gesunken sein. Unbewusst können aber auch transpersonale oder spirituelle Wirklichkeiten sein, die erst über

den Weg eines Symbols bewusstseinsfähig werden können. In seinem Wesen beinhaltet ein wirksames Symbol immer Inhalte, die dem Ich-zentrierten Alltags-Bewusstsein so nicht unmittelbar zugängig sind. In veränderten Bewusstseinszusänden (z.B. einem hypnagogen Entspannungszustand) kann das weite Bedeutungsumfeld eines Symbols tiefer erfahrbar und bewusst werden und so seelische Bereiche an das bewusste Erleben angeschlossen werden, die nicht ich-zentriert erfahrbar sind: z.B. ekstatische Erfahrungen oder ganzheitliche, sinnstiftende Erlebnisse.

In der analytischen Psychologie können verschiedenste nicht-ich-zentrierte Bewusstseinszustände genutzt werden, um den symbolschaffenden Prozess der Seele erlebbar und so nutzbar zu machen. In erster Linie werden *Träume* und die *Aktive Imagination* als Gestaltungen der unbewussten Psyche als Ausdruck der unmittelbaren Wirklichkeit der seelischen Energieverteilung verstanden und im therapeutischen Prozess genutzt: „Je mehr man sich auf seine unbewussten Inhalte konzentriert, desto energiegeladener werden sie, dies ist eine unbestreitbare, psychologische Tatsache; sie werden belebt, wie von innen her beleuchtet. Sie verwandeln sich in einer Art von Ersatzrealität. In der analytischen Psychologie machen wir methodischen Gebrauch von diesem Phänomen. Ich habe diese Methode Aktive Imagination genannt." (C. G. Jung, ,1979, S.793)

Aber auch jede andere Form der Aktivierung des Unbewussten kann so ein Teil der Behandlung werden. Einen großen Raum nimmt die künstlerische Gestaltung und Umsetzung der Erfahrungen ein, aber auch das *Malen aus dem Unbewussten* als eigenständige Methode. Der Umgang mit Körperwahrnehmungen und Körperübungen bis hin zu Tanz kann ebenso Bestandteil einer jungianischen Therapie sein, wie auch Klang- und Musikerfahrungen oder Gesang.

Charakteristisch für den Umgang der analytischen Psychologie mit Symbolen ist, dass sie über den persönlichen Bezug, d.h. über die therapeutische Beziehung bis zur archetypischen Resonanz energetisch aufgeladen werden und dann so seelisch ihre vollständige Wirkung entfalten können. Die als wahr empfundenen Wirkkräfte des eigenen Schicksals erschließen sich nur über die persönliche Berührung und Beziehung.

Daher ist die *Beziehung* der andere wesentliche Wirkfaktor der analytischen Psychologie. In der Gegenwart der therapeutischen Handlung zeigt sich das Beziehungsgeschehen in der aktuellen Konstellation eines *gemeinsamen Unbewussten* zwischen Patient und Therapeut, auf das sich beide in einem lebendigen Austauschprozess beziehen und aus dem heraus beide handeln. Das gemeinsame Unbewusste bestimmt also einerseits das Beziehungsgeschehen zwischen Therapeut und Patienten, andererseits aber auch jeden der beiden Teilnehmer direkt. Dieses interaktive Feld trägt sowohl archetypische wie auch biographische Züge, die sich in ihrer Qualität gegenseitig durchdringen. „So ist es ... mit den individuellen Bildern: Sie bedürfen eines Kontextes, welcher nicht nur Mythos, sondern auch individuelle Anamnese ist." (C. G. Jung, 1976, S.263)

Die Aktive Imagination: Dialog zwischen Ich und dem Unbewussten

Schon früh hatte C. G. Jung die Bedeutung des Umgangs mit Imaginationen und der Auseinandersetzung mit inneren Bildern für sich ausgearbeitet, obwohl er erst später explizit darüber geschrieben hat. Die Aktive Imagination gilt unter Psychotherapeuten, die mit der Analytischen Psychologie arbeiten, auch heute noch als eine schwierig anzuwendende, differenzierte Methode des Umgangs mit dem Unbewussten, da sie, so wie sie von den späteren Autoren rezipiert wurde, nur dann genutzt werden sollte, wenn das Ich eine hinreichend stabile Struktur hat. Sie wird daher eher als eine Methode verstanden, die nach nach einem längeren Selbsterfahrungsprozess oder gar einer abgeschlossenen analytischen Behandlung vor allem bei relativ reifen Persönlichkeiten, das heißt vor allem in der zweiten Lebenshälfte, zur Anwendung kommt. Der Patient begibt sich bei wachem Bewusstsein in einen Dialog mit Traumgestalten, in der Regel zuhause, dokumentiert dann diese Gespräche und Erlebnisse. In der nächsten therapeutischen Sitzung berichtet er seinem Psychoanalytiker darüber. Im Kontext der psychoanalytischen Behandlung werden die Inhalte der Aktiven Imagination durchgearbeitet und integriert. Ein wesentliches Charakteristikum ist es, dass mehrere Imaginationen über einen längeren Zeitraum ein bestimmtes seelisches Themenfeld im Sinne eines Narrativs aus dem Unbewussten bearbeiten: Die Dauer kann dabei von einigen Sitzungen bis hin zu mehreren Monaten oder gar Jahren variieren. Diese Auffassung der Aktiven Imagination hat sich aber erst im Laufe der Jahre zunehmend in dieser Form herausgebildet und steht im Gegensatz zu den Konzepten von C. G. Jung, wir er sie zu Beginn der Entwicklung der Methode niedergelegt hat.
Ich möchte daher zunächst ausgehend von C. G. Jung und den bekanntesten modernen Interpretationen kurz auf die historische Entwicklung der Aktiven Imagination eingehen, um dann die Verbindungen zur Katathym-Imaginativen Psychotherapie näher zu beleuchten. Dabei ist mir besonders wichtig, die untergründigen Verbindungen und Beziehungen der beiden Methoden den Vordergrund zu rücken.

Entwicklungslinien der Aktiven Imagination

C. G. Jung hat in seiner Autobiografie „Erinnerungen, Träume, Gedanken", die nach seinem Tod 1961 veröffentlicht wurde, ausführlich über die Zeit zwischen 1912 und 1914 berichtet. Dies war eine Zeit einer intensiven seelischen Krise, als deren Auslöser man die Trennung von Sigmund Freud sehen könnte. C. G. Jung befasste sich mit seinen andrängenden Fantasien und suchte nach Möglichkeiten des Umgangs und auch des Ausdrucks von inneren Bildern und Emotionen. Dazu schreibt er 1913:
„Um die Fantasien zu fassen, stellte ich mir oft einen Abstieg vor. Einmal bedurfte es sogar mehrerer Versuche, um in die Tiefe zu gelangen. Das erste Mal erreichte ich sozusagen eine Tiefe von 300 Metern, das nächste Mal war es schon eine kosmische Tiefe. Es war eine Fahrt zum Mond oder wie ein Abstieg ins Leere...

Ich nahm meinen Mut zusammen und trat den Fantasiegestalten wie wirklichen Menschen gegenüber. Aufmerksam hörte ich auf das, was sie mir sagten.... Es brachte mir die entscheidende Erkenntnis, dass es Dinge in der Seele gibt, die ich nicht mache, sondern die sich selber machen und ihr eigenes Leben haben. So brachte ich mir allmählich die psychische Objektivität, die „Wirklichkeit der Seele" bei...
Die ersten Imaginationen und Träume waren wie feurig flüssiger Basalt: Aus ihnen kristallisierte sich der Stein, den ich bearbeiten konnte.
Die Jahre, in denen ich den inneren Bildern nachging, waren die wichtigste Zeit meines Lebens, in der sich alles Wesentliche entschied. Damals begann es, und die späteren Einzelheiten sind nur Ergänzungen und Verdeutlichungen. Meine gesamte spätere Tätigkeit bestand darin, das auszuarbeiten, was in jenen Jahren aus dem Unbewussten aufgebrochen war und mich zunächst überflutete. Es war der Rohstoff für ein Lebenswerk...
Das Training besteht zunächst in einer *systematischen Übung*, in der Ausschließung der kritischen Aufmerksamkeit, wodurch eine *Leere des Bewusstseins* erzeugt wird, welche das *Aufsteigen der bereitliegenden Fantasien begünstigt*.
Man macht sich die *Stimmungslage* möglichst bewusst, indem man sich rückhaltlos darein versenkt und alle auftauchenden Fantasien und sonstigen Assoziationen *danach schriftlich* fixiert.
Patienten, die etwelche *malerische oder zeichnerische* Begabung haben, können dem Affekt durch ein Bild *Ausdruck verleihen*. Auf eine technische oder ästhetisch befriedigende Darstellung kommt es dabei nicht an, sondern bloß darauf, dass der Fantasie Spielraum gewährt und im Übrigen die Sache so gut wie möglich gemacht wird" (1961, S. 93ff, Hervorhebungen von mir)
In der Arbeit „Die transzendente Funktion", die C. G. Jung bereits 1916 schrieb, die aber erst 1958 veröffentlicht wurde, wird zum ersten Mal explizit Stellung zur Methode der Imagination genommen. Jung spricht noch nicht von der „Aktiven Imagination", sondern er beschäftigt sich mit der Frage, wie Menschen sich auf ihre Fantasien konzentrieren und wie sie sie gestalten können.
Er legt in dieser Zeit einen starken Akzent darauf, dass sehr allgemein und umfassend

> „innere Bilder oder/und Worte
> erwartet,
> wahrgenommen und aufgezeichnet werden,
> ausgedrückt und dargestellt
> mit den Händen oder mit dem ganzen Körper".
> (1958, Seite 79 ff)

Ich schätze diese frühe Definition sehr, da sie quasi alle Ausdrucksformen von unbewusstem Geschehen mit einbezieht: Neben der gestalterischen und künstlerischem Ausdrucksmöglichkeit in Bildern, Geschichten oder Skulpturen war Jung auch sehr am Theater, Musik und eben an den Imaginationen interessiert. Dieser „erweiterte Imaginations-Begriff" stellt eigentlich eine sehr modern anmutende Konzeption eines handlungsorientierten therapeutischen Prozesses dar.

Doch lassen wir zunächst C. G. Jung selbst ausführlich zu Wort kommen, da viele seiner Arbeiten Nicht-Jungianern nur wenig vertraut sind.
In einem Brief beschreibt C.G.Jung knapp und prägnant, was er unter „Aktiver Imagination" versteht: „Bei der Aktiven Imagination kommt es darauf an, dass Sie mit irgendeinem Bild beginnen... Betrachten Sie das Bild und beobachten Sie genau, wie es sich zu entfalten oder zu verändern beginnt. Vermeiden Sie jeden Versuch, es in eine bestimmte Form zu bringen, tun Sie einfach nichts anderes als beobachten, welche Wandlungen spontan eintreten. Jedes seelische Bild, das Sie auf diese Weise beobachten, wird sich früher oder später umgestalten, und zwar aufgrund einer spontanen Assoziation, die zu einer leichten Veränderung des Bildes führt. Ungeduldiges Springen von einem Thema zum anderen ist sorgfältig zu vermeiden. Halten Sie an einem von Ihnen selbst gewählten Bild fest und warten Sie, bis es sich von selbst wandelt. Alle diese Wandlungen müssen Sie sorgsam beobachten, und Sie müssen schließlich selbst in das Bild hineingehen: Kommt eine Figur vor, die spricht, dann sagen auch Sie, was Sie zu sagen haben, und hören auf das, was er oder sie zu sagen hat. Auf diese Weise können Sie nicht nur Ihr Unterbewusstsein analysieren, sondern geben auch dem Unbewussten die Chance, Sie zu analysieren." (1972, S. 76)
„Man muss nämlich selber in die Fantasie eintreten und die Figuren zwingen, Rede und Antwort zu stehen. Dadurch erst wird das Unbewusste dem Bewusstsein integriert, nämlich durch ein dialektisches Verfahren, das heißt durch den Dialog zwischen Ihnen und den unbewussten Figuren. Was in der Fantasie geschieht, muss Ihnen geschehen. Sie dürfen sich nicht durch eine Fantasiefigur vertreten lassen. Sie müssen das Ich bewahren und nur modifizieren durch das Unbewusste, wie auch letzteres in seiner Berechtigung anerkannt und nur daran gehindert werden muss, dass Ich zu unterdrücken und zu assimilieren." (1972, S. 195)
In dem Artikel „ Die Beziehung zwischen dem Ich und dem Unbewussten" von 1943 heißt es: „Visuell Begabte haben ihre Erwartung darauf zu richten, dass sich ein inneres Bild herstellen werde... akustisch-sprachlich Begabte pflegen innere Worte zu hören... Andere vernehmen in diesen Momenten einfach eine „andere" Stimme... Es gibt wiederum andere Menschen, die innerlich weder sehen noch hören, aber ihre Hände haben die Fähigkeit, Inhalte des Unbewussten auszudrücken... Relativ selten sind solche, deren motorische Begabungen einen Ausdruck des Unbewussten durch Bewegung bzw. Tanz ermöglichen. Noch seltener, aber ebenfalls verwendbar, ist automatisches Schreiben...
Es ist aber von ausschlaggebender Wichtigkeit, dass der Patient die Fantasien vollständig erlebt und sie, insofern ein intellektuelles Verstehen zur Totalität des Ergebnisses gehört, auch versteht. Aber dem Verstehen möchte ich nicht den Vorrang einräumen. ... Denn das Wesentliche ist in erster Linie nicht die Deutung und das Verstehen der Fantasien, sondern vielmehr ihr Erleben." (1943, S. 165).
Mir erscheint besonders bedeutsam, dass C. G. Jung hier die verschiedensten Methoden der kreativen und schöpferischen Auseinandersetzung mit inneren Bildern, insbesondere solche, die handelndes Tun einbeziehen, im Kontext der Aktiven Imagination sieht. Dies erscheint heute besonders interessant, da die Arbeit im „dritten Raum" so sehr Thema gegenwärtiger psychotherapeutischer Auseinandersetzung ist. Hand-

lungsorientierte und prozessorientierte Ansätze in der Psychotherapie stellen mittlerweile einen breit akzeptierten, wertvollen Zugang zur therapeutischen Arbeit dar.
Die frühe Relativierung der therapeutischen Wirkung der klassischen „Deutung" neben dem nonverbalen Prozess im Rahmen der analytischen Psychologie nach C. G. Jung führte dazu, dass in jungianischen Psychoanalysen verschiedene *nichtsprachliche Methoden selbstverständlicher Teil des therapeutischen Prozesses* sein können: Malen und Gestalten der seelischen Inhalte, Sandspiel, tanztherapeutische und musiktherapeutische Ansätze kommen hier ebenso zum Tragen wie die Arbeit mit Träumen, Imaginationen und Fantasien.
C. G. Jung sah die beiden Pole der Therapie in der prozesshaften *Gestaltung* einerseits und dem *Verstehen* andererseits. „Der Idealfall wäre ein gleichmäßiges Nebeneinander oder ein rhythmisches Alternieren der beiden Methoden. Das eine ohne das andere scheint kaum möglich sein, kommt aber trotzdem in Erfahrung vor: auf Kosten des Sinnes rafft das Gestalten-Wollen seinen Gegenstand an sich, oder das Verstehen-Wollen setzt sich vorzeitig über die Gestaltungen weg. Die unbewussten Inhalte wollen zuerst deutlich in Erscheinung treten, was ihnen nur durch Gestaltung möglich wird, und erst danach beurteilt werden, wenn alle ihre Aussagen fassbar vorliegen.. Oft drängt sich die Notwendigkeit auf, dass undeutliche Inhalte durch sichtbare Gestaltung verdeutlicht werden müssen. Dies kann geschehen durch Zeichnen, Malen und Modellieren. Oft wissen die Hände ein Geheimnis zu lüften, um den der Verstand sich vergebens bemühte. Durch die Gestaltung nämlich wird im Wachzustand der Traum weiter und ausführlicher geträumt, und der anfänglich unfassbare, isolierte Zufall wird in die Sphäre der Gesamtpersönlichkeit integriert, wennschon dies dem Subjekt zunächst unbewusst bleibt..." (1958, S.103)
C. G. Jung und seine Mitarbeiterin Marie-Luise von Franz haben später den Begriff Aktive Imagination deutlicher von den anderen Methoden der Arbeit mit Imaginationen abgegrenzt. Sie verstanden dann darunter immer mehr das im Wachzustand entstandene innere Bild aus dem Unbewussten und die bewusste Auseinandersetzung mit diesem Bild und den darin auftauchenden Gestalten. Marie-Luise von Franz gliederte den imaginativen Prozesses in vier Phasen:

1. das „Ich" für die Inhalte des Unbewussten öffnen
2. Imagination auftauchen lassen, in den Dialog hineingehen
3. dem Erlebten eine äußere Form geben
4. Konsequenzen aus den erhaltenen Botschaften ziehen

Besonders dem letzten Punkt maß C. G. Jung eine besondere Bedeutung zu. Er betonte immer wieder, dass die moralische Verantwortung sehr groß sei, die Imaginationen und deren symbolische Bedeutung im Alltagsleben zu integrieren und umzusetzen. Nur so könne sich das Bewusstsein erweitern und weiterentwickeln, so wie er dies im Konzept des „Individuationsprozesses" ausführlich erläutert hat. Dabei betonte C. G. Jung stets, dass die Inhalte sowohl in einem kollektiven (d.h. gesellschaftlichen und sozialen) Kontext als auch in einem individuellen (persönlichen) Rahmen Bedeutung bekommen sollen, damit sich die therapeutische Wirkung entfalten kann. Unter diesem Aspekt ist zu verstehen, dass C. G. Jung sich besonders mit der kollektiven Sinngebung, das heißt Mythen, und mit den Faktoren der Lebensgeschichte befasste. Un-

ter dem Konzept des „narrativen Selbst" und anderer moderner Selbst-Konzepte erscheinen diese Grundpositionen hochaktuell.
„Keinem Mensch würde es je einfallen, was Perseus mit dem Gorgonenhaupt zu tun hat, wenn man nicht den Mythos kennt. So ist es auch mit den individuellen Bildern: Sie bedürfen eines Kontextes, welcher nicht nur Mythos, sondern auch individuelle Anamnese ist." (1940, S. 263)
Allmählich setzte sich dann in der Praxis der analytischen Psychologie durch, dass die Patienten in der Regel zuhause ihre Imaginationen ausarbeiten und dann den Bericht mit in die therapeutische Sitzung brachten. Diekmann (1979) grenzte die Aktive Imagination mehr von anderen imaginativen Verfahren ab, die Motivvorgaben benützen. Er sah hier eher die einengenden und begrenzenden Wirkungen von Motiven, die eine offene Auseinandersetzung mit dem Unbewussten verhindern würden. Er plädierte auch dafür, dass die Aktive Imagination unter dem Aspekt des „Übergangsraumes" und die Gestaltungen als „Übergangsobjekte" verstanden werden könnten, und verstand auch gestaltende Ausdrucksformen als einen Aspekt der Aktiven Imagination. Er bezog sich damit auch auf die frühen Arbeiten von C. G. Jung über die Aktive Imagination.
Der dialogische Umgang während der Imagination selbst wurde erst von neueren Autoren wie zum Beispiel Verena Kast wieder eingeführt.
„Ich halte es aber für sinnvoll und hilfreich, wenn diese Aktive Imagination zunächst in einer therapeutischen Sitzung stattfindet, sodass der Therapeut den Part des Ich dort übernehmen kann, wo es notwendig ist... Ziel ist es, dass der Patient selber auch den kontrollierenden Part in der Aktiven Imagination übernehmen kann, diesen inneren Dialog selbst ohne Hilfe von außen führen kann. Es erscheint mir aber sehr sinnvoll zu sein, dass die beiden wesentlichen Techniken, die die Aktive Imagination ausmachen, das Fließenlassen der Bilder und die Möglichkeit, diese Bilder zu kontrollieren, sich mit ihnen auseinander zu setzen, zunächst von zwei Menschen übernommen werden. (1988, S. 168/167)
In diesem Sinne verbinden sich moderne Konzepte der Aktiven Imagination wieder mit den Ansätzen der Katathymen-Imaginativen Psychotherapie nach H. Leuner bekannt sind.

H. Leuner und die analytische Psychologie nach C. G. Jung

H. Leuner begann das Medizinstudium im Sommersemester 1939, musste es wegen des Krieges unterbrechen. Leuner beschreibt seinen Werdegang in dem kurzweiligen Artikel „Psychotherapie im Nachkriegsdeutschland: persönliche Erinnerungen an meine großen Lehrer" (1995)
Da es zu dieser Zeit keine psychoanalytischen Institute gab, war der übliche Weg, sich einen Lehranalytiker zu suchen, „um in das psychotherapeutische Milieu eingeführt zu werden." Leuner stieß... auf Prof. Dr. Schmaltz, „... einen prominenten Jungianer, der selbst noch Analysand bei C. G. Jung gewesen war. Ich rechne Schmaltz, der eine große und ungewöhnliche Persönlichkeit war, durchaus zum meinen „großen Lehrern". Er hat mir die Grundlagen für das Erleben und die Wirkungsweise

symbolischer Prozesse vermittelt. Ich lernte die Macht der Übertragung kennen, die Technik der Jungschen Analyse, Formen der Amplifikation der Trauminhalte in mythologische Zusammenhänge und erlebte auch Schritte meiner eigenen Reifung... Ich lernte bei ihm eine lebendige, vitale Psychotherapie... Zwei Jahre nach Abschluss erhielt ich von ihm eine wohlwollende Beurteilung, als ich meine ersten Versuche mit dem KB vortrug... Übrigens war die Literatur von C. G. Jung mir schon früher weitgehend vertraut, weil sie in den Jahren 1946 bis 48 leichter zugänglich war als die wesentlichen Publikationen von Freud." (1995, S. 7ff)

Meines Wissens hat sich Leuner in seinen wichtigen Publikationen nicht explizit zu den jungianischen Aspekten seiner psychotherapeutischen Ausbildung und theoretischen Orientierung geäußert. Dies mag damit zusammenhängen, dass das universitäre Umfeld, in dem sich Leuner während seiner frühen Jahre in der Ausbildung behaupten musste, insgesamt der Psychoanalyse gegenüber sehr vorbehaltlich eingestellt war. Er berichtet von seinen akademischen Lehrern, dass sie seine psychotherapeutischen Studien im katathymen Bilderleben sehr kritisch begleiteten. Es erscheint verständlich, dass die wissenschaftlichen Ergebnisse „weniger spekulativer Autoren" für die Entwicklung und Begründung des Katathymen Bilderleben hilfreicher schienen. Zudem ist sicher von Bedeutung, dass C. G. Jung im Gegensatz zu S. Freud keine ausdifferenzierte Krankheitslehre beschrieben hat, die für den Kontext der klinischen Lehre und Praxis zur Verfügung gestanden hätte. Als H. Leuner später den Lehrstuhl für Psychotherapie und Psychosomatik an der Universität Göttingen übernahm, waren die psychoanalytischen Ausbildungsinstitute ausschließlich freudianisch orientiert und die Terminologie Freuds war die Sprache, mit der sich Leuner bei seinen Kollegen am ehesten verständlich machen konnte. Insgesamt war seine Stellung in akademischen Umfeld durchaus ambivalent, denn seine weit gespannten Forschungsinteressen entsprachen nicht immer dem etablierten universitären Meinungsbild. Daher war es für H. Leuner durchaus wichtig, die Wertschätzung und Anerkennung seiner Fachkollegen nicht dadurch zu gefährden, dass er sich an einer „Außenseiter-Methode" orientierte, wie sie die Analytische Psychologie nach C. G. Jung damals wohl noch darstellte.

Um den untergründigen Verwandtschaftsbeziehungen zwischen der Aktiven Imagination und dem Katathymen Bilderleben weiter nachzugehen, ist es jedoch sehr interessant, sich etwas näher mit Herrn Prof. Schmaltz zu befassen:

Man kann davon ausgehen, dass Prof. Schmalz in seiner Analyse bei C. G. Jung durchaus in Berührung mit den Vorstellungen der Aktiven Imagination gekommen ist. Er stand noch über viele Jahre mit C. G. Jung in Briefkontakt und hatte einen lebendigen Austausch mit den Analytikern der „ersten Generation", insbesondere auch mit Frau von Franz, die die Aktive Imagination öffentlich bekannt machte. Schmaltz veröffentlichte 1955 ein bemerkenswertes Buch mit dem Titel „Komplexe Psychologie und körperliches Symptom", in dem er seinen speziellen therapeutischen Umgang mit Imaginationen an Hand eines Falles aus dem Jahre 1941 vorstellt. Schmalz war es wichtig, das die Jungsche Analyse keine esoterische oder „höhere Form" der Psychotherapie sei, sondern sich auch für *„übliche Fälle"* eigne. Voraussetzung für seine Therapie seien: der Umgang mit inneren Bildern, die vorrangig auf der *Subjektstufe* als Abbild innerseelischer Prozesse verstanden werden und die eine autonome Ent-

wicklungs-Dynamik besitzen. Er betonte weiter, dass ihm eine *Integration* Freudscher, Adlerscher und Jungscher Ansätze wichtig sei, die je nach therapeutischer Fragestellung berücksichtigt werden müssten.
Die therapeutische Wirkung erwachse aus dem *„Evidenzerleben"*, das eine *„neue Gefühlserfahrung"* ermögliche, die dann zu einer" *Einstellungsänderung des Bewusstseins"* führe. Er führt immer wieder aus, dass die Erfahrung der inneren Bildern selbst eine wesentliche therapeutische Wirkung entfalte, und dies auch ohne eine verstandesmäßige Deutung in psychoanalytischen Sinne.
Interessant auch, wie das Setting in der Therapie bei Prof. Schmaltz aussah: In *jeder* Sitzung gab er eine *Entspannungsübung im Sinne des autogenen Trainings* vor und führte die Behandlung unter dieser Entspannung durch. Er hatte die Erfahrung gemacht, dass hierdurch unbewusstes Material besser ins Bewusstsein aufsteigen könne. Im Entspannungszustand arbeitete er mit *Träumen als Motiv-Vorgabe*, die der Patient vor seinem inneren Auge einstellen sollte. Er ließ den Patienten auch traumatische Erinnerungen aus seiner Kindheit imaginativ einstellen und im Entspannungzustand durcharbeiten. Als Hintergrund der therapeutischen Arbeite diente Schmaltz die analytische Psychologie, insbesondere die Vorstellung von *affektgeladenen Komplexbereichen*, die im Unbewussten ein weitgehend *autonomes Verhalten* zeigen.
Insgesamt kann man also davon ausgehen, dass Prof. Schmalz, „der große Lehrer", durchaus einen prägenden Einfluss auf den jungen Leuner gehabt hat. Viele Aspekte der praktischen Arbeit von Schmalz, aber auch seine theoretischen Gedanken finden sich in den Konzepten wieder, die Leuner später für das Katathyme Bilderleben zu Grunde legte.
Es fällt auf, dass besonders in den frühen Arbeiten von Leuner aus dem Jahr 1955 noch ein expliziter Bezug auf C. G. Jung zu finden ist.
Leuner legte das Symbolverständnis Jungs zugrunde, dass nämlich „ein Symbol der bestmögliche Ausdruck einer bewusst-unbewussten Totalsituation des Menschen für ein vom Bewusstsein noch nicht Erfasstes" sei, er betonte die „Realität der Bilder", und setzte sich immer wieder mit den affektgeladenen Komplexen auseinander. Die immanente Verwandtschaft zur analytischen Psychologie nach C. G. Jung wird zudem in der Bedeutung deutlich, die Leuner den „archetypischen Motiven" beimaß. So ordnet er zunächst auch die Landschaftsmotive in das Umfeld in der kollektiven, archetypischen Symbolik ein:
„Die Beschränkung auf eine kleine Zahl teils eng gefasster, teils weitspannender und zum Teil auch kollektiver Motive als Standardbilder... hat sich aber technisch als besonders zweckmäßig erwiesen. Im Rahmen dieser Bilder bleibt darüber hinaus noch ein breiter Spielraum für die Spontanmanifestation individueller Darstellungen." (1955 a, S. 13)
Neben den Landschaftsmotiven befasste sich Leuner unter archetypischen Aspekten mit dem Motiv des Waldrandes, des Sumpflochs, der Höhle und des Vulkans, sah hier eine Möglichkeit, dem *Schatten*, der *Anima und dem Animus*, zu begegnen.
Besonderes Interesse fand Leuner an dem Phänomen der *Wandlung von archetypischen Gestalten*, die beispielsweise aus der Höhle oder dem Waldrand dem Ich-Bewusstsein erscheinen: Er beschäftigte sich damit, wie aus ängstigenden, archaischen Wesen über einen therapeutischen Beziehungsprozess allmählich reifere, diffe-

renzierte Gestalten werden, mit dem das Ich immer besser kommunizieren kann. Er setzte sich kritisch mit den *Wirkprinzipien archetypischer seelischer Inhalte* auseinander und unterscheidet, dass bei C. G. Jung das archetypische Urbild selbst wirken solle, wobei die Gefahr der Identifikation mit dem Archetypen bestehe. Im KB stellte Leuner die Auseinandersetzung mit reiferen Bildern eines Wandlungsprozesses in den Vordergrund. Leuner schreibt hierzu aber, dass es „...keine grundsätzlichen Widersprüche zwischen dem in der Konfrontation beobachteten Phänomen und dem Kern der Vorstellung über die Affektregression bei C. G. Jung“ gebe (1955 c, S. 65).
Auch die ersten Konzepte der Regieprinzipien, die einen „symbolisch sinnvollen und individuell angepassten Eingriff in das Drama“ erlauben, weisen einen Bezug zur analytischen Psychologie auf:
„Zweifellos wurzeln sie (die Regieprinzipien) im *magisch-mythologischen Erlebensbereich*, was im Sinne von C. G. Jung als „kollektiv Unbewusstes“ aufgefasst werden mag.“ (1957, S.79). Leuner nennt folgende Regieprinzipien, die er explizit mit den Konzepten der analytischen Psychologie in Verbindung bringt:
Vernichten und Mindern, Nähren und Anreichern, Versöhnung und zärtliches Umfangen, Konjunktion und Einverleiben, magisch wirkende Mittel und Flüssigkeiten.
„Den Anwendungen der Regieprinzipien durch den Arzt haftet leicht etwas Willkürliches an. Nicht immer können sie den individuellen Notwendigkeiten des einzelnen Patienten genügend angepasst sein. Um optimale Bedingungen für die Regie zu erreichen, sind wir deswegen dazu übergegangen, *archetypischen Gestalten selbst die Führung* im Symboldrama zu übergeben. Wir haben also etwa einem Tier, das das progressiv therapeutische Prinzip verkörpert, die Leitung von Symbolgestalten überlassen, etwa um wichtige Orte in der Landschaft aufzufinden. Oft zitieren wir den *„großen Weisen“* als Hüterfigur, wenn es gilt, schwierige, vom Arzt zunächst nicht überblickbare Entwicklungstendenzen im Drama positiv zu lenken.“ (1957, S.87)
In seiner Zusammenfassung sagte Leuner zu den in den Imaginationen auftauchenden „traumaanalogen menschlichen, mythologischen und tierischen Symbolgestalten“: „wie die *Landschaftsmotive sind sie repräsentativ für unbewusste, d.h. transphänomenale Affektekonstellation (Affektkomplex und Archetypen im Sinne von C. G. Jung)* Durch systematische Ausgestaltung konnte ein *nicht analytisches, aktives Vorgehen in der Psychotherapie* entwickelt werden... Die geläufige analytische Symbolinterpretation wird durch eine *dynamische Verlaufsanalyse* ergänzt...“ (1957, S.89)

Ausblicke

Wir können somit sagen, dass die Aktive Imagination nach C. G. Jung und die Katathym-Imaginative Psychotherapie nach H. Leuner von Beginn an in einem verwandtschaftlichen Verhältnis zueinander standen, auch wenn die gegenseitigen Beeinflussungen beider Verfahren von vielen Autoren immer wieder in den Hintergrund gestellt oder aber nicht gesehen wurden, weil sie nicht bekannt waren. Wesentliche Konzepte C. G. Jungs bilden sich auch in der frühen Konzeptualisierung der Katathym-Imaginativen Psychotherapie ab:

- das energetische Verständnis der Seele
- das Symbolverständnis
- Subjektstufe/Objektstufe
- der Zugang zu archetypischen und kollektiven Ebenen des Psychischen
- die prinzipielle Gleichgewichtung von Verstehen und Handeln
- die Wertschätzung von nonverbalen Therapieverfahren
- das erweiterte Konzept der Übertragung auf den symbolischen „dritten" Raum
- die Komplextheorie
- die Theorie und Praxis der Aktiven Imagination
- die Traumarbeit

In der analytischen Psychologie nach C. G. Jung war die Aktive Imagination immer ein vertrautes Instrument in der Psychoanalyse, das aber ein wenig wie ein Geheimnis gehütet wurde und einer breiteren Fachöffentlichkeit nur wenig bekannt war.
Leuners Verdienst ist vor allem, dass er die Arbeit mit Imaginationen in den Kontext des damaligen wissenschaftlichen Diskurses aktiv einband, sich um die didaktische Ausarbeitung verdient machte und die Methode als dialogisches Verfahren nicht nur gegenüber den Gestalten der Innenwelt, sondern insbesondere in den Dialog der therapeutischen Beziehung ausweitete.
Mit Blick auf die Entwicklungsgeschichte der Arbeit mit Imaginationen können wir nun die teilweise im Schatten verborgenen Verbindungswurzeln deutlicher wahrnehmen und es ist zu hoffen, dass die weitere Entwicklung und Ausdifferenzierung der Arbeit mit Imaginationen einen Nutzen daraus ziehen kann, dass diese Verbindungen zu den Quellen wieder offen sind...
Sicherlich kann die analytische Psychologie von dem reichen Erfahrungsschatz der praktischen Arbeit und des theoretischen Diskurses der Katathym-Imaginativen Psychotherapie von H. Leuner profitieren und Anregungen für die eigene Arbeit aufnehmen. Vor allem die Ausweitung der Methode auf die verschiedensten Krankheitsbilder, insbesondere auch bei Ich-strukturellen Störungen ist eine sehr fruchtbare Weiterentwicklung der ursprünglichen Methode der „Aktiven Imagination".
Ebenso sich kann die Katathym-Imaginative Psychotherapie vom immensen kreativen Fundus von C. G. Jungs Arbeiten anregen lassen und die langjährige praktische Erfahrung in der Integration verschiedener nonverbaler Verfahren im psychoanalytischen Prozess in der Weiterentwicklung der Methode nutzen. Bedeutsam erscheint mir auch die Erfahrung im Umgang mit dem Konzept der „autonomen Komplexe", die beispielsweise in der Arbeit mit traumatisierten Patienten sehr sinnvoll genutzt werden kann, sowie der Einsatz von archetypischen Motiven (der alte Weise, usw.).
Das erweiterte Symbolverständnis der analytischen Psychologie und die weitgehende Integration der Arbeit mit nicht-sprachlichen Ausdrucksformen des Unbewussten stellen dabei vielleicht besonders interessante Aspekte dar...

Literatur

Diekmann, H. (2001). Texte über Aktive Imagination - zu seinem 80. Geburtstag mit Kommentaren neu herausgegeben von Jörg Rasche. Deutsche Gesellschaft für analytische Psychologie, Berlin.

Jung, C.G. (1961). Erinnerungen Träume Gedanken. Olten.

Jung, C.G. (1972). Briefe II 1946 bis 1955. Olten.

Jung, C.G. (1976). Zur Psychologie des Kindarchetypus. 1940, GW 9 I.

Jung, C.G. (1979). Praxis der Psychotherapie. GW 16.

Jung, C.G. (1979). Psychologie und Religion.1940, GW 11.

Jung, G. (1981). Die Beziehung zwischen dem Ich und dem Unbewussten. 1943, GW 7.

Jung, C.G. (1982). Die transzendente Funktion. 1916/1958, GW 8.

Kast, V. (1988). Imagination als Raum der Freiheit. München.

Leuner, H. (1955a). Experimentelles Katathymes Bilderleben als klinisches Verfahren der Psychotherapie. Zeitschrift für Psychotherapie und medizinische Psychologie, 5. Jahrgang, Heft 5. In: Ausgewählte frühe Originalarbeiten von Hanscarl Leuner zur Katathym-Imaginativen Psychotherapie, herausgegeben von der AGKB 2004.

Leuner, H. (1955b). Experimentelles Katathymes Bilderleben als ein klinisches Verfahren der Psychotherapie. Zeitschrift für Psychotherapie und medizinische Psychologie, 5. Jahrgang, Heft 6. In: Ausgewählte frühe Originalarbeiten von Hanscarl Leuner zur Katathym-Imaginativen Psychotherapie, herausgegeben von der AGKB 2004.

Leuner, H. (1955c). Symbolkonfrontation - ein nicht-interpretierendes Vorgehen in der Psychotherapie. Schweizer Archiv für Neurologie und Psychiatrie, Band 76, Heft 1/2, Zürich. In: Ausgewählte frühe Originalarbeiten von Hanscarl Leuner zur Katathym-Imaginativen Psychotherapie, herausgegeben von der AGKB 2004.

Leuner, H. (1957). Symboldrama, ein aktives nicht-analysierendes Verfahren in der Psychotherapie. Zeitschrift für Psychotherapie und medizinische Psychologie, 7. Jahrgang, Heft 6. In: Ausgewählte frühe Originalarbeiten von Hanscarl Leuner zur Katathym-Imaginativen Psychotherapie, herausgegeben von der AGKB 2004.

Leuner, H. (1995). Psychotherapie im Nachkriegsdeutschland: persönliche Erinnerungen an meine großen Lehrer Katathymer I. Bilderbote, Heft 7, Göttingen.

Schmaltz, G. (1955). Komplexe Psychologie und körperliches Symptom. Stuttgart.

Imaginationserleben und halluzinogene Substanzen: Entwicklungsbeziehungen von Katathymem Bilderleben und psycholytischer Therapie

Ein historischer Beitrag

Torsten Passie

Zusammenfassung

Der historische Kontext, in welchem das Katathyme Bilderleben (KB) bzw. die Katathym-imaginäre Psychotherapie (KIP) entstanden ist, soll in dem Vortrag nach einer weitgehend unbekannten Seite hin ausgeleuchtet werden. Aus dem „Bildstreifendenken", wie es Ernst Kretschmer verstand, entwickelte Leuner die Vorstufen des Experimentellen katathymen Bilderlebens. Simultan kam es zu ersten Versuchen, dieses durch den Einsatz psycholytischer Stoffe (LSD, Psilocybin) zu intensivieren und zu vertiefen. Aufgrund der besonderen Eigenschaft dieser Stoffe eine tagtraumartige, imaginationsträchtige, gefühlsintensivierte und dennoch voll erinnerbare Bewusstseinslage zu erzeugen, wandte sich Leuner konsequent der Erforschung dieser Stoffe zu. Er entwickelte und etablierte daraus in internationaler Kooperation die psycholytische Therapie. Dieser sollte jedoch, trotz zunächst großer internationaler Resonanz, aufgrund widriger Zeitumstände keine größere Zukunft erwachsen. Aufgrund seiner umfangreichen Forschungen wurde Leuner damals zum renommierten Experten und führte im Rahmen seiner Universitätsabteilung Forschungen sowohl zum KB als auch zur Psycholyse bis zu seiner Emeritierung fort.
In dem Beitrag werden die – sich über einen Zeitraum von mindestens zwei Jahrzehnten erstreckenden – steten Wechsel- bzw. Entwicklungsbeziehungen von KB und Psycholyse dargestellt.

1. Einleitung

Aus den Überlegungen zum „Bildstreifendenken", wie es Ernst Kretschmer verstand, entwickelte Leuner die Vorstufen des Katathymen Bilderlebens. Schon in seinen ersten Veröffentlichungen zum KB empfahl er bei schwierigen Fällen „für die Einleitung des Versenkungszustandes" die intravenöse Gabe eines Barbiturates, um die nach der initialen Sedierung regelmäßig auftretende Exzitationsphase therapeutisch im Sinne des KB zu nutzen. Seit 1956 unternahm er Versuche, das KB durch den Einsatz psycholytischer Stoffe wie LSD oder Psilocybin zu intensiveiren und vertiefen. Aufgrund der besonderen Eigenschaft dieser Stoffe eine tagtraumartige, gefühlsintensivierte und dennoch voll erinnerbare Bewusstseinslage zu erzeugen, wandte sich Leuner konsequent der Erforschung dieser Stoffe zu. Er entwickelte und etablierte daraus in internationaler Kooperation die psycholytische Therapie. Dieser sollte jedoch, trotz zunächst großer internationaler Resonanz (vgl. Abramson 1960; 1967), aufgrund widriger Zeitumstände keine größere Zukunft beschieden sein. Aufgrund seiner umfangreichen Forschungen wurde Leuner damals zum führenden Experten und führte im Rahmen seiner Universitätsabteilung Forschungen sowohl zum KB als auch zur Psycholyse bis zu seiner Emeritierung fort.

Der historische Kontext, in welchem das KB entstanden ist, soll hier nach einer weitgehend unbekannten Seite hin ausgeleuchtet werden. Es sollen die – sich über einen Zeitraum von mindestens drei Jahrzehnten erstreckenden – steten Entwicklungsbeziehungen von KB und Psycholyse aufgezeigt werden. Zur Verdeutlichung der nahen Verwandschaft sind die Modalitäten beider Verfahren in Tabelle 1 einander systematisch gegenübergestellt.

In der Tabelle 2 folgt eine weitere Übersicht, um die historisch parallel laufende Entwicklung von KB und Psycholyse zu verdeutlichen.

Tab. 1: *Vergleich verschiedener Modalitäten von KB/KIP und Psycholyse*

Modalität	KB/KIP	Psycholyse
Rahmen	Liegende Position Reizabschirmung Begleiter	Liegende Position Reizabschirmung Begleiter
Vorgabe	Suggestionen Bildvorgaben	Substanz, Fokusbildung Gesteigertes Erregungsniveau
Bewusstseinszustand	Hypnoid	Überwache Hypnagogie
Emotionalität	Psychologische Gefühlsaktivierung	Physio-psychologische Gefühlsaktivierung
Begleitung	Mitgelenkte Selbsterfahrung	Unterstützte, aber ungelenkte, eigendynamische Selbsterfahrung
Therapeutenkontakt	Naher Kontakt Geringe Absorption	Oszillierender Kontakt Teils starke Absorption
Regressionen	Leichte bis mittelstarke Regressionen	Mittelstarke bis starke Regressionen
Grundeinstellung	Partiell aktiv/passiv	Vorwiegend passiv
Struktur der Erlebnisinhalte	Gesteuert durch tdySt	Gesteuert durch tdySt

***Tab. 2:** Übersicht zu historischen Entwicklungen von KP/KIP und Psycholyse*

1948 Erste Versuche zum „Bildern"	
1954 1. Publikation zum KB	
1955 „KB als klinisches Verfahren der Psychotherapie"	1955 Barbiturate zur Unterstützung des KB
	1956 Beginn der LSD-Versuche
1957 „Symboldrama, ein nicht-analysierendes ..."	
1958 Kretschmer-Festschrift (KB + LSD)	1958 Kretschmer-Festschrift (KB + LSD)
	1959 1. Publikation zur Psycholyse
	1960 Göttinger LSD-Therapie-Symposium
	1962 Habilitation „Die experimentelle Psychose"
	1963 2. und 3. Publikation zur Psycholyse
1964 „Das assoziative Vorgehen im KB"	
	1965 Einführung d. stationären Intervalltherapie Gründung der EPT*
	1967 Internat. Kongress LSD-Psychotherapie
1970 1. Auflage „Katathymes Bilderleben"	
1974 Gründung der AGKB** und der IGKB***	
197? Anerkennung des Verfahrens als TP	
	1981 Buch „Halluzinogene"
1985 „Lehrbuch des Katathymen Bilderlebens"	
	1986 Emeritierung Prof. Leuner
	1993 Wiederaufnahme systematischer Psycholyse-Behandlungen
2004 Kongress „50 Jahre KB"	

* *Europäische Gesellschaft für Psycholytische Therapie (EPT)*
** *Arbeitsgemeinschaft Katathymes Bilderleben (AGKB)*
*** *Internationale Gesellschaft für Katathymes Bilderleben (IGKB)*

2. Anfänge und Entwicklungen der KIP

Leuner studierte und arbeitete zunächst in der Marburger psychiatrischen Klinik. Dort wurde er erstmals durch die in der „Medizinischen Psychologie" Kretschmers aufgezeigten psychodynamisch relevanten „psychischen Abbildungsvorgänge" im „hypnoischen Bewusstseinszustand" (Kretschmer) auf die Phänomene der von Kretschmer als „Bildstreifendenken" bezeichneten imaginativen Vorgänge aufmerksam.
Historische Ursprünge zurückverfolgend, stieß er auf die umfangreichen Untersuchungen des Psychoanalytikers Herbert Silberer (1909, 1912) zu Symbolisierungsprozessen in hypnagogen und hypnopompen Bewusstseinszuständen sowie die Studien über „Das vorbewusste phantasierende Denken" (so der Titel der Monographie) durch den Psychoanalytiker Julius Varendonk. Zudem wurde ihm die Arbeit des Schweizer Neuropsychiaters Frank bekannt, der schon 1913 im Rahmen seiner „psychokathartischen Methode" der Psychotherapie auf das Einhergehen abreaktiver Entladungen mit spontan auftauchenden bildlichen Phantasievorstellungen aufmerksam wurde (Frank 1927). Anfang der dreißiger Jahre führte der Internist Happich (1932) dann systematische Studien zu imaginativen Vorgängen durch, die allerdings keine therapeutischen Zielsetzungen verfolgten.
Im Jahre 1948 begann Leuner mit eigenen weitgespannten Experimenten zu imaginativen Bildvorstellungen (Leuner 1977). Die ihn damals primär beschäftigende Grundfrage war: Was kann getan werden um die zufällige, unvorhersagbare Qualität spontaner Phantasien, die zu einem Zeitpunkt auftreten oder auch nicht auftreten, zu eliminieren? Die Untersuchungen von Silberer und Happich schienen Wege zu weisen, wie systematisch stabile Phantasien induziert und aufrechterhalten werden können, um die sie lenkenden Gesetzmäßigkeiten zu studieren. Diesen Arbeiten folgend, versuchte er systematisch eine Bewusstseinslage zu erzeugen, wie sie auf der Schwelle kurz vor dem Einschlafen eintritt und dem Auftreten „hypnagoger Imaginationen" besonders förderlich ist. Zu dieser Zeit erkannte er die Techniken des von J.H. Schultz entwickelten „Autogenen Trainings" als brauchbar für die Induktion derartiger Bewusstseinszustände. Da diese Techniken aber eine längere Trainingszeit erforderten und somit nicht jedem zur Verfügung standen, beschränkte er sich in der Folge auf einfache Suggestionen von Ruhe und Entspannung, die mit deutlich geringerem Aufwand zu einem „hypnoiden Zustand" führten. Ein großer Schritt – so Leuner (1977) – wurde dann mit der Instruktion des Probanden, sich bei geschlossenen Augen etwas imaginativ vorzustellen und dieses „innere Bild" willentlich aufrechtzuerhalten, erreicht. In der Folge dieser Übung schien ein sich selbst vertiefender „Kreisprozess" (Leuner) zu entwickeln, da der Proband durch die Vertiefung in die bildlichen Vorstellungen zumeist auch zu einer Vertiefung des Entspannungszustandes gelangte, was dann wiederum zu einem Deutlicher- und Farbigerwerden der imaginativen Vorstellungsbilder führte. Auf Anregung von Günter Krapf (Wilke 2005) wurde dann von Leuner – zunächst zum Zweck der Vereinfachung – der „Blumen-Test" eingeführt, bei dem den Probanden vorgegeben wird sich initial eine Blume vorzustellen. Damit war das Prinzip der begleiteten Imagination eingeführt. Als Unterschiede zu „normalen Imaginationen" erkannte Leuner, neben der stärkeren Far-

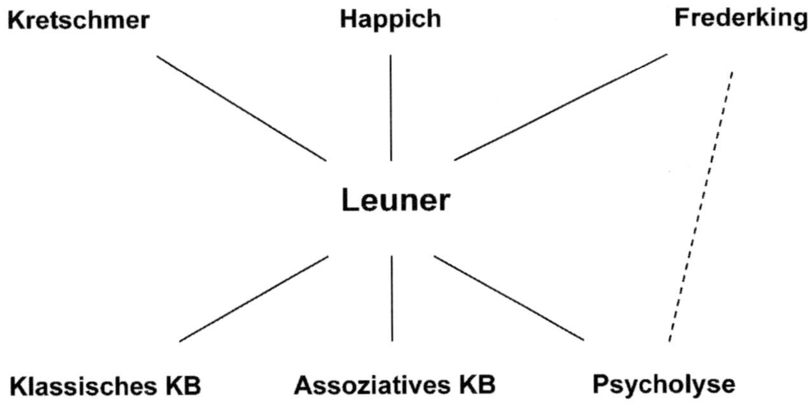

Grafik 1: *Historische Entwicklungsbezüge von KB/KIP und Psycholyse*

bigkeit und Tiefendimension der Imaginationen, eine stärkere – weniger lenkbare – Autonomie der Vorstellungsbilder in der hypnagogen/hypnoiden Bewusstseinslage. Zudem kommt es eher zu einem spontanen Auseinanderhervorgehen von Imaginationen. Diese können – so Leuner – sowohl der Logik des Tageswach-Bewusstseins als auch der des Traumbewusstseins (wo ja gewöhnliche Kausalitäten außer Kraft gesetzt sein können) folgen. Als letztes prinzipielles Element wurde in der Frühentwicklung des KB nach der „Bildvorgabe" noch die protektive und supportive Präsenz des Therapeuten und dessen gezielte Mitlenkung bzw. Intervention eingeführt (vgl. Tabelle 1).
Soweit die historische Entwicklungsskizze zum KB, die allerdings noch nicht die – später darzustellenden – Forschungen zur psychodynamischen Kausalität und inneren Dynamik der Imaginationen beinhaltet.

3. Anfänge und Entwicklungen der Psycholyse

In der Publikation zur „Grundlegung und Methode" des KB aus dem Jahre 1955 findet sich die Empfehlung, in Fällen, wo die Erreichung einer KB-geeigneten Bewusstseinslage schwierig oder nicht möglich erscheint, ein kurz wirkendes Barbiturat intravenös oder auch per os zu verabreichen. Mit diesem „Hilfsmittel" sei ein entsprechender „Versenkungszustand, im Anschluss an eine kurze Schlafphase, schnell und sicher zu erreichen" (Leuner 1955, 201). Somit dürfte Leuner schon sehr frühzeitig (zunächst wohl im Anschluss an die damals recht populäre so genannte „Narkoanalyse" mit Barbituraten) (Kranz 1950; Fervers 1951) Pharmaka als potentielle Mittel zur Unterstützung der KB-Behandlung erkannt haben.
Psychoaktive Stoffe wie Meskalin und LSD (Lysergsäurediäthylamid) waren zu Anfang der fünfziger Jahre dafür bekannt, einen veränderten Bewusstseinszustand zu erzeugen, der Ähnlichkeiten mit Träumen und hypnagogen Zuständen besitzt (Stoll 1947).

Allerdings resultierte aus den umfangreichen Arbeiten Kurt Beringers (1927) mit Meskalin die Aussage, dass die traumartigen Imaginationen keine nachvollziehbaren Beziehungen zur Psychodynamik der Person besitzen (vgl. Passie 1992/93).
Auf der Suche nach Möglichkeiten, den imaginationsträchtigen hypnagogen Bewusstseinszustand stabil zu halten und die Imaginationsfähigkeit zu intensivieren, stieß Leuner auf die – initial als Eidetika, später als Psycholytika bezeichneten – oben genannten Substanzen. Aus Leuners Texten ist zu entnehmen, dass der Beginn seiner Forschung mit Psycholytika in das Jahr 1956 an der Universität Marburg fiel (Leuner 1962: V). Als Beweggründe für die Aufnahme derartiger Forschungen beschreibt er mit Bezug auf das KB: „Ein empfindlicher Nachteil dieser ... Methoden liegt nun darin, dass die katathymen Bilder in der Regel nur in der Gegenwart des Arztes in wirkungsvoller Weise provoziert werden können. In dem Bestreben, die Psychotherapie im Rahmen der Klinik noch weiter zu rationalisieren, d.h. mit einem Minimum an ärztlichem Aufwand eine möglichst große Zahl von Patienten zu behandeln, und ferner in der Absicht auch die schweren und schwersten Fälle chronischer Neurosen ... der erfolgreichen Behandlung zuzuführen, drängte sich der Gedanke auf, die Bilderlebnisse medikamentös zu erzeugen“ (Leuner 1959, 94f.). Dabei verweist er auf die vorhergehenden therapeutischen Versuche des Psychoanalytikers Walter Frederking (1948; 1953/54), die in der psychoanalytischen Fachzeitschrift „Psyche“ veröffentlicht wurden. „Wir wiederholten diese Versuche ... Diese Kranken legten sich unter der Wirkung des Präparates im abgedunkelten Zimmer still auf die Couch und erlebten – von der Umwelt völlig abgeschirmt – szenische Bildreihen mehr oder weniger zusammenhängender Art. Hinsichtlich der Plastizität der Bilderlebnisse, ihrer Farbigkeit und der unmittelbaren emotionalen Beteiligung trugen sie den Charakter von Halluzinationen“ (Leuner 1959, 95). Schon damals stellte Leuner auch die Frage, inwieweit diese Art der Behandlung eine Gefahr für die Patienten darstellen könnte (etwaige toxische Schädigungen oder traumatische Erlebnisse sowie Gefahren der Auslösung einer Psychose), die man allerdings aufgrund des Kenntnisstandes (unter kontrollierten Bedingungen und bei geeigneter Patientenauswahl) schon damals weitgehend negieren konnte.
Im Unterschied zur Aussage Beringers, die auftretenden Erlebnisse hätten keine Beziehung zur Biographie und Psychodynamik der Person, kommt Leuner zu einer gänzlich anderen Schlussfolgerung: „Das Ergebnis der erfolgreichen Psychotherapie und der [in Leuner 1962] ... durchgeführten subtilen Einzelanalysen lassen keinen Zweifel offen, dass sämtliche subjektiven Erlebnisse unserer Patienten ... unmittelbare Projektionen eigener affektiver Zuständlichkeiten im Sinne emotionaler Komplexe sind ...“ (Leuner 1959, 97). Die Wirkung der Psycholytika versteht er dabei als „Aktivatoren der bis dahin schlummernden oder sich jedenfalls nur larviert und symptomatisch äußernden affektiven Komplexe“. Die vordergründig unverstehbaren Erlebnisformationen „... erweisen sich als Ausdruck der durch das Rauschmittel überhöhten, formal umgeprägten und verzerrten Symptomatik der geläufigen neurotischen Affektreaktion oder psychosomatischen Symptome“. Charakteristisch erscheint ihm zudem eine therapeutische Ich-Spaltung dahingehend, dass die Probanden stets um das „Künstliche ihres Zustandes“ wissen. Prägend ist dafür auch die Tatsache, dass „gerade im LSD-Rausch häufig biographische Remineszenzen ... aus der frühen Kindheit

realistisch nacherlebt werden". „Die damit verbundene Aufhebung von Verdrängungen führt zur Abreaktion und damit zur abschließenden Aufarbeitung der betreffenden traumatischen Erlebnisse" (Leuner 1959, 97f.). Zum Teil kommt es noch während des veränderten Erlebens zu einer lebhaften Auseinandersetzung mit dem Erlebten. Der Patient behält dabei in der Regel die Fähigkeit, aus dem psychotiform überhöhten Erleben für ihn bisher völlig unzugängliche Einsichten zu gewinnen und Schlüsse zu ziehen. „Die Patienten können bei entsprechender Dosierung vom Arzt angesprochen werden und vermögen unmittelbar Auskunft über das Erlebte zu geben. Diese halluzinierten Inhalte stehen dem „Symboldrama" im EkB am nächsten, sofern sie sich kontinuierlich als eine Szene entwickeln" (Leuner 1959, 99). So sieht Leuner sich durch die Versuche mit dem KB wohl vorbereitet, den subjektiven Bedeutungsgehalt dieser und anderer szenischer Bilderlebnisse zu erkennen. Aufgaben des Therapeuten sieht er, neben der sichernden Funktion bei der Rahmengebung, in der helfenden Unterstützung bei subjektiv bedrängenden Situationen und der direkten Analyse im Sinne von Rosen (1964) zur Klärung von Zusammenhängen.
Als psychotherapeutisch wirksame Faktoren der (anlässlich eines Symposiums 1960 in Göttingen von Sandison als „Psycholyse" oder „psycholytische Therapie" bezeichneten (Barolin 1960)) halluzinogen-unterstützten Psychotherapie beschreibt Leuner die folgenden:

- Die *Objektwerdung der Affektkomplexe* in den halluzinatorischen Bilderlebnissen.
- Die *Verstärkung und Überhöhung der Übertragung* bei erhaltenem „reflektierendem Ich-Rest" (Leuner).
- Das Hervortreten *intrapsychischer Abwehrmechanismen* mit großer Evidenz für die Patienten.
- Die *produktive Gestaltung* der halluzinierten Szenen wie im Symboldrama des EkB.
- Die starke *affektive Abreaktion*, insbesondere bei der Wiedererweckung traumatisierender Kindheitserinnerungen.
- Die spontane *Gewinnung von Einsichten und analytischen Erkenntnissen* unter den gelockerten Assoziationen.

Die psycholytische Therapie vereinigt demnach in unsystematischer Durchmischung alle geläufigen tiefenpsychologischen Behandlungsaspekte. Entgegen dem ersten Anschein ist es jedoch nicht so, dass sich die therapeutische Wirksamkeit wie von selbst entfaltet, sondern – so Leuner – „ganz im Gegenteil werden bei dieser Form der Psychotherapie *die höchsten Anforderungen an tiefenpsychologische Kenntnis und klinische Erfahrung* gestellt" (Leuner 1959, 101). So muss der Therapeut in der Lage sein in das veränderte Erleben des Patienten miterlebend einzusteigen und in der Symbolik der auftauchenden Erlebnisfolgen „wie in einem offenen Buch zu lesen".
Schon in den Anfangsjahren der Psycholyse entwickelte Leuner im Rahmen seiner Habilitationsschrift „Die experimentelle Psychose" (Leuner 1962) die Grundlagen zum Verständnis der Gesetzmäßigkeiten des Erlebnisverlaufes unter der Wirkung von

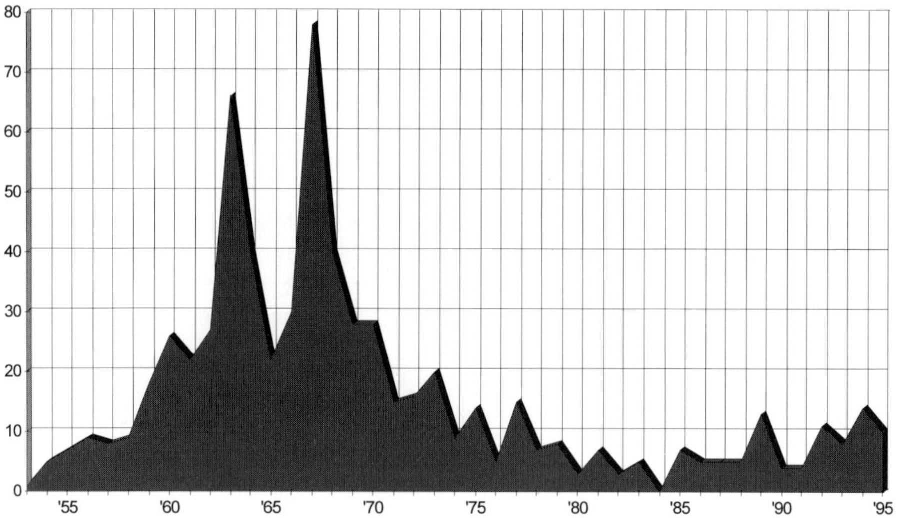

***Diagramm 1**: Anzahl wissenschaftlicher Publikationen über die halluzinogen-unterstützte Psychotherapie in den Jahren 1953-1995. Jahr des Verbotes der Substanzen war 1967 (nach Passie 1997)*

Psycholytika. Neben der Charakterisierung eines „psychotoxischen Basissyndroms" endeckte er so genannte „transphänomenale dynamische Steuerungssysteme (tdySt)", welche die auseinander hervorgehenden thematischen Inhalte des subjektiven Erlebnisfeldes bestimmen. Auf deren interessante Implikationen kann hier leider nicht weiter eingegangen werden. Von Bedeutung ist allerdings im thematischen Zusammenhang mit dem KB, dass er dieses Konzept zunächst im Bezug auf die Psycholyse entwickelt hat, aber später seine Gültigkeit auch im Rahmen des KB bestätigt finden konnte.
In den Jahrzehnten von 1960-1985 wurde von ihm in internationaler Kooperation die psycholytische Therapie als ein klinisches Verfahren der Psychotherapie etabliert, der dann allerdings aufgrund sich verändernder Zeitumstände („Drogenmissbrauchswelle", negative Presse und Illegalisierung der Substanzen) trotz hunderter von wissenschaftlichen Publikationen und diverser internationaler Kongresse über diese Therapieform (vgl. Passie 1997) keine größere Verbreitung zukommen sollte (Leuner 1981; 1997). In Rahmen seiner Universitätsabteilung führte Leuner jedoch die Forschungen zur psycholytischen Therapie noch bis zu seiner Emeritierung 1986 weiter. Danach wurde die Psycholyse von ihm nur noch vereinzelt im Rahmen ambulanter Behandlungen angewendet.

4. Die hypnagoge Funktionsmatrix als gemeinsamer Nenner von KB und Psycholyse

Nach der Rezeption diverser Arbeiten zu Symbolisierungsvorgängen in hypnagogen Zuständen experimentierte Leuner, wie oben geschildert, mit verschiedenen Methoden zur Induktion von imaginationsträchtigen hypnagogiformen Bewusstseinszuständen. Zur Charakterisierung dieser Zustände bezog er sich auf die damals aktuellen Forschungen Klaus Conrads (Leuners Vorgesetzter zunächst in Marburg, später in Göttingen) zu den symptomatischen Psychosen. Um den Bewusstseinswandel bei symptomatischen Psychosen näher zu beschreiben, entwickelte Conrad den Begriff des „protopathischen Bewusstseinswandels" (Conrad 1948). Dieser entspricht in seinen wesentlichen Merkmalen dem hypnagogen Zustand, weist allerdings diesen, typischerweise in der Einschlafphase auftretenden Zustand als in einem Kontinuum von minimaler hypnagogiformer Bewusstseinsveränderung (etwa im Sinne eines zeitweiligen primärprozesshaften Denkens im gewöhnlichen Tagtraum) bis zu den ausgeprägten Bewusstseinstrübungen schwerer symptomatischer Psychosen liegend, aus (Conrad 1960).
Conrads Auffassung nach ist der protopathische Bewusstseinswandel durch eine funktionale Rückbildung der Hirntätigkeit mit passiver Einengung des Bewusstseinsfeldes, Abbau des abstrahierenden und zielgerichteten Denkens zugunsten eines emotionalen Bilderdenkens mit gelockerter Assoziationsstruktur sowie einer Verminderung der Ich-Aktivität und Umgebungswahrnehmung gekennzeichnet. Die Durchlässigkeit gegenüber affektiven Regungen ist zumeist vermehrt.
Die diesbezüglichen Untersuchungen an den beim KB und unter psycholytischen Stoffen auftretenden Erlebnisveränderungen führten Leuner zu der zusammenfassenden Feststellung, „... dass die Erlebnis- und Reizgrundlage für die Manifestationen hypnagoger Visionen und ihrer autosymbolischen Inhalte die gleiche protopathische Bewusstseinslage darstellt, die wir mit Conrad als eine Folge des charakteristischen Bewusstseinswandels der experimentellen Psychose ermittelten" (Leuner 1962, 115). Als charakteristischen Unterschied des hypnagogen Erlebens unter der Wirkung psycholytischer Stoffe sieht er lediglich die stark aktivierende Einwirkung der Stoffe auf die Affektivität und die Sinnesfunktionen im Sinne einer „Steigerung der inneren Reizproduktion". Diese vermittle die eigenartige Intensität des hypnagog-halluzinatorischen Erlebens und die zeitweilige Okkupation der Probanden durch seine Inhalte. Der pharmakogenen Aktivierung der Affektivität stellt er die Gefühlsaktivierung durch „psychogenetischen Affektdruck" im KB an die Seite. „Alle im Rahmen der hypnagogen Visionen (Einschlaferleben, autogenes Training, Wachtraum, eKB [=experimentelles katathymes Bilderleben]) registrierten Phänomene gehorchen als autosymbolische Darstellungen [in denen sich eine generelle Ausdruckstendenz der Psyche manifestiert] den Regeln der Projektion. ... In der Projektion manifestieren sich einerseits charakterliche Grundhaltungen der Persönlichkeit ...; andererseits aber projizieren sich auch im Sinne autosymbolischer Darstellungen aktuelle Konfliktlagen ..." (Leuner 1962, 116). Auch an anderer Stelle bezeichnet Leuner die „offenbare" Identität von hypnagogem und dem während des KB auftretenden Bewusstseinzustand (Leuner 1985, 44).

Als Ergebnis seiner Untersuchungen zu diversen hypnagogiformen Bewusstseinsveränderungen fasst Leuner zusammen: „Hinsichtlich dieses Wandels an der Basis der psychischen Grundstruktur ... bestehen zwar quantitative, aber sicher keine grundsätzlichen funktionellen Unterschiede zwischen dem Einschlaferleben, dem hypnagogen Zustand und der Halluzinose im Rausch" (Leuner 1962: 140). *Somit geht Leuner davon aus, dass im psychischen Apparat eine hypnagoge Funktionsmatrix bereitliegt, die durch diverse Bedingungen aktiviert werden kann.*

5. Die Entwicklungsbeziehungen von KB und Psycholyse

Leuner selbst hat in seinen Arbeiten zum KB und zur Psycholyse, insbesondere in den Jahren von 1955 bis 1965, immer wieder auf Parallelitäten der Verfahren und ihres Hintergrundes hingewiesen. Insofern darf – zumindest was die Person Leuners angeht – von einem gemeinsamen, sich gegenseitig befruchtenden Entwicklungszusammenhang ausgegangen werden.
Welche Entwicklungsbeziehungen lassen sich nun, neben der historischen Parallelität, konkret zeigen? Bei einer kritischen Sondierung lassen sich diesbezüglich mindestens fünf Bereiche ausmachen:

A) Die (schon geschilderte) Grundlagenforschung zur hypnagogen Funktionsmatrix
B) Das so genannte „assoziative Vorgehen" im KB
C) Die dynamischen Mechanismen der Symbolentstehung und -wandlung
D) Die Struktur der Verlaufsformen des Erlebens
E) Die Gesetzmäßigkeiten der inhaltlichen Strukturierung des Erlebens

Zu B.: Es lässt sich hier zwanglos anknüpfen an die obige Darstellung zur Entwicklung des KB. Hatte Leuner durch die Bildvorgabe und den sich im weiteren Sitzungsverlauf entfaltenden aufkumulierenden Entspannungszustand den ersten wichtigen Entwicklungsschritt auf das KB hin gemacht, so wurde er durch die Experimente mit Psycholytika auf eine neue Idee gebracht. Diese entsprang der Fragestellung: „Was erfolgt, wenn sich der Therapeut ... bei dem einmal in Gang gesetzten Symboldrama [=KB] völlig passiv verhält, d.h. ... die katathymen Bilderlebnisse in freier assoziativer Aneinanderreihung ... aus sich selbst heraus entwickeln lässt ... Mit anderen Worten, wir versuchten, den Prozess der freien Assoziation der Psychoanalyse auf die Ebene des „Bild-Bewusstseins" zu übertragen. Dabei konnte erwartet werden, dass – wie dort – spontan sich anreicherndes assoziatives Bildmaterial nach Art eines selbststeuernden Prozesses den Kern des dynamischen Komplexes umkreist und „langsam, fast unfehlbar, die pathogene Lage in ihrer reinsten Ausbildung" (Freud) findet. Diese Erwartung hat sich weitgehend bestätigt, wenn auch Abwehrvorgänge zeitweilig dazwischentreten können" (Leuner 1964, 197). Auch diese Abwehrvorgänge werden heute allerdings als unverzichtbarer Teil des Suchprozesses betrachtet. Grundlegend für die therapeutischen Wirkungen durch das „assoziative Vorgehen im Symboldrama" (so auch der Publikationstitel) sind für Leuner bestimmte dynamische Abläufe, über deren Entdeckung er schreibt: „Sie sind uns zuerst im Rahmen der psycholytischen Therapie ... in der klinischen Arbeit begegnet und haben das therapeutische

Vorgehen im Symboldrama wesentlich bereichert" (Leuner 1964, 197; mit Verweis auf Leuner 1963a, 1963b; Leuner et al. 1962).

Zu C.: Wenden wir uns nun der Untersuchung der dynamischen Mechanismen oder auch „KB-typischen Funktionen" (Leuner) zu. Ausgehend von den Studien Silberers über den so genannten Autosymbolismus (Silberer 1909; 1912) versuchte Leuner zunächst „Seelische Abbildungsvorgänge als Phänomene der Psychodynamik" (so der Titel seines Beitrages in der Festschrift für Ernst Kretschmer) zu erweisen und in ihren regelhaften Beziehungen zur biographischen Prägung der Person aufzuzeigen. Sein Anliegen in dieser Arbeit ist es „... von Beobachtungen über eine vergleichende Ausweitung der eKB-typischen Funktionen auf andere psychopathologische Zustandsbilder zu berichten" (Leuner 1958, 179). Er kommt in dieser mit vielen Beispielen unterlegten Studie zu folgendem Resultat. Am Beispiel der LSD-induzierten Zustände „ ... kann exemplifiziert werden, dass sich die eKB-typischen Abläufe wie ... [Aufzählung wie Tabelle] in den Halluzinationen der toxischen Psychose in der gleichen Weise wie im normalpsychologisch erzeugten eKB finden ließen ..." (Leuner 1958, 183) (s. Tab. 2).

Zu D.: Zu den Verlaufsformen des Erlebens ist zu sagen, dass Leuner diese im Bezug auf das KB erst zu einem viel späteren Zeitpunkt als in der psycholytischen Therapie zusammenfassend dargestellt hat. Zunächst hat er im Rahmen der Grundlagenforschung mit Psycholytika aufgrund empirischer Erfahrungen drei typische Verlaufsformen des Erlebens definiert:

1. die *kontinuierlich-szenische, auch quasi-normale Verlaufsform*
   Diese ist charakterisiert durch szenische Trugwahrnehmungen vor geschlossenen Augen, die eng mit einem adäquaten affekt- und sinnerfüllten emotionalen Erleben integriert sind und in einem kontinuierlichen Erlebnisstrom dahinfließen. Die Inhalte und Szenen sind seelische Projektionsvorgänge und zeigen individuelle biographische Sinnbezogenheit. Das Erleben besitzt eine kontinuierliche Folge und regt die Personen zu sinngemäßen Reaktionen und Reflexionen an.

Tab. 2: *Vergleich dynamischer Funktionen bei KB/KIP und Psycholyse (nach Leuner 1958)*

KB-typische Funktionen	**KB**	**Psycholyse**
Wandlungsphänomen: subjektive Einsicht in den Bedeutungsgehalt führt zur Änderung des symbolischen Ausdrucksgehaltes	X	X
Synchrone Wandlung: Änderung der symbolischen Darstellung durch Umstrukturierung des affektiven Hintergrundes	X	X
Wandlungsphänomen nach Operation am imaginierten Bild	X	X
Polarität optisch-szenischer Inhalte: Gegensatzspannung verschiedener Figuren/Gehalte	X	X

2. Die *stagnierend-fragmentarische Verlaufsform*
   Sie ist charakterisiert durch ein Auseinanderfallen von Inhalt und Affekt und eine Auflösung der kontinuierlichen verstehbaren Erlebnisfolge. Diese wird durch eine psychoseartige Fragmentierung des Erlebens bzw. seiner Inhalte ersetzt. Es erscheinen Einzelelemente ganzheitlicher Gegenstände, die beziehungslos nebeneinanderstehen und Einsprengungen inhaltsloser Emotionen (z. B. emotionale Leere, Erregungszustände).
3. Die *extrem-psychotische Verlaufsform*
   Diese stellt eine Steigerungsform der stagnierend-fragmentarischen Verlaufsform dar und ist durch eine völlige Fragmentierung des Erlebens gekennzeichnet. Sie beruht auf einer massiven Übersteuerung durch eine massive Steigerung der inneren Reizproduktion, die mit normalen psychischen Reaktionsmustern nicht mehr verarbeitet werden kann. Deshalb treten erregungsaufbrauchende regressive Symptome wie Motilitätsstörungen oder Instinkthandlungen an die Stelle normalpsychologischer Mechanismen. Es kommt zu abnormen Verstimmungen, Verwirrtheit bis zu einer Stagnation des Bewusstseinstroms im katatonen Syndrom. Der „reflektierende Ich-Rest" ist aufgehoben und die Person kann aufgrund der völligen Absorption durch das innere Erleben nicht mehr zu den Erlebnisinhalten Stellung nehmen.

Diese Verlaufsformen des Rauscherlebens sind klinisch gut voneinander abgrenzbar und werden in erster Linie durch die Größe der Dosis determiniert, obgleich unter entsprechendem Affektdruck einer andrängenden Erlebnisformation auch ein – mindestens temporärer – Wechsel von der ersten in die zweite Verlaufsform möglich ist.
Im KB hat Leuner in seinem großen Lehrbuch erst in den 80er Jahren mehrere Verlaufsformen unterschieden:

1. Märchenhaft-lyrische Verlaufsform
2. Abschweifende Verlaufsweise
3. Fragmentierte Verlaufsform

Ohne dass im Rahmen dieses Beitrages auf Einzelheiten der Verwandtschaft von Konzepten dieser Verlaufsbeschreibungen eingegangen werden kann, lässt schon der Gleichklang einiger Bezeichnungen ahnen, dass Leuner auch im Bezug auf die Verlaufsformen strukturelle Ähnlichkeiten zwischen beiden Verfahren gesehen hat. Im Bezug auf die Konzeptualisierung der Verlaufsformen ist aufgrund der Chronologie der Publikationen davon auszugehen, dass Leuner zunächst an den prägnanter in Erscheinung tretenden Verläufen unter Psycholytika das Konzept der Verlaufsformen entwickelt und dieses später auf die typischen Verläufe des KB hin übertragen und erweitert hat.
Zu E.: Eine Leuner lange und tiefgehend beschäftigende Frage war die nach den Gesetzmäßigkeiten des (mehr oder weniger spontanen) Auftretens, Bleibens und Verschwindens bestimmter innerer Bilder, Szenen; oder besser „thematischen Komplexe". Konnte im KB zunächst oft noch eine tiefenpsychologische Dynamik zugrunde gelegt werden, so war im Bezug auf die eigenartige Determination der Bilder und szenischen Erlebnispassagen unter Wirkung von Psycholytika zwar auch eine Ge-

setzmäßigkeit erkennbar, aber mit den damals zur Verfügung stehenden Erklärungsmodellen nicht nachvollziehbar zu machen. Somit stellte die Psycholyse das Ausgangsproblemfeld für die Konzeptualisierung der Verlaufsformen dar.
Ausgehend vom Verständnis der Autosymbolisierungsvorgänge als Ausdruck treibender emotionaler Kräfte, genauer: eines – durch Silberer und Kretschmer evident gemachten – *gespannten dynamischen Systems, eines unerledigten, auf Abschluss bzw. Erledigung drängenden Bedürfnisses.* Allerdings wird nicht das gespannte System selbst bewusst erlebbar, sondern vielmehr tritt das symbolhafte Bild stellvertretend ... in das Bewusstsein: Die sich symbolisch darstellende Emotion bleibt häufig transphänomenal, d.h. auch über das Andrängen und Verschwinden eines Bildes hinaus bestimmend für die Ausgestaltung des thematischen Erlebnisfeldes. Diesen im Kern durch einen affektiven Komplex zusammengehaltenen themenzentrierten Entfaltungsvorgang sieht Leuner als durch ein *transphänomenales Steuerungssystem (tdySt)* determiniert. Diese Steuerungssysteme seien biographisch gewachsene dynamische Strukturen, vergleichbar etwa den „Komplexen" Bleulers und Freuds, in denen biographische Erfahrungen im Sinne einer Speicherung zumeist um einen Fokus kristallisationsartig gespeichert seien. Die tiefsten Kerne solcher Erinnerungskomplexe seien durch bestimmte Gefühlsqualitäten geprägt. Durch die Zunahme der „inneren Reizbildung" (Leuner) unter Psycholytika werden diese Erinnerungskomplexe erneut aktiviert und drängen in Gestalt von Remineszenzen, symbolischen Trugwahrnehmungen und Übertragungsphänomenen zum Ausdruck. Beobachtungen aus Seriensitzungen zeigen, dass durch diesen Vorgang energetischer Entladung das jeweilige Steuerungssystem seine determinierende Kraft verliert und ein neues Steuerungssystem mit anderen Erlebnisinhalten an seine Stelle tritt. Diese Aktivierung, Symbolisierung und energetische Aufbrauchung der determinierenden Kraft der tdySt macht einen Großteil der therapeutischen Wirksamkeit psycholytischer Behandlungen aus (Leuner 1967; 1981; Grof 1983).
Nachdem Leuner in seiner Habilitationsarbeit über „Die experimentelle Psychose" (1962) diese Zusammenhänge im Bezug auf die Erlebniswelt unter Psycholytika entwickelt und empirisch untermauert hatte, begann er auch in den Szenefolgen des KB nach entsprechenden determinierenden Strukturen Ausschau zu halten. Diese dürften sich allerdings in dem weniger gelenkten „assoziativen Vorgehen" im KB, wie er es seit 1964 zu propagieren begann, unverfälschter als im klassisch gelenkten KB aufzufinden sein. So schreibt er denn auch den Inhalten des „assoziativen" KB eine Determination durch die tdySt zu. „Wir finden hier die dynamischen Verhältnisse des von uns gekennzeichneten „transphänomenalen Steuerungssystems" tdySt demonstriert, das für die Selektion des jeweiligen Erlebnismaterials verantwortlich ist" (Leuner 1964, 197).

Fazit

Wie sehr Leuner bis an sein Lebensende der psycholytischen Therapie verbunden geblieben ist und ihr therapeutisches Potential geschätzt hat, kommt nicht zuletzt dadurch zum Ausdruck, dass er sie seit 1957 ohne Unterbrechung bis direkt vor sei-

nem Tod 1996 praktiziert hat (Leuner 1997). Zudem begründete er zunächst 1965 die „Europäische Gesellschaft für Psycholytische Therapie (EPT) und 1985 das „Europäische Collegium für Bewusstseinstudien (ECBS)", welches sich als internationale wissenschaftliche Vereinigung sowohl der Erforschung der psycholytischen Stoffe wie auch deren therapeutischer Anwendung verschrieben hat (Passie 1997a).
Trotz dieses andauernden Interesses hat er sich (laut eigener Aussage unter dem Druck der negativen Presse Ende der sechziger Jahre) eindeutig auf die Etablierung des KB als psychotherapeutische Methode konzentriert (Leuner 1996). Mit der klaren Separierung der beiden Methoden fällte er eine quasi politische Entscheidung dahingehend, dass er „im Stillen" an seiner klinischen Abteilung weiter die Psycholyse anwendete, aber sich (mindestens bis zur Gründung des ECBS 1985) im öffentlichen Raum in erster Linie nur noch als Nestor der KIP und Verbreiter des Respiratorischen Biofeedbacks (vgl. Barolin 2001) profilierte. Nur so ist zu erklären, dass sich in seinen Arbeiten zum KB (seit den sechziger Jahren) praktisch keinerlei Hinweise auf die Forschungen zu psycholytischen Stoffen oder der Psycholyse finden (vgl. Leuner 1985, Index).
Betrachtet man jedoch die oben angeführten Zusammenhänge, so wird deutlich, dass es eine ständige und befruchtende Beziehung zwischen den Entwicklungen von KB und psycholytischer Therapie gegeben hat. Grafik 2 zeigt diese Wechselbeziehungen

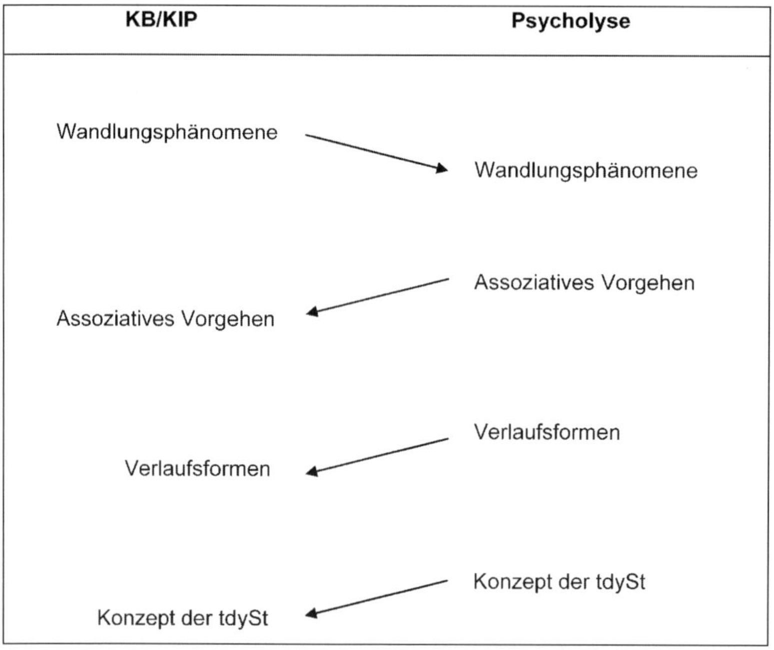

Graphik 2: *Entwicklungsbeziehungen von KB/KIP und Psycholyse (die Richtung der Pfeile weist auf die Richtung der Beeinflussung hin)*

und deutet durch die Pfeilrichtung an, welches Verfahren für die jeweiligen Konzepte die wesentlichen Anstöße gegeben hat. So wird deutlich, dass der Einfluss der Forschungen Leuners zur Psycholyse einen großen, wenn nicht wesentlichen Einfluss auf die Entwicklung des KB gehabt hat.

Literatur

Abramson, H.A. (1960) (ed.). The Use of LSD in Psychotherapy. New York: Josiah Macy Foundation.

Abramson, H.A. (1967) (ed.). The Use of LSD in Psychotherapy and Alcoholism. Indianapolis/New York/Kansas City: Bobbs Merrill.

Barolin, G.S. (1961). Erstes Europäisches Symposion für Psychotherapie unter LSD-25, Göttingen, November 1960. In: Wiener Medizinische Wochenschrift 111: 266-268.

Barolin, G.S. (2001). Das respiratorische Feedback nach Leuner. VWB, Berlin.

Beringer, K. (1927). Der Meskalinrausch. Springer, Berlin-Göttingen-Heidelberg.

Conrad, K. (1948). Über differentiale und integrale Gestaltfunktion und den Begriff der Protopathie. Nervenarzt 19: 315-319.

Conrad, K. (1960). Die symptomatischen Psychosen: In: Psychiatrie der Gegenwart. Springer: Berlin, Göttingen, Heidelberg, Bd. II: 369-436.

Fervers, C. (1951). Die Narkoanalyse als initiale Methode in der Psychotherapie. J.F. Lehmanns, München.

Frank, L. (1927). Die psychokathartische Behandlung nervöser Störungen. Thieme, Leipzig.

Frederking, W. (1948). Über die Tiefenentspannung und das Bildern. Psyche 2: 211-228.

Frederking, W. (1953/54). Über die Verwendung von Rauschdrogen (Meskalin und Lysergsäurediäthylamid) in der Psychotherapie. Psyche 7: 342-364.

Happich, C. (1932). Das Bildbewusstsein als Ansatzstelle psychischer Behandlung. Zentralblatt für Psychotherapie 5: 633ff.

Kranz, H. (1950). Die Narkoanalyse als diagnostisches und kriminalistisches Verfahren. J. C. B. Mohr, Tübingen.

Kretschmer, E. (1947). Medizinische Psychologie 3. Aufl. Thieme, Stuttgart.

Leuner (1996). Persönliche Mitteilung.

Leuner, H. (1954). Kontrolle der Symbolinterpretation im experimentellen Verfahren. Zeitschrift für Psychotherapie und Medizinische Psychologie 4: 201-204.

Leuner, H. (1955). Experimentelles katathymes Bilderleben als ein klinisches Verfahren der Psychotherapie. Zeitschrift für Psychotherapie und Medizinische Psychologie 5: 233-260.

Leuner, H. (1955). Symboldrama, ein nicht-analysierendes Verfahren der Psychotherapie. Zeitschrift für Psychotherapie und Medizinische Psychologie 5: 233-260.

Leuner, H. (1958). Seelische Abbildungsvorgänge als Phänomene der Psychodynamik. In: Winkler, W.T., Kretschmer, W. (Hrsg.): Mehrdimensionale Diagnostik und Therapie. Festschrift zum 70. Geburtstag von Professor Dr. med. Dr. phil. h.c. Ernst Kretschmer. Thieme, Stuttgart, 178-187.

Leuner, H. (1959). Psychotherapie in Modellpsychosen. In: Speer, E. (Hrsg.): Kritische Psychotherapie. J.F. Lehmanns, München, 94-102.

Leuner, H. (1962). Die experimentelle Psychose. Springer. Berlin/Göttingen/Heidelberg.

Leuner, H. (1963a). Die Psycholytische Therapie: Klinische Psychotherapie mit Hilfe von LSD-25 und verwandten Substanzen. Zeitschrift für Psychotherapie und Medizinische Psychologie 13: 57-64.

Leuner, H. (1963b). Psychotherapy with Hallucinogens: A Clinical Report with Special Reference to the Revival of Emotional Phases of Childhood. In: Crocket, R., Sandison, R. A., Walk, A. (eds.): Hallucinogenic Drugs and their Psychotherapeutic Use. H.K. Lewis, London, 67-73.

Leuner, H. (1964). Das assoziative Vorgehen im Symboldrama. Zeitschrift für Psychotherapie und medizinische Psychologie 14: 196-211.

Leuner, H. (1966). Psychotherapie mit Hilfe von Halluzinogenen. Arzneimittelforschung 16: 253-255.

Leuner, H. (1967). Present State of Psycholytic Therapy and its Possibilities. In: Abramson, H. A. (ed.): The Use of LSD in Psychotherapy and Alcoholism. Bobbs Merrill. Indianapolis-New York-Kansas City, 101-116.

Leuner, H. (1970). Katathymes Bilderleben. Unterstufe. Kleine Psychotherapie mit der Tagtraumtechnik. Ein Seminar. Thieme, Stuttgart.

Leuner, H. (1971). Halluzinogene in der Psychotherapie. Pharmakopsychiatrie Neuropsychopharmakologie 4: 333-351.

Leuner, H. (1977). Guided Affective Imagery: An Account of its Development. Journal of mental Imagery 1: 73-92.

Leuner, H. (1985). Lehrbuch des katathymen Bilderlebens. Huber, Bern-Stuttgart-Toronto.

Leuner, H. (1997). Preface. In: Passie, T.: Psycholytic and Psychedelic Therapy Research 1931-1995: A Complete International Bibliography. Laurentius, Hannover, 5-7.

Leuner, H., Holfeld, H. (1962). Ergebnisse und Probleme der Psychotherapie mit Hilfe von LSD-25 und verwandten Substanzen. Psychiatria et Neurologia 143: 379-391.

Passie, T (1997). Psycholytic and Psychedelic Therapy Research 1931-1995: A Complete International Bibliography. Laurentius, Hannover.

Passie, T. (1992/93). Ausrichtungen, Methoden und Ergebnisse früher Meskalinforschungen im deutschsprachigen Raum (bis 1950). Jahrbuch des Europäischen Collegiums für Bewusstseinsstudien 1992/93: 103-110.

Passie, T. (1997a). Hanscarl Leuner: Pioneer of Hallucinogen Research and Psycholytic Therapy. Multidisciplinary Association for Psychedelic Studies Bulletin 7 (1): 46-49.

Rosen, J.N. (1964). Psychotherapie der Psychosen. Hippokrates, Stuttgart.

Silberer, H. (1909). Bericht über eine Methode, gewisse symbolische Halluzinationserscheinungen hervorzurufen und zu beobachten. Jahrbuch für psychoanalytische und psychopathologische Forschungen 1: 302ff.

Silberer, H. (1912). Symbolik des Erwachens und Schwellensymbolik überhaupt. Jahrbuch für psychoanalytische und psychopathologische Forschungen 3: 621ff.

Stoll, A. (1947). Lysergsäurediäthylamid, ein Phantastikum aus der Mutterkorngruppe. Schweizer Archiv für Neurologie 60: 279ff.

Wilke, E. (2005). Persönliche Mitteilung.

2.
Zur Theorie der Imagination, speziell der KIP

Imaginationen im Dialog

Zur Dynamik der Übertragungs- und Gegenübertragungsprozesse in der KIP

Monika Schnell

Zusammenfassung

Dem Verständnis der Übertragungs- und Gegenübertragungsdynamik kommt in der analytischen Psychotherapie ebenso wie in der psychodynamischen Psychotherapie (tiefenpsychologisch fundierten Psychotherapie) eine wichtige Bedeutung zu. Der therapeutische Prozess in der Katathym-Imaginativen Psychotherapie ist ebenso entscheidend durch das Verständnis der Übertragungsprozesse geprägt. Die Beziehung ist in jeder Phase, nicht nur in der Phase des Imaginierens, durch die Übertragungs-Gegenübertragungsdynamik mitgestaltet. Die Übertragungsbeziehung wird dabei als ein interaktionelles Geschehen verstanden.
Untersucht wird, inwieweit das Verständnis der Übertragung als in der Projektion angesiedelt (Leuner) heute noch so vertreten werden kann. Anhand eines Fallbeispiels werden die Besonderheiten der Übertragungs- und Gegenübertragungsdynamik in der KIP in Hinblick auf das spezifische Regressionsangebot der KIP, der Besonderheiten des Settings dargestellt. Der therapeutische Prozess wird als Übergangsraum verstanden, als „Spielraum" (Winnicott), in dem symbolische Darstellungen entworfen werden können und in dem an der Entwicklung der Symbolisierungsfähigkeit gearbeitet werden kann.
Die Imaginationen werden als ein Bestandteil des Dialogs im Rahmen der Übertragungs-Gegenübertragungsdynamik verstanden.

Der therapeutische Prozess

Mit Winnicott und Ogden verstehe ich den therapeutischen Prozess zusammengesetzt aus der „Überschneidung zweier Spielbereiche", dem des Patienten und dem des Therapeuten (Winnicott, 1951, S. 65/66).
Ogden beschreibt das, was im analytischen Prozess zwischen Analytiker und Analysand in der „Überschneidung zweier Spielbereiche" entsteht, als den „intersubjektiven analytischen Raum", der durch das analytische Paar geschaffen wird und in dem eine dritte Subjektivität entsteht, der „analytische Dritte". „Das (intersubjektive) dritte Subjekt der Analyse steht in dialektischer Spannung mit dem Analytiker und Analy-

sanden als getrennte Individuen mit ihren jeweils eigenen Subjektivitäten." (Ogden, 2001, S. 76).

Der „intersubjektive analytische Raum" ist ein Übergangsbereich, der aus dem Zusammenwirken von intrapsychischem und interpersonellem Geschehen entsteht. Er ist ein „potentieller Raum", der gemeinsam erschaffen wird, auch wenn der Patient Vorrang hat. Seine „...(vergangene und aktuelle) Erfahrung ist das, was Analytiker und Analysand zum hauptsächlichen (wenn auch nicht exklusiven) Gegenstand des analytischen Dritten machen." „Der intersubjektive analytische Dritte wird als ein drittes Subjekt aufgefasst, das durch das unbewusste Zusammenspiel von Analytiker und Analysand geschaffen wird; zugleich werden Analytiker und Analysand qua Analytiker und Analysand im Akt der Erschaffung des analytischen Dritten erzeugt." (Ogden, 1998, S. 1071).

In Anlehnung an Bion kann der „analytische Dritte" auch Alpha-Element genannt werden, eine Empfindung, Phantasie, ein Erleben, das sich zum Denken und zum Träumen eignet. Angesprochen ist die Entwicklung der Symbolisierungsfähigkeit, die Fähigkeit, etwas zugleich zu erleben und mit den Augen eines Dritten zu betrachten und darüber nachzudenken.

Winnicott schreibt (1971, S. 67): „Der Patient, dem wir helfen wollen, braucht eine neue Erfahrung unter einer bestimmten Voraussetzung. Es handelt sich um die Erfahrung eines ungerichteten Zustandes, in dem sich die unintegrierte Persönlichkeit gewissermaßen verströmen kann." Er beschreibt dies als einen Ruhezustand, den es zu erreichen gilt, „...aus dem heraus sich ein schöpferisches Aus-sich-Herausgehen entwickeln kann." (S. 68)

Drei Bedingungen sieht er dabei als wesentlich an:

a. Eine „Entspannung, die sich unter der Voraussetzung vollzieht, dass der Patient aufgrund von Erfahrung genügend Vertrauen entwickelt hat;"
b. „schöpferische, körperliche und geistige Aktivität, die sich im Spiel manifestiert;"
c. „die Zusammenfassung dieser Erfahrungen, die die Grundlage für ein *Selbstgefühl* abgibt." (S. 68)

Übertragungs- und Gegenübertragungsverständnis in der psychoanalytischen Theorie

In meinem Verständnis der Übertragungs- und Gegenübertragungsprozesse gehe ich davon aus, dass in der aktuellen Situation erworbene und verinnerlichte Beziehungsmuster, einschließlich der Gefühle, im interpersonalen Feld zwischen Therapeut und Patient sichtbar werden.

Die Arbeit in und an der Übertragung ist ein wesentliches Essential der psychoanalytischen Verfahren. Fonagy und Sandler (Fonagy, P., Sandler, A.-M., 1997) beschreiben die Übertragung als „...Externalisierung verschiedener Facetten einer inneren Objektbeziehung..." (S. 374). Die Beziehungen zu den inneren Objekten bilden nicht zwangsläufig die Beschaffenheit der phantasierten und realen Beziehungen der frühen Kindheit ab. In der aktuellen Situation werden erworbene und verinnerlichte Beziehungsmuster, internalisierte Objektbeziehungen einschließlich ihrer affektiven

Tönung im interpersonalen Feld zwischen Therapeut und Patient sichtbar. Die Übertragung ist nicht eine Verzerrung der Realität, sondern eine selektive Aufmerksamkeit und Empfänglichkeit für gewisse Facetten einer im hohen Grade mehrdeutigen und interpretationsbedürftigen Reaktion des Analytikers. Die Kommunikationsinhalte in der analytischen Situation sind immer aus den wechselseitigen bewussten, vorbewussten und unbewussten Reaktionen der beiden Beteiligten geformt. Die Patient - Therapeut - Dyade hat also einen interaktionellen Charakter.
Die Übertragung beinhaltet auch die (unbewussten) Versuche, die Situation mit dem anderen so zu manipulieren, dass sie eine verhüllte Wiederholung früherer Erlebnisse und Beziehungen ist. Sandler (1976) spricht von einer intrapsychischen Rollenbeziehung, die aus der Rolle besteht, die der Patient sich selbst zuweist, und der komplementären, die er dem Therapeuten zuweist.
Auf der Folie seiner unbewussten Beziehungsrepräsentanzen sendet der Pat. ständig Signale aus, die den Therapeuten dazu veranlassen, sich so zu verhalten, wie es den Repräsentanzen entspricht. Er versucht mit Hilfe des neuen Beziehungspartners, seine aus dem Dialog geratenen Beziehungserfahrungen aus der Vergangenheit in der Gegenwart neu zu inszenieren. Daraus ergibt sich die Chance, zu einem präziseren Verständnis der Beziehungsgestaltung zu gelangen.
Mit Gegenübertragung wird die Antwort auf die Übertragung, die spezifische Reaktion des Therapeuten beschrieben. Sie beinhaltet die emotionale Antwort auf die Übertragung, die verarbeitete Antwort und die Übertragung des Therapeuten (Winnicott). Übertragung und Gegenübertragung sind jeweils unterschiedliche Aspekte einer gemeinsam gestalteten Beziehungsdynamik, also einer unbewussten intersubjektiven Konstruktion, die durch das analytische Paar hervorgebracht wird (Ogden, 1998). Übertragungs- und Gegenübertragungsanalyse ist das Erfassen des Beziehungsraumes, der sich zwischen Therapeut und Patient gestaltet.

Übertragung und Gegenübertragung in der Katathym-Imaginativen Psychotherapie (KIP)

Die Ausgestaltung dieses Beziehungsraumes, des intersubjektiven Raumes, ist in der KIP zusätzlich durch das Angebot einer Regression in eine imaginative Welt erweitert. Der Beziehungsraum gestaltet sich auf der einen Ebene zwischen Therapeut und Patient im Gespräch, ähnlich dem Setting einer tiefenpsychologisch fundierten Psychotherapie. Der Therapeut bietet sich als kontinuierlich verlässliches Objekt an, strukturiert und hält den Rahmen und das Setting. Das Geschehen, ob nun in der Imagination dargestellt oder im Gespräch vermittelt, wird geklärt, mit Einfällen angereichert, mit der Realität konfrontiert und auch gedeutet. Der Umgang mit den Übertragungsangeboten richtet sich wie in der tiefenpsychologisch fundierten Therapie nach dem Strukturniveau des Patienten. Vereinfacht gesagt werden die Übertragungsangebote soweit gedeutet oder geklärt, dass sie nicht der Entwicklung des therapeutischen Prozesses im Wege stehen.
Die tiefenpsychologisch fundierte Psychotherapie eignet sich besonders für Patienten, die die tiefe Regression der analytischen Psychotherapie nicht nutzen können.

In der KIP bieten wir den Patienten durch die Arbeit mit den Imaginationen ein Regressionsangebot an, das besonders für diese Patienten hilfreich und auch durchführbar ist.
Das relativ stark strukturierte Setting in der KIP, die klare und damit orientierende Einteilung in die verbale Auseinandersetzung von Angesicht zu Angesicht und die Imaginationsphase, stellt eine Hilfe zur Begrenzung der Regression dar. Es wird eine Spaltung angeboten und die Fähigkeit, die Spaltung als regulierende Funktion einzusetzen, wird damit unterstützt (Kottje-Birnbacher, L., 1993). Patienten auf höherem Strukturniveau können diese Spaltung annehmen, die Als-ob-Realität der inneren Bilder anerkennen, d.h. den Imaginationsraum nutzen und die Spaltung leicht wieder aufheben. Patienten, deren Funktionsniveau niedriger anzusetzen ist, können die Spaltung nutzen, um nicht verarbeitbare Elemente zu projizieren und sich so der Auseinandersetzung anzunähern. Der Imaginationsraum kann nicht oder nur unsicher in seiner Symbolisierungsfunktion benutzt werden. Es kann jedoch direkt an der Entwicklung der Symbolisierungsfunktion gearbeitet werden (s. Dieter, 2000; Schnell, 2000).
Die Auffassung von Leuner war, dass sich in der KIP keine Übertragungsneurose, sondern eine Projektionsneurose entwickelt. Die Übertragung wird projiziert in die Imagination und wird auch dort bearbeitet. Im Tagtraum manifestieren sich die Objektbeziehungen; hier kommt es zur Konfrontation und zu mehr oder weniger heftigen emotionalen Auseinandersetzungen mit den Objekten. Der Patient kann so mit Begleitung des Therapeuten die Auseinandersetzung mit den Beziehungspersonen auf der Bühne des Tagtraums durchleben und durchleiden und muss dies nicht in der Bearbeitung mit dem Therapeuten tun. Die Übertragungsbeziehung wird sozusagen „entschärft". Sie gestaltet sich nach dem „Anlehnungstypus", als anaklitische Übertragung oder „Übertragung nach dem Hingabetypus" (Leuner, 1983, S. 89). Leuner beschreibt, dass eine Regression in konfliktfreie Bereiche die „anaklitische Grundposition" des Tagtraums darstellt und möglicherweise auch die Regression in konfliktreiche Erlebnisbereiche in diese frühere konfliktfreie Ebene eingebettet bleibt und erst durch diese ermöglicht wird.
Ich denke, dass wir diese Auffassung so heute aus zwei Gründen nicht mehr vertreten können.
Der eine Einwand betrifft die Annahme der Existenz sog. konfliktfreier Bereiche. Diese Ansicht ist Ausdruck einer Entwicklungstheorie, die von einem nur bedürfniserfüllenden, symbiotischen Anfangserleben ausgeht, das erst in der späteren Entwicklung, mit der zunehmenden Trennung von Selbst und Objekt, durch Konflikte beeinträchtigt wird, das verlorene Paradies. Vielleicht gibt es Erlebnisbereiche, die sich durch ein relativ ungestörtes, weil nicht übermäßig frustrierendes Erleben auszeichnen. Wahrscheinlich ist es auch möglich, diese Erlebniswelten als eine Matrix einer regressiven Entspannung im Dienste des Ich zu nutzen. Fraglich ist für mich die zeitliche Einteilung in frühe konfliktfreie und spätere konfliktreiche Erlebnisbereiche, die die Grundannahme der narzisstisch-symbiotischen Einheit voraussetzt. Die Fähigkeit zu regredieren, sich zu entspannen, in dieser Entspannung sich selbst zu begegnen, Nährendes und Auftankendes zu erleben oder sich konflikthaftem Erleben zu stellen,

hängt eng mit der Fähigkeit zusammen, in Gegenwart eines anderen allein sein zu können.
Diese Fähigkeit entwickelt sich gemeinsam mit der Fähigkeit, einen Übergangsraum zu schaffen, also den Imaginationsraum zu nutzen und zu symbolisieren. Dies ist eine Funktion des Übergangsraumes, des potentiellen Raumes nach Winnicott. Der Übergangsraum ist ein „Spielraum", in dem sich Phantasie entwickeln kann, symbolische Darstellungen entworfen werden können.
Allerdings spricht die Vorgabe in der KIP, das Setting, die gewährende, wohlwollende Begleitung, die überwiegend „mütterlich getönte" therapeutische Haltung sofort auf frühe und grundsätzliche Beziehungserfahrungen an. Die primäre Beziehung mit den grundsätzlichen Erfahrungen mit dem Gehalten-Sein, sich halten lassen, Geborgen-Sein, Vertrauen, und den damit verbundenen Ängsten, fallen gelassen zu werden, Ängsten vor Verschmelzung, Ich-Auflösung, Erfahrungen mit Hilflosigkeit und Abhängigkeit und vieles mehr, bilden die Folie dafür, wie das regressive Angebot erlebt, ausgestaltet und genutzt wird. Eine der von Winnicott genannten Bedingungen des kreativen Prozesses, eine „Entspannung, die sich unter der Voraussetzung vollzieht, dass der Patient aufgrund von Erfahrung genügend Vertrauen entwickelt hat," wird so zu erreichen versucht.
Angesprochen ist hier die Matrix der Beziehungserfahrungen und bekommt unmittelbar die Chance, sich in der Imagination zu reinszenieren. Das Angebot, sich hinzulegen, zu entspannen und Bilder kommen zu lassen, ist immer ein Übertragungsangebot.

Folgen wir Leuners Verständnis der Übertragung in der KIP, würden wir davon ausgehen, dass sich in der Übertragung nur die *innere Welt des Patienten*, seine frühe Erfahrung reinszeniert und würden so zu einer Ein-Personen-Auffassung zurückkehren, die die Psychoanalyse bereits überwunden hat. Wenn wir die Übertragungsbeziehung, wie oben ausgeführt, als ein interaktionelles Geschehen verstehen, bedeutet das, dass auch in der KIP die Beziehung in jeder Phase, in der verbalen Auseinandersetzung, in der Motivvorgabe, in der Imagination und in der Nachbearbeitung in der Therapiestunde und zwischen den Stunden durch die Übertragungs-Gegenübertragungsdynamik gestaltet wird.

Beispiel

Eine Pat. sieht im ersten Tagtraum mit dem Motiv Blume eine große, schöne, einzeln stehende Sonnenblume. Sie mag Sonnenblumen, kann sich der Blume annähern, sie betrachten und mit allen Sinnesqualitäten erforschen. Es ist ein sehr schlichtes, einfaches Bild, zwar lebendig, aber doch nicht sehr emotional. Erst nach der Imagination verrät sie mir, dass sie zunächst viele kleine Blumen, niedrig wachsende, eher unscheinbare, mit kleinen Blüten gesehen hat. „Sie sind überall, sie verbreiten sich wie Unkraut." Sie kennt diese Blumen, und sie mag sie nicht.
Im Therapieraum hängt eine große Fotographie von mehreren Sonnenblumen.

Die Pat., Anfang 30, kommt vor allem wegen Hemmungen im sexuellen Erleben, Konflikten mit der Weiblichkeit und einem bisher erfolglos gebliebenen Kinderwunsch. Sie hat bereits mehrere Inseminationen hinter sich.
Die Pat. hat durch das Bild, das sie gezeigt hat, und durch jenes, das sie verschwiegen hat, Phantasien über sich, über mich und über unsere Beziehung dargestellt. Sie zeigt ihr Selbstbild: Sie mag sich nicht, findet sich unscheinbar. Sie zeigt auch etwas über ihre Ich-Struktur: Sie ist stark genug zu verhindern, dass etwas Unangenehmes zur Darstellung kommt. Sie zeigt, was sie sich wünscht, ein positiv besetztes Objekt, eine Vision eines positiven Selbstbildes, das sie, vermutlich mit Hilfe einer Idealisierung, in mir hofft finden zu können. Sie kann so durch eine Imagination die sehr merkwürdige und auch unheimliche Situation einer beginnenden therapeutischen Beziehung darstellen. Sie hätte nicht sagen können: „Ich finde Sie ganz toll und hoffe, dass sie mir ein anderes und besseres Bild einer guten Mutter oder ein besseres Modell einer Frau vermitteln können, als meine Mutter es konnte." Und es wäre sicher peinlich gewesen und taktlos, hätte ich dies gesagt. Sie konnte also Unsagbares, sogar Ungedachtes, aber ihr doch durch schmerzliche Erfahrungen Bekanntes zu einer Darstellung bringen. Sie verbindet in der Imagination eine aktuelle Situation mit der zugrunde liegenden Beziehungserfahrung, gestaltet eine bedeutsame Objektrepräsentanz und eine Selbstrepräsentanz aus der Vergangenheit im Hier und Jetzt. Und sie zeigt, welches Beziehungsangebot sie mir macht. Sie will sich an das anpassen, was sie bei mir sieht, und wertet sich selbst gleichzeitig ab. Sie will mich schützen vor der Wiederbelebung der negativen Objektrepräsentanzen, die mit emotional wichtigen Erfahrungen verbunden sind. Die idealisierte Übertragung, die im Bild als Sonnenblume die kleinen Blumen überdeckt, kann uns zunächst als Grundlage dienen, auf der wir arbeiten können, muss aber gleichzeitig als Widerstand verstanden werden. Die Patientin hat dann über längere Zeit in ihren Bildern den Therapieraum als guten, sicheren Raum genutzt. Zunächst hat sie ihn dann mit eigenem Inhalt gefüllt, bevor sie sich der Erschaffung eines eigenen Raumes widmen konnte.
Die Übertragungs- und Gegenübertragungsdynamik wird tatsächlich, wie Leuner dies beschrieben hat, in die Imagination projiziert. Aber sie ist nicht nur dort, sie bestimmt den gesamten therapeutischen Prozess, den gesamten Beziehungsraum in allen seinen Einzelheiten.
Besonders weil sie sich (nicht nur, aber auch) in der Imagination spiegelt, muss sie auch von dort wieder mit der Beziehungsdynamik verknüpft werden. Sonst wäre sie nur Abwehrzwecken unterworfen. Die hilfreiche Spaltung zwischen der Als-Ob-Realität der Imagination und der Realität der therapeutischen Beziehung muss wieder aufgehoben werden, die Verbindungen müssen geknüpft werden. Damit ist ausdrücklich kein Hinweis auf eine therapeutische Technik gemeint in dem Sinne, dass der Therapeut die Übertragungsdynamik deuten soll. Es geht zunächst nur darum, dass der Therapeut versuchen muss, die Inszenierung des Patienten auf allen Ebenen zu erfassen und zu verstehen. Was, wie und zu welchem Zeitpunkt in welcher Form zur Sprache gebracht werden kann, ist eine umfassende Frage, der ich hier nicht nachgehen kann.
Die Übertragungs-Gegenübertragungsdynamik als intersubjektiver Prozess verstanden heißt, dass sie immer auch unter dem Aspekt des Widerstands betrachtet werden

muss. Das Spielen in einer Kindertherapie, das Reden in der analytisch orientierten Psychotherapie, die Imagination in der KIP, alles kann im Dienst der Abwehr stehen. Ist die Übertragungs-Gegenübertragungsdynamik in die Imagination projiziert, heißt das, dass sich im Bild immer der Widerstand inszeniert. Sowohl die negative wie die positive Übertragung können in den Dienst des Widerstands treten.

Wenn wir die Imagination als einen Bestandteil des Dialogs im Rahmen der Übertragungs-Gegenübertragungsdynamik betrachten, kann man sie auch als eine projektive Identifizierung verstehen. Die projektive Identifizierung ist ja zunächst eine – vielleicht die ursprünglichste – Kommunikationsform. Etwas Unangenehmes, was nicht ertragen werden kann, wird ausgestoßen, findet in der Mutter einen Behälter. Sie nimmt es auf und gibt die verarbeitete Empfindung wieder zurück.

In die Imagination werden Aspekte des Selbst, verbunden mit den entsprechenden Affekten, projiziert. Die Imagination fungiert dabei als Container. In welcher Weise mit dem Projizierten therapeutisch umgegangen wird, richtet sich nach dem Strukturniveau des Patienten (s. Dieter, 2000).

Ist der Patient in der Lage, seine innere Welt auch in Zeiten emotionalen Aufruhrs zu containen, d.h., sie in sich selbst zu halten, kann er auch den Imaginations-Container nutzen, um die Darstellungen seiner selbst als solche zu erkennen, zu bearbeiten und zu integrieren. Er kann, natürlich immer auf der Basis der Übertragungs-Gegenübertragungsdynamik, den Imaginationsraum und den Therapeuten zu Symbolisierungsprozessen nutzen.

Hat der Patient die Fähigkeit, sich selbst zu containen oder etwas anderes als Container zu nutzen, nur unzureichend entwickelt oder geht sie aufgrund heftigen emotionalen Aufruhrs zeitweise verloren, kann er auch den Imaginations-Container nutzen. Er braucht aber den Therapeuten vermehrt in seiner haltenden Funktion. Die Schwierigkeit besteht aber hauptsächlich darin, die projizierten Inhalte in Symbole zu verwandeln, d.h. durch die Beschäftigung, das Nachdenken, Nachfühlen, Betrachten zu reintegrieren. Die Möglichkeit, den Imaginationsraum nicht nur als Container, sondern in seiner Symbolisierungsfunktion zu nutzen, muss erst entwickelt werden. Gleichwohl kann die Imagination als Behälter dienen. Die Spaltung kann als regulierende Funktion eingesetzt werden und der Therapeut vor der unmittelbaren Wucht der destruktiven Prozesse geschützt werden.

Das Verständnis dieser Prozesse, die Verknüpfung der verschiedenen Lebensbereiche, geschieht nicht in erster Linie durch eine Deutung oder Erklärung des Therapeuten, sondern durch die Haltung, die Wahrnehmungseinstellung, die die Imagination zunächst zum Objekt des Nachdenkens über die Übertragungs-Gegenübertragungsdynamik macht. Diese Einstellung beinhaltet immer auch, sich selbst, seine Empfindungen, Gedanken und Gefühle als Bestandteil des Übertragungs- und Gegenübertragungsdialogs zu verstehen.

Die Frage geht darüber hinaus, was hat das Bild mit mir zu tun, jeweils vom Therapeuten und vom Patienten gefragt, sondern heißt dann, was hat es mit uns und unserer gemeinsamen Realität (dem intersubjektiven Dritten) zu tun.

Die Gegenübertragung in der KIP

Wenn man den therapeutischen Prozess als die Überschneidung zweier Spielbereiche versteht, in dem ein dritter, intersubjektiver Bereich geschaffen werden soll, impliziert dies eine therapeutische Haltung, die durch die Bereitschaft zur Offenheit bestimmt ist. Die Haltung ist der von Bion beschriebenen Reverie gleichzusetzen. Bion bezeichnet damit die Haltung der Mutter dem Kind gegenüber, die er „träumerisches Ahnungsvermögen" nennt, eine Einstellung, die träumend und wach zugleich ist, das Kind sieht und das Kind träumt.

Es geht um eine Haltung, die einen Prozess „schöpferischer, körperlicher und geistiger Aktivität," ermöglicht der, wie Winnicott beschreibt, „ sich im Spiel manifestiert".

Der Therapeut befindet sich in einer engen dyadischen Beziehung zum Patienten.

In der Arbeit mit Imaginationen wird nicht nur dem Patienten, sondern auch dem Therapeuten ein regressiver Prozess angeboten. Mit dem Angebot zu imaginieren wird auf sehr frühe Formen des Erlebens zurückgegriffen. Das Erleben durch innere Bilder, zunächst Abbilder der Wirklichkeit, später Phantasien, ist eine Vorform der Wortbildungsprozesse.

Auch der Therapeut erlebt Bilder. Er versucht zu erfassen, was der Patient berichtet. Er muss spüren, wahrnehmen, was im anderen passiert, wie er berührt, wie er emotional beteiligt ist. Er muss gleichzeitig mit seinen Empfindungen zurechtkommen, sie wahrnehmen, spüren, zur Kenntnis nehmen und versuchen zu erfassen, wie sie mit dem Patienten verbunden sind. Er muss erkennen, welche Gegenübertragungsangst angesprochen ist.

Die Gegenübertragungsangst ist, wenn sie nicht ganz grob und unmissverständlich auftritt, sehr schwer zu erfassen und oft erst in der Betrachtung eines längeren Prozesses herauszuarbeiten. Aber sie ist meines Erachtens sehr bestimmend für die Interventionen und auch für die Motivvorgabe. Hat der Therapeut Angst, der Patient könnte bei einer Bergbesteigung abstürzen oder aus der Höhle nicht herauskommen, ist dies zunächst als Angst vor den eigenen destruktiven Impulsen oder vor dem Verschlungenwerden zu verstehen.

Hat der Patient Angst abzustürzen, aber der Therapeut bleibt unberührt, kann es sich um die Abwehr der Gegenübertragungsangst handeln. Spüren beide in einer gefährlichen Situation keine Angst, kann sich ein Abwehrbündnis zeigen, eine Verleugnung, z. B. die Angst vor der Hingabe, die Angst, fallen gelassen zu werden. Die Imagination dient dann als Widerstand gegen die Gefühle, die sich, in der Übertragung verstanden, auf den Therapeuten richten. Sie wird analog einer Intellektualisierung oder, auf einer anderen Ebene verstanden, einer Spaltung eingesetzt. Es wird dann etwas produziert, aber nichts dargestellt.

In der Angst vor den eigenen destruktiven Impulsen verbirgt sich natürlich die aggressive Hemmung des Therapeuten. Aber es ist dann doch noch zu fragen, wie diese Hemmung mit diesem besonderen Patienten zusammenhängt, in welcher spezifischen Weise dieser Patient die Angst hervorruft. Es kann sich darin z. B. auch ein sadistisch-masochistisches Beziehungsangebot verbergen.

Ebenso ist die Auswahl des Motivs nicht von der Übertragungs-Gegenübertragungsdynamik zu trennen. Das Motiv-Angebot ist ein Beziehungsangebot und so auch ein

Übertragungsangebot. Stellen Sie sich einen Ort vor, an dem Sie sich wohl fühlen und entspannen können, heißt, ich, der Therapeut, bin bereit, dich aufzunehmen. Ich will dir etwas Gutes tun. Ich will, dass wir es uns gemeinsam gut gehen lassen, und ich bin davon überzeugt, dass uns das auch gelingen wird.

Der Therapeut hat durch seine Theorie und seine Methode eine Hilfe zum Nachdenken. Sie nimmt für ihn eine triangulierende Funktion ein. Mit Hilfe des Nachdenkens kann er und muss er immer wieder aus der Dyade mit dem Patienten heraustreten. Wenn sich etwas Neues, vom Patienten und Therapeuten Geschaffenes entwickeln soll, darf er diese Theorie und Methode nicht über den Patienten stülpen. Er darf nicht der Verführung erliegen, der „Wissende" zu sein. Damit beschwichtigt er zwar die Angst vor dem Unbekannten, fördert aber nur die Anpassung und nicht die Entwicklung. Er darf aber auch nicht nur empathisch mitschwimmen.

Er muss also die Kunst beherrschen, in einem Zustand der Reverie zu träumen, mitzuträumen, aufzunehmen und mit Hilfe des methodisch-theoretischen Wissens nachzudenken und die Früchte dieses Nachdenkens dem Patienten zur Verfügung zu stellen. Ein Container ist nicht nur ein Behälter, sondern hat auch die Funktion des „Umwandlers". Der Imaginationsraum wird dann zu einem symbolischen Raum und die Bilder zu Symbolisierungen, wenn die Imagination zum Objekt des Nachdenkens wird. Damit ist ein Denken gemeint, das Emotionen und Verstehen so miteinander verknüpft, dass ein gemeinsames Drittes, eine neue Erfahrung entsteht. Im Sinne Winnicotts geht es darum, mit den Bildern zu spielen.

Dies ist m. E. mit der dritten von Winnicott benannten Bedingung gemeint, der „Zusammenfassung dieser Erfahrungen, die die Grundlage für ein *Selbstgefühl* abgibt." (S. 68). Winnicott schreibt weiter: „Ob diese Erfahrungen summiert werden oder abprallen, hängt davon ab, ob von Seiten des Therapeuten (oder eines Freundes), dem das Vertrauen gehört und der die (indirekte) Kommunikation annimmt, ein gewisses Maß von Rückspiegelung auf das Individuum erfolgt. Unter diesen hoch spezialisierten Bedingungen kann das Individuum zu sich selbst kommen und als Einheit existieren, und zwar nicht aus Angstabwehr, sondern als Ausdruck des »Ich-bin«, »Ich-lebe«, »Ich-bin-ich«. Unter diesen Bedingungen ist alles kreativ." (1971, S. 68).

Literatur

Dieter, W. (2000). Imagination und Symbolisierung bei neurotischen und ich-strukturell gestörten Patienten. In: Salvisberg, H., Stiegler, M., Maxeiner, V. (Hrsg.): Erfahrung träumend zur Sprache bringen. Huber.

Fonagy, P., Sandler, A.-M. (1997). Zur Übertragung und ihrer Deutung. In: Analytische Kinder- und Jugendlichenpsychotherapie, Heft 96, P. 373-396, (4/1997).

Gill, M. (1996). Die Übertragungsanalyse. Fischer.

Kottje-Birnbacher, L. (1993). Strukturierende Faktoren des Katathymen Bilderlebens. Prax. Psychother. Psychosom. 38.

Leuner, H., (1983). Zur psychoanalytischen Theorie des Katathymen Bilderlebens. In: H. Leuner (Hrsg.): Katathymes Bilderleben. Ergebnisse in Theorie und Praxis, Huber.

Ogden, T. (1998). Lebendiges und Totes in Übertragung und Gegenübertragung. In: Psyche 52: S. 1067-1092.

Ogden, T. (2001). Analytische Träumerei und Deutung. Springer, Wien.

Pahl, J. (1982). Über einige abgrenzbare Formen der Übertragungs- und Gegenübertragungsprozesse während der Arbeit mit dem Katathymen Bilderleben. In: H. Leuner, O. Lang (Hrsg.) (1982): Psychotherapie mit dem Tagtraum, Ergebnisse II. Bern: Huber: 73-91.

Schnell, M. (2000). Vom Be-zeichnen zum Be-deuten, vom Zeichen zum Symbol. In: Salvisberg, H., Stiegler, M., Maxeiner, V. (Hrsg.): Erfahrung träumend zur Sprache bringen. Bern: Huber: 169-183.

Winnicott, D.W. (1971, 1985). Vom Spiel zur Kreativität. Spielen – Schöpferisches Handeln und die Suche nach dem Selbst, Klett-Cotta.

Entwicklung von Symbolisierungsfähigkeit – eine Herausforderung für die Katathym-Imaginative Psychotherapie

Ulrich Bahrke

Zusammenfassung

Im Zusammenhang mit der Behandlung struktureller Störungen ist innerhalb der Psychoanalyse und KIP die historische Debatte zur Symboltheorie von Überlegungen zu den Symbolisierungsstörungen und der Symbolisierungsfähigkeit abgelöst worden. Ausgehend von Hanna Segals Begriff der symbolischen Gleichsetzung werden der gegenwärtige psychoanalytische Diskussionsstand zur Entwicklung von Symbolisierungsfähigkeit dargestellt und dabei die Konzepte der Szene, der Alpha-Funktion und des Containments, des Übergangsobjektes und des potentiellen Raumes einbezogen. Erwähnung finden auch neuere bindungstheoretische Ansätze zur Entwicklung der reflexiven Funktion bzw. Mentalisierung, die versuchen, entwicklungspsychologisch frühe Zeiträume zu konzeptualisieren – aber ebenso die daran erfolgte Kritik. Es erscheint danach sinnvoll, abhängig von der Höhe der Verdichtung seelischen Materials verschiedene Symbolisierungsgrade voneinander abzugrenzen. Hingewiesen wird auf weiterführende Überlegungen, die die Entstehung von Reflexivität mit der Affekttheorie verbinden.

Aus den beschriebenen entwicklungspsychologischen Theorien werden behandlungstechnische Konsequenzen abgeleitet und ansatzweise auf die KIP übertragen: Danach ist zu berücksichtigen, dass eine Imagination nicht per se eine Symbolbildung darstellt, an die zur Entwicklung des psychischen Raumes angeknüpft werden kann. Begriffe wie „Beta-Unbewusstes" und „Missrepräsentationen" können hilfreich sein, auch desymbolisierende Prozesse zwecks Auflösung falscher sekundärer Symbolbildungen in die Behandlung einzubeziehen.

Nach 50 Jahren reflektierter Therapieerfahrungen mit dem Tagtraum zeigt sich die KIP als eine Behandlungsmethode mit einem reichhaltigen und differenzierten Spektrum hinsichtlich ihrer Indikationen, Behandlungsziele und Interventionstechniken. Ausgehend von den Wirkdimensionen, wie sie Hanscarl Leuner beschrieben hat, ist dies in Tabelle 1 dargestellt.

Dabei finden sich sowohl Übereinstimmungen mit den Wirkfaktoren von Grawe als auch Analogien zu anderen von der Psychoanalyse abgeleiteten Behandlungsmethoden. Soweit besteht innerhalb der KIP ein allgemeiner Konsens.

***Tab. 1:** Spektrum der Katathym-Imaginativen Psychotherapie*

Wirkdimensionen (nach Leuner) und ***Wirkfaktoren*** (nach Grawe)	**Behandlungsziel**	**Interventionstechniken**	**Indikationen**
0 Basisdimension	Synchronisierung von körperlichem und psychischem Geschehen (Entspannung) Förderung des Affekterlebens Förderung der Regressionsfähigkeit	Strukturierendes und regressionsförderndes empathisches Begleiten	Vertrautwerden mit dem Imaginieren
I Konfliktfokussierung und Konfliktbearbeitung *Problemaktualisierung und Motivationale Klärung*	Bewusstwerdung und Akzeptanz unbewusster Motive, Selbstanteile, Ängste, Phantasien, Bedeutungen, Wertvorstellungen	Regression auf und Bearbeitung des zentralen Konfliktes mittels - Affektdifferenzierung, - Assoziation, - Fokussierung (einschließlich Symbolkonfrontation)	Neurotische Störungen Somatoforme Störungen
IIa) Ressourcenaktivierung „Befriedigung archaischer Bedürfnisse"	Psychophysische Entspannung Aktivierung verinnerlichter guter Objekte (Erfahrung von Holding, Nähe, Sicherheit) Stärkung des Selbstsystems	Regression neben den Konflikt/das Trauma Nutzung von Spaltung als „Überlebensstrategie"	Reaktive Störungen - somatopsychische Störungen - Belastungsreaktionen/Krisen - Posttraumatische Belastungsstörung (Stabiliserungsphase) Psychosomatosen
IIb) Reifung der Symbolfunktion bzw. Förderung der Symbolisierungsfähigkeit	Schaffung von Bedeutungen durch Verinnerlichungsprozesse Erweiterung des potentiellen Raumes	Containing, Alpha-Funktion, Mentalisierung Arbeit an der Triangulierung i.S. einer hermeneutischen Spiralbewegung	Strukturelle Störungen
III Entfaltung von Kreativität und Kreative Problemlösungen *Hilfe zur Problembewältigung*	Entfaltung von Kreativität und Phantasie Aktivierung der „Problemlösungsfunktion" des Traumes Progression	Probehandeln „Regression im Dienste des Ich"	Allgemeine Lebenskonflikte

Im Zusammenhang mit der Behandlung struktureller Störungen, der sich entwickelnden Säuglingsforschung und der verstärkten wissenschaftlichen Beschäftigung mit Traumatisierungen und ihren Folgen ist in den letzten Jahren das Interesse an der Symbolisierung und der Symbolisierungsstörung gewachsen. Während jedoch in der Psychoanalyse verschiedene Konzepte der Symbolisierung und Mentalisierung nebeneinander existieren und ein integriertes Konzept der Symbolisierung und ihrer Störungen bislang nicht existiert, wird von Vertretern der KIP dieses Interesse an der Symbolisierung nicht nur begrüßt, sondern die selbstbewusste These vertreten, eine Besonderheit der KIP sei es, dass mit ihr „in spezifischer Weise an der Entwicklung der Symbolisierungsfähigkeit, von der symbolischen Gleichsetzung zur symbolischen Repräsentation (Segal 1957), direkt gearbeitet werden kann. Die KIP nutzt mit der Arbeit am und im Imaginationsraum die potentiell angelegte triadische Struktur für die Entwicklung der Triangulierung. Sie schafft einen Imaginationsraum, in dem die Symbolisierungsfähigkeit und damit die Fähigkeit, über sich nachzudenken, gefördert werden kann" (Schnell, 2003, S. 61).
Nun liegt dieses Selbstbewusstsein nahe bei einer Methode, in deren Zentrum von jeher das Symbol und die Symbolisierung standen und die die entwicklungsfördernden Seiten der Symbolisierung zu einer Zeit betonte, da diese in Kreisen der Psychoanalyse noch – mit dem Diktum von Jones versehen – als Abwehrphänomen abgetan wurde. Die damalige Kontroverse setzte das Symbol jedoch voraus und hat wenig mit der gegenwärtig diskutierten Problematik einer gestörten oder unzureichend entwickelten Symbolisierungsfähigkeit gemeinsam.
Aufgrund dieses verwickelten Sachverhaltes ist es Anliegen dieses Beitrags, den gegenwärtigen psychoanalytischen Diskussionsstand aufzuzeigen, um von daher die mit der Problematik verbundenen und für die KIP relevanten offenen Fragen deutlicher formulieren zu können.

Die Psychoanalyse in der ersten Hälfte des 20. Jahrhunderts benutzte den Symbolbegriff im Sinne eines neurotischen Symptoms, als verdrängtes bedeutsames Ereignis. Ausgehend vom Traumsymbol galt es als eine vom Bewusstsein nicht zugelassene Vorstellung. Ernst Jones hatte postuliert: „Nur was verdrängt ist, wird symbolisch dargestellt". Seelische Gesundheit war danach an die Abwesenheit von Symbolen gebunden.
Gleichzeitig war in der Psychoanalyse aber auch ein Bewusstsein dafür vorhanden, was wir heute mit Psychisierung, psychischem Raum oder aber Symbolisierungsfähigkeit bezeichnen. Bereits Freud (1915) hatte Patienten beschrieben, die nur „für Suppenlogik mit Knödelargumenten" zugänglich seien, die also offensichtlich Metaphorik und den psychoanalytischen Als-ob-Raum nicht nutzen können. Nachfolgend sind hier die Konzepte der Konversion, die der De- und Resomatisierung sowie Alexithymie anzuführen.
Seit den 50er Jahren wurde das Postulat von Jones durch die Beiträge von Cassirer, Lorenzer und Langer zur Symboltheorie und zu Untersuchungen reifer kreativer Leistungen und schöpferischer Prozesse revidiert, das Problem der Entstehung von Symbolisierung aber auch durch psychoanalytische Entwicklungstheorien zu den frühen Phasen der kindlichen Entwicklung weiter vorangetrieben.

Aus heutiger Sicht handelt es sich demnach bei dem einen Problemkreis um eine historische Debatte der Bewertung von Symbolen, die die Psychoanalyse hinter sich gelassen hat, während die Frage der Entwicklung von Symbolisierungsfähigkeit weiterhin und hochaktuell diskutiert wird.
Hanna Segal hatte 1957 den Begriff der symbolischen Gleichsetzung eingeführt, der die Nichtdifferenzierung von Symbol und Symbolisiertem meint – ein wissenschaftlicherer Ausdruck als der von den Freudschen Knödelargumenten.
Mit dem Konzept der Szene wurde eine Brücke gebaut zwischen symbolischer Gleichsetzung und symbolischer Repräsentation und Symbolisierung damit zu einem Prozess: vom Handeln zum Denken und Fühlen zu gelangen. Zwar gibt es in der psychoanalytischen Literatur immer wieder auch Entweder-oder-Formulierungen (das Symbol entsteht, wenn Abwesenheit ertragen wird), es überwiegen aber Prozessformulierungen: Symbolisierung entsteht, wenn eine erträgliche Trennung zeitweise möglich ist.
Die Ergebnisse der Säuglingsforschung legen nahe, dass die Verdichtung ganzheitlich erlebter Ereignisfolgen im Symbol ab etwa dem 18. Lebensmonat möglich ist. Auch hiermit wird ein Prozess beschrieben zu einer immer weitgehenderen Fähigkeit zur Symbolbildung und der damit einhergehenden Distanzierungsfähigkeit vom jeweiligen unmittelbaren Situationsdruck.
Um bis zu einem solchen Entwicklungsstand zu gelangen, gibt es von den anthropologischen Grundannahmen her zwei divergierende Theorieströmungen (Ogden 1997), die beide bis heute fruchtbare Fortsetzungen gefunden haben, deren Divergenz bei der Behandlungskonzeption jedoch zumeist unhinterfragt bleibt:

- Die kleinianische Konzeption von Hanna Segal und Bion
- die Konzepte des Übergangsobjekts und des potentiellen Raumes von Winnicott

Nach Bion (1963) ist die Mutter im günstigen Fall empfänglich für die unverdauten emotionalen Erfahrungen des Kindes und hält einen Verstehensprozess dafür bereit. Das Kind kann dann das vorher Unverstandene als Verstandenes in sich aufnehmen. Ereignet sich dieser Prozess von Beta zu Alpha genügend häufig und ausreichend, kann es diese mütterliche Funktion introjizieren, erwirbt also selber eine Funktion, seine Beta-Elemente in Alpha-Elemente zu überführen. Ein interaktioneller Prozess wird so durch Introjektion zu einem intrapsychischen. Die dadurch erfolgte Veränderung ist entscheidend: Es kann die Abwesenheit des befriedigenden Objektes gedacht werden und statt der unerträglichen Erfahrung der Anwesenheit eines bösen Objekts herrscht nun die erträgliche Erfahrung der Hoffnung innerhalb eines umgrenzten psychischen Raumes vor (Plänkers 2003). Dieser psychische Raum ist der Ort der Alpha-Funktion, die Denken und Träumen bedingt. Ist diese Alpha-Funktion ungenügend ausgebildet, werden Beta-Elemente nicht hinreichend umgewandelt, so dass Träume nach dieser Theorie eine konkretistische Ausscheidungsfunktion, einen psychotischen Charakter gewinnen (Segal 1981). Denn solch misslingendes Containment lasse die unverdauten emotionalen Erfahrungen zu einer Gefahr werden, auf die der Betreffende mit namenloser Angst reagiert. Anstelle eines verstehenden Objektes befindet sich ein bedeutungsleerer Zustand, der bedrohlich erlebt wird, weil er psychisch nicht gebunden werden kann. Er kann insofern nicht gedacht, sondern nur

mittels projektiver Identifizierung evakuiert werden. Meltzer (1967) hat dieses Phänomen in der klinischen Situation Toilettenbrustübertragung genannt.
Die Bedeutung der Alpha-Funktion kann für das heranwachsende Baby nicht hoch genug eingeschätzt werden: Durch sie werden Erfahrungen bereitgestellt, mit denen es sich identifizieren kann – es baut sich ein integrierter Seelenteil Stück für Stück aus verdauten Erfahrungen auf. In das chaotische Erleben des Babys kommt Ordnung, indem durch ein solches gelingendes Containment die emotionalen Urerfahrungen in einem Bedeutungsraum gebunden werden. Nach Segal ist damit eine Trennung vom Primärobjekt verbunden und dies die Voraussetzung dafür, dass Symbole entstehen können. „Ein Symbol ist wie ein Niederschlag der Trauer um das Objekt" (Segal 1996).

Eine andere Linie zum Verständnis der Entstehung von Symbolisierung geht auf Winnicotts Konzepte des Übergangsobjektes und des potentiellen Raumes zurück. Übergangsobjekte werden vom Kind mit der Bedeutung der Mutter oder der mütterlichen Brust ausgestattet, wenn das Kind vermehrt mit der Anforderung konfrontiert ist, die Abwesenheit der Mutter zu ertragen, ohne schon hinreichend stabile gute Objektrepräsentanzen errichtet zu haben. Mit dem erweiterten Begriff des Übergangsphänomens können darüber hinaus beginnende Symbolisierungsleistungen in verschiedenen Bereichen erfasst werden.
Solche Entwicklungen verlaufen in einem „potentiellen Raum" des Probierens, Spielens, eines Als-ob-Charakters zwischen der Wahrnehmung innerer Zustände und äußerer Realität.
Was auffällt ist, dass auch in diesem Konzept Trennung Voraussetzung für Symbolentstehung ist, das Übergangsobjekt jedoch der Altersstufe jenseits des 18. Monats angehört, in der Symbolisierungsfähigkeit in gewissem Maße schon vorausgesetzt wird.
In jüngster Zeit ist durch bindungstheoretische Ansätze zur Entwicklung der reflexiven Funktion oder Mentalisierung versucht worden, die davor liegenden Zeiträume zu konzeptualisieren.
Bereits Winnicott (1958) hatte postuliert, dass die ihr Kind liebende Mutter in ihrem Baby immer mehr sieht, als da ist. Diese idealisierende Komponente bringt das Selbst ihres Säuglings „in die Existenz". Unspezifischen Äußerungen werde ein Mitteilungswille und eine Intentionalität unterstellt, so dass man sagen könne, das Selbst des Kindes existiert zunächst im Raum zwischen mütterlichem Vorentwurf und kindlicher Potentialität.
Fonagy und Target (1996) haben ebenfalls gezeigt, dass die mütterliche Fähigkeit, das Kind zu „halten", von der Fähigkeit, es sich als ein Zentrum eigener Initiative vorstellen zu können, unterschieden werden muss. Internalisiert wird die Erfahrung: „Mutter denkt mich als denkend und deshalb existiere ich als denkendes Wesen."
Das Kernselbst des Kindes bildet sich hiernach durch die Internalisierung der Vorstellung, dass das Kind ein denkendes, fühlendes, intentionales Wesen ist (im Unterschied zu Bion, in dessen Theorie das Objekt internalisiert wird).

Lecours und Bouchard (1997) haben diesen Mentalisierungsbegriff kritisiert als Beschreibung eines Resultates, dessen Entstehungsprozess erst der Untersuchung bedürfe. Sie stellen ein multidimensionales Modell von Mentalisierung vor, das die Inkonsistenz heutigen Wissens widerspiegelt und die in psychoanalytischen Erörterungen häufige Unschärfe zwischen Mentalisierung, Symbolisierung, Repräsentation, Reflexivität und Denken zu klären versucht. Nach ihnen ist das, was Fonagy „Mentalisierung" nennt, ein spezieller Mentalisierungsgrad, bei dem symbolisch-reflexive Prozesse bereits in Funktion sind.

Lecours und Bouchard (1997) schlagen vor, das seelische Material in einer Weise zu ordnen, inwieweit und wie hoch verdichtet es symbolisch encodiert ist:

- unmentalisiert und nicht verdrängt
- repräsentiert, aber noch nicht symbolisiert
- symbolisiert und verdrängt
- hochsymbolisiert, verdrängt (sprachlich gebundenes Material)

Tatsächlich könnte es klinisch sinnvoll sein, verschiedene Levels der mentalen Elaborierung und des Symbolisierungsgrades voneinander abzugrenzen.

Auch Deserno (2002) unterscheidet vier Symbolebenen und vertritt darüber hinaus die Auffassung, dass Realität grundsätzlich symbolisch ist: „Aus dem Netz der Symbolisierung kommen wir nicht heraus."

Viele Aufbaustufen von Mentalisierung (wenn wir diesen als den umfassenderen Begriff wählen) hängen nach all diesen Theorien von der feinfühligen Präsenz des guten Objekts und *seiner* Symbolisierungsfähigkeit ab. Dessen *Abwesenheit* scheint aber notwendig mit dem Symbolischen zu korrespondieren (Hirsch 2003).

In ihren weiterführenden Überlegungen knüpfen Fonagy und Target (2002) die Entstehung von Reflexivität an die Entwicklung des Affektausdrucks und der Affektrepräsentation. Zunächst werden die vom Neugeborenen mitgebrachten Basisemotionen von der Mutter gespiegelt. Mit dieser Affektabstimmung (affect attunement) erlernt das Kind, dass das, was in ihm vorgeht, tatsächlich existent, wichtig und mitteilbar ist.

Nach dem 9. Monat kommt es zusätzlich zum affektive mirroring: Ein negativer Affekt wird zwar gespiegelt, dabei aber übertrieben nachgeahmt und zwischenzeitlich durch eine kurze Pause unterbrochen, bevor die Spiegeltätigkeit fortgesetzt wird. Das Kind kann diese Spiegelung offenbar registrieren und realisieren, dass der emotionale Ausdruck der Eltern die eigene Emotionalität darstellen soll, zugleich aber auch, dass dieser negative Affekt für sie nicht so überwältigend ist wie für es selbst.

Fonagy und Target (2001) beschreiben mit dieser Spiegelung durch ein primäres Objekt auf zwei Ebenen eine Distanzierung oder Relativierung des kindlichen Affektes: Der Säugling kann im Gesicht der Mutter z. B. die Angst wiedererkennen, zugleich aber die mütterliche Distanzierung von der Angst reintrojizieren.

Die damit geschaffene Repräsentation zweiten Grades sei der Beginn der Symbolisierungsfähigkeit: Ein Vorgang der Befreiung aus einem konkreten Ablauf oder Gegenstand durch ein Denken über ihn. Bis zum zweiten Lebensjahr sei im Resultat ein kommunikativer Code entstanden, wonach der Inhalt des Affektausdrucks von der Person, die den Ausdruck zeigt, entkoppelt werden kann. Daraus resultiert die Fähigkeit zur „Als-ob-Kommunikation", die das Kind dann beim Spielen einsetzt.

Fonagy und Target nehmen dabei an, dass das Kind ein eigenes sekundäres Repräsentationssystem für die verinnerlichte Spiegelfunktion der Eltern entwickelt, in dem die gespiegelten Affektausdrücke als „protosymbolische Repräsentanzen" niedergelegt werden. Das Kind werde somit in die Lage versetzt, sich die entsprechenden Emotionen selbst zuzuschreiben bzw. anhand der so angelegten „Affektbibliothek" für sich selbst zu entschlüsseln (Tabelle 2).
Sind wir damit wieder bei Bions Alpha-Funktion? Und beschreibt dieser Vorgang die Entstehung des potentiellen Raumes hinreichend?
Bion hat zwar nicht von Melanie Klein die Auffassung übernommen, dass das Baby in einem psychotischen Zustand lebe, aber vertritt doch die Ansicht eines lebenslangen Kräftespiels zwischen der depressiven und paranoid-schizoiden Position, wobei die Möglichkeit der depressiven Position im Laufe des Lebens zunehme. Mit dem Gedanken der Alphabetisierung ist aber gleichwohl eine ähnliche Grundannahme verbunden.
Diese angeführten entwicklungspsychologischen Theorien führen zu entsprechenden behandlungstechnischen Konsequenzen, wonach Symbolisierungsfähigkeit gefördert wird:

- durch eine Haltung, die dem Patienten mehr zutraut, als er sich selbst
- indem sie den Vorgang der Affektabstimmung und des affektive mirroring aufgreift sowie
- negative Affekte „verdauen" hilft (projektive Identifizierung, Alpha-Funktion, Containment) und
- mit dem analytischen Setting den Zustand des Allein-Seins mit sich in Gegenwart eines anderen fördert.

***Tab. 2:** Entwicklungspsychologische Konzeptionen*

Monat	BION / SEGAL	WINNICOTT		FONAGY
0				
				psychic equivalence mode
3	symbolische Gleichsetzung $\beta \leftrightarrow \alpha$			
			affect attunement	
6				
		potentieller Raum		pretend mode
9			affective mirroring	
	$\beta \leftrightarrow \alpha$			
12				
				reflective mode
18	symbolische Repräsentation	Übergangsobjekt		protosymbolische sekundäre emotionale Repräsentation
24				
36	Zunehmende Symbolisierung: Märchen, Mythen, Sprache mit Bedeutungshof, „Romantik"			

- Um den selbstbeobachtenden Teil entwickeln zu helfen, werden dem Patienten in der analytischen Situation zwar die Abwehrbewegungen gezeigt, die er macht, wenn ihm der Kontakt zu dicht ist. Auf Deutungen wird aber weitgehend verzichtet, da sie zu intrusiv und als Angriffe erlebt werden.

Was bedeutet das für die KIP?
Dort, wo eine ausreichende Symbolisierungsfähigkeit besteht, es um Abgewehrtes und Verdrängtes geht, werden wir immer wieder auf die Kraft und Wahrheit der Imaginationen und Symbole treffen. Aber fördert der Imaginationsraum die Symbolisierungsfähigkeit?
Wir kennen jedenfalls Phantasien, Träume und Imaginationen, die nicht das Symbolisierungsniveau heben, sondern den Rückzug vor der unerträglichen Realität beschreiben oder sich als „Versteck" mit magischen und wunscherfüllenden Bildern herausstellen (Bahrke 2001). Schnell (2002, S. 8) zitiert eine Patientin: „Ich habe früher immer gedacht, diese Phantasien sind gut... Jetzt weiß ich, sie sind die Mafia".
In einem weiteren Abschnitt (S. 15) beschreibt sie einen Behandlungsausschnitt: „Er zieht sich in die Imagination zurück wie in ein Versteck und gibt mir Bilder wie dem Hund einen Gummiknochen... Trotzdem biete ich ihm weiterhin Tagträume an, weil ich glaube, dass es genau darum geht, den Dialog mit seinen Phantasien, Träumen wieder zu finden. Meine Aufgabe ist es, einen Sinn, eine Bedeutung in dem Geschehen zu suchen. Ich versuche, die Farbe in den grauen Bildern zu finden. Ich frage nach, will etwas genau wissen und spreche Gefühle aus, die ich meine zu spüren. Ich nehme dabei hauptsächlich die dritte Position ein, die des verstehen wollenden Beobachters. Damit signalisiere ich eine Neugierde, die er nicht hat, die ihn auch stört und die er versucht durch Öde und Langeweile zu zerstören... Ich bemühe mich also, was nicht leicht ist, mich für seine Bilder zu interessieren, für die er sich nicht interessiert, wobei ich gleichzeitig akzeptieren muss, dass er seinen Schutzraum braucht... Die Bilder selbst haben nicht die Kraft zu einer Weiterentwicklung... bekommen sie erst, wenn sie Bestandteil einer Beziehung werden."
Man kann diesen Abschnitt lesen als angestrengten Versuch der Therapeutin, dem Patienten mehr zuzutrauen als er sich selbst. Erlebt wird sie aber als eine Bedrohung, und die Imagination wird zum Kokon. Sie soll helfen, die Gefahren und Ängste einer lebendigen Beziehung abzuwehren. Die Imagination wird zum Mittel des Widerstands gegen die Übertragung.

Es kann nicht anders sein, als dass die Imaginationen die therapeutische Beziehung und die Reife der Symbolisierungsfähigkeit widerspiegeln, aber eben auch deren unreife Verzerrungen und falsche sekundäre Symbolbildungen. Nicht jede Imagination ist insofern eine Symbolbildung, an die zur Entwicklung des psychischen Raumes angeknüpft werden kann.
In solchen Zusammenhängen beschreibt die Psychoanalyse Symbolbildungen, die dekonstruiert werden müssen. Money-Kyrle (1968) spricht von Missrepräsentationen, wenn sich misslungenes Containment in das Körperbild, das Wahrnehmen und Denken einschreibt. Solche Verzerrungen würden zunächst die Symbolisierungs*störung* symbolisieren, was sich in der Übertragung manifestiere.

Gutwinski-Jeggle (2003) hat in jüngster Zeit die – wie mir scheint – hilfreiche Unterscheidung in ein Alpha- und in ein Beta-Unbewusstes eingeführt. Im Bereich des Alpha-Unbewussten sind wir in der KIP auf vertrautem Gelände: Das Symbol ist als Stellvertreter Repräsentant für etwas, was schon einmal im Wahrnehmungsbewusstsein präsent war. Existieren jedoch noch viele abgespaltene, unintegrierte traumatische Erfahrungen im Beta-Unbewussten, so sind die inneren Objekte aufgeladen mit Verzweiflung und Hass, was Rückwirkungen nicht nur auf die Wahrnehmung der äußeren Objekte und also auch uns Therapeuten, sondern auch auf das Alpha-Unbewusste hat. Mit den aus einem solchen Alpha-Beta-Verhältnis erwachsenden Imaginationen zu arbeiten, kann dann zu den im Beispiel dargestellten Schwierigkeiten führen.
Wenn es so ist, dass der erreichte Mentalisierungsgrad den Charakter der Imaginationen determiniert, stellen sich mir folgende Fragen:

1. Wie können wir die Verzerrungen des Alpha- durch das Beta-Unbewusste im Tagtraumgeschehen beschreiben, also den Mentalisierungsgrad diagnostizieren?
2. Von welchem Grad an ist ein Arbeiten mit Imaginationen sinnvoll? Sind Imaginationen z.B. dann noch therapeutisch hilfreich, wenn wir davon ausgehen müssen, dass sie in ganz entscheidender Weise angstbindende Abwehrfunktion haben oder „Ausscheidungsträume“ sind? Überspitzt formuliert: Sollten wir immer imaginativ mit dem arbeiten, „was da ist“? Oder ist es mitunter angemessener, über eine vorangestellte Arbeit an der Beziehung in Form der dargestellten psychoanalytischen Behandlungsansätze zunächst zu versuchen, „falsche“ Imaginationen (analog dem „falschen Selbst“) zu entmachten? Also neben symbolvermittelnden, das Symbolisierungsniveau hebenden Prozessen auch desymbolisierende Prozesse zwecks Auflösung falscher sekundärer Symbolbildungen anzuregen? Und schließlich:
3. Kann die KIP erfolgreiche Behandlungsstrategien entwickeln, die über die psychoanalytischen Behandlungskonzeptionen hinausweisen?

Schnell (2002) beschreibt ein Beispiel, wo eine Patientin in der Imagination einen neuen Ausdruck findet, in dem sie imaginierend über sich nachdenkt und das Bild von sich in der versteckten Kammer schafft, in der sie psychisch bis dahin gelebt und überlebt hat. Der Versteck-Raum wird zum Imaginationsraum, der Symbolisierungsprozesse ermöglicht. Was glückte hier warum?
Meine Vermutung geht in die Richtung, dass der therapeutischen Beziehung und den Übertragungsvorgängen gegenüber der Imagination eine vorrangige Bedeutung zukommt.

Das theoretische Grundkonzept des Symbolbildungsprozesses liegt bereit: In einem behutsamen Prozess den selbstbeobachtenden Teil zu fördern und in einer spiralförmigen triangulierenden Bewegung auszubauen. Dies bedeutet zunächst, dass ein Ansatz im Patienten gegeben ist, so wie Betty Joseph (1995) sinngemäß formuliert: Ich vermute, dass ein Patient nicht zu uns kommt, wenn er in seiner frühen Kindheit nie ein Objekt kennen gelernt hat, dem er Liebe und Vertrauen, in wie geringem Maß

auch immer, entgegenbringen konnte. Er wird seinen psychotischen Weg alleine gehen.
Wie aber ist dann daran anknüpfend in diesem Prozess das Zusammenspiel von Imagination und Beziehung zu verstehen? Was bewirkt das Setting, die Interaktion, z.B. auch die Bereitstellung von Gegenübertragungsphantasien, was die Imagination? Und wie wird die Imagination zu einem Symbolbildungsprozess?
Die Zeit lässt es nicht zu, weitere in der KIP-Literatur hierzu publizierte Fallvignietten darzustellen und zu diskutieren (z.B. Dieter 2000, Dieter 2003) sowie bereits geäußerte Überlegungen – z. B. „Wärme, Rhythmus, Konstanz" (Bartl 1989) – zu wiederholen. Es wird eine zukünftige Aufgabe der Vertreter unserer Methode sein, zu diesem Problemkreis klinisches Material zu sichten und zu diskutieren und so dem in der Psychoanalyse bereits vollzogenen Fokuswechsel vom Symbol hin zur Entwicklung der Symbolisierungsfähigkeit weiter zu folgen.
Dabei könnte sich herausstellen, dass die KIP ähnlich wie andere Formen der tiefenpsychologisch fundierten Psychotherapie dort an Grenzen kommt, wo eine Psychoanalyse indiziert ist. Es könnte sich aber auch herausstellen, dass sie etwas bereitstellt oder entwickeln kann, was eine Bereicherung oder Alternative darstellt. Bereits heute ist die KIP erfolgreich in der Trauma-Therapie, also in der Behandlung von Skotomen der Desymbolisierung, auch von dort könnten Impulse kommen.
Symbolisieren ist nachdenken über sich selbst in einem unbewusst-bewussten Raum: Zu sich selbst in Distanz treten können, eine beobachtende Position einnehmen, über sich nachdenken, sich selbst deuten können. Symbolbildung schafft die Fähigkeit zur Bedeutungsverleihung und ermöglicht Kommunikation im weitesten Sinne, intrapsychisch und interpersonell. Wir bewegen uns hier an einem Schnittpunkt unserer klinischen Arbeit, dessen weitere Erforschung für unser Verständnis psychischer Prozesse viel erwarten lässt.

Literatur

Bahrke, U. (2001). Imaginationen als Weg aus Orten seelischen Rückzugs – Die Beziehung von Fuchs und Hasen. In: Bahrke, U., Rosendahl, W. (Hrsg.): Psychotraumatologie und Katathym-Imaginative Psychotherapie. Lengerich, Pabst Science Publishers: 321-333.

Bahrke, U. (2003). Zum Begriff der Regression im Kontext Katathym-Imaginativer Psychotherapie. Imagination 25: 25-33.

Bartl, G. (1989). Strukturbildung im therapeutischen Prozess. Ein Beitrag des Katathymen Bilderlebens. In: Bartl, G., Pesendorfer, F.: Strukturbildung im therapeutischen Prozess. Wien, Literas.

Bion, W. R. (1962). Lernen durch Erfahrung. Frankfurt/Main, Suhrkamp.

Bion, W. R. (1963). Elemente der Psychoanalyse. Frankfurt/Main, Suhrkamp

Deserno, H. (2002). Vom Traumsymbol zur Symbolisierung. Vortrag auf der Herbsttagung der Deutschen Psychoanalytischen Vereinigung vom 20. bis 23.11.2002 in Frankfurt.

Dieter, W. (2000). Imagination und Symbolisierung bei neurotisch und ich-strukturell gestörten Patienten. In: Salvisberg, H., Stigler, M., Maxeiner, V. (Hrsg.): Erfahrung träumend zur Sprache bringen. Bern, Göttingen, Toronto, Seattle, Huber: 147-168.

Dieter, W. (2003). Katathym-Imaginative Psychotherapie bei Angstneurosen. Imagination 25: 5-40.
Freud (1915). Bemerkungen über die Übertragungsliebe. In: Freud, S. (1975): Studienausgabe, Ergänzungsband. Frankfurt, Fischer.
Fonagy, P., Target, M. (1996). Mit der Realität spielen. Zur Doppelgesichtigkeit psychischer Realität von Borderline-Patienten. Psyche 55: 961-995.
Fonagy, P., Target, M. (2001). Mentalisation und die sich verändernden Ziele der Psychoanalyse des Kindes. Kinderanalyse 9: 229-244.
Fonagy, P., Target, M. (2002). Neubewertung der Entwicklung der Affektregulation vor dem Hintergrund von Winnicotts Konzept des falschen Selbst. Psyche 56: 839-862.
Grawe, K. (1995). Grundriss einer Allgemeinen Psychotherapie. Psychotherapeut 40: 130-145.
Gutwinski-Jeggle, J. (2003). Netze und Gefäße zum Bergen von Abwesendem und Verlorenem. Gedanken zur Rolle der Sprache im Rahmen einer psychoanalytischen Theorie der Symbolbildung. Psyche 57: 1057-1084.
Hirsch, M. (2003). Psychoanalytische Wege aus der Wortlosigkeit. In: Seidler, G. H., Laszig, P., Micka, R., V. Nolting, B. (Hrsg.): Aktuelle Entwicklungen in der Psychotraumatologie. Gießen, Psychosozial Verlag: 225-248.
Joseph, B. (1995). Übertragung – die Gesamtsituation. In: Bott Spillius, E. (Hrsg.): Melanie Klein heute, Bd. 2. München/Wien, Verlag Internationale Psychoanalyse: 84-100.
Lecours, S., Bouchard, M.-A. (1997). Dimensions of mentalisation: outlining levels of psychic transformation. Int J Psychoanal 78: 855-875.
Meltzer, D. (1967). Der psychoanalytische Prozess. München/Wien, Verlag Internationale Psychoanalyse: 62-66.
Money-Kyrle, R. (1968). Cognitive development. In: Meltzer, D., O'Shaughnessy (Hrsg.) (1978): The Collected Papers of Money-Kyrle. Strath (Clunie Pr.): 416-433.
Ogden, T. (1997). Über den potentiellen Raum. Forum Psychoanal: 1-18.
Ogden, T. (2001): Analytische Träumerei und Deutung. Heidelberg, Springer.
Plänkers, T. (2003). Veränderungen im psychoanalytischen Verständnis der Angst. Psyche 57: 478-522.
Segal, H. (1957). Bemerkungen zur Symbolbildung. In: Bott Spillius, E. (Hrsg.): Melanie Klein heute, Bd. 1. München/Wien, Verlag Internationale Psychoanalyse: 202-224.
Segal, H. (1981). Die Funktion des Traums. In: Dies: Wahnvorstellungen und künstlerische Kreativität. Stuttgart, Klett-Cotta: 119-129.
Segal, H. (1996). Traum, Phantasie und Kunst. Stuttgart, Klett-Cotta.
Schnell, M. (2002). Imagination, Phantasie und Traum. Imagination 24: 7-22.
Schnell, M. (2003). Die Kraft der Bilder. Imagination 25: 60-75.
Winnicott, D.W. (1958). Über die Fähigkeit, allein zu sein. Psyche 12: 344-352.

Warum sind Imaginationen therapeutisch hilfreich? Überlegungen zu einigen Wirkfaktoren der KIP aus tiefenpsychologischer Sicht

Wilfried Dieter

Zusammenfassung

Zunächst werden jene Wirkfaktoren tiefenpsychologischer Psychotherapie genannt, die Luborsky (1995) als allgemein akzeptiert anführt. Sie werden den speziellen Wirkfaktoren der Katathym-Imaginativen Psychotherapie gegenübergestellt, die in den 50 Jahren seit der Begründung der KIP als wesentlich erkannt wurden (Kottje-Birnbacher 2001). Am bedeutsamsten scheint nicht nur bei psychodynamischen Psychotherapien im Allgemeinen, sondern auch bei der tiefenpsychologischen Psychotherapie mit Imaginationen (KIP) die therapeutische Beziehung zu sein. Die innige Verbindung der Symbolsprache des Unbewussten, wie sie sich in der Imagination darstellt, mit der Beziehungsebene zwischen Patient und Therapeut wird anhand zweier Fallvignetten dargestellt. Besonderer Wert wird auf die Verknüpfung der Imagination mit den Konzepten des potentiellen Raumes, der Übertragung/Gegenübertragung und des Widerstandes gelegt. Von hoher therapeutischer Relevanz sind dabei Überlegungen, wie bei schweren ich-strukturellen Störungen in der KIP die Reifung eines psychischen Raumes gefördert werden kann. Dabei erweisen sich die Konzepte von Bion, Winnicott und Ogden als fruchtbar und hilfreich.

Einleitung und Problemstellung

Kottje-Birnbacher (2001) stellt in ihrer „Einführung in die Katathym-Imaginative Psychotherapie" eine Zwischenbilanz dessen vor, was nach der letzten Auflage (1994) des Lehrbuchs des Begründers der KIP, Hanscarl Leuner, als wirksam in der tiefenpsychologischen Psychotherapie im Allgemeinen und in der KIP im Speziellen erkannt und beschrieben wurde (vgl. auch W. Dieter 2001).
Die KIP ist ein tiefenpsychologisch fundiertes oder psychodynamisches Therapieverfahren. Nach Luborsky (1995) gehört zu den wichtigsten Kennzeichen psychodynamischer Therapien die Nutzung einer *positiven therapeutischen Beziehung*, die häufig *supportive Elemente* enthält. Im Gegensatz zur psychoanalytischen Standardtechnik wird die Entwicklung einer Übertragungsneurose nicht gefördert. Als weiteren Wirkfaktor beschreibt Luborsky *„Selbsterfahrung und Selbstverständnis"* und misst gerade diesem Faktor die höchste Priorität bei. Ein drittes Merkmal psychodynami-

scher Therapien ist eine vergleichsweise *aktive Haltung* des Therapeuten, der damit zu einer Regressionsbegrenzung bzw. einer *Steuerung regressiver Prozesse* in der Therapie beiträgt. Die KIP ist so konzipiert, dass sie alle Wirkfaktoren einer psychodynamischen Psychotherapie nutzt und als zusätzlichen, für sie spezifischen Wirkfaktor die Imagination hinzunimmt. Ich werde mich bei meinen Überlegungen zu den Wirkfaktoren der KIP auf die Arbeit mit der Imagination beschränken.
Kottje-Birnbacher hat die Vorteile eingehend beschrieben, die sich aus dem Einsatz von Imaginationen ergeben: „Die imaginative Ebene mit ihren Möglichkeiten der Externalisierung und prozessualen Aktivierung ist (...) hilfreich bei der Bearbeitung von Konfliktsituationen und Affekten. Erregungszustände können besser bewältigt werden, *da die Affekte durch die Interventionstechniken der KIP aushaltbar werden.* Die Affektqualitäten werden vielfältiger, modulierter und differenzierter, da sie durch die *Entwicklung der Symbolisierungsfähigkeit* zunehmend in affektiv-kognitive Schemata eingebunden werden. Ferner gelingt durch die Arbeit auf der imaginativen Ebene im Dialog mit dem Therapeuten, der als Hilfs-Ich zur Verfügung steht, die *Nachentwicklung von Ich-Funktionen* und die Internalisierung von Selbstfürsorge, eine (...) *narzisstische Restitution* und die *Integration abgespaltener Ich-Anteile* durch die Bearbeitung paranoid-schizoider Mechanismen.“ (Kottje-Birnbacher 2001, S. 64 f.).

Was ist eine Imagination?

Eines der schönsten Lieder von John Lennon heißt „Imagine“, „Stell dir vor!“. Dieser Song beschreibt eine tagtraumartige Vision und beschwört in poetischer und idealistischer Weise die Macht der Phantasie, die sogar die äußere Welt verändern kann. Können Tagträume, Vorstellungen, wirklich die Welt verbessern, können sie überhaupt etwas bewirken? Können sie Gewalt und Krieg verhindern, wie Lennon sich das erträumte?
Ich gehe der Frage mit Hilfe einer literarischen Vignette nach. In Dostojewskijs Meisterwerk „Schuld und Sühne“ gibt sich die Hauptfigur, Rodion Raskolnikow, über lange Zeit einer intensiven Tagträumerei hin. Er war ein junger Mann aus einer bescheidenen ländlichen Familie, der nach St. Petersburg gekommen war, um dort zu studieren. Nach anfänglichen Erfolgen war er immer stärker in einen regressiven Sog geraten. Er hatte sich von sozialen Kontakten zurückgezogen, hatte sein Studium vernachlässigt und war in finanzielle Nöte geraten. Statt seine Intelligenz und seine Belastbarkeit zu nutzen, flüchtet Raskolnikow immer mehr in Tagträume, in denen er bevorzugt die Identität Napoleons annimmt. Er partizipiert tagträumend an der Macht seines Vorbildes und verändert dabei unmerklich seine eigenen moralischen Maßstäbe: Für einen besonderen Menschen, wie er einer ist, müssen andere Gesetze gelten als für gewöhnliche Menschen! Raskolnikow beginnt, einen Mord an einer alten Pfandleiherin zu planen, um sich seiner Geldsorgen zu entledigen. Mit genialer psychologischer Einfühlung und Intuition beschreibt Dostojewskij in dieser Phase des Romans die Unfähigkeit Raskolnikows, sich selbst, seine innere oder psychische Realität, zu verstehen. Das Drama, zunächst im Inneren des vereinsamten und ganz auf sich selbst bezogenen Mannes vorbereitet, beginnt sich im Äußeren zu vollziehen, als

ein Brief seiner Mutter eintrifft, der Raskolnikow tief aufwühlt. Es geht um die geplante Hochzeit seiner Schwester, und Raskolnikow, den mit der Schwester eine stark inzestuös gefärbte Beziehung verbindet und mit der Mutter eine aus misslungener Ablösung resultierende Hassliebe, wird in einen Strudel von double-binds hineingezogen. In der Nacht nach Erhalt des Briefes träumt er folgenden Traum, den ich verkürzt wiedergebe: Er ist als kleiner Junge mit seinem Vater unterwegs und beobachtet, wie ein Pferdefuhrwerk im Morast stecken bleibt. Der betrunkene Kutscher schlägt auf das überforderte Pferd ein, angefeuert von johlenden Kumpanen. Er steigert sich in einen wahren Rausch von Gewalt gegen das arme Tier, das er schließlich mit der Deichsel seines Fuhrwerks erschlägt. Niemand hatte Mitleid mit der bedauernswerten Kreatur, nur der kleine Junge weinte und liebkoste noch das sterbende Pferd. Voller Entsetzen war Raskolnikow aus dem Traum erwacht.
Am Tag, der auf diesen Nachttraum folgt, setzt Raskolnikow seinen Mordplan in die Tat um und erschlägt die Pfandleiherin, wie im Traum das Pferd erschlagen worden war. Warum hatte er seinen Traum nicht verstehen können? Hätte er sich nicht mit den Symbolgestalten des Traumes identifizieren können, sich in sie einfühlen? Hätte er sich nicht die Deutung geben können, dass in ihm sowohl die Möglichkeiten steckten, der brutale Kutscher zu sein, aber auch das überforderte Pferd und der kleine Junge, der als Einziger noch Zugang zu seinen Gefühlen hatte? Und hätten damit nicht Gedanken ausgereicht, und die Tat wäre nicht nötig und vielleicht auch nicht möglich geworden? Für Dostojewskij ist die Antwort klar: Die Tat war nötig, sonst hätte es keine Möglichkeit zur Sühne gegeben, zur Sühne für eine archaische Aggression, die potentiell in jedem Menschen angelegt ist. Diese Sichtweise ist bei Dostojewskij stark religiös unterlegt und kehrt als Denkfigur in vielen seiner Werke wieder, besonders eindruckvoll in den „Brüdern Karamasow". Damit die archaische Aggression (Beta-Elemente in der Terminologie Bions; Bion 1963) nicht zum Mord führt, muss sie in eine symbolische Form gebracht und auch ausgedrückt werden. Das setzt eine reife Symbolisierungsfähigkeit voraus (nach Bion eine Transformation der Beta-Elemente in Alpha-Elemente), und diese wiederum ist aufs engste verbunden mit der Verfügbarkeit eines psychischen Raumes (Plänkers 2003, W. Dieter 2003).

Psychischer Raum und psychische Realität

Aus tiefenpsychologischer Sicht würde das in einer ersten Annäherung heißen, dass es Raskolnikows unzureichend entwickelter oder zeitweise suspendierter Zugang zu seiner Innenwelt war, zu seiner Symbolisierungsfähigkeit und zu seiner Symbolverwendung, was ihn nicht nur in seinem Tagtraum, sondern in der äußeren Realität zum Mörder werden ließ.
Der verstörende Brief der Mutter löste im Sinne einer „ausgewählten Tatsache" („selected fact"; Bion 1970) eine pathologische Regression aus, die zu einer entscheidenden weiteren Schwächung der bereits eingeschränkten Symbolisierungsfähigkeit Raskolnikows führte. Bion (1962) hat diesen Vorgang als Regression des Erlebens von der depressiven auf die paranoid-schizoide Position beschrieben und Segal (1996) als

Regression der Symbolisierungsfähigkeit von der „symbolischen Repräsentation" zur „symbolischen Gleichsetzung".

Aus dem Gesagten könnte man folgenden Schluss ziehen: *Tagträume*, wie Raskolnikow sie hatte, sind *Ausdruck eines fehlenden psychischen Raumes* (Plänkers 2003, W. Dieter 2003). Sie können damit dem Individuum nicht helfen, Unerträgliches wirklich loszuwerden, weil sie ein Ausdruck innerer Isolation und Einsamkeit sind und keinen Anschluss an einen Container herstellen. Sie taugen lediglich zum „Ausstoßen" des Unerträglichen, zur Flucht vor der inneren oder äußeren Realität und speisen abwehrbedingte Größenphantasien. Lösungen, die eine kreative Nutzung eines psychischen Raumes voraussetzen, können so nicht gefunden werden.

Alles, was der Tagtraum nicht bieten kann, bietet im Gegensatz dazu die *Imagination*, die meiner Ansicht nach begrifflich scharf vom Tagtraum abgegrenzt gehört: Die Möglichkeit, pathologische Regressionen zu begrenzen; eine Beziehung von Container und Contained; eine Hilfe bei der Reifung von Symbolisierungsprozessen und das Auffinden kreativer Lösungen durch die Nutzung eines psychischen Raumes. Der *Tagtraum* ist ein Phänomen der Ein-Personen-Psychologie, die *Imagination* dagegen gehört in den Kontext einer triangulären psychologischen Struktur. Sie kommt als triangulierender Faktor zu einer Zwei-Personen-Konstellation hinzu, sie gehört also in einen Beziehungskontext (J. Dieter 2000).

Der psychische Raum bildet sich nicht von alleine, sondern nur mit Hilfe einer ganz *spezifischen Beziehung*, die in der Kindheit von der Mutter und in der Psychotherapie vom Therapeuten zur Verfügung gestellt wird (Stichworte: Holding, Containing, Alpha-Funktion, Rêverie). Die wichtigsten Konzepte zum psychischen Raum gehen auf Winnicott zurück: Mit Übergangsraum (Winnicott 1951), potentiellem Raum (Ogden 1997) oder imaginativem Raum (Schnell 1997, 2002) werden Aspekte des psychischen Innenraums beschrieben, der unter förderlichen Bedingungen im Rahmen der Trennungsprozesse von Subjekt und Objekt entsteht und eine zentrale Rolle für das Verständnis der menschlichen Fähigkeit zur Bildung und zum Gebrauch von Symbolen einnimmt. Die Symbolbildung wird in der frühen Kindheit am wirkungsvollsten unterstützt durch das kindliche Spiel. Um in sich selbst etwas Eigenes, ein wahres Selbst, aufbauen und seinen zunächst rudimentären und sich dann immer weiter entwickelnden psychischen Innenraum nutzen zu können, muss das Kind die Erfahrung machen, dass die Mutter selbst über einen solchen „Spielraum" verfügt. Sie muss ihm ihren mütterlichen „Spielraum" zur Interaktion zur Verfügung stellen, zu der auch zeitweiliges Alleinsein gehört. Die interaktive Begegnung des kindlichen und des mütterlichen „Spielraums" führt irgendwann dazu, dass der psychische Innenraum zum potentiellen Raum wird, zum Möglichkeitsraum, zum Raum der Phantasie und der Kreativität. Die psychische Realität des Kindes bildet sich so durch die ständige Begegnung seiner eigenen inneren Welt der unbewussten Phantasien mit den unbewussten Phantasien des Objektes und der äußeren Welt der realen Ereignisse.

Ein weiterer Gesichtspunkt kommt hinzu: Die psychische Realität, der psychische Innenraum im Allgemeinen und der potentielle Raum im Speziellen, sind nicht nur aus einer ständigen Interaktion zwischen der unbewussten Phantasie des Subjekts, des Objekts und der äußeren Realität entstanden. Sie müssen auf Grund der dynamischen Natur des Unbewussten *ständig neu erschaffen* werden. Hier berühren sich die

Konzepte von Winnicott (1951) und Ogden (1997), von Schnell (1997, 2002) und von Bion (1962, 1963, 1965) aufs Engste. Nicht nur der potentielle Raum kann in seiner Verfügbarkeit ständig verloren gehen und muss wieder neu aufgebaut werden. Sondern das Gleiche gilt auch für die depressive Position und die symbolische Repräsentation (Segal 1996), die nach Bion in einer dynamischen Wechselbeziehung zur paranoid-schizoiden Position und zur symbolischen Gleichsetzung stehen.
Wenn wir eine Imagination als Externalisierung einer inneren Objektbeziehung verstehen, stellt sich die Frage, wohin die Projektion erfolgt. Im Gegensatz zu Leuner, der vom Konzept einer „Projektionsneurose" ausging, erscheint es mir schlüssiger anzunehmen, dass die Imagination im „imaginativen Raum" (Schnell 1997, 2002) zu orten ist und damit in einem Beziehungskontext zwischen Patient und Therapeut. Die meines Erachtens wichtigste Schlussfolgerung lautet daher: *Erst die Übertragungs-Gegenübertragungs-Beziehung macht die Imagination im psychischen Sinn zu einer realen und damit potentiell hilfreichen Erfahrung.* Denn „wenn man es ernst nimmt, dass die psychische Realität immer die unbewussten Phantasien und die Außenwelt widerspiegelt, dass sie aus der Interaktion von äußerer und innerer Realität entstanden ist, so entsteht sie ständig, und dieser Prozess ist dann nicht unabhängig von der psychischen Realität des Therapeuten zu denken. Das heißt, Realität kann dem Patienten nicht objektiv, sondern nur über ihre Abbildung in der psychischen Realität des Therapeuten vermittelt werden" (Achilles 2004, S. 505). Mit anderen Worten: *Der Therapeut muss sich ständig beim Begleiten einer therapeutischen Imagination auf einer vorbewussten und unbewussten Ebene Gegenübertragungs-Imaginationen erlauben.* Auf keinem anderen Weg kann er sich mit seiner Empathie in den Patienten und dessen formal regredierte bildersprachliche Denkprozesse einfühlen. Die hierbei wirksamen Übertragungs-Gegenübertragungsprozesse müssen nicht ständig bewusst wahrgenommen werden, und sie müssen nicht einmal angesprochen werden, um therapeutisch wirksam zu sein. Aber sie müssen in ihrer Wirklichkeit erkannt werden, um Widerstände zu bearbeiten, wie ich nachher zu zeigen versuchen werde.
Aber zunächst möchte ich ein Phänomen beschreiben, das beinahe jedem KIP-Therapeuten vertraut ist und das die universelle und permanente Bedeutung der Übertragung illustriert. Sehr häufig sind Therapeuten überrascht, wenn Patienten nach einer üppigen, farbigen, vollen Imagination ein karges, fahles, leeres gemaltes Bild in die nächste Stunde mitbringen. Das gemalte Bild spiegelt die innere Befindlichkeit des Patienten wider, der von seinem Therapeuten getrennt war, als er sich zuhause hinsetzte, um das Bild zu malen. Dass er sich verlassen und entleert fühlte, war ihm aber nicht bewusst. Die Zeichnung verrät die Übertragungsphantasie und die darin enthaltene Sehnsucht nach einem Objekt, in dessen hilfreicher Gegenwart das eigene Innere üppig, farbig und voll erlebt werden kann. Je nach Stand der Therapie und der therapeutischen Beziehung kann oder muss eine solche Manifestation der Übertragung angesprochen werden. Dabei sollte der Therapeut sorgfältig darauf achten, derartige Übertragungswiderstände dem Patienten nicht in versteckter Form zum Vorwurf zu machen.

Implikationen für die Behandlungstechnik

Wenn eine „Vorstellung" erst durch die Übertragung und Gegenübertragung zur therapeutischen Imagination wird, ist es nicht mehr sinnvoll, Imaginationen oder gar gemalte Bilder aus der Nachbearbeitungsphase nach dem Muster zu untersuchen: „Wo ist der Therapeut im Bild?" *Der Therapeut ist immer im Bild,* aber eben im unbewussten, der Abwehr anheim gefallenen Bild! Ogden (2001) greift in seinem Konzept des „analytischen Dritten" Winnicotts (1951, 1971) Verständnis des therapeutischen Prozesses als Überschneidung der Spielbereiche des Patienten und des Therapeuten auf. Nach Ogden (2001) erschaffen der Patient und der Therapeut in der Therapie ständig dritte Objekte, die zum Gegenstand des gemeinsamen Nachdenkens und der gemeinsamen Suche nach Bedeutung werden. In der KIP sind diese „analytischen Dritten" vor allem Imaginationen, bildhafte Gestaltungen, an deren Entstehung beide Protagonisten, der Therapeut ebenso wie der Patient, beteiligt sind. Das tiefenpsychologisch grundlegende Konzept des „dynamischen Unbewussten" lässt es ganz logisch erscheinen, dass in jeder psychodynamischen Therapie, also auch in der KIP, zu jedem Zeitpunkt und universell Widerstände auftreten. So betrachtet ist bereits das innere Bild, die Vorstellung, die der Patient bewusst beim Imaginieren erlebt, durch Widerstände beeinflusst. Und natürlich gilt das noch mehr für den verbalen Bericht an den begleitenden Therapeuten, der stark zensuriert ist, für die Einfälle in der Nachbesprechung, für gemalte Bilder und andere Gestaltungen. Moderne Konzepte des Widerstands (Gill 1994) verstehen *Widerstände als interpersonelle Phänomene* und verknüpfen Widerstand und Übertragung damit unauflösbar. Widerstandsanalyse wird Übertragungsanalyse und umgekehrt. Der Universalität des Widerstands wird nur ein Verständnis der Universalität der Übertragung und der Gegenübertragung gerecht.

Für die KIP-Behandlungstechnik heißt das: *Am verlässlichsten für den Therapeuten bei der Begleitung einer Imagination eines Patienten sind seine eigenen inneren Bilder,* die in ihm auftauchen und die man etwas vereinfacht als Gegenübertragungsimaginationen verstehen kann. Denn es ist unmöglich, dass Therapeut und Patient das Gleiche „sehen" (hören, riechen, tasten, schmecken).

Eine kurze Vignette soll das Gesagte veranschaulichen. Eine junge Patientin „bilderte" als erste Imagination eine Wiese, die plötzlich von erschreckenden, breiten und tiefen schwarzen Gräben durchzogen war. Es gelang mir in der Begleitung zunächst nicht, der Patientin ein Gefühl von Halt und Sicherheit zu vermitteln. Sie starrte in die schwarze Tiefe und beschrieb einen Furcht erregenden Sog, der von dieser Tiefe auszugehen schien und der auch mich ergriff. Ich konnte aber dennoch bei meinem dicht begleitenden und stützenden Interventionsstil bleiben und merkte, als ich mich ein wenig ruhiger fühlte, dass die schwarze Tiefe auch etwas Verlockendes hatte. Irgendwann tauchte in mir die Vorstellung auf: Wenn die ganze Erde gespalten wäre, könnte man vielleicht durch sie hindurch ins Weltall schauen und die Sterne sehen. Nachdem die Patientin ein Gefühl von großer Einsamkeit neben dem Gefühl von Angst beschrieben hatte, sagte ich, mein eigenes inneres Bild zu Hilfe nehmend, zu ihr: „In einer solchen schwarzen Leere kann man sich ja fühlen wie im Weltraum..." Im nächsten Moment erlebte sich die Patientin im All schwebend, geschützt durch einen Raumanzug, und teilte mir lächelnd mit, dass gerade Meteoriten an ihr vorüberzögen. Sie werde sich einmal für eine Weile auf einem von ihnen niederlassen: „Ein bisschen karg, aber ganz nett zum Rasten, bevor es weitergeht.“ Der Übertragungsaspekt ist hier ganz deutlich. Eine hilfreiche Übertragungsphantasie in der Imagination konnte die Patientin erst bilden, als ich in meiner Gegenübertragung meine eigene Furcht aushalten und in der Folge selbst ein Bild entwickeln konnte, das wieder ein wenig Hoffnung und Möglichkeiten enthielt. Allerdings gibt es auch therapeutische Situationen, in denen man keine derartigen Bilder in der Gegenübertragung findet und in denen trotzdem etwas Positives in der therapeutischen Beziehung geschehen kann: Die Erfahrung, dass ein anderer Mensch bereit ist, das Schreckliche und vielleicht gar nicht Sagbare gemeinsam mit einem auszuhalten.

Damit wird nicht nur die Motivvorgabe ein interaktioneller Prozess, sondern die Imagination selbst. Das Gleiche gilt für die Nachbesprechung und die Phase des Durcharbeitens. Das beschriebene Verständnis der Imagination als Analogon zum „analytischen Dritten“ und als interaktiver Prozess mit permanenter Übertragungs- und Widerstandsreflexion widerspricht fundamental den vorwurfsvoll-kritischen Stimmen der KIP gegenüber, in der KIP werde dem Patienten ein vorgefertigtes, quasi genormtes Motiv übergestülpt. Im Gegenteil: So verstanden entspricht die KIP exakt den Forderungen an eine tiefenpsychologisch fundierte oder psychodynamische Psychotherapie.

Literatur

Achilles, P. (2004). Psychische Realität und Subjektbegriff. Psyche - Z Psychoanal 58: 487-515. Stuttgart, Klett-Cotta.

Bion, W. R. (1962). Lernen durch Erfahrung. Frankfurt a. M., Suhrkamp 1990.

Bion, W. R. (1963). Elemente der Psychoanalyse. Frankfurt a. M., Suhrkamp 1992.

Bion, W. R. (1965). Transformationen. Frankfurt a. M., Suhrkamp 1997.

Bion, W. R. (1970). Attention and Interpretation. London, Tavistock Publications.

Dieter, J. (2000). Symbolbildung und ihre Bedeutung für die Psychotherapie. Imagination 2000; 1: 5-28. Wien, Facultas.

Dieter, W. (2001). Die Katathym-Imaginative Psychotherapie. Imagination 2001; 3: 5-37. Wien, Facultas.

Dieter, W. (2003). Katathym-Imaginative Psychotherapie bei Angstneurosen. Imagination 2003; 4: 5-40. Wien, Facultas.

Gill, M. M. (1982). Die Analyse der Übertragung. Frankfurt a. M., Fischer 1994.

Kottje-Birnbacher, L. (2001). Einführung in die Katathym-Imaginative Psychotherapie. Imagination 2001; 4: 5-78. Wien, Facultas.

Leuner, H. (1994). Lehrbuch der Katathym-Imaginativen Psychotherapie. Bern, Huber.

Luborsky, L. (1984). Einführung in die analytische Psychotherapie. Heidelberg, Springer 1995

Ogden, T. (1997). Über den potentiellen Raum. Forum Psychoanal 13: 1-18. Heidelberg, Springer.

Ogden, T. (2001). Analytische Träumerei und Deutung. Heidelberg, Springer.

Plänkers, T. (2003). Veränderungen im psychoanalytischen Verständnis der Angst. Psyche – Z Psychoanal 57: 478-522. Stuttgart, Klett-Cotta.

Schnell, M. (1997). Der imaginative Raum. In: Kottje-Birnbacher, L., Sachsse, U., Wilke, E. (Hrsg.): Imagination in der Psychotherapie: 207-215. Bern, Huber.

Schnell, M. (2002). Das Geißlein im Uhrenkasten und die Frau im Kleiderschrank. Die Entwicklung des Spielraums und der Dialog mit dem Selbst. Imagination 2002; 2: 24-38. Wien, Facultas.

Segal, H. (1996). Traum, Phantasie und Kunst. Stuttgart, Klett-Cotta.

Winnicott, D. W. (1951). Übergangsobjekte und Übergangsphänomene. In: Winnicott, D. W.: Von der Kinderheilkunde zur Psychoanalyse. München, Kindler 1976.

Winnicott, D. W. (1971). Playing and Reality. In: Winnicott, D. W.: Vom Spiel zur Kreativität. Stuttgart, Klett-Cotta 1973.

Stufen der Triangulierung – Zwischen Dyade und Triade in der Katathym-Imaginativen Psychotherapie

Jadranka Dieter

Zusammenfassung

Im ersten Teil zeichnet die Arbeit den tiefenpsychologischen Diskurs nach, der von der Ein-Personen-Psychologie über die Zwei-Personen-Psychologie zur Drei-Personen-Psychologie führte. Erläutert werden dabei verschiedene Konzepte zur intrapsychischen Triangulierung, und beschrieben werden Erlebnisweisen und seelische Strukturen im Kontext von Dyade und Triade. Im zweiten Teil zeigt die Autorin die besonderen Vorteile der KIP bei der Behandlung neurotischer und vor allem ich-strukturell gestörter Patientinnen und Patienten auf. In solchen Therapien hat eine Reifung der inneren Objektbeziehungen und der Fähigkeit zur Symbolbildung und Symbolverwendung oberste Priorität. Die entsprechende KIP-Behandlungstechnik wird anhand einer ausführlichen Vignette illustriert. Im Weiteren arbeitet die Autorin heraus, dass triadisches Erleben und Symbolbildung befriedigende Erfahrungen in dyadischen Kontexten voraussetzen. Die Entwicklung eines potentiellen Raumes und die „dritte Position“, die ein Nachdenken über das eigene Selbst und dessen Erleben erlaubt, werden dabei ausführlich gewürdigt. Die Triangulierung seelischer Prozesse geschieht in Stufen, folgt dabei aber nicht einer linearen Gestalt, sondern vollzieht sich in Form von Rückbeziehungsprozessen und mit Hilfe einer ständigen Verknüpfung dyadischer und triadischer Erlebnisformen, und das bereits ab der Geburt.

Stufen der Triangulierung

In den letzten 30 Jahren wurde unter verschiedenen Beobachtungsperspektiven die Bedeutung des dyadischen und des triadischen Erlebens des Menschen von vielen Forschern formuliert. Die psychoanalytische Theorie entfernte sich allmählich von der Kernvorstellung, die Zweierbeziehung zwischen Mutter und Kind sei maßgeblich verantwortlich für die psychische Entwicklung des Kindes, und erkannte immer deutlicher, wie entscheidend wichtig für diesen Prozess die weiteren Beziehungen des Kindes sind, z. B. die Vater-Kind-Beziehung.

Symbiotisches Erleben und Loslösung bzw. Trennung sind Grundthemen der psychischen Entwicklung und des menschlichen Zusammenlebens. Unter Symbiose ist eine „Vorstellung von völliger Übereinstimmung, von der libidinösen Begegnung bis hin

zur fusionär-symbiotischen Verschmelzung" (Metzger 2000) zwischen zwei Personen (in einer Dyade) zu verstehen. Durch etwas Drittes oder durch eine dritte Person kann diese Symbiose in Richtung Loslösung und Individuation aufgelöst werden.
Das Dritte beeinflusst und verändert die aktuelle Situation und bringt Veränderung und damit neue Möglichkeiten der Entwicklung. In der psychoanalytischen Theorie hat diese Funktion der Vater, der die Entwicklung in Richtung Triade ermöglicht. Damit rückte die Bedeutung des Vaters für die psychische Entwicklung des Kindes – der Vater als realer Repräsentant des Dritten – allmählich in den Fokus psychoanalytischer Überlegungen.
Grob zusammengefasst lassen sich folgende theoretische Grundgedanken hinsichtlich der dyadischen und der triadischen Entwicklung der inneren Welt des Menschen formulieren:

- Allen theoretischen Konzepten liegt der Gedanke zugrunde, dass sich die innere Welt des Menschen im Rahmen seiner konkreten dyadischen und triadischen Beziehungserfahrungen entwickelt. Das, was das Kind letztlich internalisiert, ist nicht nur die Repräsentanz des Anderen (Objekt) als solches, sondern die Form oder die Qualität einer Interaktion zwischen dem Selbst und dem Anderen. Diese wichtigen Erfahrungen formen sowohl die Selbst- als auch die Objektrepräsentanzen. Aus den Ereignissen in der äußeren Welt entstehen Erlebnisse der Innenwelt.
- Der Mechanismus der „**frühen Triangulierung**" wurde von Abelin (1971) erstmals formuliert. Frühe Triangulierung ist ein eigener Organisator des psychischen Apparates, der sowohl Objektbeziehungen strukturiert als auch Denkprozesse organisiert.
- Voraussetzung für die Etablierung des Dritten als inneres Objekt ist die kindliche Wahrnehmung der elterlichen Beziehung. Ab dem **18. Lebensmonat** in etwa dürften sich neben den schon früher (schon ab 4 Monaten beobachtet; von Klitzing 1998) entstehenden Repräsentanzen des **Selbst mit der Mutter** und des **Selbst mit dem Vater** auch die Repräsentanzen des **Selbst mit dem Elternpaar** herausbilden, die die Wahrnehmung und die Innenwelt des Kindes entscheidend strukturieren. Die Verinnerlichung der Beziehung von Mutter und Vater als Paar ist der Grundstein für die intrapsychische Triangulierung und die Etablierung der triadischen Struktur im Inneren des Kindes.
- Erst die intrapsychische Etablierung der Verbindungsrepräsentanz von Mann und Frau als verbundenes elterliches Paar ermöglicht wechselseitige Identifizierungen und innere Perspektivenwechsel. Das ist auch die Voraussetzung für die ödipale Triangulierung und für die psychische Repräsentation der geschlechtlichen Kernidentität.
- In jeder Dyade ist die Möglichkeit zur Triade und damit die potentielle Triangulierung angelegt. Die Dyade ist die Basis der menschlichen Beziehungsentwicklung. Eine sichere Erfahrung in der primären Zweierbeziehung stellt den Grundstein dar, damit das Kind die Erfahrungen mit dem Dritten zulassen kann.
- Eine trianguläre Innenwelt, die auf dem Dreieck Selbst-Mutter-Vater basiert, ist von weittragender Bedeutung für die Trieb- und die Ich-Entwicklung, für die Symbolbildung bzw. für das Denken überhaupt.

- Es gibt aber noch eine weitere wichtige väterliche Ebene, und das ist der **Vater im Inneren der Mutter** oder nach Lacan der **symbolische Vater**, „der Vater in der Mutter" (zit. nach Lang 1999), ihre väterliche Repräsentanz, also die triadische Struktur in der Mutter, die sie dem Kind auch vermittelt. Nach Lacan muss die väterliche Repräsentanz in der Mutter vorhanden sein, bevor der Vater real an Bedeutung gewinnen kann.
- Nach Fonagy (1998a, 1998b) wird die erste intrapsychische Triade zwischen dem Selbst, dem Objekt und dem beobachtenden Dritten (Britton 1997) gebildet. Der beobachtende Dritte, auch das **reflektierende Selbst** oder Metakognition genannt, beobachtet die Interaktionen zwischen Subjekt und Objekt und versucht, die Motivationen, Glaubensvorstellungen und sonstige Vorgänge im Austausch der beiden zu erklären.
- Die triadische Beziehung ist auch die Voraussetzung für das Entstehen von Übergangsräumen und -phänomenen, für das Spiel und für die Symbolisierungsfähigkeit.
- Trotz seiner bei neueren Säuglingsforschungen festgestellten Kompetenz braucht der Säugling zunächst einen überwiegend dyadisch-unabgegrenzten oder symbiotischen Modus des Erlebens. Zugleich finden auch triadische Erfahrungen und Interaktionen statt, weil das Kind grundlegend neugierig ist und sein Umfeld erforschen möchte. Es wird davon ausgegangen, dass in jeder entwicklungspsychologischen Phase im Grunde genommen eine Mischung von dyadischen und triadischen Interaktionen gegeben ist, die unser Erleben entscheidend prägen. Daher lässt sich die psychische Entwicklung am besten als ein ständiges Wechselspiel zwischen Dyade und Triade darstellen (Metzger 2002).

Welche Bedeutung haben diese Überlegungen für die KIP?

Die **Katathym-Imaginative Psychotherapie** ist eine tiefenpsychologisch fundierte Psychotherapiemethode, die auf den theoretischen Konzepten der Anerkennung des dynamischen Unbewussten, der Bedeutung von Übertragung und Gegenübertragung und von Abwehr und Widerstand basiert. Zu diesen Grundkonzepten kommt noch der Einsatz von Imaginationen hinzu.

Jede Psychotherapie, und die KIP noch einmal im Besonderen, ist von Anfang an potentiell triadisch strukturiert (Patient, Therapeut und das Dritte, das in der Beziehung zwischen ihnen entsteht; Abb. 1). Durch die Möglichkeit der Imaginationen, die vom Therapeuten begleitet werden, ergeben sich in der KIP noch weitere Erfahrungsmöglichkeiten sowohl auf der dyadischen wie auch auf der triadischen Ebene (Abb. 2, in Anlehnung an Grieser 2003).

Die behandlungstechnischen Überlegungen, die sich aus der Betrachtung der dyadischen und der triadischen Vorgänge für den therapeutischen Prozess in der KIP ergeben, möchte ich anhand der folgenden Imagination darstellen.

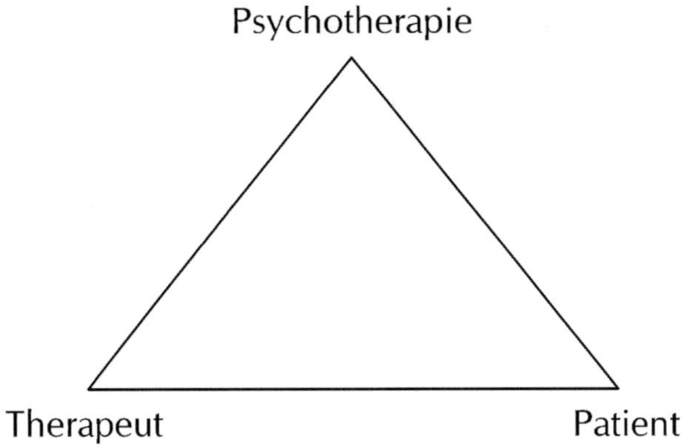

Abb. 1: *Reale Rahmenbedingungen in der Psychotherapie*

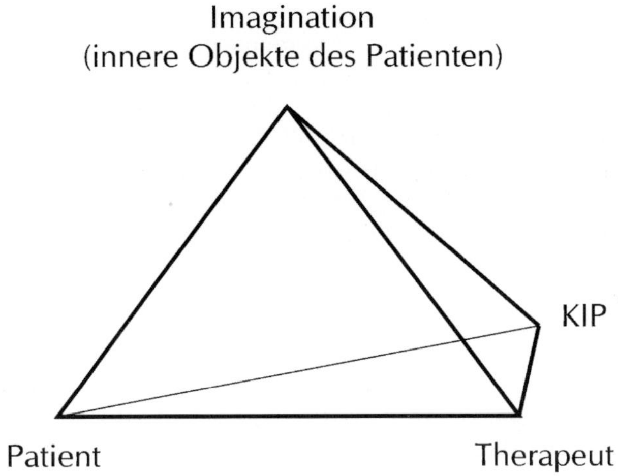

Abb. 2: *Psychotherapeutische Situation*

Eine in ihrer Kindheit schwer traumatisierte Patientin imaginierte in der 44. Therapiestunde zum Motiv „**Sicherer Raum**“ Folgendes:

> Am Anfang der Imagination befindet sich die Patientin auf einer idyllischen Wiese, die sie sehr gut beschreiben und genießen kann. Es kommt zu einer spontanen Altersregression (6 bis 7 Jahre), in deren Rahmen sie mit einem Teddybär an der Hand fröhlich durch die Gegend wandert. Plötzlich wird alles dunkel, und alles dreht sich um sie herum – sie ist wie in einem Strudel. Die Dunkelheit ist so

> wie damals zuhause im Keller, und sie hat ganz viel Angst. Durch Berührung der umliegenden Wände gelingt es ihr, die Umgebung um sie herum besser wahrzunehmen. Es ist ein dunkles Loch mit einer Leiter, die zu einer Tür führt, und einem kleinen Fenster, ganz oben, unerreichbar für sie. Dabei wird sie immer jünger – bis sie in etwa 3 Jahre alt ist. Aus diesem Loch würde sie gern herauskommen, aber die Wege sind versperrt. Das Fenster kann sie nicht erreichen, und im Raum hinter der Tür vermutet sie den sie missbrauchenden Vater. Sie ist beherrscht von Angst, sie fühlt sich ohnmächtig und vollkommen hilflos. Alle meine Versuche, ihr zu helfen, aus dieser Situation herauszukommen, kann sie nicht annehmen. Jeder Versuch herauszukommen, würde noch Schlimmeres bedeuten. Der einzige Trost in dieser Situation ist ihr Teddybär, den sie fest an sich drückt. So endet schließlich diese Imagination.

Nach der Imagination wirkte die Patientin sehr nachdenklich und traurig, aber auch ein wenig erleichtert. Sie kauerte sich auf der Couch zusammen und schaute mich verlegen an. Sie erinnerte mich an ein verletztes und mir ausgeliefertes Tier. In ihrem Blick glaubte ich eine tiefe Einsamkeit und Sehnsucht zu verspüren. Es umhüllte uns ein minutenlanges Schweigen. Ich war zutiefst betroffen und sprachlos. Während dieser Zeit entstand in mir ein Gefühl der Verbundenheit und Wärme.
In den nachfolgenden Tagen musste ich immer wieder an meine Patientin denken in der Sorge, wie es ihr wohl gehe. In die nächste Stunde kam sie lächelnd und schwungvoll, mit drei verschiedenen, mit Ölfarben gemalten großformatigen Bildern, die sie zu der Imagination gemalt hatte und die sie mir mit dem Stolz einer Künstlerin präsentierte.
Bevor ich diese Imagination unter dem Aspekt der dyadischen und der triadischen Vorgänge näher betrachte, möchte ich Folgendes bemerken:
Jede Imagination beginnt mit der **psychovegetativen Entspannung**, die nach bestimmten Vorgaben eingeleitet wird. Diese Entspannung fördert die Regression und entspricht auf der Übertragungsebene einem dyadischen Beziehungsangebot im Sinne von symbiotischem Erleben, von sich anvertrauen und tragen lassen, von Nähe und Sicherheit erleben und von gehalten werden. Eine gute dyadische Beziehung ist nach meiner Auffassung vor allem durch folgende theoretische Konzepte charakterisiert: Winnicotts Trias von Holding Function, Handling und Object Presenting (Winnicott 1973); Bions Containment-Konzept (Bion 1962); Alpha-Funktion des Therapeuten und seine Fähigkeit zur „Rêverie“ (träumerische Gelöstheit, Bion 1963); Hilfs-Ich-Funktion und Selbstreflexivität des Therapeuten (Mentalisierung nach Fonagy 1998a) und seine technische Neutralität; Sterns Konzept von Affect-Attunement (Stern 1985) und das Konzept der mütterlichen Feinfühligkeit aus der Bindungsforschung (Spangler u. Zimmermann 1997, Brisch 1999).
Schon im Kontext der Entspannung können wir erkennen, zu welcher Art des dyadischen Erlebens unsere Patienten überhaupt fähig sind. Die Vorgabe zur Entspannung ist zugleich ein Beitrag des Therapeuten, die Regression zu fördern und die Übertragung anzuregen und zu unterstützen. Vor allem frühgestörte Patienten, bei denen entsprechende gute Erfahrungen und Repräsentanzen fehlen, haben oft Probleme, sich adäquat zu entspannen und dem dyadischen Erleben zu überlassen. Die techni-

sche Vorgabe der Entspannung, die immer wieder in der gleichen Art und Weise stattfindet, strukturiert den therapeutischen Rahmen und bekommt im Laufe der Zeit die Bedeutung eines wichtigen Rituals, das beruhigend wirkt und letztlich Sicherheit gibt (im Sinne von „Wärme, Rhythmus und Konstanz" nach Bartl 1989).

Bei meiner oben genannten Patientin war die Entspannungssituation anfangs schwierig. Sie blieb auf der Couch sitzen, konnte aber die Augen schließen. Sie kauerte sich in sich zusammen und machte sich ganz klein, nahm meinen auf der Couch liegenden Plüschbär und drückte ihn fest an sich. So konnte sie sich schließlich mit Hilfe dieses Übergangsobjekts auf die Regression einlassen. Vermutlich hatte sie am Anfang Angst, mit geschlossenen Augen durch den regressiven Sog die Abwehrschranke nicht mehr aufrechterhalten zu können und von ihren unerträglichen Affekten überflutet zu werden bzw. das gute, aus der Übertragungsbeziehung entstehende, aber sich erst langsam etablierende Objekt zu verlieren oder gar zu zerstören. Der Plüschbär war ein Übergangsobjekt, das eine Brücke zu mir als Repräsentantin der neuen Objekterfahrung und zur Realität ermöglichte.

Schon die Entspannungsphase – und vor allem dann die Imagination selbst – wird entscheidend von den aktuellen Übertragungs- und Gegenübertragungsprozessen beeinflusst. Die Übertragung verstehe ich hier auch als die unbewusste Phantasie des Patienten über den Therapeuten und die Gegenübertragung als die unbewusste Phantasie des Therapeuten über den Patienten. Beides ist von den Objektrepräsentanzen der jeweils Beteiligten bestimmt. Die **Motivvorgabe** als ein Bestandteil der psychotherapeutischen Methode und als das Dritte entsteht auf der innerpsychischen Ebene aus den Objektrepräsentanzen des Therapeuten und ist ein Konglomerat aus seiner aktuellen Gegenübertragung (zumeist dyadische Ebene) bzw. aus dem Reflexionsprozess des bisherigen therapeutischen Geschehens (triadische Ebene). Die Motivvorgabe ist also ein Produkt eines interaktionellen Geschehens zwischen dem Patienten und dem Therapeuten, aber auch das Dritte, das angeboten wird, um den psychischen Raum zu ermöglichen und zu füllen.

Die **Imagination** des Patienten ist eine regressiv bildhafte Darstellung seiner Selbst- und Objektrepräsentanzen und der aktuellen Übertragung bzw. der unbewussten Phantasie des Patienten über den Therapeuten. Die Imagination ist ebenfalls eine Schöpfung eines interaktionellen Geschehens, nach Ogden (2001) ein **intersubjektiver analytischer Dritter**, oder ein Kunstwerk, das aus dem potentiellen Raum zwischen dem Patienten und dem Therapeuten entsteht. Dieses Dritte ist ein eigener Raum, ein imaginativer Raum (Schnell 1997), der neue Möglichkeiten bietet (im Sinne von Möglichkeitsraum, Phantasieraum, Spielraum, Übergangsraum, Erfahrungsraum, aber auch Schutzraum und Container) und kann sowohl für dyadisches wie auch für triadisches Erleben genutzt werden.

Wenn wir die Überlegungen von Schoenhals (1993, 1997) über das **analytische Dreieck** heranziehen, dann stellt die Imagination auch eine Art Container zur Verfügung, der unter anderem dafür verwendet werden kann, das innere Objekt des Patienten nicht nur in den Therapeuten zu projizieren, sondern auch in diesem Container ablegen zu können. In diesem Fall ist die Imagination etwas Drittes, zwischen dem Patienten und dem Therapeuten Stehendes und für sich Abgegrenztes. Das kann sowohl dem Patienten als auch dem Therapeuten hilfreich sein. Der Patient wird

dadurch weniger Ängste entwickeln, durch seine destruktiven und verfolgenden inneren Objekte sich selbst oder den Therapeuten womöglich zu zerstören. Der Therapeut bekommt hier durch die Imagination des Patienten ebenfalls eine zusätzliche Möglichkeit, die triadische Ebene besser aufrechterhalten zu können und sich vom inneren Objekt seines Patienten nicht zu lange vereinnahmen zu lassen.
Die oben zitierte Imagination wurde von meiner Patientin vorwiegend auf der dyadischen Ebene genutzt. Unter dem Schutz der Sicherheit gebenden Patientin-Therapeutin-Beziehung wurde die Imagination als sicherer Raum für die Konfrontation mit dem bedrohenden Introjekt genutzt. Die Patientin fand sich direkt in ihrem traumatischen Erleben vor, in dem sie als dreijähriges Mädchen oft aussichtslos versuchte, sich vor dem tobenden und gefährlichen Vater zu verstecken. Sie ließ mich an ihrer großen Angst, Verzweiflung und Ohnmacht teilnehmen. Ich war zugleich eine zuschauende wie auch hilflose Mutter, eine Mutter, die sie allzu gut kannte und die ihr letztlich nicht helfen konnte. Es kam hier zur so genannten **„traumatisierenden Übertragung"** nach Holderegger (1998). Das ist eine Form von projektiver Übertragung, bei der der Patient den Analytiker in die Lage des traumatisierten Kindes hineinmanövriert und diesen dabei hautnah erleben lässt, von welchen inneren unbewussten Szenarien, Introjekten und Affekten sich dieses bedroht fühlt (Holderegger 1998).
Für meine Patientin war ich aber, und das war hier eine neue (dyadische) Erfahrung für sie, auch eine Mutter, die ihr Leid wahrnahm und mit ihr teilte und aushielt. Sie benutzte mich als Container und ließ mich all ihre unerträglichen Gefühle spüren: die Todes- und Lebensängste, die Wut, die Trauer, die Verzweiflung und die Ohnmacht.
Diese Imagination wäre vermutlich nicht möglich gewesen ohne die vorher in einem längeren Prozess aufgebaute und erprobte positive dyadische Erfahrung. Aus der Erfahrung der Konfrontation mit dem unassimilierten inneren Objekt, die einerseits mit unerträglichen und daher bisher abgespaltenen Affekten verknüpft war, und anderseits aber auch mit der neuen Erfahrung, nicht allein gelassen zu werden, sondern begleitet, gehalten, gehört und verstanden zu werden, entwickelte meine Patientin in Folge ihre ersten Symbole dazu, indem sie Bilder malte. Diese Bilder, die vorerst noch bloß Zeichen oder eine Art von Übergangsobjekten für die Entstehung neuer Selbstrepräsentanzen waren, bekamen in vielen Nachbesprechungen immer mehr an Bedeutung und Symbolgehalt, bis sie schließlich zu reifen Symbolen wurden. Damit war ein wesentlicher Schritt getan, das bedrohliche Introjekt in seiner Gefährlichkeit zu entschärfen, zu verändern, zu symbolisieren und letztlich in die innere Welt zu integrieren.
Kottje-Birnbacher (1992) unterteilt in der KIP den psychischen Bereich, der zwischen dem Patienten und dem Therapeuten entsteht, in einen **„Erlebnisraum"** (die Phase des Imaginierens) und einen **„Verarbeitungsraum"** (die Phase der verbalen Weiterbearbeitung). Der Erlebnisraum oder die eigentliche Imagination wird normalerweise vom Patienten für jene psychischen Erfahrungen gebraucht (im positiven und negativen Sinn), die gerade im seinem Inneren aktuell sind. Wofür die Imagination gerade genutzt werden kann, hängt unter anderem von der psychischen Struktur (Strukturniveau bzw. Funktionsniveau) des Patienten ab, von seinem aktuellen psychischen Konflikt und von der Übertragung.

Bei den Patienten mit ich-strukturellen Defiziten wird die Imagination anfangs mit Hilfe des Therapeuten meistens vor allem dazu gebraucht, vorhandene Ressourcen zu entdecken, positive dyadische Erfahrungen machen zu können und damit psychische Struktur aufzubauen. Etwas später kann die Imagination dafür gebraucht werden, frühen inneren Konflikten, aber auch unassimilierten inneren Objekten zu begegnen und – so wie bei meiner Patientin – sie nach Möglichkeit zu bearbeiten und zu integrieren. Imaginationen werden bei solchen Patienten oft auch als Übergangsräume und Übergangsobjekte (Winnicott 1976) genutzt im Sinne von Symbolbildung und Stabilisierung von Selbst- und Objektrepräsentanzen. Gute dyadische, aber auch triadische Erfahrungen werden letztlich internalisiert und tragen zur besseren Kohärenz der psychischen Struktur bei (Kottje-Birnbacher 2001).

Bei den Patienten mit einer neurotischen Persönlichkeitsorganisation, die eine zuverlässige triadische Struktur bereits in sich tragen, kann die Imagination anfangs bei Bedarf dazu benutzt werden, ebenfalls Ressourcen zu mobilisieren, aber auch durch die bildhaft-symbolische Darstellung und das Erleben in der Imagination den Triebimpulsen eine andere Ausdrucksmöglichkeit als jene im Symptom zu ermöglichen. Damit kann ihr Überich sehr entlastet werden – noch bevor sie sich mit ihrem inneren Konflikt direkt konfrontieren. Von diesen Patienten wird der imaginative Raum meistens als Möglichkeitsraum, Spielraum oder Phantasieraum sowohl für das dyadische wie auch für das triadische Erleben genutzt.

Manche Patienten erleben sich in der Imagination spontan als direkt und unmittelbar agierend (dyadische Ebene), und sie lassen sich von ihren mit diesem Erleben verknüpften Gefühlen erfassen. Manche allerdings erleben die Imagination aus einer Beobachterposition heraus (eine Art triadischer Ebene). Das kann verschiedene innere Gründe haben und sollte vom Therapeuten unbedingt reflektiert werden. Ein spontanes dyadisches Erleben in der Imagination kann unter Umständen – so wie bei meiner Patientin – eine Überflutung durch die nicht mehr aufhaltbaren Affekte und einen Angstdurchbruch bedeuten. Die Intervention des Therapeuten, sich im Sinne einer Spaltung in so einer Situation in die Beobachterposition zu begeben, also die dritte Position einzunehmen, kann dabei helfen, die Ängste wieder unter Kontrolle zu bekommen und sie sukzessive zu bearbeiten. Das spontane Einnehmen der Beobachterposition kann also einerseits sinnvollen, aber andererseits auch weniger sinnvollen Abwehrmöglichkeiten dienen.

In jedem Fall sollte der Therapeut immer wieder selbst die dritte Position einnehmen und reflektieren, wie sein Patient die Imagination für sich gebraucht bzw. gebrauchen kann. Aus diesem Erkenntnisprozess sollte die entsprechende Deutung folgen und dem Fortschreiten des Therapieprozesses dienlich sein. Mit der ständigen Reflexion des dyadischen und des triadischen Geschehens im therapeutischen Prozess trägt der Therapeut entscheidend dazu bei, dass die Therapie ein lebendiger, dynamischer und letztlich progressiver Prozess bleibt.

Im Verarbeitungsraum, der nach der Imagination folgt und vom Erlebensraum durch das Setting bzw. verändertes Therapeutenverhalten klar abgegrenzt ist (Kottje-Birnbacher 2001), wird in einer triadischen Konstellation (Patient, Therapeut und die Imagination) über die inneren Bilder des Patienten nachgedacht und gesprochen. Damit wird die Imagination mit gegenwärtigen und vergangenen Bedeutungen versehen, aber auch neuerlich erlebt und verändert. In der Zeit zwischen den Stunden „arbeitet" der Patient, vielleicht auch der Therapeut, an der Imagination weiter, sei es in Form von Zeichnungen, Protokollen, Träumen, Phantasien oder anderen Möglichkeiten. Die neuen Erfahrungen werden in die innere Welt integriert, die dadurch verändert und immer wieder neu erschaffen wird.

Der Bearbeitungsprozess ist ein schöpferischer Akt des Patienten und des Therapeuten an ihrem gemeinsam erschaffenen Kunstwerk und bedeutet einen ständigen Wechsel zwischen dyadischem und triadischem Erleben. Wenn das Kunstwerk vollendet ist, wird es genauso wie der Schaffensprozess selbst internalisiert.

Auf diese Weise entsteht die Fähigkeit zur Schaffung und Verwendung eines potentiellen Raums (Ogden 1997) und damit die Nutzung der Phantasie als Ressource, als Möglichkeit des Probehandelns und der Autonomiegewinnung (W. Dieter 2003). Damit entsteht psychische Struktur und letztlich auch der „Ort, an dem wir leben" (Winnicott 1958). Die KIP ist als ein einerseits dyadischer und andererseits triadischer bzw. triangulierender Prozess zu verstehen und bietet im oben beschriebenen Sinn neue Entwicklungsperspektiven für die Entfaltung der inneren Welt des Menschen.

Literatur

Abelin, E. (1971). Role of the father in the separation-individuation process. In: McDevitt, J. und Settlage, C. (Hrsg.): Separation-individuation, Essays in Honor of Margaret Mahler. New York, Int. Univ. Press.

Bartl, G. (1989). Strukturbildung im therapeutischen Prozess. In: Bartl, G., Pesendorfer, F. (Hrsg.): Strukturbildung im therapeutischen Prozess: 15-20. Wien, Literas.

Bion, W. R. (1962). Lernen durch Erfahrung. Frankfurt a. M., Suhrkamp, dt. 1990.

Bion, W. R. (1963). Elemente der Psychoanalyse. Frankfurt a.M., Suhrkamp, dt. 1992.

Britton, R. (1997). Weitere Überlegungen zur dritten Position. In: Britton, R., Feldman, M., Steiner, J. (Hrsg): Groll und Rache in der ödipalen Situation. Beiträge der Westlodge-Konferenz 1995. Perspektiven kleinianischer Psychoanalyse. Tübingen, Edition diskord.

Dieter, W. (2003). Katathym-Imaginative Psychotherapie bei Angstneurosen. Imagination, Heft 4, 2003: 5-40. Wien, Facultas.

Fonagy, P. (1998a). Metakognition und Bindungsfähigkeit des Kindes. Psyche 52: 349-368. Stuttgart, Klett-Cotta.

Fonagy, P. (1998b). Die Bedeutung der Dyade und Triade für das wachsende Verständnis seelischer Zustände: Klinische Evidenz aus der psychoanalytischen Behandlung von Borderline-Persönlichkeitsstörungen. In: Bürgin, D. (Hrsg): Triangulierung – Der Übergang zur Elternschaft. Stuttgart, Schattauer.

Grieser, J. (2003). Von der Triade zum triangulären Raum. In: Forum Psychoanal. 19: 99-115. Heidelberg, Springer.

Holderegger, H. (1998). Der Umgang mit dem Trauma. Stuttgart, Klett-Cotta.

Klitzing, K. von (1998). Die Bedeutung des Vaters für die frühe Entwicklung. In: von Klitzing, K. (Hrsg.): Psychotherapie in der frühen Kindheit. Göttingen, Vandenhoeck & Ruprecht.

Kottje-Birnbacher, L. (1992). Strukturierende Faktoren des Katathymen Bilderlebens. Prax. Psychother. Psychosom. 38: 164-173. Heidelberg, Springer.

Kottje-Birnbacher, L. (2001). Einführung in die Katathym-Imaginative Psychotherapie. Imagination, Heft 4, 2001. Wien, Facultas.

Lang, H. (1999). Die strukturelle Triade – Zur Bedeutung des symbolischen Dritten. In: Weiß, H. (Hrsg.): Ödipuskomplex und Symbolbildung. Ihre Bedeutung bei Borderline-Zuständen und frühen Störungen. Perspektiven kleinianischer Psychoanalyse. Tübingen, Edition diskord.

Metzger, H. G. (2000). Zwischen Dyade und Triade – Psychoanalytische Familienbeobachtungen zur Bedeutung des Vaters im Triangulierungsprozess. Tübingen, Edition diskord.

Metzger, H. G. (2002). Zwischen Dyade und Triade – Neue Horizonte und traditionelle Rollen für den Vater. In: Steinhardt, C., Datler, W., Gstach, J. (Hrsg.): Die Bedeutung des Vaters in der frühen Kindheit. Gießen, Psychosozial Verlag.

Ogden, Th. (1997). Über den potentiellen Raum. Forum Psychoanal 13: 1-18. Heidelberg, Springer.

Ogden, Th. (2001). Analytische Träumerei und Deutung. Zur Kunst der Psychoanalyse. Heidelberg, Springer.

Schnell, M. (1997). Der imaginative Raum. In: Kottje-Birnbacher, L., Sachsse, U., Wilke, E. (Hrsg.): Imagination in der Psychotherapie: 207-215. Bern, Huber.

Schoenhals, H. (1993). Triangulärer Raum und Symbolisierung. In: Gutwinski-Jeggle, J., Rotmann, J. M. (Hrsg.): Die klugen Sinne pflegend. Psychoanalytische und kulturkritische Beiträge. Tübingen, Edition diskord.

Schoenhals, H. (1997). Ödipuskomplex, Triangulärer Raum und Symbolisierung. In: Kennel, R., Reerink, G. (Hrsg.): Klein – Bion. Eine Einführung. Tübingen, Edition diskord.

Spangler, G., P. Zimmermann (1997). Die Bindungstheorie. Grundlagen, Forschung und Anwendung. Stuttgart, Klett-Cotta.

Stern, D. (1985). Die Lebenserfahrung des Säuglings. Stuttgart, Klett-Cotta, dt. 1992.

Winnicott, D. W. (1958). Von der Kinderheilkunde zur Psychoanalyse. München, Kindler, dt. 1976.

Winnicott, D. W. (1973). Objektverwendung und Identifizierung. In: Winnicott, D. W.: Vom Spiel zur Kreativität. Stuttgart, Klett-Cotta, dt. 1993.

Winnicott, D. W. (1976). Übergangsobjekte und Übergangsphänomene. In: Winnicott, D. W.: Von der Kinderheilkunde zur Psychoanalyse. München, Kindler.

Beziehungsschemata in der realen und der imaginierten Welt: mit der Clusteranalyse der Verschiebung auf der Spur

Dan Pokorny, Michael Stigler

Zusammenfassung.

In einem anderen Beitrag in diesem Buch wird beschrieben, wie die Wirkmechanismen der Katathym-Imaginativen Psychotherapie mit den Methoden der Prozessforschung untersucht werden. Die Verbatimtranskripte werden dabei einerseits mit den Methoden der computer-gestützten Inhaltsanalyse maschinell analysiert und andererseits mit der Methode des Zentralen Beziehungskonflikts-Themas (CCRT) detailliert und „manuell" beurteilt. Anhand mehrerer Studien wird die zentrale Bedeutung des Mechanismus der Verschiebung belegt. In dem vorliegenden Beitrag wird der Blick auf das Detail gerichtet und an einem konkreten Fall die Funktionsweise der Verschiebung dargestellt.

Verschiebung ist ein wichtiger Mechanismus in der KIP: Statt an oft unerträglich bedrohlichen realen Beziehungsobjekten werden ähnliche Konfliktschemata an – in der Regel – weniger bedrohlichen imaginierten Objekten erlebt und durchgearbeitet. Diese Schemata werden in der berichteten Studie mit der CCRT-Methode erfasst. Bei 12 Schweizer KIP-AusbildungskandidatInnen wurde ein so genanntes RAP-Interview (Relationship Anectode Paradigm) durchgeführt, das eine Erhebung der Beziehungsschemata mit realen Beziehungspersonen ermöglicht. Sodann wurden die Imaginationen und ihre Nacherzählungen in der Gruppe aufgenommen, in denen es um Beziehungen zu imaginierten Objekten geht. Eine weitere Studie betraf die CCRT-Analyse des aus 13 Verbal- und 6 Imaginationssitzungen bestehenden Einzelfalles „Panikfrau" mit dem Ziel, nach Ähnlichkeiten zwischen Beziehungsobjekten aus der realen und solchen aus der imaginierten Welt zu suchen, und damit in dem untersuchten Einzelfall die möglichen Pfade der Verschiebung zu kartographieren.

Die Korrespondenz zwischen realen und imaginierten Objekten ist inhaltlich unscharf: ein imaginiertes Objekt kann Züge mehrerer realer Objekte in sich vereinen (und umgekehrt). Hierfür haben wir eine eigene auf der Fuzzy-Logik und Bayes-Statistik basierende Cluster-Prozedur entwickelt, die sich insbesondere für den Fall der kleinen Häufigkeiten eignet. Die bei Clusteranalysen gefundenen Entsprechungen zwischen realen und imaginierten Objekten bieten einen plausiblen Ausgangspunkt für klinische Hypothesen zu den Wegen der Verschiebung.

Da der Bericht über die durchgeführten Einzelfallanalysen sich über ein Drittel dieses Buches erstrecken würde, beschränken wir uns exemplarisch auf den Fall des Kandidaten J aus der Schweizer Studie.

Einführung

In dem inhaltlich vorangehenden Beitrag in diesem Buch (Stigler, Pokorny, 2005) werden die Wirkmechanismen der Katathym-Imaginativen Psychotherapie mit der Methode des Zentralen Beziehungskonflikts-Themas (CCRT) untersucht, und anhand mehrerer Studien wird die zentrale Bedeutung des Mechanismus der Verschiebung belegt. Hier wollen wir den Blick auf das Detail richten und an einem konkreten Fall die Funktionsweise der Verschiebung darstellen.

Methode und Textmaterial

In der als CH bezeichneten Studie wurde die Stichprobe der 12 Schweizer KIP-AusbildungskandidatInnen untersucht. Die gruppenstatistischen Vergleiche zwischen den Settings Imagination, Nacherzählung und Elaboration in der Gruppe werden an anderen Stellen in diesem Buch beschrieben (Stigler, Pokorny, 2005; Meier et al. 2005) und bei Meier (2005). In der Imagination werden in oft raffinierter Weise Beziehungsmuster des realen Lebens widergespiegelt und verarbeitet, wie sie wiederum Lester Luborsky versucht in seiner Methode des RAP-Interviews direkt zu erfassen. Im „Relationship-Anecdote-Paradigm"-Interview wird der Proband gebeten, spontan Beziehungsepisoden mit anderen Personen zu erzählen „wie in kurzen Filmszenen": was sich der Proband wünschte, wie die anderen reagierten, wie die Geschichte ausging, und wie er sich fühlte. Ziel des Interviews ist, ein reiches Material für die CCRT-Analysen zu gewinnen. Ein RAP-Interview wurde – der Imagination zeitlich nah – mit den 10 ProbandInnen der CH-Gruppe durchgeführt.
Die CCRT-Methode eignet sich unserer Meinung nach (neben der oft angewandten quantitativen Stichproben-Analysen) hervorragend zur strukturellen Analyse in Einzelfallstudien. Dazu zählt einerseits die Suche nach CCRT-Mustern, die objekt-, zeit- und settingspezifisch untersucht werden können, und andererseits die hier vorgestellte Methode der Clusteranalyse der Beziehungsobjekte. Hierfür haben wir eine eigene Prozedur der Cluster-Analyse entwickelt, die sich für den Fall von kleinen Häufigkeiten und die vorliegende Fragestellung eignet (Pokorny, Stigler 2002). Diese Methode wurde bei allen 10 ProbandInnen angewandt und ebenso in der Einzelfallanalyse der „Panikfrau" (Studie D). In diesem Beitrag berichten wir über die Einzelfallstudie des Probanden J. Das Textmaterial ist (aus der Sicht der datenhungrigen CCRT-Methode!) relativ bescheiden: ein Beziehungsinterview und zwei Imaginationen.

RAP-Interview des Probanden J

Im RAP-Interview des Probanden J kommen insgesamt sechs Personen vor: Mutter, Vater, Frau, Freundin, Chefin, Tochter.
In den Analysen zeigten sich die beiden Eltern von besonderen Bedeutung, was durch einige aus dem Verbatimprotokoll ausgewählte Beziehungsepisoden illustriert werden kann.

> *Mutter – Episode aus der Kindheit.*
> ... eine frühe Kindheitserinnerung war die, wo *Mutter* mit mir Versteck spielte in meinem Zimmer. Ich hatte ein kleines Zimmerlein und eehm – sie hat sich eigentlich versteckt und ich habe sie gesucht. Für mich war es kein Versteckspiel, und ich kann mich sehr gut erinnern, als ich dann nach der *Mami* rief und sie nicht fand, sie hat natürlich – ja, sich versteckt oder, und ich habe furchtbar Angst gehabt – ja, dass sie nicht mehr da sei, ...

Bei der Analyse mit der CCRT-Methode (siehe hier Stigler, Pokorny 2005) grenzt der Beurteiler zuerst die Episoden ein, für die stets ein eindeutiges Beziehungsobjekt und eine einmalige Zeit des Geschehens charakteristisch sind, wie hier „die Mutter" und „die Kindheit". Dann werden je ein oder mehrere „tailor-made"-Komponenten gesucht: für Wünsche, Reaktionen der anderen und Reaktionen des Selbst. Hier könnten sie folgendermaßen lauten:

W	Ich wollte, dass Mutti sofort zu mir kommt
RO	Sie hat sich vor mir versteckt und meinte, dies sei lustig
RS	Ich fand es gar nicht lustig und habe furchtbare Angst gehabt

Die Reaktionskomponenten werden zusätzlich als positiv oder negativ klassifiziert, was immer relativ zur Erfüllung oder Nichterfüllung des Wunsches passiert. Die gleiche Kategorie kann je nach dem Kontext unterschiedlich bewertet werden. Da der Proband hier das Spiel offenbar nicht genießen konnte, wurde die Reaktion der Mutter als negativ empfunden:

W	Ich wollte, dass Mutti sofort zu mir kommt
NRO	Sie hat sich vor mir versteckt und meinte dies sei lustig
NRS	Ich fand es gar nicht lustig und habe furchtbare Angst gehabt

Im Rahmen dieses Beitrags wird diese Unterscheidung jedoch keine weitere Rolle spielen. Zu den „tailor-made"-Kategorien sucht der Beurteiler aus den Listen des CCRT-Kategoriensystems (Luborsky et al., 1998) die am besten passenden Standardkategorien aus den 35 für Wünsche, 30 für Reaktionen der anderen und 30 für Reaktionen des Selbst. Die Standard-Kategorien werden in übergeordnete, so genannte Cluster-Kategorien zusammengefasst, wovon es in jeder Dimension acht gibt (Barber in Luborsky et al., 1998). Die „Cluster"-Kategorien sind nicht mit den „Clustern" von Beziehungsobjekten zu verwechseln, die wir später ansprechen werden. Der nächste

Schritt erfolgt nun schon eher automatisch – die detaillierten Standardkategorien werden mechanisch in die übergeordneten Cluster-Kategorien übersetzt (24 Kategorie-Überschriften, siehe Abbildungen 1 und 2). Daraus ergibt sich für die vorgestellte Episode:

W5 Ich möchte der Mutter nahe sein
NRO5 Mutter weist mich zurück
NRS6 Ich fühle mich hilflos

Diese drei Komponenten bilden das abstrahierte Beziehungsmuster der Episode. Unbestritten ist dabei, dass auf dem Wege dieser Kodierung viel an spezifischer Information und Stimmung verloren gegangen ist. Anderseits kann man in der Sprache der Beziehungsmuster verschiedene Episoden des Probanden vergleichen, ebenso wie Episoden unterschiedlicher Probanden und Episoden unterschiedlicher Probandengruppen.

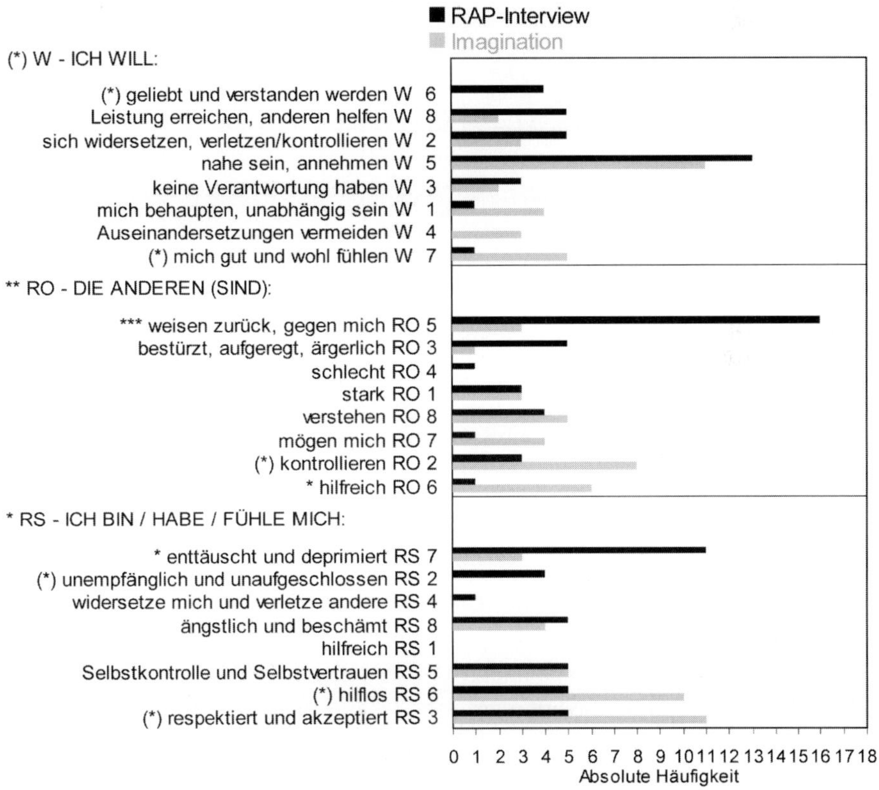

Abb. 1: *Zusammengefasstes CCRT des Probanden J im RAP-Interview und in der Imagination*

Wir tun dies gleich, und sehen uns eine Beziehungsepisode des Probanden J mit der Mutter in der gegenwärtigen Erwachsenen-Zeit an:

> *Mutter – Episode aus der Gegenwart.*
> Wenn ich jetzt der *Mutter* kürzlich gesagt habe „kommst du nächsten Samstag zu uns, wir gehen in die Ferien", dann sagte sie: „Ja, das muss nicht zwingend sein, ja, dann habe ich schon etwas, wenn es jetzt schlecht Wetter ist, morgen ist schlecht Wetter, ja, ich muss noch schauen und so, du weißt, du musst mich

CCRT **W – ich will:** **RO – die anderen (sind):** **RS – ich bin / habe / fühle mich:** — **BEZIEHUNGS-OBJEKT**	MUTTER	eule	indianer	VATER	wasser	hund	medizinmann
W1 mich behaupten, unabhängig sein	1	3					
W2 sich widersetzen, verletzen/ kontrollieren	1	2		2	1		
W3 keine Verantwortung haben	1			1	1	1	
W4 Auseinandersetzungen vermeiden			1				2
W5 nahe sein, annehmen	3		1	2	1		
W6 geliebt und verstanden werden				1			
W7 mich gut und wohl fühlen					3		1
W8 Leistung erreichen, anderen helfen	3			1			
RO1 stark				2	1		
RO2 kontrollieren	1	4			2		
RO3 bestürzt, aufgeregt, ärgerlich	2			1			
RO4 schlecht	1						
RO5 weisen zurück, sind gegen mich	5	1	2				
RO6 hilfreich				1	2	1	1
RO7 mögen mich							
RO8 verstehen	1			3	1		2
RS1 hilfreich							
RS2 unempfänglich und unaufgeschlossen							
RS3 respektiert und akzeptiert	2	1		3	3	1	2
RS4 widersetze mich und verletze andere	1						
RS5 Selbstkontrolle und Selbstvertrauen	1	3		3	2		
RS6 hilflos	3	3	1	1			1
RS7 enttäuscht und deprimiert	2				1		
RS8 ängstlich und beschämt	1		1				

Abb. 2: *CCRT – Häufigkeiten der Komponenten (ausgewählte Objekte)*

nicht einladen, ..." es bleibt so in der Luft hängen und bei mir bleibt so das unangenehme Gefühl, zwischen diesen beiden Frauen zu sein. Das ist eine – Situation, die mich manchmal sehr eehm hilflos macht und hässig macht.

Die Art der Handlung der Personen in der Episode, des Probanden und seiner Mutter, unterscheidet sich deutlich von der ersten Episode, es sind (mit Eric Berne gesagt) Spiele, die die Erwachsenen spielen. Verblüffend ist jedoch, dass die CCRT-Analyse das gleiche, nach Jahren unveränderte Beziehungsmuster identifiziert:

W5 Ich möchte der Mutter nahe sein
NRO5 Mutter weist mich zurück
NRS6 Ich fühle mich hilflos

Und tatsächlich, beim zweiten Durchlesen der Episode wird klar, dass die Mutter mit dem Probanden immer noch das gleiche unerwünschte Versteckspiel treibt. Hier liegt übrigens ein Grund, warum Lester Luborsky seine Methode für die Psychotherapieforschung und *Psychotherapieausbildung* empfiehlt: Man lernt identische Muster in völlig unterschiedlichen Kontexten erkennen.

RAP-Interview des Probanden J: Vater

Die Beziehung mit dem Vater scheint aus anderem Holz geschnitzt zu sein. Die drei hier ausgewählten Episoden vermitteln wieder den Eindruck der Reifung über die Entwicklungsphasen und gleichzeitig der zeitlichen Stabilität der zugrunde liegenden Beziehungsmuster.

Vater – Episode aus der frühen Kindheit.
In der Vorschulzeit, als ich also eher meinem *Vater* nachlief, und – er fischte da Forellen, ... und ich hoffte doch immer, dass er Forellen fangen würde und – ... und dann jubilierte ich ... und hatte Freude und eehm, also wir hatten es dann so richtig toll zusammen.

W5 Ich möchte dem Vater nahe sein
PRO1 Vater ist stark
PRS3 Ich fühle mich respektiert und akzeptiert

Vater – Episode aus der späteren Kindheit.
Später so auf dem See – auf dem Sihlsee, wo wir ruderten zusammen und ... bei einem Föhnsturm waren wir unter der Sihlseebrücke. Den Vater sehe ich heute noch in diesem Ruderboot, wie er kämpft mit dem See zwischen den Brückenpfeilenr und eehm – ich habe – dort schon gespürt, es ist eine gefährliche Situation, und doch ich hatte keine Angst, oder. Also wir hätten kentern können, wahrscheinlich wären wir beide ertrunken im Nachhinein dort. Also ich habe – ein eehm – ein riesiges Vertrauen gehabt in meinen Vater.

W3 Ich möchte kontrolliert ... werden, keine Verantwortung haben
PRO1 Vater ist stark
PRS3 Ich fühle mich respektiert und akzeptiert

Vater – Episode aus der Adoleszenz.
[Vater] unterstützte mich [...] ich habe x-mal die Vereinsmeisterschaft gewonnen ... beim letzten Schuss [...] hat er mich so – umarmt oder, und hatte Tränen – in den Augen, also ich spürte, ich war ganz gerührt im Moment, denn Tränen in den Augen, das war das erste Mal, dass ich den Vater mit Tränen in den Augen gesehen habe vor Freude.

W6 Geliebt und verstanden werden
PRS8 Vater versteht mich
PRS3 Ich fühle mich respektiert und akzeptiert

Hier wird auch die Vorgehensweise der CCRT-Methode als Suche nach dem repetitiven Muster deutlich: Der Beurteiler versucht nicht die Episoden möglichst scharfsinnig tiefenpsychologisch zu interpretieren, sondern bleibt relativ nahe am Text. Die Methode geht eben gerade davon aus, dass sich die wichtigen Beziehungsmuster in der spontanen Erzählung von selbst beim „unbewussten Regisseur" häufiger zu Wort melden.

RAP-Interview: Zusammenfassung

Fasst man die CCRT-Komponenten im RAP-Interview des Probanden J über alle Episoden mit den sechs Beziehungspersonen zusammen, bekommt man das in der CCRT-Welt nahezu klassische Muster (siehe Abb. 1, schwarze Balken).

W5	Ich möchte anderen nahe sein	(13-mal von 32)
RO5	Sie weisen mich zurück	(16-mal von 34)
RS7	Ich bin enttäuscht und deprimiert	(11-mal von 36)

Dieses negative Zentralmuster sagt nichts aus über ein eventuelles pathologisches Potential des Probanden: In allen bisherigen Studien mit klinisch unauffälligen Stichproben fand man die Vorherrschaft ähnlich negativer Muster. Ein Unterschied zu klinischen Stichproben besteht trotzdem: dort kommen derartige Muster *noch* häufiger vor.
So gesehen ist die Erfassung eines zentralen Musters für sich alleine wenig interessant. Der Zauber der Analyse liegt stets in den relativen Vergleichen, nämlich der Beziehungsmuster mit unterschiedlichen Objekten (Mutter, Vater) oder in unterschiedlichen Settings. Darum wollen wir nun die CCRT-Analysen der Imagination des Probanden J betrachten.

Imaginationen des Probanden J

Der Proband war als der Träumende in zwei Imaginationen involviert, die wir zuerst telegraphisch skizzieren wollen, die jeweilige Beziehungsobjekte unterstreichend.

> Fischprinzessin:
> J befindet sich zuerst bei einem Wasserfall, das *Wasser* im Bach ist schön und angenehm kalt, J fühlt sich im Wasser glücklich. Dann entdeckt er im Wasser einen sich merkwürdig verhaltenden *Fisch*. Der Fisch in Not versucht J's Aufmerksamkeit zu gewinnen, nach einigem Zögern rettet J ihn, und der Fisch verwandelt sich in eine *Prinzessin*. Die Prinzessin hält die Hand von J und beide gehen in Richtung Berg. Da hört er die Stimme einer *Sirene* und unternimmt im Gestalt eines *Adlers* einen faszinierenden Flug über die *Erde*.
>
> Indianerdorf:
> J sieht ein Indianerdorf, er ist neugierig und gleichzeitig verängstigt, da er sich vor den *Indianern* fürchtet. Das Verhalten der Indianer und besonders des jungen *Häuptlingssohns* bestätigen diese Befürchtungen zuerst. Der weise *Medizinmann* nimmt jedoch J in seine Obhut, und auch ein treuer *Hund* steht J zur Seite. Beide beschützen ihn und verschaffen ihm die Akzeptanz des Stammes. Während der weiteren Wanderung trifft J eine *Eule*, die ihn sehr aufmerksam beobachtet, anhält und mit ihren Flügeln schlägt. Nach einer Weile entscheidet sich J, sich aus der Umklammerung zu entwinden und die Reise fortzusetzen.

Die Erweiterung der untersuchbaren Objekte um die imaginierten Traumobjekte aller Art (Stigler, 1998) eröffnete für die CCRT-Methode den Zugang zur Erfassung wesentlicher Handlungen und Vorgänge in der Imagination. Hier hat der Beurteiler 11 Objekte erfasst, von den menschlichen Gestalten (Prinzessin), über die Tiere (Hund) zu den unbelebten Objekten (Wasser).
Fasst man die CCRT-Ratings in den beiden Imaginationen zusammen, erhält man das folgende zentrale Muster (Abbildung 1, graue Balken):

- W5 Ich möchte anderen nahe sein (gefolgt von W7 Ich möchte mich gut und wohl fühlen)
- RO2 Die anderen kontrollieren mich (gefolgt von RO2 sind hilfreich und RO8 sie verstehen)
- RS3 Ich bin respektiert (gefolgt von RS6 ich bin hilflos).

Statistisch interessant ist jedoch nicht das parallele Betrachten beider zentraler Muster für das RAP-Interview und die Imagination, sondern ihr direkter Vergleich. Unsere Fragestellung lautet nicht etwa, „was kommt wo am häufigsten vor", sondern „was kommt wo signifikant häufiger vor als anderswo". Für diese Fragestellung haben wir die Anwendung der sog. exakten Statistiken in der Häufigkeitstabelle vorgeschlagen.
Man betrachte nun in Abbildung 1 die schwarzen *und* die grauen Balken: Für den globalen Vergleich beider Settings mit dem verallgemeinerten Fisher-Test wurde ge-

funden, dass die Struktur der Wünsche tendenziell, die der Reaktionen der anderen hoch signifikant und die der Reaktionen des Selbst signifikant unterschiedlich sind. Der darauf folgende Schritt (Fisher's Exakt-Test) zeigt explorativ, welche der 8 Kategorien für diese Unterschiede wohl verantwortlich sind. So stellt sich insbesondere heraus, dass die Real-Objekte im RAP-Interview viel öfter den Probanden zurückweisen, während die imaginierten Objekte viel öfter hilfreich sind. Der Proband fühlt sich also im Realleben wesentlich öfter enttäuscht und deprimiert als in der Imagination. Wenn wir eine noch explorativere Leseart wagen: Die einzelnen Kategorien sind in der Graphik nach den Ergebnissen des Fisher-Tests angeordnet. Demnach können die RAP-Objekte (von oben gelesen) als vorwiegend „zurückweisend, bestürzt, aufgeregt, ärgerlich, schlecht ...“ und die imaginierten Objekte (von unten gelesen) als vorwiegend „hilfreich, kontrollierend, mögend, verstehend ...“ charakterisiert werden.
Die Wünsche des Probanden in der Realität und die im Tagtraum sind also nicht sehr unterschiedlich – nahe sein, geliebt, verstanden zu werden. Ganz anders verhalten sich jedoch die Beziehungsobjekte, und ganz anders reagiert der Proband auf sie in der imaginierten Szenerie. Die Interaktionen mit den Beziehungsobjekten im Tagtraum sind keinesfalls *ganz* konfliktfrei – die Konflikte verlaufen jedoch im Vergleich zu den Konflikten des Reallebens in einer deutlich abgemilderten Form.

Imaginationsepisoden

Die letzte Feststellung steht im Einklang mit unserem allgemeinen Postulat zur Rolle der Verschiebung in der Imagination. Allgemein nehmen wir an, dass sich die Beziehungsmuster mit den Personen aus der realen Welt auf die Beziehungsmuster mit den Objekten aus der Imaginations-Welt in irgendeiner Weise projizieren:

Real-Welt		**Imaginations-Welt**
		wasser
		fisch
MUTTER		prinzessin
VATER		sirene
FRAU		adler
FREUNDIN	→	erde
CHEFIN		indianer
TOCHTER		häuptlingssohn
		medizinmann
		hund
		eule

Bei dieser Projektion können die Beziehungsmuster abgemildert werden, aber ihre Grundstruktur sollte auch nach der Projektion potentiell erkennbar bleiben. Dies gehört eigentlich zur Kunst der Deutung, die eine gemeinsame Herausforderung für Patient und Therapeut darstellt. Uns interessiert hier, wie sich diese Verschiebung im Einzelfall vollzieht, und ob die CCRT-Methode hierfür einige Hinweise liefern kann.

Wir fragen, ob wir in den imaginierten Objekten charakteristische Züge von Personen aus der Realwelt abgebildet sehen können. Ein imaginiertes Objekt kann (und wird sehr wahrscheinlich) auch projizierte Anteile weiterer Real-Objekte beinhalten, die Abbildung soll deshalb eher „fuzzy" als „scharf" („crisp") verstanden werden.
Wir schlagen dem Leser einen kleinen Versuch vor. Sie haben die beiden Eltern des Probanden J schon gewissermaßen kennen gelernt (genauer gesagt, ihre Repräsentationen). Lesen Sie nun bitte die folgenden fünf Episoden-Beispiele aus den transkribierten Imaginationen. Verdecken Sie dabei den Text mit einem Blatt Papier und lesen Sie jeweils nur bis zur Marke ←. Das imaginierte Objekt ist jeweils ein Ziel oder Produkt des Verschiebungsmechanismus. Versuchen Sie zu bestimmen, ob der Ausgangspunkt mehr bei der realen *Mutter* oder bei dem realen *Vater* lag. Notieren Sie Ihre Meinung aufs Blatt, bevor Sie es weiterschieben.

> #1 Imaginations-Episode – *Wasser*
> *T: hm hmhm und wie ist das Wasser?*
> P: [...] Es ist sehr angenehm, so wie es vielleicht im Hochsommer ist. Ich tauche die Hände hinein, es kühlt angenehm, aber es ist nicht kalt. Es ist so schön. Ich spüre das Wasser durch die Finger fließen. Eigentlich hätte ich jetzt Lust ins Wasser zu gehen, ich habe da so Kindheitserinnerungen, es ist mir auch wie wenn ich im Moment ein Kind wäre. ←

Wasser fühlt sich in dieser Imagination sehr angenehm an. Der Proband bekennt sich explizit zur Regression in die Kindheit. Das Wasser akzeptiert den J, wie er ist. Er ist bereit, sich der Wirkung des Wassers vertrauensvoll zu stellen. Beides spricht viel mehr für Gemeinsamkeiten des Traumobjekts mit dem realen Vater. Das reichliche Vorkommen des Wassers in zwei Vater-Episoden rundet die Parallele ab.

> #2 Imaginations-Episode – *Indianer*
> P: Eigentlich bin ich erstaunt, dieses Indianerdorf vor mir zu sehen. Ich will auch nicht unbedingt direkt ins Dorf. Also ich gehe bergauf – habe ein komisches Gefühl in der Magengegend: Also wenn das ein Indianerdorf ist, gibt es dort sehr wahrscheinlich auch Indianer!
> *T: Und wie ist dieses komische Gefühl?*
> P: Ja, so in der Magengegend... hoffentlich tun mir diese Indianer nichts Böses an. Wenn jetzt plötzlich einer auf mich zukommen würde. ←

J möchte ins Dorf kommen, und gleichzeitig fürchtet er, dass er nicht willkommen geheißen wird. Dies ist ein Ambivalenzproblem der anziehenden und abstoßenden Kräfte: Mit welchem realen Elternteil hat das J erlebt? Es ist offenbar, dass es eher die Mutter war.

> #3 Imaginations-Episode – *Hund*
> P: Ich habe auch einen Hund – vielleicht ein Schäferhund – nicht ganz so groß, aber dieser Rasse ähnlich. Er springt an mir rauf – schaut mich ganz treuherzig an – ich streichle ihn. Ich bin froh, dass er bei mir ist. ←

Etliche Begründungen wurden vorgebracht, warum der Mensch die Hunde (ehemals Wölfe) vor einigen Tausend Jahren domestiziert hat: zum gegenseitigen praktischen Vorteil bei der Nahrungsbeschaffung, zum Hüten usw. Wir vermuten noch einen anderen Beweggrund: Diese Tiere können sehr unproblematisch ihre Freude zeigen, und ebenso ihre Freude daran, diese Freude mit anderen teilen zu können. Ein Beziehungsmuster, das J's Mutter definitiv nicht beherrscht. Anders der Vater: Seine Zuneigung und Freude über den erfolgreichen Schuss ist der Freude des aufspringenden Hundes gar nicht so unähnlich. Wir hoffen, dass dieser Vergleich richtig als Kompliment an den Vater verstanden wird.

> #4 Imaginations-Episode – *Medizinmann*
> *T: Du sitzt ja neben dem Medizinmann.*
> P: Also irgendwie bin ich froh, neben ihm zu sitzen. Ich glaube, er beschützt mich – ich fühle mich in Sicherheit. Er hat mich ja eingeladen, also bin ich eigentlich unter seiner Obhut. Ja eigentlich kann ich da ganz ruhig sitzen bleiben. Der Hund ist auch an meiner Seite. Ich streichle ihn. Er ist auch sehr ruhig. ←

„Der-in-die-Obhut-nimmt", der gegen das Meer zorniger Indianer schützt, der Sicherheit und Geborgenheit gewährleistet. J's Vater erscheint als ein würdiger Kandidat für diesen Ehrennamen.

> #5 Imaginations-Episode – *Eule* (Teil 1)
> P: Ja, also ich spüre einen Druck in der Magengegend. Also irgendwie habe ich den Eindruck, jemand beobachtet mich. Ich sehe zwar niemanden.
> *T: Und wo könnte das sein?*
> P: In einer Felsspalte, verdeckt durch Bäume. Ein Blick wie eine Eule. Eine Eule in der Nacht, mit leuchtendem Blick. Man sieht das manchmal in Karikaturen, so ein „Scheinwerferblick". Dieser Blick macht mich unsicher.
> *T: Was willst Du tun, um diesem Blick zu entgehen?*
> P: Zuerst wollte ich eine Art Mauer aufstellen. So könnte sie mich nicht mehr sehen. Doch das würde nichts nützen. Ich komme an Land und nähere mich der Eule. Sie flattert wild mit ihren Flügeln – wie um mich vor dem Näherkommen zu entmutigen. ←

Die Distanz, aus der scharf und misstrauisch beobachtet wird, die Ambivalenz der anziehenden und abstoßenden Kräfte: Wieder darf hier eher das Vorbild der Mutter vermutet werden.

> (Teil 2)
> *T: Mmh. Wie nahe bist Du denn?*
> P: So zwei bis drei Meter. Sie ist so groß wie ein Mensch. Ich schaue sie an. Ich habe keine Angst, obwohl sie einen Raubvogelschnabel hat, der ganz schön hacken und beißen könnte. Das würde wohl ziemlich schmerzlich sein! Ich gehe jetzt zur Eule – stehe vor ihr, und sie schlägt ihre Flügel um mich – nimmt mich in Beschlag. Ich habe ein gutes Gefühl – ich fühle mich sehr geborgen – aber ich

möchte nicht, dass diese Situation anhält. Für einen Moment ist das Gefühl schon angenehm, aber dann möchte ich wieder fortgehen und sage das der Eule auch. Dann gehe ich weg.

Diese Fortsetzung der Episode illustriert die mildernde Wirkung der Verschiebung. Das Ambivalenzproblem des Sich-Näherns und des Lieber-Flüchtens wird gelöst, und eine zeitlich begrenzte Nähe mit der Eule-Mutter wird endlich erreicht. Wohlgemerkt, J dosiert diese Nähe sehr genau.
Am Ende dieser illustrativen Anmerkungen erinnern wir nochmals, dass wir keine Eigenschaften der realen Personen der Mutter und des Vaters besprechen, sondern lediglich die innerlichen Objekt-Repräsentationen des Probanden J. Dies betonen wir vorsorglich für den Fall, dass dieses Buch in die Hände von Frau und Herrn J fallen sollte.

CCRT-Haüfigkeiten der realen und imaginierten Objekte

Bei allen 6 realen und 11 imaginierten Objekten wurden die 24 Häufigkeiten der CCRT-Komponenten ermittelt: 8 W + 8 RO + 8 RS. In der Abbildung 2 werden diese beobachteten absoluten Häufigkeiten für die ausgewählten (oben besprochenen) Beziehungsobjekte dargestellt, jede vertikale Spalte repräsentiert ein Objekt. In der Spalte können wir ablesen, welche Kategorien von W, RO und RS beim Objekt am häufigsten, häufig oder zumindest überhaupt vorkommen. Die Spalte charakterisiert also das Beziehungsmuster des Objektes.
Die absoluten Häufigkeiten können in die relativen Häufigkeiten der einzelnen Wunsch-Kategorien umgerechnet werden, und analog für die RO- und die RS-Dimension. Sind zwei Spalten von solchen relativen Häufigkeiten komplett identisch, dann betrachten wir die Beziehungsmuster der zwei Objekte als *gleich*. Bei zwei inhaltlich komplett unterschiedlichen Objekten können wir also durchaus gleiche Beziehungsmuster beobachten. Weichen zwei Profile der relativen Häufigkeiten nur geringfügig voneinander ab, betrachten wir die Beziehungsmuster als *ähnlich*. Es gibt nun viele Wege, wie man Ähnlichkeit als mathematisch eindeutiges Maß operationalisieren kann.

Cluster-analytische Prozedur für die CCRT-Muster

Die Betrachtung der Spalten in der Abbildung 2 vermittelt – erstmal unverbindlich – das Gefühl, dass zum Beispiel die Häufigkeitsspalten für Objekte „Vater" und „Wasser" bestimmte Ähnlichkeit aufweisen. Es wäre schön, eine Prozedur zur Verfügung zu haben, die automatisch solche Gruppen von einander ähnlichen Objekten bilden würde. Dies ist die allgemeine Klassifizierungs-Aufgabe der Cluster-Analyse: die Objekte in Gruppen, so genannte „Cluster", so zu unterteilen, dass die Objekte innerhalb eines Clusters möglichst ähnlich, und Objekte aus unterschiedlichen Clustern möglichst unähnlich sind. Mit der Cluster-Analyse sollte es prinzipiell möglich sein,

das Phänomen der Verschiebung auch aus der mathematischen Perspektive zu betrachten und nach Gruppen von realen und imaginierten Objekten mit ähnlichen Beziehungsmustern zu suchen.
Die unzähligen Prozeduren der Cluster-Analyse (siehe Klassiker wie Hartigan 1975, oder Prozeduren in den Software-Systemen wie SPSS, SAS oder speziell Clustan) unterscheiden sich voneinander vor allem in zwei Aspekten: (a) wie wird das Ähnlichkeitmaß definiert, und (b) wie werden anhand der paarweise errechneten Ähnlichkeitswerte die Cluster gebildet. Keine der uns bekannten cluster-analytischen Prozeduren bietet jedoch eine zufrieden stellende Lösung unserer Fragestellung, und zwar aus zwei Gründen:

(a) Die beobachteten Häufigkeiten der CCRT-Kategorien sind in der Regel – mindestens bei einigen Objekten – sehr niedrig, was bei den bekannten Ähnlichkeitsmaßen leicht zu irreführenden Ergebnissen führen kann. Die Erweiterung des Studienumfanges (z. B. auf 19 Stunden wie bei der Einzelfallanalyse der „Panikfrau") schafft nicht die erhoffte Abhilfe: Zwar wachsen die Häufigkeiten bei einigen Objekten erfreulich, aber gleichzeitig tauchen weitere, sporadisch erscheinende Randobjekte auf.
(b) Die Cluster-Analysen führten tendenziell oft zur einfachen Unterteilung in die Cluster der realen versus imaginierten Objekte. Das bestätigt zwar die Annahme über die spezifische Atmosphäre einer Imaginations-Sitzung, aber für unsere Untersuchung der Wege der Verschiebung hilft es nicht viel weiter.

Einen Versuch, beide Nachteile zu eliminieren oder zumindest zu mildern stellt eine hierfür von uns entwickelte Prozedur dar. (a) Das Ähnlichkeitsmaß basiert auf der statistischen Bayes-Theorie (Koch 2000) und auf der Fuzzy-Logik (Hajek 2002) und berücksichtigt gleichzeitig die relativen und absoluten Häufigkeiten. (b) Bei der Zusammenfassung der Objekte in Cluster werden nur „heterogene" Ähnlichkeiten zwischen den realen und imaginierten Objekten berücksichtigt, „homogene" Ähnlichkeiten zwischen zwei gleichartigen Objekten (real-real oder imaginiert-imaginiert) werden ignoriert. Für die Ergebnisse bedeutet dies, das jedes Cluster Objekte beider Arten enthält, was eben für die Untersuchung ihrer Korrespondenz erwünscht ist. Die Prozedur ist ausführlich in einer mathematischen Publikation beschrieben (Pokorny, Stigler 2002).

Ergebnisse

Die hierarchische Cluster-Prozedur hat drei Hauptcluster gefunden, die Abbildung 3 gibt die Computer-Version wieder. Das erste Cluster enthält das reale Objekt „Vater" sowie vier imaginierte Objekte, die sich dem Vater der Reihe nach anschließen: Wasser, Prinzessin, Medizinmann und Hund. Das zweite Cluster enthält das reale Objekt „Mutter" sowie sechs imaginierte Objekte. Das dritte Cluster ist weniger interessant und beinhaltet eher Objekte, für die es eben keine plausiblen korrespondierenden Objekte anderer Art gab. So wurde für das Realobjekt „Frau" keine optimale Entsprechung in der Imaginationswelt gefunden.

Diese Cluster-Lösung erlaubt uns jetzt, das Diagramm der Verschiebung spezifischer umzugestalten:

Real-Welt		**Imaginations-Welt**
VATER	→	wasser prinzessin medizinmann hund
MUTTER	→	indianer fisch häuptlingssohn erde eule sirene

```
COMPLETE LINKAGE BASED ON BETWEEN-BLOCK BAYES-ESTIMATED DISTANCES.

                                  OBJEKT          W        RO       RS

+---+-------+-+---+-----+-+-+---- MUTTER          111.3..3 .1215..1 ..211321
|   |       | |   |     | | +---- indianer        ...11... ....2... .....1.1
|   |       | |   |     | +------ fisch           ....2..2 ..1...21 ..2..1.1
|   |       | |   |     +-------- häuptlingssohn  ....2... .1...1.. .....2..
|   |       | |   +-------------- erde             ....1... .1...... ......1
|   |       | +------------------ eule             32...... .4..1... ..1.33.
|   |       +-------------------- sirene           ......1. ......1. ..1..1.
|   |
|   |
|   |           +---+-+-------+-- VATER           .21.21.1 2.1..1.3 ..3.31..
|   |           |   | |       +-- wasser          .11.1.3. 12...2.1 ..3.2.1.
|   |           |   | +---------- prinzessin      ....4... 2.....11 ..1..111
|   |           |   +------------ medizinmann     ...2..1. .....1.2 ..2..1..
|   +-----------+---------------- hund            ..1..... .....1.. ..1.....
|
|
| +---+-+-+---------------------- adler           1....... .....1.. .......1
| |   | | +---------------------- FREUNDIN        ....1... ......1. .......1
| |   | +------------------------ CHEFIN          .1...... ....1... ....1...
| |   +-------------------------- TOCHTER         ....21.. ..1.2... .1....31
+-+------------------------------ FRAU            .11.5211 121.8... .3...162
```

***Abb. 3:** Cluster-Analyse der realen und imaginierten Objekte des Probanden J*

Erfreulicherweise stimmen die Zuordnungen der Cluster-Analyse mit unseren intuitiven Vorüberlegungen überein. Die Objekte „Wasser", „Medizinmann" und „Hund" sind als dem Vater ähnliche Objekte identifiziert, „Indianer" und „Eule" als der Mutter ähnlich. (In unserem Leser-Test bedeutet es: volle fünf Punkte für die CCRT-Methode und für die Cluster-Analyse!)
Bemerkenswert ist, dass das Geschlecht des imaginierten Objektes in keinerlei Beziehung zu dem realen Objekt steht (*die* Prinzessin versus *der* Vater, *der* Häuptlingssohn versus *die* Mutter), ohne dass dies etwas zur sexuellen Orientierung des Probanden aussagen würde. Ebenso ist die Metamorphose von Interesse: Im Vater-Objekt „Wasser" wird ein Mutter-Objekt „Fisch" gefunden, das sich in das Vater-Objekt „Prinzessin" verwandelt. Allgemein findet man in CCRT-Studien bezüglich der Beziehungsmuster keine wesentlichen Geschlechtsunterschiede. In diesem Sinne kommen also die gefundenen geschlechtsübergreifenden Verschiebungen nicht so überraschend.

Diskussion und „letztes Wort"

Das vorgestellte Verfahren verstehen wie als einen Beitrag zur Validierung der CCRT-Methode im Kontext der Katathym-Imaginativen Psychotherapie sowie zum besseren Verständnis der Wirkungsweise und -wege der Verschiebung.
Sicherlich ist der Ansatz kaum für die alltägliche klinische Anwendung geeignet, da der Aufwand für die Transkription und für die CCRT-Beurteilung (jedoch nicht für die computerisierte Cluster-Analyse) zu hoch ausfällt. Die Identifikation der „väterlichen" und „mütterlichen" Traumobjekte im vorgestellten Beispiel wäre ohne diese Mittel wohl genauso gut oder fast so gut möglich. Es war jedoch interessant, alle zehn Fälle in einem Durchlauf analysieren zu können. Das Verfahren ist als eine explorative Prozedur gedacht: Es schlägt die Objekt-Verbindungen vor, die inhaltlich zu überprüfen sind. Bei einer umfangreichen Einzelfallstudie mit zahlreichen Objekten, wie eben bei der „Panikfrau"-Studie, kann eine solche hypothesen-generierende Unterstützung durchaus willkommen sein.
Wir können uns nicht über jede Zweifel erheben, dass unsere Überlegungen zur Verschiebung in allen Punkten inhaltlich stimmig sind. Der kompetenteste Experte ist bekanntlich der Träumende selbst. Das letzte Wort gehört folglich dem Probanden J:

> Nacherzählung vor der Gruppe – Eule
> Also bin ich wieder an Land gegangen. Ich hatte einfach den Eindruck, dass auf der linken Seite dieses Wasserbeckens – irgendwo im Wald – mich jemand – vielleicht die Mutter – beobachtete. Ich ging dann näher hin und sah eine Eule. Ja, das erstaunte mich eigentlich überhaupt nicht (lacht). Ich näherte mich noch ein wenig und es war mir klar: diese Eule, das ist meine Mutter.

Literatur

Albani, C., Geyer, M., Kächele, H., Pokorny, D. (2003). Beziehungsmuster und Beziehungskonflikte. Psychotherapeut 48:388-402.

Hajek, P. (2002). Metamathematics of fuzzy logic. Kluwer Academic Publishers, Dordrecht.

Hartigan, J. A. (1975). Clustering algorithms. Wiley, New York.

Koch, K.-R. (2000). Einführung in die Bayes-Statistik. Springer Verlag, Heidelberg.

Luborsky, L., Crits-Christoph, P. (1998). Understanding transference. 2nd edition, APA, Washington.

Meier, I. (2005). Emotionen und Beziehungsmuster in Imaginationen. Dissertation Universität Zürich, Peter Lang Verlag, Bern.

Meier, I., Pokorny, D., Stigler, M. (2004). Zentrale Beziehungskonflikt-Themen bei Schweizer Psychotherapeuten in KIP-Ausbildung. In: „50 Jahre KIP. Vom experimentellen Tagtraum zur tiefenpsychologischen Psychotherapie mit Imaginationen", Göttingen.

Pokorny, D., Stigler, M. (2002). A cluster procedure for small frequencies: crisp data, fuzzy distances, crisp clusters. Neural Network World 5: 483-497.

Pokorny, D., Stigler, M., Barback, M. (1999). CCRT in verbal and imagery sessions: differences and analogies. SPR Annual Meeting, Braga (Portugal).

Stigler, M. (1998). What works how in Catathymic Imagery Psychotherapy (KIP). Focus on displacement. 8th International Congress of the IGKB, Thun (Switzerland).

Stigler, M., Pokorny, D. (1995). CCRT in daydream therapy. SPR Annual Meeting, Vancouver.

Stigler, M., Pokorny, D. (2004). Das Zentrale Beziehungskonflikt-Thema in der KIP-Forschung, In: „50 Jahre KIP. Vom experimentellen Tagtraum zur tiefenpsychologischen Psychotherapie mit Imaginationen", Göttingen.

www.clustan.com

www.spss.com

KIP und Hypnose in Konkurrenz – Gemeinsamkeiten und Unterschiede

Harald Ullmann

Zusammenfassung

Als es vor 50 Jahren darum ging, das „experimentelle katathyme Bilderleben" zu einer psychotherapeutischen Methode auszubauen, bediente sich Hanscarl Leuner vorwiegend der Psychoanalyse als theoretischer Basis. Die hypnotherapeutische Seite seines Wissens und Könnens wurde kaum in die Theoriebildung einbezogen, obwohl sie von Anfang an implizit eine maßgebliche Rolle spielte. Mit der Entwicklung neuer Konzepte der KIP, die hypnotherapeutische Elemente integrieren, ist es an der Zeit, die relativ stille, fruchtbare Koexistenz der Methoden explizit nachzuzeichnen, für die Zukunft aber zugleich auch abzustecken, wo neben den Gemeinsamkeiten weiterhin die Unterschiede liegen werden.

Die tiefenpsychologische Fundierung der KIP

Gemeinsamkeiten und Unterschiede zwischen Methoden sind nicht *a priori* gegeben. Sie entstehen vielmehr aus Entscheidungen für bestimmte Sicht- und Vorgehensweisen, die in einem situativen Kontext zu Stande kommen und weit reichende Folgen für die Ausdifferenzierung der jeweiligen Methode mit sich bringen. Die daraus resultierenden metapsychologischen Konstrukte sind letztlich nichts anderes als Modelle von der Wirklichkeit, eingegrenzt in ihrer Aussagekraft und in den therapeutischen Möglichkeiten, die sie eröffnen. Dies gilt auch für die Metapsychologie und Praxeologie der Katathym-Imaginativen Psychotherapie (KIP). Will man sich gegenüber den heutigen Konkurrenten positionieren und von ihnen lernen, lohnt ein Blick zurück in die Zeiten der ersten Weichenstellung.

Die KIP wurde auf dem Fundament der psychoanalytischen Theorie begründet und aufgebaut. Hierbei spielten neben der therapeutischen Herkunft des Methodengründers auch andere Faktoren eine Rolle, die sich aus den damaligen Gegebenheiten der Psychotherapie erklären (Ullmann 2001 a). Man stelle sich vor, es hätten vor 50 Jahren andere Strömungen der Psychotherapie dominiert, die heutzutage mit zunehmendem Erfolg ihren Platz in der Psychotherapie-Landschaft beanspruchen. Der Verständnishorizont der KIP wäre ein anderer, und mit ihm auch das weite Feld der therapeutischen Möglichkeiten.

Die Geschichte der KIP hat es so gewollt, dass sie sich seit fünf Jahrzehnten als tiefenpsychologische Behandlungsmethode (Dieter 2001, Wilke u. Kottje-Birnbacher

2004) entwickelt hat. Doch ist diese Selbstdefinition keineswegs naturgegeben, sondern sie ist das Ergebnis von Geschichte machenden Weichenstellungen. Gleiches gilt auch für die „tiefenpsychologisch fundierte Psychotherapie" als solche, die für die KIP als übergreifender Verständnis- und Handlungsrahmen fungiert. Was sich nun schon über viele Jahre hin als ein psychodynamisch und hermeneutisch angelegtes Verfahren der Psychotherapie bewährt hat, verdankt seine Existenz letztlich gewissen Konventionen, die zu einem gegebenen Zeitpunkt in Westdeutschland notwendig wurden (Rüger 2004).

Geschichte machende Weichenstellungen finden wir sogar in den Anfängen der Psychoanalyse, auf die sich tiefenpsychologisch fundierte Psychotherapie und KIP bis heute beziehen. Vor gut 100 Jahren experimentierte Sigmund Freud noch mit Hypnose, bevor er schließlich auf die psychoanalytische Methode kam und mit ihr das freie verbale Assoziieren, den Übertragungsprozess und das Durcharbeiten des Widerstandes ins Zentrum seiner Aufmerksamkeit rückte. Die bildhaften Elemente des Assoziierens und die suggestiven Qualitäten des Vorgehens der Pionierzeiten (Freud u. Breuer 1985) blieben dabei auf der Strecke.

Man stelle sich vor, die theoretischen Grundlagen der KIP wären nicht aus der Psychoanalyse abgeleitet worden, sondern aus der Therapie mit Hypnose. Dann müssten wir uns, von einer anderen Basis kommend, zunächst mit den zentralen Begriffen der Psychoanalyse vertraut machen, um von ihren Errungenschaften zu profitieren. Da wir nun aber seit langem auf dem Boden der Tiefenpsychologie stehen, gehen wir von anderen Vorannahmen aus als unsere Nachbardisziplin, von der wir gleichwohl wertvolle Anregungen erwarten dürfen. Also gilt es, sich zunächst einmal mit der anderen Begrifflichkeit und deren Geschichte zu befassen, bevor wir uns mit jener selbstständig ausgereiften Therapieform auseinander setzen, die erklärtermaßen mit Hypnose arbeitet. Im Blick zurück werden wir bald erkennen, wo wir in der KIP schon immer mit Hypnoseelementen gearbeitet haben oder solche mit Gewinn integrieren können.

Geschichte machende Weichenstellungen in der Therapie mit Hypnose

Im Jahre 1775 schieden sich erstmals die Geister, als der Dämonenaustreibung durch einen Vertreter der Aufklärung der Garaus gemacht wurde (Ellenberger 1973). Der Mediziner Mesmer sagte vor der bayerischen Akademie der Wissenschaft aus, dass die Heilungserfolge eines Landpfarrers Namens Gaßner nicht durch Exorzismus zustande kamen, sondern durch ein prinzipiell naturwissenschaftlich zu erklärendes Prinzip, das er „thierischen Magnetismus" nannte. Pater Gaßners Methode in der Heilung seiner Nonnen erfolgte auf dem Wege eines magisch-mystischen Rituals. Er befahl den Teufeln, sich mit ihrem Symptom zu zeigen, und brachte sie dann wiederholte Male zum Verschwinden. Schließlich unterwies er sein Gegenüber darin, es ihm gleich zu tun. Mesner hingegen favorisierte eine Methode vorgeblich ganz anderer Art, die er in der therapeutischen Arbeit mit Fräulein Österlin entwickelt hatte. Deren Symptome hatte er zunächst durch „künstliches Hochwasser" zu kurieren

versucht, indem er ihr ein eisenhaltiges Präparat verabfolgte und dann Magneten auf sie einwirken ließ, die in ihr das Gefühl hervorriefen, ein geheimnisvolles Fluidum durchströme den Körper und schwemme die Symptome weg. Doch der kluge Arzt begriff alsbald, dass jenes geheimnisvolle Fluidum sich in seiner eigenen Person angesammelt und durch Handauflegen auf seine Patientin übertragen hatte.
Indem er Pater Gaßners Methode mit seinerzeit naturwissenschaftlich plausibel erscheinenden Argumenten widerlegte, wurde Meßner zu einer Autorität auf diesem Gebiet der Heilkunde und galt später als Begründer der modernen Hypnose (Revenstorf 2001a). Doch schon im folgenden Jahrzehnt wurden auch an seiner eigenen Theorie Zweifel geäußert, und dies wiederum durch eine von höchster Stelle eingesetzte Untersuchungskommission. Die möglichen therapeutischen Wirkungen wurden zwar nicht geleugnet, aber sie wurden der „Einbildung" zugeschrieben, also Vorgängen wie Imitation und Imagination.
Nun könnte man meinen, wir seien damit bereits bei der Weisheit des 21. Jahrhunderts angelangt und befänden uns auf heimischem Terrain, sozusagen auf einer Katathym-Imaginativen Wiese, auf der sich unsere beiden Konkurrentinnen, die KIP und die Hypnose, friedlich die Hände reichen, beschienen von der alles erklärenden Sonne der Neurobiologie, die uns ja bekanntlich in die Lage versetzt, dem Gehirn bei der Arbeit zuzuschauen. Doch dem Aufkommen einer neopositivistischen Euphorie steht ein Umstand im Wege, den man schon im 18. Jahrhundert leicht übersah. Es handelt sich nämlich nicht um ein einzelnes Gehirn, sondern um das Zusammenwirken zweier Gehirne, die sich in einem bestimmten Kontext austauschen, eingebunden in Kulturwelten von hoher Komplexität, beginnend mit der eigenen inneren Welt.
Gestatten wir uns deshalb zunächst noch einen zweiten Blick auf den Dissens zwischen Mediziner und Pater, zwischen einem Magnetiseur und einem, der die Teufel dadurch verschwinden ließ, dass er sie mitsamt den von ihnen hervorgerufenen Symptomen so lange hervorlockte, bis seine Patientinnen gelernt hatten, wie man mit ihnen kommuniziert und sie selber unter Kontrolle bringt.
Der Pater und der Mediziner – sie stehen gleichsam am Beginn von zwei Traditionen hypnosetherapeutischer Konzeptbildung. Die eine Sichtweise geht von einer Fremdbeeinflussung durch den Hypnotiseur und die in ihm angesammelten Kräfte aus. Die andere Sichtweise trachtet danach, den Patienten am Ende selbst über sich und seine Symptome verfügen zu lassen.
Die traditionelle Auffassung von Hypnose „suggeriert einen Veränderungsprozess im Individuum, der von außen gesteuert ist. Diese Steuerung kann vom Individuum selbst übernommen werden, wie etwa im autogenen Training, bleibt aber sinngemäß eine Befehlsbefolgung, auch wenn die Anweisungen vom Individuum selbst gegeben werden," konstatiert Revenstorf (2001a) bündig. Und er reiht in diese Tradition nicht nur die Schule von Nancy und Charcot mit seinen Schülern Janet und Freud ein, sondern auch Kretschmers gestufte Aktivhypnose und Leuners Katathymes Bilderleben. Leuner selbst erwähnt diese, seine Methode in seinem Buch über Anwendungen der Hypnosebehandlung zunächst nur am Rande (Leuner u. Schroeter 1997). Er sah in ihr Hypnoid und Tiefenpsychologie miteinander verwoben, und zwar damals noch – befragt man seine ersten Publikationen darauf hin (Leuner 1954, 155a, 1955b, 1957) – in einer kausal-reduktiven Weise, die pathogene Symbolformationen erkun-

den und manipulieren will. Es geht ihm also hier um eine direkte Beeinflussung des Gegenübers, von hier nach dort sozusagen.
Der Erkundung und Beeinflussung pathogener Vorgänge ist ein anderer Ansatz der Hypnosetherapie entgegenzustellen, der in den letzten 40 Jahren Gestalt annahm. Er geht von Milton H. Erickson aus, auf den sich eine wachsende Anzahl von Hypnosetherapeuten bezieht, denen es vorrangig um das Erwecken von Selbstheilungskräften und das Ermöglichen neuer Wirklichkeitserfahrungen geht (Revenstorf 2001a). Leuner hat sich diesen alternativen Sichtweisen später zu öffnen begonnen (nachzulesen in der letzten Auflage seines schon erwähnten Buches über die Behandlung mit Hypnose). Unabhängig davon, wie weit ihr Erfinder in dieser Richtung gegangen ist, soll die KIP nachfolgend daraufhin betrachtet werden, welche hypnosetherapeutischen Elemente sie enthält oder sich mit Gewinn zu eigen machen könnte. Als Bezugspunkt wähle ich jene Form von Psychotherapie mit Hypnose, die von Milton Erickson vorgelebt und von seinen Schülern systematisiert wurde (Erickson et al. 1986, Haley 1987, O'Hanlon & Hexum 1994, Zeig 1982). Diesem Ansatz eignet ein hohes Maß an Integrationskraft – auch für die Ansätze älterer Schulen der Anwendung von Hypnose und für andere Verfahren überhaupt.

Definitionen zur begrifflichen Abgrenzung zwischen KIP und Hypnose

KIP und Hypnose „in Konkurrenz" – im lateinischen Wortsinn so verstanden: Wo gehen sie zusammen denselben Weg? Oder so verstanden: Wo können sie miteinander wetteifern? Eine Begriffsklärung der KIP ist an dieser Stelle kaum notwendig, wohl aber ein Hinweis auf den Unterschied zwischen dem Ganzen und seinen Einzelkomponenten. Katathym-Imaginative Psychotherapie (KIP) nennen wir die Behandlungsmethode als ganze, die sich aus Gesprächssequenzen und wohl definierten Tagträumen zusammensetzt. Diese Tagträume werden als Hypnoid mit affektgetragenen Imaginationen ausgestaltet und gelten als das Herzstück des gesamten Behandlungsverfahrens.
Die Behandlung mit Hypnose, auch Hypnosetherapie oder kurz „Hypnotherapie" genannt, erfordert eine ähnliche Unterscheidung. Deren Herzstück ist die Hypnose oder „Trance", die ebenfalls in einen übergreifenden Behandlungsrahmen eingebunden ist. Nun erhebt sich die Frage, von welcher Ebene der Betrachtung auszugehen ist, will man die Eigenart des Verfahrens verständlich machen. Ich werde nicht umhinkönnen, zunächst zu definieren, was man in der heutigen Hypnotherapie unter Trance versteht, will mich dann aber rasch der Grundhaltung und den gestalterischen Prinzipien zuwenden, die dahinter wirksam sind.
Die **Trance** kann zum einen als Phänomen beschrieben werden, zum anderen in ihrer Funktion für den therapeutischen Prozess (Bongartz u. Bongartz 1998). Von den Phänomenen her betrachtet ist „Trance" ein Bewusstseinszustand, der sich durch verschiedene subjektive und physiologische Veränderungen auszeichnet. Als **subjektive Veränderungen** imponieren die folgenden: 1.) Eine Einengung der Aufmerksamkeit, bei der es durch das Ausfiltern irrelevanter Umweltreize zu einer vermehrten

Innenorientierung kommt, 2.) eine veränderte Körperwahrnehmung, die mit verschiedensten, subjektiv empfundenen und beobachtbaren Phänomenen einhergeht, 3.) eine als „Trancelogik“ bezeichnete Denkweise, die – vergleichbar dem Konzept des Primärprozesses – eine vermehrte Toleranz gegenüber logischen Widersprüchen und zeitlichen Brüchen aufweist, 4.) eine Zunahme der Vorstellungsaktivität, der „Einbildungskraft“, 5.) eine verzerrte Zeitwahrnehmung, die in der Regel nach dem Zeitrafferprinzip empfunden wird und Erinnerungslücken hinterlassen kann, 6.) eine vermehrte Ansprechbarkeit gegenüber therapeutischen Suggestionen, die 7.) mit einem leichteren Zugang zu Gefühlen einhergeht und 8.) mit dem Auftreten dissoziativer Erlebnismöglichkeiten. Für die beiden zuletzt genannten Veränderungen spielt es eine Rolle, auf welche Sinnesmodalitäten von therapeutischer Seite her fokussiert wird (Peter 2001). Werden die „Nah-Sinne“ hervorgehoben, also die kinästhetische, olfaktorische oder gustatorische Wahrnehmung, dann gestaltet sich das Tranceerleben affektiv bedeutsam und assoziationsträchtig. Werden die „Fern-Sinne“ vermehrt angesprochen, also die visuelle und akustische Wahrnehmung, dann rückt die affektive Bedeutung zugunsten dissoziativer Phänomene in den Hintergrund. Dem KB-Therapeuten sind solche Variationen des Führungsstils nicht unvertraut. Andere subjektiv zu empfindende Trancephänomene, allen voran das Gegensatzpaar Regression und Progression (Lenk 2001), lassen sich den genannten 8 Kategorien unschwer zuordnen.

Für die subjektiven Veränderungen lassen sich zunehmend organische Parameter benennen, die mit ihnen korreliert sind. Darüber hinaus sind **physiologische Veränderungen** an verschiedenen Systemen des Körpergeschehens messbar: 1.) im Gehirn, 2.) im endokrinen System, 3.) im Blutbild, 4.) im autonomen Nervensystem (Revenstorf 2001b). Diese physiologischen Änderungen kommen zwar im Zusammenhang mit der Trance zustande, sind dem subjektiven Empfinden aber bis auf die wohltuende Entspannung, die mit der Dämpfung des sympathischen Erregungsniveaus einhergeht, nicht zugänglich.

Die unter „Trance“ zusammengefassten subjektiven und physiologischen Veränderungen lassen sich nicht nur mit den Techniken der „Hypnose“, sondern auch mit dem Repertoire anderer Verfahren erzielen, zu denen auch das Autogene Training und das Katathyme Bilderleben gehören. Hypnose oder besser **Hypnotherapie** ist demnach nichts anderes als eine Methode unter vielen anderen, die mit bestimmten Mitteln zu einem Trance-Zustand führt, mit dem therapeutisch gearbeitet wird (Bongartz u. Bongartz 1998). Hierfür hält die Hypnotherapie einen bestimmten, ritualisierten Rahmen vor, innerhalb dessen sie sich entfaltet, eine bestimmte Sprache, die „Trancesprache“ (s.u.), durch die sie zur Wirkung kommt, sowie verschiedene Verfahren zur Einengung der Aufmerksamkeit, die so genannten Induktionsmethoden. Die Auffassung davon, welche Funktion die Trance ausübt, und die Art und Weise, wie sie in der klinischen Arbeit eingesetzt wird, unterscheidet die Hypnotherapie jedoch von anderen Ansätzen. Auch von der KIP? Wir werden sehen.

Funktionell betrachtet stellt die „Trance“ nach neueren Vorstellungen einen Bewusstseinszustand dar, in welchem das Individuum einen verbesserten Zugang zu unwillkürlichen, paralogischen und kreativen Erlebnisweisen gewinnt, die ihm sonst durch die Gewohnheit des Alltags, durch die Logik des Wachzustandes, durch eingeschliffene Wahrnehmungsmuster und durch ein festgefügtes Weltbild verstellt sind (Revenstorf 2001a). Hypnotherapie wäre demnach ein Verfahren, bei dem das „Individuum“ vorübergehend in einen anderen Bewusstseinszustand versetzt wird bzw. eintritt, in dem es ihm besser als im Alltagsbewusstsein gelingt, die Ressourcen der einzelnen kognitiven, emotionalen und somatischen Subsysteme auszuschöpfen. Die therapeutische Kunst bestünde dann darin, im Patienten selbst Suchprozesse in Gang zu bringen, die ihm diesen Zugang eröffnen und es ihm gestatten, aus eigener Kraft zu geeigneten Lösungen zu kommen (Abb. 1).

„Trance“ in ihrer *Funktion* für den therapeutischen Prozess betrachtet ist

- ein Bewusstseinszustand, in welchem ein verbesserter Zugang zu alternativen Erlebnisweisen möglich wird,
- Suchprozesse angestoßen werden,
- schlummernde Ressourcen erweckt werden,
- sich selbst organisierende Lösungsprozesse in Gang kommen.

Abb. 1

Konstruktionen und Prinzipien der Hypnotherapie

Hinter solchen Auffassungen von Hypnose steht ein theoretisches Konzept, das als „radikaler Konstruktivismus“ bezeichnet wird (Glaserfeld 1987, Fischer 1998, Foerster u. Pörksen 1999). Dieser geht davon aus, dass Organismen sich selbst organisieren, und er unterstellt für unser kognitives System, dass es „semantisch geschlossen und nur energetisch offen“ ist (Peter 2001). Will man das in einer leichter verständlichen, deutschen Sprache ausdrücken, dann kann man einfach die Grundkonstellation betrachten: zwei Menschen mit ihren Gehirnen, die sich in einem Kontext begegnen, der als Hypnotherapie oder KIP definiert ist. Für diese beiden Menschen gelten dann drei Axiome: 1.) Ihre Gehirne sind hauptsächlich mit sich selbst beschäftigt, vor allem mit ihren eigenen Hypnoseformeln, die sie von klein auf entwickelt haben; 2.) was in dem jeweiligen Gegenüber vor sich geht, kann man nicht wissen und ist deshalb darauf angewiesen, es zu erschließen; 3.) wenn es dem Spielpartner, der die Therapeutenrolle einnimmt, gelingt, sich auf die Eigenheiten seines Gegenübers einzustellen, dann haben beide eine Chance, Zugang zu den inneren Prozessen zu gewinnen, die wir als „Trance“ bezeichnen. Ein solcher Ansatz folgt also dem Prinzip der Kooperation innerhalb eines bestimmten Kontextes.
Wie und wann eine Trance hervorgerufen und für den therapeutischen Prozess der Hypnose eingesetzt wird, das hängt demnach entscheidend von der Grundhaltung ab und von den zentralen Prinzipien, von denen nun zu sprechen sein wird (Ullmann 1991 u. 1993, O’Hanlon 1987, Zeig 1988). Diese Prinzipien gelten während der ganzen Psychotherapie mit Hypnose als Richtschnur für die Einstellung des Therapeu-

Prinzipien der heutigen Hypnotherapie
1. Kooperation
2. Kontextabhängigkeit und Rekontextualisierung
3. Suche nach Ressourcen und Lösungsmöglichkeiten
4. Utilisation
5. Trance in erweiterter Form
6. Kommunikation in Metaphern
7. Einzigartigkeit

Abb. 2

ten und den Einsatz seiner Techniken. Darüber hinaus sind sie aber auch als eine Art „Bauanleitung“ für einzelne Techniken nützlich (Abb. 2).

Das zuerst zu nennende **kooperative Prinzip** geht davon aus, dass es weder an der Macht des Therapeuten noch an der Suggestibilität des Patienten liegt, ob sich eine Therapie förderlich entwickelt. Wesentlich ist, ob es dem Therapeuten gelingt, in eine „kooperative“ Beziehung mit seinen Patienten einzutreten, die sich durch wechselseitigen Austausch und flexibles Eingehen auf dessen „innere Landkarte“ auszeichnet (Gilligan 1987). In diesem Sinne folgte bereits die viel geschmähte Teufelsaustreibung durch Pater Gaßner einem kooperativen Ansatz, in dem er sich auf die innere Landkarte von Nonnen und anderen frommen ZeitgenossInnen einstellte, die im Unterschied zu „aufgeklärten“ Geistern wie Mesner durchaus Plätze kennen, an denen Teufel ihr Unwesen treiben. Den Nonnen des Paters hätte ein Arzt nicht mit „Aufklärung“ kommen können. Das hysterische Fräulein Österlin dagegen wäre schwerlich bereit gewesen, bei einer Teufelsaustreibung zu kooperieren.

Das zweite Prinzip geht von der **Kontextabhängigkeit** der jeweiligen Probleme aus. Im gegenwärtigen Kontext können Verhaltensweisen und Eigenheiten als Symptom erscheinen, die andernorts eher als besondere Qualität geschätzt werden oder früher eine wichtige Funktion hatten. So kann etwa ein „zerstreuter Professor“ in der Paartherapie für seine tatkräftige Ehefrau ein echtes Problem darstellen, während er im beruflichen Kontext wegen seiner wohl abgewogenen Urteilsfähigkeit geschätzt ist. Schon als Kind mag er oft Löcher in die Luft gestarrt und sich gegenüber seinen Klassenkameraden dadurch ins Abseits gestellt haben. In der Hypnotherapie geht es nun darum, solche zum Problem gewordenen Phänomene geistiger Abwesenheit aus verschiedenen Blickwinkeln zu betrachten. Was in dem einen Bezugsrahmen als Ausdruck von Geistesabwesenheit erscheint, könnte genau so gut Ausdruck von spontanen Trancephänomenen oder Tagträumen sein, in denen sich das Individuum mit elterlichen Hypnoseformeln beschäftigt („Du kannst nichts als Löcher in die Luft starren, weil du zwei linke Hände hast!“) oder mit künftigen Alternativen zur Welt der tatkräftigen Mitschüler und Ehefrauen. Durch einen Wechsel der Betrachtungsweise („Reframing“) wird hinter dem als problematisch etikettierten äußeren Verhalten nun eine wichtige Fähigkeit sichtbar, die der Professor in andere Beziehungen als seine ganz persönliche Ressource einbringen kann. Die Geistesabwesenheiten stellen dann – so betrachtet – einen Rückgriff auf kindliche Fähigkeiten zum Tagträumen dar und führen einfach das darin enthaltene kreative Problemlösungspotential bis ins Erwachsenenleben hinein fort.

Hier sind wir zu einem weiteren Prinzip gelangt: **Ressourcen** des Patienten zu erschließen. Dies geschieht zum einen dadurch, dass Suchprozesse in Gang kommen, die zu ihnen führen, zum anderen dadurch, dass Ressourcen gerade dort als solche erkannt werden, wo sie sich als Symptom oder Problem präsentieren (Prior 1990).

Von einer ressourcenorientierten Grundhaltung ausgehend, greift der Therapeut alle Phänomene auf, die der gemeinsamen, kooperativen Aufgabe dienen könnten, eine Tranceerfahrung zu Wege zu bringen. Dieses an vierter Stelle genannte Prinzip nennt sich **Utilisation** und ist gleichsam der Dreh- und Angelpunkt heutiger Hypnotherapie. „Alles was kommt, ist recht", pflegen wir gerne in der KIP nach der Vorgabe des Tagtraummotives zu sagen. Wenn man das wirklich ernst meint, folgt man dem Prinzip der Utilisation und kann alle Phänomene als Schritte auf dem Wege zu einer ganz persönlichen Tranceerfahrung würdigen. Der zerstreute Professor wird wegen der ihm eigenen Begabung zur Innenschau vielleicht anstandslos in eine imaginative Landschaft eintreten, dafür aber vielleicht mit dem Erleben von Emotionen vorsichtig sein. Seine Ehefrau dagegen, tatkräftig und körperorientiert, wird vielleicht zunächst verschiedene Verspannungen und Ängste durchmachen, für die sie noch keine Worte findet, die sich aber in einem Zucken der halb geschlossenen Augenlider ausdrücken können, während sie beileibe noch kein Bild vor Augen hat. Wenn alles wirklich recht ist, dann wäre auch diese, ihre Konstellation ein ganz eigener Weg, sich mit Tranceerfahrungen auseinander zu setzen.

Von dem **erweiterten Trancebegriff**, dem fünften der hier zu nennenden Prinzipien, war bereits die Rede. Nun ist hinzuzufügen, dass die neuere Hypnotherapie ihre Wirkung nicht unbedingt an die so genannte Trance-Tiefe geknüpft sieht, sondern an die schon ausgeführte Funktion der Innenorientierung, des Zugangs zu Ressourcen und der Entwicklung alternativer Erlebnisweisen. Dem erweiterten Trancebegriff zufolge begegnen wir hypnotischem Erleben in verschiedensten Situationen des Alltags und in allen Phasen einer Therapie. Entscheidend ist, ob der jeweilige Mensch sich in einem Zustand der Faszination befindet, wie er schon allein beim Gebrauch einer bildhaften Sprache aufkommen kann. Hier setzt eine spezielle Technik an, die gemeinhin als das Charakteristikum einer an Erickson orientierten Hypnotherapie aufgefasst wird: die **metaphorische Kommunikation**. Erickson liebte es, in Metaphern und Geschichten zu sprechen (Rosen 1982, Trenkle 1985). Über sie konnte er unschwer Zugang zur Symbolwelt seines Gegenübers gewinnen und seine Botschaften auf indirekte Weise anbieten – gleichsam „durch die Blume gesagt". Es ist aber wohl keineswegs so gewesen, dass der alte Meister fast ausschließlich in dieser Weise oder überwiegend „indirekt" arbeitete (Hammond 1986). Letzteres hätte wohl auch seinen eigenen Grundannahmen widersprochen, die uns zum letzten und übergeordneten Prinzip der von ihm geprägten Hypnotherapie führen.

Vorrangig geht es in jeder Psychotherapie darum, zu allererst das Prinzip der **Einzigartigkeit** einer jeden Person zu beherzigen und jede Trance als einen ebenfalls einzigartigen Vorgang zu gestalten, für den es keine festen Regeln geben kann. Dies scheint mir gerade in einer Zeit bedenkenswert, in der auch für die KIP Bücher geschrieben werden müssen, die sich an Krankheitseinheiten orientieren oder Standards für die Gestaltung einer Tagtraumübung formulieren wollen. Nach dem Prinzip der Einzigartigkeit jedes Individuums ginge es stattdessen darum, im Zusammenwirken mit diesem Individuum den jeweils geeigneten persönlichen Zugang zueinander zu entwickeln und darauf eine einzigartige Trance abzuleiten. Dies entspricht dem Utilisationsprinzip und fördert einen kooperativen Ansatz.

Vertraute Begriffe – anders gewendet

Dem tiefenpsychologisch geschulten Hörer wird nicht verborgen bleiben, dass in dem pragmatischen Modell der Hypnotherapie eine ganze Reihe von vertrauten Begriffen nicht vorkommt. Er wird Konzepte wie das der Übertragung, des Widerstandes und des seelischen Apparates vermissen. Und selbst da, wo vom Unbewussten die Rede ist, wird man schnell realisieren, dass dieses „Unbewusste" nicht viel mit jenem Unbewussten zu tun hat, das Freud in seinem topographischen Modell der Person formulierte. In der Hypnotherapie fungiert **das Unbewusste** als eine virtuelle Hilfgröße, in die hinein alle heilsamen Potenzen des jeweiligen Gegenübers lokalisiert werden (Revenstorf 2001a). Das Heilsame ist damit innerhalb des Patienten anzusiedeln und geht prinzipiell nicht allein vom Therapeuten aus. Dieser verständigt sich vielmehr mit seinem Patienten auf ein „therapeutisches Tertium", das nichts anderes ist als eine gedachte Figur, ein „Konstrukt also, das in der therapeutischen Situation kreiert wird, um mit dem misslichen Umstand fertig zu werden, dass man auf unwillkürliche .... Symptome nun einmal keine direkte, willkürliche Kontrolle ausüben kann" (Peter 2001). Diese unwillkürlichen Symptome werden aber mit Hilfe eben dieses Konstruktes gleichsam entzaubert, indem das Individuum aus diesem heraus Mittel entlehnt, die in den Dienst der Bewältigung gestellt werden.

In der Geschichte der Hypnotherapie gibt es demgemäß zwei unterschiedliche Traditionen, was die Vorstellungen von der Einflussnahme auf Symptome anbetrifft. Während die Suggestionstheorie davon ausgeht, dass der Arzt direkt und unmittelbar durch seine therapeutischen Suggestionen heilt, lenkt die Theorie des therapeutischen Tertiums den Blick auf die therapeutischen Potenzen, die im Patienten schlummern, und auf eine gemeinsam aufzubauende, interpersonale Gestalt, auf die sich beide künftig beziehen werden. In der KIP könnte dies den Tagtrauminhalten entsprechen, aber auch daraus abgeleiteten Metaphern, die während der Therapie Bedeutsamkeit erlangt haben.

Gemeinsamkeiten und Unterschiede lassen sich nicht zuletzt am Konzept der therapeutischen **Beziehung** und des Widerstandes ausmachen. Psychoanalyse und KIP haben mit der Idee der Übertragung eine imaginäre, interpersonale Gestalt geschaffen, an der therapeutische Arbeit vorgenommen wird. Der psychoanalytischen Theorie entsprechend bemüht sich der Therapeut in diesem Bezugsrahmen, verzerrte Einstellungen gegenüber den imaginären Übertragungsfiguren zu erkennen und zu ändern. Dem Hypnotherapeuten hingegen geht es vorrangig darum, alle aufkommenden Übertragungsbereitschaften so zu nutzen, dass ein guter Rapport miteinander resultiert. Indem er die Eltern-Projektionen des Klienten annimmt, gibt er ihm „Gelegenheit, Beziehungsmuster und Haltungen zu revidieren (bindungsorientierte Therapie) oder ihm im regredierten Zustand Neuorientierungen zu suggerieren (lösungsorientierte Therapie)." Die Regression wird somit also als kindliche Lernhaltung utilisiert (Revenstorf 2001c).

Während einer der Königswege der psychoanalytischen Therapie und teilweise auch der tiefenpsychologisch orientierten Therapie darin besteht, in einem ersten Schritt Übertragungsverzerrungen und Widerstände zu provozieren, um sie in weiteren Schritten dann durchzuarbeiten, vertritt die Hypnotherapie hier eine ganz eigene Position.

Im Verlauf einer KIP – und damit komme ich zum Schluss meiner Ortsbestimmungen zwischen Psychoanalyse und Hypnotherapie – wird man sich immer wieder fragen müssen, ob ein bestimmter **Widerstand** überhaupt sein muss. Aus einer tiefenpsychologischen Tradition kommend, haben wir zwar genügend Rüstzeug gelernt, um an Übertragung und Widerstand zu arbeiten, wenn es denn je nötig wird. Mit einer hypnotherapeutischen Schulung und Sichtweise arbeiten wir dagegen nicht so sehr „am" Widerstand als vielmehr „mit" ihm. Wir werden nicht selten schneller zu Ressourcen und Lösungen vordringen können, die im Patienten und in unserem therapeutischen Tertium „bereitliegen", wenn wir „alles, was kommt" nutzbar machen und damit weitgehend ohne das vertraute Konzept des Widerstandes auskommen (Abb. 3).

Im gängigen Sprachgebrauch einer Psychotherapie, die immer noch stark in der Psychoanalyse verwurzelt ist, bedeutet „Widerstand" nichts anderes als die Mobilisierung von Abwehrmechanismen im Rahmen der Therapie, wobei im Schrifttum verschiedene Formen von Widerstand voneinander unterschieden werden, z.B. einen Widerstand gegen das Bewusstwerden der Übertragung oder einen Widerstand gegen das Bewusstwerden bestimmter peinlicher Vorstellungen (Greenson 1975, Laplanche u. Pontalis 1999). Vor dem Hintergrund des therapeutischen Zieles der Bewusstmachung ist es demnach stimmig, die unbewussten Anteile von Übertragung und Widerstand so lange durchzuarbeiten, bis sie dem bewussten Erleben des Patienten zur Verfügung stehen. „Wo Es war, soll Ich werden", lautet die Devise.

Metapsychologische Unterschiede mit praktischen Folgen

Konzept	**Psychoanalyse**	**Hypnotherapie**
das Unbewusste	Produkt der Verdrängung	Schatz an Möglichkeiten
die Beziehung	Arbeitsbeziehung + Übertragung	kooperative Beziehung + Rapport
der Widerstand	ein Übertragungsphänomen	eine Variante von Kooperation

Abb. 3

Mit dem erweiterten Tranceverständnis der Hypnotherapie, das im „Unbewussten" vornehmlich ein Potential an Ressourcen und kreativen Lösungsmöglichkeiten sieht, könnte man diese Devise versuchsweise umkehren: „Wo Ich war, soll Es werden." „Trust your unconscious," pflegten die Pioniere der alternativen Hypnotherapie salopp zu formulieren. Zu Deutsch etwa: „Versuchen Sie doch einfach, sich der Weisheit ihres Unbewussten anzuvertrauen und sich von ihm führen zu lassen!" Diese Sichtweise unterstellt, dass es im Unbewussten neben dem schon genannten positiven Potential auch so etwas wie eine schützende Instanz gibt. Der „Widerstand" im Sinne der Hypnotherapie (Stahl 1981, Ullmann 1991) hat somit grundsätzlich eine andere Richtung als der „Widerstand", wie er von der Psychoanalyse konzipiert wurde. Es handelt sich weniger um eine Scheu vor der Bewusstwerdung, als vielmehr um eine „Widerstreben" beim Betreten des inneren Landes der unbegrenzten Möglichkeiten, wie es dem hypnotherapeutischen Konzept des „Unbewussten" entspricht. Von daher bietet es sich an, versuchsweise das englische Wort „resistance" zu übernehmen und von „Resistenz" zu sprechen, um dieser mit den oben genannten Prinzipien zu begegnen.
Der Begriff der **Resistenz** besäße einen eindeutig positiv konnotierten Bedeutungshof, der im medizinischen Sprachgebrauch mit Mechanismen der Gesunderhaltung assoziiert wird. Ein Widerstreben gegen bestimmte Tranceerfahrungen kann demgemäß zunächst als Besonderheit eines einzigartigen Individuums aufgefasst und respektiert werden („Einzigartigkeit"), als eine seiner besonderen Fähigkeiten („Ressourcen"), als eine Art von Schutzinstanz, die in der Imagination sogar leibhaftig Gestalt annehmen kann, so dass man im Dialog mit ihr („metaphorische Kommunikation") aushandeln kann, in welchem Tempo die Tranceerfahrung oder eine künftige Veränderung stattfinden soll („Utilisation"). In diesem Rahmen betrachtet wird das Widerstreben als Resistenzkraft und Zeichen kluger Vorsicht gewertet („Kontextabhängigkeit"), um schließlich mit diesen Eigenschaften des Patienten Schritt für Schritt erfolgreich zusammenzuarbeiten („kooperativer Ansatz").

Eigenständig das Repertoire erweitern

Das zunehmende Repertoire an Techniken und Strategien der Hypnotherapie orientiert sich letztlich immer an dem Primat eines konstruktiven Umgangs mit dem Widerstand bzw. der „Resistenz" des Patienten. Die Nützlichkeit des alternativen Widerstandsbegriffes wird inzwischen auch von Therapeuten anderer Provenienz erkannt und in deren praktische Arbeit integriert, wenngleich nicht selten implizit und ohne Hinweis auf das Original, von dem die neuen Techniken abgekupfert wurden. So hat es sich etwa in manchen Ansätzen der Traumatherapie durchgesetzt, die erworbene Fähigkeit zu Spaltung und Dissoziation zu nutzen und den Patienten dazu anzuleiten, wie er im Vorfeld der integrativen Arbeit am Trauma zunächst Ressourcen und gute Bereiche in sich aufbauen kann. Dies wird nun wiederum mit Techniken verknüpft, die aus der KIP kommen, wenn es etwa darum geht, sich einen „sicheren Ort" einzurichten, der jederzeit als Refugium dienen kann. Nun mag es ja ein gewisser Trost sein, dass „gute Modellbauer und gute Diebe eines gemeinsam haben: Sie stehlen nur

das qualitativ Hochwertige" (Reuben 1993). So jedenfalls äußerte sich einmal ein Vertreter des neurolinguistischen Programmierens (NLP), das mittlerweile von der modernen Hypnotherapie verstoffwechselt wurde. Doch andererseits hat es für didaktische Zwecke Vorteile, klare Konturen an der jeweils anderen Methode zu entdecken, um sich dann auf sie zu beziehen oder sich von ihr abzugrenzen.
Betrachten wir deshalb die Gemeinsamkeiten und Unterschiede von KIP und Hypnotherapie vor dem Hintergrund der **Verlaufsstruktur** (Abb. 4) einer Katathym-Imaginativen Psychotherapie (Ullmann 2001a). Wir kennen an diesem Verfahren das Alternieren von Tagtraumübungen und Gesprächssequenzen und dürfen uns – aus hypnotherapeutischer Warte betrachtet – fragen, welche Trance-Tiefe zu welchem Zeitpunkt erreicht wird, welche Art der Kommunikation dazu passt und welche Interventionen aus dem Repertoire der Hypnotherapie zum Einsatz gelangen oder gelangen könnten. Der erfahrene KB-Therapeut wird beim ersten Blick auf ein solches Schema der Verlaufsstruktur Unterschiede machen zwischen dem Tagtraum als solchem und den Gesprächsphasen, in die er eingebettet ist, wobei er dem Vorgespräch, dem Nachgespräch und der Bildbesprechung einen ganz eigenen Stellenwert einräumen dürfte.
Auch die Hypnotherapie denkt in Kategorien der Gestaltung des therapeutischen Prozesses, so dass man hierfür ein auf den ersten Blick deckungsgleiches Verlaufsschema entwerfen könnte. In Analogie zur *Tagtraumübung* wäre dort die *„zentrale Trancesequenz"* (Bongartz u. Bongartz 1998) der Dreh- und Angelpunkt des Behandlungsgeschehens. Sie beginnt mit der Tranceinduktion, führt zu einer Änderung des Körpererlebens, baut dann hypnoid-plastische bis szenische Inhalte auf, wirkt mit

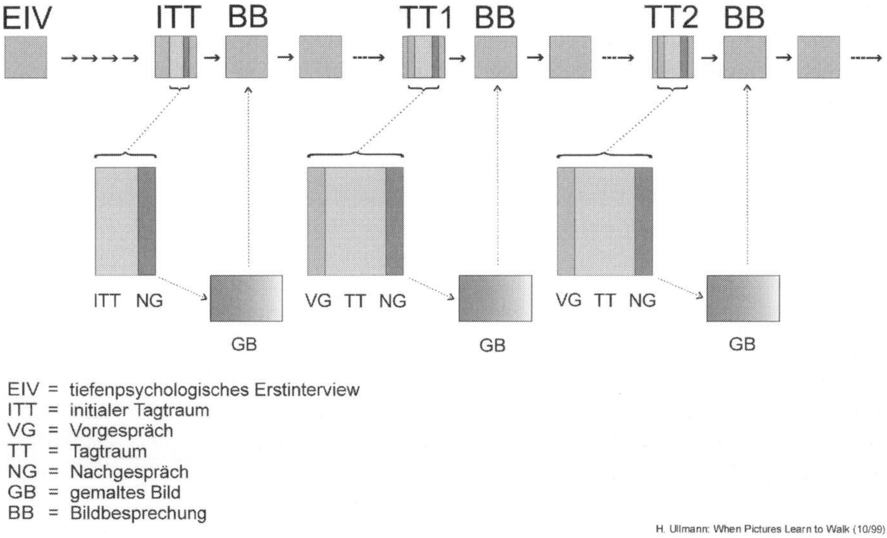

Abb. 4: *Verlaufsstruktur einer Katathym-Imaginativen Psychotherapie (KIP)*

Suggestionen auf diese ein und endet mit einer Rücknahme der Trance, nicht selten verbunden mit Suggestionen, die in Richtung auf eine posthypnotische Amnesie oder posthypnotische Aufträge führen.
Dann folgt ein *Nachgespräch* über die gemachten Erfahrungen, wobei solche ausgeklammert bleiben, die mit einer posthypnotischen Amnesie belegt sind, die dem Schutz vor all zu schneller Begradigung durch das Alltagsdenken dienen soll. Dass der Patient sich während der Trancesequenz in einer anderen Wirklichkeit erleben kann, wird durch verschiedene Mittel abgestützt: Zum einen steht dem Therapeuten dazu ein differenziertes Handwerkszeug zur Verfügung, mit dem er die sich entfaltende Wirklichkeit modellieren hilft, zum anderen achtet er darauf, dass sein Patient ihm Bestätigungen dafür gibt, dass er den erreichten Zustand für real hält. Diese „Ratifikation" des hypnotischen Erlebens kann u.a. durch das Phänomen der Armlevitation erfolgen, aber auch ganz natürlich durch den zeitnahen Bericht über die in Trance gerade gemachten Erfahrungen.
Die Trance des KB-Hypnoids wird ebenfalls durch *Induktionstechniken* eingeleitet, im einfachsten Fall durch die Vorgabe eines Motivs, das die Aufmerksamkeit absorbiert und den Scheinwerfer der Aufmerksamkeit auf die innere Bühne richtet. Man könnte hier von einer autochthonen, visuellen Faszinationstechnik sprechen, die den Fixations- und Faszinationstechniken der Hypnotherapie benachbart ist.
Auch die Techniken zum weiteren Aufbau bzw. zur *Konstruktion einer imaginativen Wirklichkeit*, wie sie in der Hypnotherapie praktiziert werden, lesen sich ähnlich. Man beginnt mit dem genauen Herausarbeiten von Phänomenen, fragt zunächst nach der primären Sinnesmodalität, dann nach ihren einzelnen Qualitäten („Submodalitäten") um dann andere Modalitäten in die Sinneswahrnehmung einzubeziehen, dann achtet man darauf, dass der Patient sich als ein handelnder und wirksamer im dreidimensionalen Raum bewegt, sich selbst und seine Umgebung körperlich spürend, begreifend und die nächsten Momente der Handlung antizipierend (Peter 2001). Die hypnotherapeutischen Empfehlungen sehen sogar den intersubjektiven Austausch über das Geschehen in Trance vor, etwa in Form eines wörtlichen Widerspiegelns von Patientenaussagen, durch die das eingebildete Geschehen noch prägnanter wird.
Doch hier beginnen die Unterschiede. Der katathyme Tagtraum ist vom Anfang bis zum Ende von einem dialogischen Element durchdrungen, das den Tranceablauf gleichsam in einer natürlichen Weise reguliert und verschiedene Hilfsmittel der Hypnotherapie verzichtbar macht. Die *Zwiesprache* in der Hypnose vollzieht sich eher fraktioniert, gesteuert durch den Therapeuten, der Phasen der Exploration und der Implementierung von Inhalten wechseln lässt, bis hin zur Technik der fraktionierten Hypnose. Bei dieser Technik lässt er den Patienten für begrenzte Zeit aus einer tieferen Trance an die Oberfläche kommen, um sich des aktuellen Standes der Ermittlungen und Wirkungen gleichsam zu vergewissern. Im katathymen Tagtraum bleibt der Austausch ein natürlicher, ob es nun um die Inhalte geht oder um die Trancetiefe während der gemeinsam gestalteten Szene des Symboldramas. Darüber hinaus liefert das Symboldrama im Sinne der KIP sehr prägnantes Material für metaphorisches Kommunizieren, vom Tagtraum über das Nachgespräch bis zur Bildbesprechung und darüber hinaus (Abb. 5).

Gemeinsamkeiten und Unterschiede in der Verlaufsstruktur		
Ablauf	**KIP**	**Hypnotherapie**
Vorfeldkommunikation	Psychotherapie i.w.S. und Vorgespräch	Hypnotherapeutische Kommunikation und Trancesprache
Induktionsmethode	innere, visuelle Faszination	äußerst variabel, oft indirekt
zentrales Element	dialogischer Tagtraum	Trancesequenz
Nachgespräch	Nachschwingen im Affekt	Konsolidierungsphase
Nacharbeit mit Bildern	Bildbesprechung	Nutzung von Metaphern

Abb. 5

Gleichwohl kann man auch für die Gestaltung des Tagtraums und der Nachschwingphase von der Hypnotherapie lernen, gerade dann, wenn dem Tranceerleben mit Vorbehalten, Widerstreben oder Resistenz begegnet wird („Widerstand"). Der Hypnotherapeut achtet sehr genau auf kleine *Körpersignale* („minimal cues"), um sie im Sinne der Trancevertiefung nutzbar zu machen, sei es das unruhige Zucken der halbgeschlossenen Augenlider oder eine noch recht flache Atmung. Mit dem Wörtchen „noch" angesprochen, werden diese Phänomene zu einem sehr individuell ausgestalteten, vorläufigen Zustand, wie er dem imaginativen Erleben durchaus vorangehen kann (Implikation, Utilisation). Eine weitere Hilfe kann darin bestehen, sich im Sprachduktus an den Wechsel von Ein- und Ausatmung anzupassen („pacing"), um diesen allmählich zu harmonisieren („leading"). Selbst das reine „Schwarz" vor Augen kann als individueller Beginn einer Tranceerfahrung gewürdigt werden, bei dem noch alle Alternativen offen sind: von der absoluten Leere fernöstlicher Meditation bis hin zum schwerpunktmäßigen Erleben von auditiven oder kinästhetischen Empfindungen, selbst wenn sie als Verspannungen beginnen sollten.
Es muss ja nicht immer ein katathymes „Bild"-Erleben sein, sagt uns ein erweitertes Konzept von Imagination. Körpersignale werden darüber hinaus von der Hypnotherapie auch für die Konsolidierung therapeutischer Effekte genutzt, indem gewünschte Veränderungen während des Tranceerlebens, die sich dort in bildhafter Weise gezeigt haben, „ideomotorisch" mit Körperempfindungen oder Gesten „verankert" werden („anchoring"). Diese körperlichen Anker können dann zu einem späteren Zeitpunkt das ganze, in der Therapie erarbeitete, neue Erlebnis- und Verhaltensschema aktivieren. Dem Sportbegeisterten mag dabei die Faust in Erinnerung kommen, die der Tennisstar Boris Becker in seinen besten Zeiten zu ballen pflegte, wenn er sich Mut für den nächsten, entscheidenden Satz machen wollte.

„Nach dem Match ist vor dem Match", ließe sich in Anlehnung an den Ausspruch eines berühmten deutschen Fußballertrainers formulieren, wenn wir nun den Blick von der einzelnen Tagtraumübung bzw. Trancesequenz wieder auf die Gestaltung der gesamten Therapie richten. Wie der einzelne Satz in einem Match, und wie das einzelne Match in das gesamte Turnier eingefügt ist, so fügt sich auch der einzelne Tagtraum in einen größeren Zusammenhang ein. Hier gibt es Techniken, die im Dienste von Taktiken und Strategien stehen und helfen, den Gesamtablauf weit blickend aufzubauen. Und das beginnt schon mit der Vorbereitung der einzelnen Tagträume bis hin zum *Vorgespräch.*

Die Hypnotherapie lehrt eine Form von *Sprache,* die so genannte „Trancesprache" oder „Milton-Sprache" (Zeig 1988, Bongartz u. Bongartz 1998, Revenstorf u. Freund 2001), die in Vorbereitung von Tranceerfahrungen viele Möglichkeiten offen lässt und reich an Metaphern ist (Abb. 6). Sie bedient sich darüber hinaus einfacher *Techniken,* die künftige Tranceerfahrungen vorbereiten, ohne durch vorschnelle Festlegungen Widerstand hervorzurufen. Dem Prinzip der „Beiläufigkeit" folgend, streut man einzelne Anregungen bzw. Suggestionen ein, die Ideen aussähen und für später bahnen (Erickson 1966). Für diese „Einstreutechnik" kann man einzelne Wörter, Bilder oder Gesten benutzen, aber auch komplexere Metaphern und Geschichten. Eine andere dieser so genannten „indirekten" Techniken ist die schon erwähnte „Implikation", bei der durch Beiwörter wie „noch" oder „schon" ein zielorientierter Zeitfaktor eingeführt wird, der bahnend wirkt.

Zur Hinführung auf das Tranceerleben können im Rahmen der KIP noch weitere indirekte Techniken hilfreich sein, die in den einschlägigen Lehrbüchern (Kossak 1989, Bongartz u. Bongartz 1998, Revenstorf u. Peter 2001) genauer erläutert sind, an dieser Stelle aber wenigstens Erwähnung finden sollen: Die Illusion von Schein-Alternativen, die Zustimmungs-Serie („yes-set") und der Wechsel vom Mitgehen zum Führen („pacing and leading"). Hinzu kommen bestimmte *Grundregeln* der Trancesprache, die auch für die spätere Begleitung im Tagtraum gelten können: 1.) sich auf unmittelbar wahrnehmbare Phänomene zu beziehen, 2.) körperliche Reaktionen anzusprechen, 3.) möglichst einfache Sätze ohne Verneinungen zu bilden, die offen genug sind, um den Patienten in seinen Wahlmöglichkeiten nicht einzuengen, nicht zuletzt 4.) die Devise „Zeit lassen!" Denn neue Gedächtnisinhalte brauchen Wiederholungen und Zeitkonsolidierung (Bongartz u. Bongartz 1998).

Die „Trancesprache"

- offen, vage, bilderreich
- einfache, positiv formulierte und „wahrscheinliche" Sätze
- an wahrnehmbaren Phänomenen orientiert
- beiläufig und vielfach anregend, z.B. Einstreutechnik
- indirekte, Weg leitende Suggestionen, z.B. Implikation

Abb. 6

Komplexere Techniken und Strategien der Hypnotherapie (in den o.a. Lehrbüchern detailliert zu studieren) bauen sich gleichsam – um noch einmal auf eine Metapher aus dem Fußballspiel zu rekurrieren – „aus der Tiefe des Raumes" auf: aus den Gesprächssequenzen bis hin zur zentralen Trancesequenz, um von dort aus dann weiter zu wirken. Eine in größeren Spannungsbögen angelegte KIP steht dem vermutlich nicht nach. Ich meine sogar, dass die KIP bei durchgängiger Nutzung ihrer metaphorischen und narrativen Möglichkeiten letztlich stringenter zu gestalten ist, von der Motivwahl bis zur Bildbesprechung und von dort über die nächste Gesprächssequenz zur nächsten Motivwahl und so weiter.
Unter den komplexeren Techniken und Strategien der Hypnotherapie gibt es einige, die grosso modo auch zum Repertoire der KIP gehören (Ladenbauer et al. 1994, Kanitschar 1999). Andere liegen ihr zumindest nicht fern, wird derjenige bestätigen können, der die Mittel- und Oberstufe souverän zu handhaben gelernt hat und sich vor kreativen, neuen Lösungen nicht scheut, wenn es die therapeutische Situation erfordert. Es kann deshalb abschließend nicht darum gehen, komplexe Techniken und Strategien der einen Methode mit denen der anderen 1:1 zu vergleichen. Wenn ich dennoch an dieser Stelle – ohne Anspruch auf Vollständigkeit – zu einer Aufzählung des Repertoires der Konkurrenz komme, dann geht es mir vorrangig darum, Interesse für deren Werkstatt zu wecken und dazu anzuregen, sich das fremde Handwerkszeug auf kreative Weise zu eigen zu machen.

Der Blickwinkel macht das wirklich Neue aus

Revenstorf (2001b) nennt fünf spezifische **Strategien der Hypnotherapie**: Dissoziation, Assoziation, Regression, Progression und Transformation – letztere als eine Strategie, in welcher der funktionelle Nutzen des Symptoms geklärt und dann durch andere Verhaltensweisen ersetzt werden kann, die weniger schädlich sind. Fünf spezifische Strategien der Hypnotherapie? Kommen uns die nicht bekannt vor?
Wenn in der Hypnotherapie von *symbolischer Arbeit*, *Stellvertreter-Technik* oder von *„Entspannungsszenen"* die Rede ist (Bongartz u. Bongartz 1998), dann fallen dem KB-Therapeuten dazu sicherlich Elemente aus dem eigenen Repertoire ein, etwa die Symbolkonfrontation, die Arbeit mit Schrittmachern oder Hilfsgestalten und die wohltuenden Wiesen, die psychosomatisch kranken Patienten gerne als Eingangsmotiv vorgegeben werden.
Doch die Lektüre der hypnotherapeutischen Literatur lohnt sich, weil viele Elemente eben doch nicht deckungsgleich mit den unseren sind. Manche der dort angegebenen Vorgehensweisen wird inzwischen schon Eingang in die Praxis von KB-Therapeuten gefunden haben, die vielleicht einfach von sich aus auf eine solche Idee kamen. Hierbei denke ich an die Technik der *Identifikation mit dem Zielzustand* (Bongartz u. Bongartz 1998), bei der sich der Patient über die Zeitprogression einen gewünschten, zukünftigen Zustand imaginativ ausphantasiert, um ihn anschließend hoch motiviert, Schritt für Schritt erfolgreich in der Realität anzusteuern.
Schon ausgefeilter ist eine Art von *Patchwork-Korrektur der Vergangenheit*, bei der nach solchen Geschichten gesucht wird, die im Widerspruch zu denen stehen, die als

elterliche Zuschreibungen Eingang in das kindliche Selbstbild gefunden hatten und nun zur Person des erwachsenen Patienten zu gehören scheinen (Bongartz u. Bongartz 1998). Solche Ausnahmegeschichten dienen schließlich dazu, den Eltern in der Imagination eine neue und andere Realität vorzuhalten und sich diese damit integrativ zu Eigen zu machen. Diese komplexe Technik könnte durchaus auch in einer narrativ angelegten KIP zu Hause sein (Ullmann 2001a, 2001b, 2002). Auch das *Reframing* in der Arbeit mit *Metaphern* wäre hier anzusiedeln (Ullmann u. Teichmann 2001), denn aufgrund ihrer Doppelbödigkeit enthalten sie ja im Kern schon die jeweils andere, positiv zu konnotierende Sichtweise, die dem Aufbau alternativer Narrationen dienen kann.

Die Integration von hypnotherapeutischen Ansätzen in die KIP ist vielleicht schon weiter fortgeschritten, als man sich in der täglichen Arbeit klar macht. Neben der bereits erwähnten *Utilisation dissoziativer Phänomene* bedient sich besonders die in rascher Entwicklung begriffene katathyme Psychotherapie mit traumatisierten Patient/innen der verschiedensten hypnotherapeutischen Techniken, sei es in der *Arbeit mit Teilen der Persönlichkeit* oder mit der *Fiktion eines inneren Teams*, sei es im Rahmen der *Bildschirmtechnik* oder anderer, ausgefeilter Vorgehensweisen.

Sicherlich lassen sich eine ganze Reihe von Sicht- und Vorgehensweisen der Hypnotherapie mit Gewinn an die KIP adaptieren. Da gibt es z.B. die Möglichkeit, mit beiläufig eingeflochtenem, metaphorischen Material im Vorfeld eines Tagtraumes bedeutsame Spuren zu legen („seeding“). Oder man erinnert sich gewisser Techniken, mit denen die im Tagtraum erschlossenen Ressourcen im Körperempfinden zu verankern sind („anchoring“), um sie dann in einem zweiten Schritt unter den Schutz einer posthypnotischen Amnesie zu stellen – dies mit dem Ziel, ihnen eine vorzeitige Banalisierung durch die gewohnte Realitätslogik des Alltagsdenkens zu ersparen.

Doch gerade hier darf man das Wort „Konkurrenz“ vielleicht noch einmal im lateinischen Wortsinne verstehen. Denn jenseits der Spielwiesen der Hypnotherapie sprudelten andernorts seit fünfzig Jahren muntere Quellen, die erfrischten und belebten, als ginge es recht eigentlich um eine „katathyme Hydrotherapie“ (Leuner 1994). Der Erfinder des experimentellen katathymen Bilderlebens war ja auch von Anfang an in beiden Landschaften bewandert, bewegt von der Fähigkeit, sich zu begeistern und andere zu begeistern. Seine Entdeckerfreude führte ihn am Ende seines Lebens sogar noch einmal hinüber in die andere Landschaft, wo inzwischen alternative Methoden der Hypnotherapie entwickelt worden waren (Leuner 1997).

Lassen Sie mich mit zwei Zitaten des jungen Sigmund Freud schließen, der zu Beginn seines Forscherlebens noch sehr enthusiastisch gegenüber den Möglichkeiten der Hypnose war. Wenn man in den Studien über Hysterie (Freud u. Breuer 1895) nachliest, wie Freud seine Patientinnen zu bildhaften Assoziationen brachte, dann ist seine Technik der Tranceinduktion noch irgendwo zwischen Hypnose, Psychoanalyse und einer speziellen Imaginationsmethode angesiedelt, die erst fünfzig Jahre später erfunden werden sollte: „Es wird Ihnen jetzt einfallen unter dem Drucke meiner Hand. Im Augenblicke, da ich mit dem Drucke aufhöre, werden Sie etwas vor sich sehen oder wird Ihnen etwas als Einfall durch den Kopf gehen, und das greifen Sie auf. Es ist das, was wir suchen.“ Etwa zur selben Zeit schrieb er als Kommentar zum Buch eines Kollegen: „Man muss mit Begeisterung, Geduld, großer Sicherheit und Reichthum an

Kniffen und Einfällen ausgerüstet sein. Wer nach einem gegebenen Schema hypnotisieren will, wer sich vor dem Misstrauen, vor dem Lachen seines Subjektes fürchtet, wer in verzagter Stimmung beginnt, wird wenig erzielen" (1889).
Wie konnte es geschehen, dass Freud diese Begeisterung verlor? Vielleicht wären einige der Enttäuschungen, die dem Erfinder der Psychoanalyse in der Anwendung der Hypnose widerfuhren, vermeidbar gewesen, wenn der zweite seiner Sätze positiv formuliert und vom Utilisationsprinzip geleitet gewesen wäre: „Wer jedem Menschen, der in Therapie kommt, in seiner einmaligen Individualität begegnen will und mit ihm zusammen versucht, den jeweils gangbaren Weg zu guten Tranceerfahrungen zu finden, wer die Skepsis und das Lachen seines Gegenübers willkommen heißt, wer sich mit Zuversicht in dieses Abenteuer begibt, der wird viel erreichen!"

Literatur

Bongartz, W., Bongartz, B. (1998). Hypnosetherapie. Göttingen – Bern, Hogrefe.

Dieter, W. (2001). Die Katathym-Imaginative Psychotherapie – eine tiefenpsychologische Behandlungsmethode. Imagination 3: 5-41. Wien, Facultas.

Ellenberger, H.F. (1973). Die Entdeckung des Unbewussten. Bern, Huber.

Erickson, M.H. (1966). The interspersal hypnotic technique for symptom correction and pain control. American Journal of Clinical Hypnosis 8: 198-209.

Erickson, M.H., Rossi, E.L., Rossi, S.L. (1986). Hypnose. Induktion, psychotherapeutische Anwendung, Beispiele. München, Pfeiffer.

Fischer, H.R. (1998). Die Wirklichkeit des Konstruktivismus. Zur Auseinandersetzung um ein neues Paradigma. Heidelberg, Carl-Auer-Systeme.

Foerster, H.v., Pörksen, B. (1999). Wahrheit ist die Erfindung eines Lügners. Gespräche für Skeptiker. Heidelberg, Carl-Auer-Systeme.

Gilligan, S. (1987). Therapeutic Trances. The Cooperation Principle in Ericksonian Hypnotherapy. New York, Brunner/Mazel.

Glaserfeld, E.v. (1987). Wissen, Sprache und Wirklichkeit. Vieweg, Braunschweig – Wiesbaden.

Greenson, R.R. (1975). Technik und Praxis der Psychoanalyse. Band I. Stuttgart, Klett.

Haley, J. (1987). Die Psychotherapie Milton H. Ericksons. München, Pfeiffer.

Hammond, D.C. (1986). Mythen um Erickson und die Erickson'sche Hypnose. Experimentelle und klinische Hypnose 1: 5-16.

Kanitschar, H. (1999). Imagination in der Hypnosetherapie im Vergleich zur KIP. Imagination 3: 5-36.

Kottje-Birnbacher, L., Wilke, E. (2004). Entwicklungslinien der Katathym-Imaginativen Psychotherapie. Vortrag auf dem 10. Internationalen Kongress für Katathym-Imaginative Psychotherapie (KIP) am 12.06.2004 in Göttingen.

Kossak, H. (1989). Hypnose. Ein Lehrbuch. München, Psychologie Verlags-Union.

Ladenbauer, W., Kanitschar, H., Sedlak, F. (1994). Autogene Psychotherapie – Katathym-Imaginative Psychotherapie – Hypnose. Imagination 4.

Laplanche, J., Pontalis, J.-B. (1999). Das Vokabular der Psychoanalyse. Frankfurt am Main: Suhrkamp.

Lenk, W. (2001). „Problemtrance – Lösungstrance". In: Revenstorf, D., Peter, B. (Hrsg.) (2001). loc. cit.: 96-101.
Leuner, H. (1954). Kontrolle der Symbolinterpretation im experimentellen Verfahren. Z. Psychoth. Med. Psychol. (4)4: 201-204.
Leuner, H. (1955 a). Experimentelles Katathymes Bilderleben als ein klinisches Verfahren der Psychotherapie. Z. Psychoth. Med. Psychol. (5)5: 185ff und 6: 235-260.
Leuner, H. (1955 b). Symbolkonfrontation, ein nicht-interpretierendes Vorgehen in der Psychotherapie. Schweiz. Arch. Neurol. Psychiat. (76)6: 23-49.
Leuner, H. (1957). Symboldrama, ein aktives, nicht-analytisches Verfahren der Psychotherapie. Z. Psychoth. Med. Psychol. (7)6: 221-238.
Leuner, H. (1994). Lehrbuch der Katathym-Imaginativen Psychotherapie. Bern, Huber.
Leuner, H., Schroeter, E. (1997). Indikationen und spezifische Anwendungen der Hypnosebehandlung. Ein Überblick. Bern, Huber.
O'Hanlon, W.H. (1987). Taproots. Underlying Principles of Milton Erickson's Therapy and Hypnosis. New York, Norton.
O'Hanlon, W.H., Hexum, A.L. (1994). Milton H. Ericksons gesammelte Fälle. Stuttgart, Klett-Cotta.
Peter, B. (2001). Hypnose und die Konstruktion von Wirklichkeit. In: Revenstorf, D., Peter, B. (Hrsg.) (2001). loc. cit.: 33-53.
Prior, M. (1990). Die therapeutische Nutzung des Symptoms als Zielbild- und Ressourcengenerator. Hypnose und Kognition 7(2): 43-50.
Reuben, C. (1993). Neurolinguistisches Programmieren (NLP). In: Revenstorf, D. (Hrsg.) (1993). Klinische Hypnose: 447-461. Berlin, Springer.
Revenstorf, D. (2001 a). Einführung. Hypnose als Ritual. Traditionelle und moderne Hypnose. In: Revenstorf, D., Peter, B. (Hrsg.) (2001). loc. cit.: 1-10.
Revenstorf, D. (2001 b). Trance und die Ziele und Wirkungen der Hypnotherapie. In: Revenstorf, D., Peter, B. (Hrsg.) (2001). loc. cit.: 12-33.
Revenstorf, D. (2001 c). Nutzung der Beziehung in der Hypnotherapie. In: Revenstorf, D., Peter, B. (Hrsg.) (2001). loc. cit.: 53-57.
Revenstorf, D., Freund, U. (2001). Indirekte Induktion und Kommunikation. In: Revenstorf, D., Peter, B. (Hrsg.) (2001). loc. cit.: 169-184.
Revenstorf, D., Peter, B. (Hrsg.) (2001). Hypnose in Psychotherapie, Psychosomatik und Medizin. Manual für die Praxis. Berlin – Heidelberg – New York, Springer.
Rosen, S. (1982). My voice will go with you. The teaching tales of Milton H. Erickson. New York, Norton.
Rüger, U. (2004). Grundprinzipien tiefenpsychologisch fundierter Psychotherapie heute. Vortrag auf dem 10. Internationalen Kongress für Katathym-Imaginative Psychotherapie (KIP) am 12.06.2004 in Göttingen.
Stahl, T. (1981). Das Konzept „Widerstand" in der Psychotherapie Milton Ericksons, in der Kommunikationstherapie und im Neurolinguistischen Programmieren. In: Petzold, H. (Hrsg.) (1981). Widerstand – ein strittiges Konzept in der Psychotherapie. Paderborn, Junfermann.
Trenkle, B. (1985). Anekdoten und Metaphern: Indirekte Ericksonsche Techniken in Psychotherapie, Medizin und Familientherapie. In: Peter, B. (Hrsg.) (1985). Hypnose und Hypnotherapie nach Milton H. Erickson. München, Pfeiffer.
Ullmann, H. (1991). Alternative Methoden der Hypnotherapie. Versuch einer Antithese zur „klassischen" Therapie mit Hypnose. Ärztl. Praxis und Psychoth. (13)5-6: 15-20.

Ullmann, H. (1993). Alternative Ansätze der Hypnosetherapie. Gegen-Positionen zur klassischen Hypnose. Unveröffentlichtes Manuskript, eingearbeitet in: Leuner, H., Schroeter, E. (1997), loc. cit.: 201-204 (Die Methode nach Milton Erickson).

Ullmann, H. (2001 a). Bilder-Geschichten und ihr Rahmen in der Katathym-Imaginativen Psychotherapie. In: Ullmann, H. (Hrsg.) (2001): Das Bild und die Erzählung in der Psychotherapie mit dem Tagtraum: 19-84. Bern, Huber.

Ullmann, H. (2001 b). Brückenfunktionen des Narrativs in der KIP. In: Sedlak, F., China, R. (Hrsg.) (2001). Mit Träumen Brücken bauen. Wien: Eigenverlag: 127-138.

Ullmann, H. (2002). Die narrative Dimension in der Katathym-Imaginativen Psychotherapie. Sonderheft „Imagination und Unbewusstes. Neue Konzepte in der KIP". Imagination 2: 38-48.

Ullmann, H., Teichmann, P. (2001). Vom Spiel mit Metaphern in der Katathym-Imaginativen Psychotherapie (KIP). In: Bahrke, U., Rosendahl, W. (Hrsg.): Psychotraumatologie und Katathym-Imaginative Psychotherapie: 152-169. Lengerich, Pabst Science Publishers.

Zeig, J.K. (Ed.) (1982). Ericksonian Approaches to Hypnosis and Psychotherapy. New York, Brunner/Mazel.

Zeig, J.R. (1988). Therapeutische Muster der Ericksonschen Kommunikation. Hypnose und Kognition 5(2): 5-18.

Nach 50 Jahren KIP – Weiblichkeit explizit ins Bild!

Traude Ebermann

Zusammenfassung

Zu Zeiten der Etablierung der KIP – vor 50 Jahren – wurde von H. Leuner ebenso wie von anderen Gründungsvätern der Psychotherapie Weiblichkeit jenseits von Mutterschaft sowohl in Theorie und Praxis undifferenziert tradiert bzw. ignoriert. Dies bleibt für uns Frauen der Gegenwart zu tun. Anhand eines historischen Exkurses werden die vielschichtigen Hintergründe weiblicher Sozialisierung in Bezug auf Sexualität thematisiert. Der 2. Frauenbewegung in den 70er Jahren des 20. Jahrhunderts kommt eine wichtige Rolle der Befreiung zu. Schambesetzte Bereiche wie u. a.: weibliche Körperlichkeit, Sexualität und sexuelle Gewalt werden enttabuisiert und öffentlich gemacht. Bedeutende zeitgenössische Psychoanalytikerinnen wie u. a. Rohde-Dachser, Benjamin, Koellreuter werden mit ihren theoretischen Abhandlungen kurz skizziert. Mit dem Instrumentarium der Psychoanalyse dekonstruieren sie einseitige Geschlechterkonstrukte in der Psychoanalyse und bieten damit hilfreiche Grundlagen für ein erweitertes Selbstverständnis als geschlechtssensible PsychotherapeutInnen. Traditionell angewandte Motive für Sexualität in der KIP- Autostop und Rosenbusch – entweder nur Frauen oder nur Männer vorgegeben – werden aus geschlechtssensibler Sicht kritisch beleuchtet und in dem Kontext als historisch überholt erklärt. Anforderungen an ein adäquates und symbolträchtiges Motiv für Weiblichkeit und weibliche Sexualität werden reflektiert. Das neue Motiv „Die Muschel" wird vorgestellt. Ein kurzer kulturhistorischer Abriss mit der Aufzählung einzelner Werke zeitgenössischer feministischer Künstlerinnen soll Symbolgehalt und Identifizierungsmöglichkeiten für Frauen verdeutlichen.

Nach 50 Jahren KIP – Weiblichkeit explizit ins Bild!

Die Katathym-Imaginative Psychotherapie wurde 50 Jahre alt. Gratulation! Blicken wir auf diese Epoche zurück, so wird eine spannende und erfolgreiche Entwicklung deutlich, die von dem früher so bezeichneten „katathymen Bilderleben" zu einer anerkannt tiefenpsychologisch fundierten „Katathym-Imaginativen Psychotherapie" führte.

Betrachten wir den historischen Prozess genauer, so wird noch etwas anderes deutlich, nämlich, dass die KIP von Hanscarl Leuner wie auch all die anderen grundlegenden psychotherapeutischen Schulen von Männern gegründet wurde: Sigmund

Freud – Psychoanalyse; Carl Gustav Jung – Analytische Psychologie; Carl Rogers – Gesprächstherapie; Watson, Pawlow, Skinner etc. – Verhaltenstherapie u.s.f.
Hervorragende weibliche Vertreterinnen, wie Melanie Klein, Karen Horney, Anna Freud beispielsweise, haben keine eigenständige Psychotherapieschule gegründet, sondern haben sich innerhalb der Psychoanalyse Freuds profiliert. So wie sich in unserem Verein die „grandes dames" Edda Klessmann und Hannelore Eibach u. a. verdient machten. Die Kulturleistung männlicher Akteure spiegelt auch die patriarchale Gesellschaftsordnung wider, dass Männer vorne stehen, standen, und Frauen zuarbeiteten oder durch Hintergrundarbeit zu Theorien anregten. Somit blieb die Kulturleistung weiblicher Akteurinnen im Dunkeln. Ich erinnere u. a. an Sabina Spielrein und Lou Andreas-Salomé, die Jung bzw. Freud zu neuen Theorien inspirierten, aber letztlich nicht in ihrer wahren Bedeutung berufliche Anerkennung fanden.
Männer formulierten Theorien aufgrund ihrer alltäglichen Weltsicht zur Wirklichkeit. L'Homme – der Mann wurde gleichgesetzt mit Mensch und galt als Maß für beide Geschlechter. Frauen sollten sich mitgedacht fühlen, nicht selber denken. Weibliche Lebenswirklichkeiten fanden daher in den Theorien kaum oder keine ausreichende Beachtung. Aus diesem Unbehagen heraus entstand später in den siebziger Jahren die Feministische Psychotherapie. Seit einigen Jahren setze ich mich aus einem feministischen Blickwinkel heraus mit den Weiblichkeitsbildern in der KIP und den Standardmotiven kritisch auseinander (Ebermann 1999, 2001, 2002). Hiermit will ich meine Überlegungen zusammenfassen.
Nach Rohde-Dachser (1991) gehört ein Stück Ungehorsamkeit als Tochter dazu, das vom Vater ererbte Kulturgut – in unserem Falle die Methode Katathym-Imaginative Psychotherapie – mit den Mitteln zu hinterfragen, auf denen diese Methode fußt, nämlich die Mittel der Psychoanalyse, ohne Freud oder Leuner prinzipiell Anerkennung zu verwehren.

Traditionelle Motive

Welche Motive wurden ursprünglich von Leuner für die ödipale und sexuelle Thematik eingesetzt? Er gab u. a. folgende, für beide Geschlechter unterschiedliche Motive vor: Für die Frau: ein Auto oder eine Pferdekutsche, mit der Aufforderung einzusteigen.
Für den Mann: einen Rosenbusch, mit der Aufforderung, eine Blüte abzupflücken. Dies kann für diejenigen, die mit der Methode KIP arbeiten, als bekannt vorausgesetzt werden. Exemplarisch möchte ich vorerst diese Motive herausnehmen und hinterfragen. Warum gab es unterschiedliche Vorgaben für Frau und Mann? Von welchen unbewussten Männerphantasien könnte die angeblich objektive Theorie abgeleitet worden sein, so dass es zu diesem unterschiedlichen Frauen- und Männerbild kam? Sehen wir es uns genauer an.

Motiv „Autostop"

Bei einem Autostop zeigt sich – nach dem Wiener Philosophen Franz Schuh (Feature über Autostop, Ö1, 1998) – ein Exhibitionismus der Bedürftigkeit. Alle sehen einen. Mitgenommen werden wollen, selber (im Moment) kein Fahrzeug haben. Es ist ein Austricksen der Geldgesellschaft. Es kostet nichts, und die Person kommt trotzdem weiter.

Autonomie:
Wenn das Motiv Autostop nur Frauen vorgegeben wird, heißt dies in Bezug auf Autonomie, dass auch die traditionellen geschlechtsspezifischen Rollen vergangener Zeiten weiterhin fixiert werden, wo Männer über das Geld verfügten, Frauen chauffierten bzw. damit auch infantilisierten und abhängig machten. Die gegenwärtige Realität von Frauen wäre ausgeklammert. Eigenes Geld, ein Führerschein bzw. ein eigenes Auto gehören inzwischen zu den Autonomie-Symbolen des Erwachsenseins für Frauen wie für Männer.

Sexuelle Gewalt:
Im Weiteren heißt das Motiv Autostop für das weibliche Geschlecht: Es entspricht der äußeren Realität von Mädchen in ihrer Sozialisation, vor einem Autostop als etwas Gefährlichem, vor dem sie sich in Acht zu nehmen haben, gewarnt zu werden. Es entspricht auch der Realität von Frauen, dass ein Autostop häufig ein Ort von sexuellen Übergriffen und Vergewaltigung von Männern an Frauen ist. Es ist ein Ort von extremer Abhängigkeit, Wehrlosigkeit und Nähe zu sexueller Gewalt. Darin zeigt sich ein eklatanter Widerspruch zwischen Phantasie und Realität, indem wir PsychotherapeutInnen in der Therapie durch diese Motivvorgabe Frauen in der Phantasie in einen gefährlichen und traumatisierten bzw. traumatisierenden Bereich schicken, wovor wir in der Realität die Tochter, Schwester oder Frau warnen würden. Frauen reagieren intrapsychisch daher eher mit Abwehrmechanismen, um sich zu schützen, einem Über-Ich, das sie möglicherweise vor etwas Bösem, Gefährlichem warnt – das natürlich als Abenteuer auch anziehend sein kann. Gleichsam könnten verschüttete sexuelle Traumata an die Oberfläche kommen. Ist es das, was abgefragt werden sollte bei Frauen in Bezug auf Sexualität? Es ist kein verlockender Bereich, keine Einladung zu etwas Lustvollem, nichts, was zu Hingabe einlädt oder wo das eigene weibliche Begehren einen Gestaltungsraum erfährt. Es zeigt vielmehr eine Männerphantasie und eine Frauenrealität auf, nämlich die Nähe von Gewalt und Sexualität und die Abwesenheit von Autonomie.

Beziehungsfähigkeit:
Im Weiteren wird bei dem Motiv Autostop überprüft, ob Frauen können, was sie traditionellerweise können sollen: fähig zu Beziehungen sein und sich für Beziehungen verantwortlich fühlen. Damit steht ihre Objekt-Beziehungsfähigkeit im Zentrum der Betrachtung und weniger ihre selbstbezogene, auch vom Liebesobjekt unabhängige Sexualität, was bei dem Motiv Rosenbusch, wenn es traditionellerweise nur Männern bezüglich Sexualität vorgegeben wird, nicht der Fall ist.

Motiv „Rosenbusch“

Bei diesem Motiv wird der Mann in der Therapie angeregt, sich mit einem willigen Objekt, einem Rosenbusch, keinem lebendigen Menschenwesen, aktiv auseinander zu setzen. Eine Rose kann nicht „Nein“ sagen, sie könnte bei unsachgemäßer Berührung bloß stechen. Das heißt, dass das Objekt der Begierde des Mannes auf Nonverbales reduziert wird – und dadurch die Beziehung der Sprache beraubt wird. Aktivität ist das, was bei ihm abgeprüft wird. Er soll und muss sogar etwas tun. Da ist kein Platz für Verweilen im Betrachten, Passivität und Leben-Lassen der Rose mit den eigenen Wurzeln – und das hieße letztlich Zugeständnis von Autonomie für das Liebesobjekt. Ein Seinlassen-Können wäre angebracht – wie es Erich Fromm in „Die Kunst des Liebens“ (1956) oder in „Haben oder Sein“ (1976) als Kulturkritik beschreibt, im Gegensatz zum possessiven Haben-Wollen. Deutlicher könnten traditionelle Besitzansprüche eines Mannes durch eine Imagination nicht induziert und unbewusst legitimiert werden. Insofern geschieht bei dieser Motivvorgabe eine Bestärkung des Autonomiestrebens im Selbstkonzept des Mannes, somit keinerlei Beachtung, Anregung oder Überprüfung seiner Hingabe- und Beziehungsfähigkeit gegenüber einem anderen menschlichen Wesen.
Würden die beiden Motive – Autostop und Rosenbusch – unhinterfragt weiterhin wie zu Zeiten Leuners angewendet werden, könnte dies gleichermaßen auch als ein Festhalten an Freuds Weiblichkeitstheorien in der KIP ausgelegt werden, obwohl diese nach allgemeinem wissenschaftlichem Verständnis zunehmend in Frage gestellt werden (siehe auch Kottje-Birnbacher 2001). Kernaussage von Freuds Phantasiedenken (1923, 1931) über die Frau ist das Bild einer penislosen, kastrierten Frau, einer Frau ohne eigenes Geschlecht, einer Frau als Negativ des Mannes, einer Frau, die (in seinen Augen) als Mangelwesen zu bezeichnen ist.
Rohde-Dachser beschreibt in ihrem Buch „Expedition in den dunklen Kontinent“ (1991), wie die Abwehrmechanismen

- **Spaltung** (Ganzheitlichkeit für beide Geschlechter wird in fixe, einseitige weibliche/männliche Rollenbilder aufgespalten ebenso wie die Frau in die Polarität Madonna und Hure)
- **Projektion** (Die Frau ist eine Projektion männlicher Phantasien)
- **Verleugnung** (ihrer Autonomie und seiner Abhängigkeit)
- **Idealisierung** (Erhöhung zur Madonna, die auch u. a. von der alltäglichen Diskriminierung in der Gesellschaft und im Beruf ablenken soll) und
- **Entwertung** (der weiblich sozialisierten Eigenschaften)

dazu beitragen sollen, dass für den Mann das traditionelle Geschlechterverhältnis aufrechterhalten bleibt, bleiben muss, um nicht selbst seine Betroffenheit zu spüren und das Bewusstsein seiner ausgegrenzten Selbstanteile (die eigene Kastration und Begrenzung) aufkommen zu lassen.
Nach Rohde-Dachser (1991) darf und will der Mann im Patriarchat in Bezug auf die Frau nicht denken:

- ihre Unabhängigkeit
- ihre Macht (Überlegenheit)

- ihre Sexualorgane (Klitoris, Vagina)
- ihr Begehren
- ihren Besitz (ihre Brüste, ihre Gebärfähigkeit)
- ihre Neidlosigkeit (auf sein Geschlecht),

weil seine Idee von Frau identisch ist mit der Idee seines zerstörten Spiegels, in den er seine Weiblichkeit projizierte.
Das heißt, in den Motiven Autostop und Rosenbusch wird die Geschlechterasymmetrie deutlich, die einander bedingt, wo keines ganz werden darf. Kein Geschlecht darf sich Anteile des projizierten anderen aneignen, weil es eine Aufkündigung der aufgespaltenen Sozialisation in Weibliches und Männliches und eine Zerstörung des männlichen Theorie- und Weltbildes bedeuten würde.

Zusätzlich kann eine differenzierte Vorgabe bei dem Motiv Autostop Unterschiedliches induzieren:
Gebe ich beispielsweise vor: „Sie gehen auf einer Straße“, lasse ich alles offen. Gebe ich aber vor: „Sie gehen auf einer Landstraße“, wie Leuner es in seinem Lehrbuch (1985) tut, so schränke ich die Bildvorgabe bereits ein. Denn eine Straße in einem verbauten Gebiet, in einer Stadt, löst anderes aus und bietet mehr „Verkehr“ und Auswahl (auch an Liebesobjekten) als eine Landstraße, wo die Exponiertheit ein größeres Ausmaß annimmt. Die autostoppende Person könnte sich weit mehr ausgeliefert fühlen. Im Weiteren: Lasse ich als Therapeut/in offen, was sich bei dem Klienten oder der Klientin entwickelt, oder gebe ich wieder klar vor: „Ein Auto kommt“? Hier besteht wieder die Möglichkeit, dass der/die „Bildernde“ das Auto vorbeifahren lässt oder ich fortsetze: „Sie versuchen das Auto anzuhalten, um mitzufahren.“ Die eingeschränkteste Vorgabe ist: „Sie gehen auf einer Landstraße, ein Auto kommt, Sie versuchen es anzuhalten.“
Die Rollen sind klar vergeben. Eine Person verfügt über ein Auto, eine andere Person will mitgenommen werden. Die Wahl der jeweiligen Rolle wäre allerdings völlig offen bei der Motivvorgabe: „Stellen Sie sich einen Autostop vor.“ Vermutlich würde die unbewusste/bewusste Entscheidung für die aktive oder passive Seite viel Aufschluss über die aktuelle psychische Befindlichkeit der imaginierenden Person zulassen, die Subjekt- und Objektstufenreife klarer aufzeigen.
Im Übrigen bestätigten Frauen bei der Vorgabe Autostop häufig, dass als erste Aussage eine von der äußeren Realität geprägte rationale Bemerkung über assoziative Nähe zu sexueller Gewaltangst entstand, die ich ernst nahm und weniger als Widerstand auslegte. Antworten waren u. a.: „Nein, das will ich nicht bildern, das ist mir zu gefährlich.“ „Das würde ich mir in der Realität nicht trauen.“ Oder: „Mir ist da einmal etwas passiert, das kommt mir sofort in den Sinn...“
Im Leben wie im therapeutischen Prozess braucht es von Seiten der Klientin Reife in Form einer ausgeprägten Ich-Stärke, Selbstvertrauen und das Wissen um (psychische und reale) Selbstverteidigung, um auf einer sehr fortgeschrittenen Ebene mit dem Thema Autostop umgehen zu können: Um Aspekte von Lust am Verbotenen, Verruchten, Abenteuerlichen in dem Motiv sehen, bildern und erleben zu können. Für

eine Standardvorgabe im Rahmen einer Kurztherapie halte ich dies für unnötig, unangebracht und für eine Überforderung.
Wie im psychotherapeutischen Prozess erschien es mir wichtig, erst zu versuchen, die Vergangenheit, das Prägende der bestehenden Motive ausführlich mit einigen bewussten und unbewussten Aspekten aufzuarbeiten, um offen für passendere Motive zu werden.

Überlegungen über spezifische Motivvorgaben bei Frauen zum Thema Sexualität

Voranstellen möchte ich, dass Informationen über den psychischen Reifegrad einer Person in Bezug auf ihre sexuelle Entwicklung selbstverständlich bei jeder anderen Motivvorgabe auch zum Ausdruck kommen. Darüber hinaus ist es von Bedeutung, dabei eine mögliche Geschlechtsspezifität mit zu bedenken. Bei Frauen erscheint es mir angebracht, beim Thema Sexualität vorerst Motive vorzugeben, welche die Frau in ihrer Identität und Selbstwahrnehmung als Subjekt stärken, weil Frauen durch ihre traditionelle weibliche Sozialisation bekanntlich ein Defizit an Selbstbezogenheit aufzuweisen haben.

Welche Motive können hierbei hilfreich sein?

„Die Hexe“: In der Frauenbewegung gilt die Hexe im Unterschied zur Imago der rein bösen Frau im Märchen als positives Symbol für die unangepasste, autonome und potente Frau, die Zugang zu geheimem Wissen über Säfte und Kräfte der Natur (heißt auch Sexualität) hat und mit Lust ver- und bezaubert.
„Früchte“ – mit der Aufforderung, diese zu essen – und um die Genussfähigkeit zu eruieren.
Diese Motive sollen Frauen unterstützen, die eigene psychische Grundausstattung zu betrachten, zu nähren und zu erweitern, bevor sie angeregt werden sollen, durch Motivvorgaben bezüglich Sexualität in Objektbeziehungen zu treten.
Leuner (1985) verwendet an geschlechtsneutralen Motiven in diesem Zusammenhang auch noch das „**Sumpfloch**“.
„**Wahrnehmung der Körpergrenzen**“ ist ein von Wilfried Dieter vorgeschlagenes, ebenfalls geschlechtsneutrales Motiv zum Thema Sexualität. Mit einem selbst gewählten angenehmen Element wird Kontakt zum eigenen Körper aufgenommen und ein tiefenpsychologischer Imaginationsprozess eingeleitet. Eine Selbstfürsorge kann entwickelt bzw. gestärkt werden.
„**Bootsfahrt**“: Hier können unterschiedliche Vorgaben auch wieder Unterschiedliches induzieren, wobei die Anleitung „Sie befinden sich gemeinsam in einem Boot“ offen lässt, wer mit der passiven oder aktiven Position phantasiert wird. Die Vorgabe „Sie werden von einem Boot abgeholt“ dagegen evoziert, wenn sie nur einer Frau und nicht auch einem Mann vorgegeben wird, die besagten Geschlechtsrollenstereoty-

pien, und damit wird eine auf die Geschlechtsrolle bezogene einseitige Bestärkung auf Subjekt- und Objektstufe vollzogen.

Aspekte von Gegenübertragungsphänomenen

Im gesamten therapeutischen Prozess, so auch bei der Auswahl der Motive und in der Haltung während der Motivvorgabe, wird deutlich, welcher Mythos Frau, welcher Mythos Mann im Kopf der Therapeutin, des Therapeuten Niederschlag gefunden hat, Anwendung findet und den intersubjektiven Prozess zwischen Therapeut/in und Klient/in mit beeinflusst. „Die Gegenübertragung beginnt vor der Übertragung." Diesen Satz Lacans, von Josef Bittner wiederholt in den Diskurs der KIP eingebracht, finde ich auch bezüglich der geschlechtsspezifischen Gegenübertragungen von Seiten der TherapeutInnen auf die KlientInnen als zutreffend und hilfreich. In diesem Sinne erscheint es wesentlich, ebenso mitzubedenken, in welcher subjektiven sexuellen Verfassung ich als Therapeutin/Therapeut selbst im Moment bin, wo mich die Klientin/der Klient mit ihrem/seinem sexuellen Problem konfrontiert und ich mit einer passenden Motivwahl beschäftigt bin. Ob ich beispielsweise in einer emotional bedürftigen Verfassung und sexuell unbefriedigt bin – und daher auch gefährdet, die therapeutische Beziehung auch zur Befriedigung persönlicher Defizite zu benützen –, gerade in einem Scheidungskrieg lebe oder frisch verliebt bin – es wird auf jeden Fall meine Gegenübertragung und das therapeutische Geschehen beeinflussen.
Zusätzlich gehen wir davon aus – und ich beziehe mich auf Zwettler-Otte (1994, S. 166 – 183), dass „das Wesentliche eines KBs nicht im manifesten Bild, sondern – wie im Traum – im latenten Inhalt liegt, was uns in Bezug auf die Motivwahl erheblich entlasten könnte. Dieses Wissen soll uns auch erleichtern, weil, egal an welchem Punkt die Phantasieproduktion der bildernden Person gestartet wird, das Unbewusste versuchen wird, sich vom Druck latenter Konflikte zu befreien, indem es sie auf der Bildebene auftauchen lässt. (...) Es hilft uns für unsere Arbeit vielleicht zu wissen, dass wir letztlich immer auf die frühesten Bezugspersonen aus der Kindheit stoßen".
Dies möchte ich gerne mit Rohde-Dachser (1991) ergänzen, die in Anlehnung an Joseph und Anne-Marie Sandler (1985) eine Differenzierung zwischen Vergangenheitsunbewusstem und Gegenwartsunbewusstem betont: Nach Sandler und Sandler ist das Unbewusste immer auch Resultat von Denkverboten, Verdrängungsprozessen und inkludiert von früh an auch geschlechtsspezifisch gefärbte Phantasien, was jemand als Mädchen/Bub nicht darf. Das Verbotene im Unbewussten von Frauen und Männern ist demgemäß nicht identisch. Vergangenheitsunbewusstes ist metaphorisch „das Kind im eigenen Innern". Dazu kommt später ab der Latenzzeit das Gegenwartsunbewusste, das, verbunden mit Scham und Peinlichkeit, sich immer auf das Gegenwärtige, im weiteren und im Erwachsenenleben Unbewusste bezieht, was eine Person als Frau/Mann nicht soll/darf.
Nur soviel, wenn – auch im „Katathymen Bilderleben" – durch die Deutung bloß auf die Kindheit rekurriert wird und nicht die Scham, die Peinlichkeit über das Verdrängte der gegenwärtigen Situation als Erwachsene/r mitgedeutet wird, geschieht eine Infantilisierung der Klientin, des Klienten. Auf unser Motiv Autostop bezogen, heißt

dies: Hier nur ödipale Konflikte lösen wollen, wenn sie auftauchen, und nicht auch Konflikte und Aufbegehren einer erwachsenen Frau gegen einseitige Abhängigkeit sehen, hieße, dies in einer regressiven Unterwerfung fixieren zu wollen. Insofern ist eine Motivwahl letztlich nicht egal, weil sie mit Rollenvorgaben von Erwachsenen, z. B. die autostoppende Frau oder der autofahrende Mann, auch immer dazu beiträgt, das gesellschaftliche Unbewusste von Geschlechterrollen zu gestalten und zu reproduzieren.
Nach Jessica Benjamin (1990), einer amerikanischen Psychoanalytikerin, drückt sich in diesem Geschlechterverhältnis auch ein Herrschaftsverhältnis aus, bei dem u. a. das Problem der Aggression und der Kulturzwänge zum Ausdruck kommt, welches unter dem Deckmantel der Liebe eingefordert wird. Diese Rollenaufteilung ist aber auch als ein zweiseitiger Prozess zu verstehen, der die Beteiligung sowohl derjenigen Person voraussetzt, die sich der (Geschlechter-) Macht unterwirft, als auch derjenigen, die sie ausübt. Bei einer befriedigenden und reifen Sexualität geht es meiner Meinung nach um eine Balance zwischen Abhängigkeit und Autonomie, einem ständig wechselseitigen Oszillieren zwischen Hingabe und Initiative – sowohl intrapsychisch in der einzelnen Person als auch zwischen zwei Menschen, einer Frau und einem Mann oder zwei gleichgeschlechtlichen Partnerinnen, Partnern. Bei unserer einseitigen Geschlechtersozialisation, wo sowohl das Autonome als auch das Hingebende bloß als primäre Ausstattung nur jeweils eines Geschlechts gilt, gleicht das Ziel der Integration beider Qualitäten für Frauen und Männer einem kulturellen Trapezakt. Als Vertreterinnen und Vertreter der Katathym-Imaginativen Psychotherapie sind wir herausgefordert, unsere Klientinnen und Klienten bei diesem Ausgleich mit adäquaten Motivvorgaben zu unterstützen.

Ein historischer Exkurs über weibliches Selbstverständnis in Hinblick auf ein adäquateres Motiv für Weiblichkeit in der KIP

Werfen wir einen Blick auf die Geschichte unseres Kontinents, so sehen wir, dass im Mittelalter u. a. das Wissen über den Körper, das Geburtsgeschehen und somit auch die Sexualität noch in den Händen der Frauen lag – nämlich bei den Hebammen und Kräuterfrauen. Dieses Wissen wurde später mit Absicht bekämpft und vernichtet, wie die Hexenverfolgungen bezeugen. Im einschlägigen, von Papst Innozenz VIII. herausgegebenen „ Hexenhammer" kann dies heute noch nachgelesen werden. Hunderttausende Frauen landeten auf dem Scheiterhaufen, weil sie den Vertretern der Kirche und der aufstrebenden Naturwissenschaft, vor allem der Medizin, allesamt Männer, nicht geheuer waren. Wenn man so will, gab es einen Paradigmenwechsel zwischen Frauen und Männern, bei dem die Männer mit vermehrter öffentlicher Macht und Definitionsgewalt hervorgingen. So verschwand dieser weibliche Wissensschatz von der Bühne und führte im Laufe der nächsten Jahrhunderte dazu, dass nur mehr der männliche Blickpunkt galt für alles, was das Leben beider Geschlechter betraf.
Auch zu Beginn des 20. Jahrhunderts war es noch so, wenn wir bei Freud und anderen Wissenschaftlern nachlesen. Aber es gab auch Freudianerinnen, die selbst als

Frauen eine frauenfeindliche Haltung einnahmen, indem sie sich mit ihren männlichen Lehrmeistern identifizierten und damit ihr Geschlecht verrieten. Dies gilt als Beleg dafür, dass Frausein allein nicht ausreicht, um frauenspezifisch zu sein. Es bedarf eines entsprechenden Bewusstseins über die gesellschaftliche Prägung zur Frau, sonst wären wir wieder im Biologismus, wie dies Simone de Beauvoir bereits 1949 ausführlich in ihrem Standardwerk „Le Deuxième Sexe“ reflektierte.
Jeanne Lampl de Groot (1928): "Zuerst halten wir uns noch einmal vor Augen, dass in der rein weiblichen Liebeseinstellung der Frau zum Mann für die Aktivität kein Platz ist. Die weibliche Frau liebt nicht, sondern sie lässt sich lieben. Frauen, die Männer aktiv lieben, sind männlich. Die Liebe, die sie in der Mutterrolle entfalten, ist aktiv und somit mit Männlichkeit verknüpft.“
Helene Deutsch (1960): „Der Orgasmus ist männlich. Die weibliche Frau kennt keinen orgiastischen Höhepunkt“.
Marie Bonaparte (1953): „Die Frau verfügt über quantitativ weniger Libido als der Mann. Der Mann muss gegen die passive und masochistische Haltung im Allgemeinen protestieren, da sie ihm biologisch nicht vorgeschrieben ist; die Frau dagegen muss sie akzeptieren.“
Ich habe diese Aussagen deshalb erwähnt, weil es fallweise noch immer Menschen und auch TherapeutInnen mit einem solchen antiquierten Bewusstsein gibt – und auch, um davor gefeit zu sein.
Es liegt daher an uns Frauen, diesen weiblichen Blick auf unsere Lebenswirklichkeit selbst zu ergänzen. Zu unserem Glück dachten nicht alle Psychoanalytikerinnen so:
Karin Horney und Melanie Klein standen sehr wohl in Kontroverse zu Freud, gestanden Frauen eine eigenständige sexuelle Entwicklung zu. Gegenwärtig sind Janine Chasseguet-Smirgel, Jessica Benjamin, Christa Rohde-Dachser, Anna Koellreuter, Barbara Gissrau und andere positiv zu erwähnen. Die Werke der Historikerin Gerda Leuner („Entstehung des feministischen Bewusstseins“ 1998) wie die Beschäftigung mit der Philosophin Judith Butler („Das Unbehagen der Geschlechter“ 1991) sind ebenfalls hilfreich bei der Erhellung der Geschlechterdifferenz.
Nehmen wir den roten Faden – Synonym für die Menstruation nach Voss (1988) – der Sozialgeschichte zu Beginn des 20. Jahrhunderts wieder auf, so fällt auf, dass weibliche Sexualität kein Thema war und Sexualität zwischen Frau und Mann meist zur Befriedigung männlicher Bedürfnisse diente – in der Praxis ebenso wie in der Wissenschaft. Für die bürgerliche Frau galt weitreichend die Forderung und Norm, die viele von uns noch von Großmutter und Mutter kennen und die in Ansätzen auch uns selbst nicht fremd sind: Voreheliche Keuschheit für junge Frauen, Sexualität nur in der Ehe mit einem Mann, nicht mit Lust, sondern eng mit dem Zweck zur Fortpflanzung zu verbinden, womöglich mit einem Ehemann, der älter und sexuell erfahrener war als sie und ihr eine monogame und treue Lebensführung abverlangte, die sogar den Tod des Mannes überdauerte (Schenk 1991).
Im Emanzipationszeitalter der „wilden Zwanzigerjahre“ wurde in der Folge das Bild der „Neuen Frau“ geprägt, vorwiegend von Künstlerinnen in den Metropolen Europas wie Berlin, Paris und Warschau, die sich frecher und androgyner gaben, mit Bubikopf, kniekurzem Rock oder Hosen die legendären Nachtclubs eroberten. Ökonomisch von Männern unabhängig, weil berufstätig, versuchten sie Beruf und Kinder zu

vereinbaren und ihre Liebesbeziehungen sowohl zu Frauen als auch zu Männern selbst zu bestimmen (Scheub 2000).
Dieser sexuell freizügigere Lebensstil für Frauen verschwand schnell wieder aus der Öffentlichkeit und wurde im Dritten Reich durch ein faschistisches, vorwiegend auf Mutterschaft fixiertes Frauenideal abgelöst. Sexualität sollte vor allem der Fortpflanzung rein arischen Erbgutes dienen, und diese wurde dann auch mit dem Mutterkreuz in Gold, Silber und Bronze – in Abhängigkeit von der Anzahl der Kinder – belohnt.
Ein sexueller Kontakt zwischen Frau und Mann birgt immer die Möglichkeit bzw. das Risiko einer Schwangerschaft in sich. Daher war es für Frauen nach dem Zweiten Weltkrieg eine große Erleichterung, dass neben den bis dahin am häufigsten angewandten Verhütungsmethoden durch den Mann, dem Koitus interruptus und dem Kondom, das wieder entdeckte alte Frauenwissen über fruchtbare und unfruchtbare Tage eine eigene Kontrolle über Schwangerschaft und Verhütung gestattete. Einem Erdrutsch gleich waren demgemäß die Auswirkungen auf das sexuelle Verhalten, die durch die sexuelle Revolution der 68er Studentenbewegung eingeleitet wurden, aus der bekanntlich die zweite Frauenbewegung hervorging. Ihr ist es zu verdanken, dass in Nordamerika und Westeuropa Frauen gesellschaftlich in Erscheinung traten und in der Folge auch in Medizin, Psychologie und Psychotherapie wieder vermehrt auch als anerkannte Expertinnen und Erforscherinnen ihres Geschlechts auftraten. Gleichzeitig trug die Erfindung der Pille nach 1960 durch Djerassi, einen gebürtigen österreichischen Chemiker, wesentlich dazu bei, dass sich Frauen aus den alten traditionellen Zwängen befreien, Sexualität und Fortpflanzung im alltäglichen Erleben entkoppeln konnten.
Das Recht auf Abtreibung war eine weitere, bereits in den Zwanzigerjahren geforderte, aber erst durch die zweite Frauenbewegung erkämpfte Selbstbestimmung der Frauen über ihren Bauch. Gestützt auf die Arbeiten von William Masters und Virginia Johnson (1970), hob die Frauenbewegung die zentrale Bedeutung der Klitoris für das weibliche Lustempfinden hervor. Der Koitus, die „Penetration“, wurde als vorwiegend an der männlichen Lust ausgerichtete Sexualtechnik angeprangert, während Cunnilingus und die manuelle Befriedigung durch Stimulation der Klitoris für Frauen viel befriedigender seien. Die lesbische Sexualität wurde als Alternative zum heterosexuellen Geschlechtsverkehr thematisiert (Schenk 1991).
Von den USA ausgehend begannen frauenbewegte Frauen in Selbsterfahrungsgruppen („consciousness raising groups“) ihr bis dato individuelles Unbehagen mit dem Frausein und ihrer Sexualität als gesellschaftlich Gewordenes zu reflektieren und Eigenverantwortung dafür zu beanspruchen. Selbstuntersuchungen spielten dabei eine wichtige Rolle im Sinne der Wiederaneignung des eigenen Geschlechts. Frauenbewegte Frauen suchten, untersuchten, fotografierten ihre Klitoris und schufen einen Klitoriskalender, was einen völligen Tabubruch bedeutete, das verdeckte und unsichtbare weibliche Geschlecht so schamlos öffentlich zu positionieren. Das Wissen über das ureigene Lustorgan der Frau ist noch immer nicht entsprechend seiner wahren Bedeutung verbreitet. Viel zu wenig bekannt ist, dass das, was wir sehen, die „Perle“, nur der Kopf der Klitoris ist. Mit ihrem gesamten Organkomplex umgibt sie mit weiteren Strängen individuell unterschiedlicher Länge (zwischen 7-10cm) die Vulva, umschließt die Harnröhre und reicht bis zum Damm (aus: „Frauenkörper neu

gesehen" 1987, Groth 2001). Bei der Erregung der äußeren Klitoris wird daher immer auch der ganze weibliche innere Genitalbereich davon erfasst. Insofern hebt sich die Trennung zwischen Vaginal- und Genitalorgasmus auf, wie er theoretisch bei der Frau abgehandelt wird. Mit meinen Informationen möchte ich nicht in den Verruf kommen, Weiblichkeit, weibliche Sexualität rein konkretistisch in der Psychotherapie zu behandeln. Mir ist bewusst, dass es in unserem psychoanalytischen Verständnis der psychotherapeutischen Beziehung vor allem um die Psychodynamik und das Bearbeiten von Phantasien und Besetzungen realer Geschehnisse geht. Dennoch wundert es mich als Frau und Psychotherapeutin immer wieder aufs neue, weder in den gängigen medizinischen und psychologischen Lehrbüchern noch in der psychotherapeutischen Ausbildung mehr vom konkreten weiblichen Körper zu erfahren, um dadurch auch besser zu verstehen, welche Phantasien in der Folge damit verbunden sein können. Dabei sind die sexuelle Entwicklung, Sexualität und Sexualstörungen ein grundlegendes Thema in Therapien! Wieder wird die männliche Fixierung deutlich, indem bei Sexualität, Sexualstörungen meist nur vom Anliegen, Körper des Mannes (unausgesprochen) ausgegangen wird. Leider sind manche Bücher, denen ich mein Wissen über den weiblichen Leib verdanke, derzeit vergriffen (wie z. B. „Frauenkörper neu gesehen" 1987). Wesentliche Aspekte werden darin behandelt, u. a. dass Unterleibsoperationen und oft unnötige Dammschnitte bei der Geburt die Muskeln der Klitoris zerstören und daher negative Auswirkungen auf das Lustempfinden der Frau haben. In der Klitoris haben Frauen ein Organ, das rein der Lust dient – im Unterschied zu Penis und Vagina (Gebärmutter), die auch gleichzeitig zur Fortpflanzung dienen. Viele Fragen tun sich auf, u. a. welche unbewussten und bewussten Gründe der männlich dominierten Wissenschaft zugrunde liegen, dass ein Wissen um den weiblichen Körper zu einem Geheimwissen wurde, das es erst wieder mühsam zu entdecken gilt. Thürmer-Rohr, eine deutsche feministische Soziologin (1984) spricht von einer „Mittäterschaft" von Frauen, wenn sie an ihrer öffentlichen Nichtpräsenz mitwirken und ein System tolerieren, das ihre Interessen ignoriert. In anderen Termini könnte dies auch als Masochismus oder Passivität versus Verantwortung und aktive Mitgestaltung an einer Wirklichkeit ausgedrückt werden.

In unserem thematischen Zusammenhang ist auch noch gesondert auf die rituellen Genitalverstümmelungen hinzuweisen, die auch in der Gegenwart noch immer an Mädchen, vorwiegend in Afrika, durchgeführt werden. Dabei handelt es sich um eine völlige oder teilweise Entfernung der Klitoris, bei der pharaonischen Beschneidung werden auch noch die Schamlippen entfernt und die Scheide bis auf eine kleine Öffnung zugenäht. Sowohl die „Operation" – erschreckenderweise von älteren Frauen durchgeführt – wird von dem Mädchen unter größten Schmerzen erfahren, und später, beraubt ihres ureigenen Lustorgans und eingeengt, wird jeder Geschlechtsverkehr für die junge Frau zur Qual. Erfahrungsberichte von Betroffenen, die das Schweigegebot brachen, geben Einblicke in das persönliche Drama dieses sadistischen gesellschaftlich sanktionierten Rituals (Dirie 1999).

Aktuelle weitere Fragen werden durch die Möglichkeit von künstlicher Befruchtung, Inanspruchnahme von Samenbanken, Leihmutterschaft und fortgeschrittener Gentechnologie mit der Möglichkeit des menschlichen Klonens hervorgerufen. Wissenschaftliche Fortschritte, vorwiegend männlichen Hirnen und Abwehren entsprungen,

sollen entweder Frauen oder den Geschlechtsakt sukzessive ersetzbar machen. Vermutlicher Gebärneid beflügelt Männer (aber auch männlich identifizierte Frauen) zu Höhenflügen in ihrem wissenschaftlichen Ehrgeiz eines Machbarkeitswahns.
Von der zweiten Frauenbewegung ging ebenfalls aus, die unterschiedlichsten Aspekte sexueller Gewalt, wie sexueller Missbrauch in der Kindheit, Vergewaltigung in der Ehe bis hin zum sexuellen Missbrauch in der Therapie, zu enttabuisieren. Inzwischen wurde dies als ernst genommene Thematik in die fachliche Auseinandersetzung ebenso integriert wie in die internationale Klassifikation psychischer Störungen aufgenommen (ICD -10, 2000). So werden traditionelle Sexual- und Geschlechternormen aufgebrochen. Gleichsam lösen aber auch widersprüchliche Erfahrungen sexueller Freiheiten von Frauen, die sie früher nie besaßen, eine „neue Liebesunordnung" und Verunsicherung im Umgang zwischen Frauen und Männern aus.

Äußere und innere Repräsentanz

Bildet sich diese veränderte, äußere Realität bereits ausreichend in der Fachliteratur und in unserer inneren Haltung ab? Eine Frage, die uns PsychotherapeutInnen interessieren sollte. Der Raum, den wir im therapeutischen Setting mit unserem Bewusstsein über weibliche Sexualität anbieten, beeinflusst demgemäß in einem förderlichen oder hemmenden Sinne die sexuelle Entwicklung einer Frau. Wehrt die Therapeutin das Sexuelle ab, so muss es auch die Klientin tun – und wird Teil des unbewussten Übertragungs-Gegenübertragungsgeschehens.
Wer sind die zeitgemäßen Denkerinnen, die uns neben der eigenen Erfahrung weiterführen können?
Rohde-Dachser mit ihrem inzwischen zum Klassiker gewordenen Buch „Expedition in den dunklen Kontinent" (1991), wo sie Weiblichkeit im Diskurs der Psychoanalyse abhandelt, habe ich schon erwähnt.
Jessica Benjamin ist zu nennen mit ihrem Hauptwerk: „Psychoanalyse, Feminismus und das Problem der Macht" (1990) und weiters mit „Der Schatten der Anderen" (2002). Als Objektbeziehungstheoretikerin bezieht sie sich auf den Begriff des intersubjektiven Raumes. Wobei es ihr um die wechselseitige Anerkennung von Subjekt und Objekt mit den jeweiligen Bedürfnissen geht (auch der Mutter-Kind-Beziehung), die damit zu zwei Subjekten werden. Den Subjektmangel einer Frau sieht Benjamin in einem mangelnden sexuellen Begehren der Frau, an der Macht und an der eigenen Verwirklichung. Besteht sie als Subjekt und überwindet somit den Objektstatus auf ihre Bedürfnisse, so fordert dies eine Fähigkeit, eine damit einhergehende Spannung von Liebesverlust und Aggression auszuhalten. Frauen und Aggression" – ein weiteres Thema der einseitigen weiblichen Sozialisierung!
Anna Koellreuter, eine Schweizer Psychoanalytikerin, geht in ihrem Buch „Das Tabu des Begehrens" (2000) von der Triebtheorie Freuds aus. In Anlehnung an ihren Lehrer Laplanche thematisiert sie die Verflüchtigung des Sexuellen und im Besonderen die Verdrängung einer weiblichen Homosexualität in Theorie und Praxis der Psychoanalyse. Die Entsexualisierung der Mutter und eine die Mutter begehrende Tochter in der Mutter-Tochterbeziehung nimmt sie als Grundlage eines potentiellen homosexuellen

Übertragungs-Gegenübertragungsgeschehens. Ihre Kritik richtet sich an engagierte feministische Theoretikerinnen, u. a. auch in der Psychoanalyse, die sich ihrer Meinung nach vermehrt der Objektbeziehungstheorie zuwenden, die Frauenbefreiung damit vom Grunde her entsexualisieren und das Triebhafte als Leitfaktor verdrängen sollte. Dieser Spaltung schließe ich mich nicht an, sondern sehe beide Ansätze notwendig für eine Integration. Für Koellreuter ist die Frauenunterdrückung eng mit der Triebunterdrückung gekoppelt, die sich beide bei der Subjektwerdung eines Mädchens früh zeigen. Daher seien für einen wesentlichen Veränderungsprozess neben der Befassung mit der Bewusstseinsebene vorwiegend die Bedeutung der Triebe und ihre Verdrängung von Lust, Vitalität und Potenz von Bedeutung. Frauentherapie plädiert für die Therapie einer Frau mit einer Frau/Therapeutin.

Im Sinne von Parteilichkeit, einem der Eckpfeiler der feministischen Therapie, soll die Therapeutin aufgrund ihrer eigenen Reflexion des gesellschaftlichen Werdens zur Frau, die andere Frau, die Klientin, besser, weil bewusster begleiten können. Koellreuter liefert vom Triebtheoretischen her ein zusätzliches Argument dafür, weil es eine homosexuelle Übertragung/Gegenübertragung zulässt, gleich einer erotischen Mutter-Tochterbeziehung, was eine Therapie zwischen einem Therapeuten und einer Klientin nicht ermöglicht. Eine Stagnation im Analyseprozess zwischen zwei Frauen stellt Koellreuter mit einer gemeinsamen Triebverdrängung in Zusammenhang, wenn also das Sexuelle und das Homosexuelle abgewehrt bzw. ausgespart werden. Begehren ist Leidenschaft und Lust: Lust am Sexuellen, Lust an der Erotik, Lust an der eigenen Körperlichkeit, Lebenslust. Begehren ist auch Vitalität, die beinhaltet, sich selbst zu lieben, den eigenen Körper mit der großen Palette von Gefühlen besetzen zu können wie Freude, Verliebtsein, Zufriedenheit, Glück, aber auch Angst, Trauer, Verwirrtsein (Koellreuter 2000).

Die Frage ist, warum diese Lust, das Triebhafte im Leben und oft auch im analytischen Prozess ausgeklammert werden und dadurch fremd bleiben muss? (Koellreuter 2000).

Frauen haben einen großen Nachholbedarf, sich als Subjekt Raum zu nehmen wie zu bekommen. Daher möchte ich wieder auf mein Anliegen, ein passendes Motiv in der KIP für dieses veränderte Bewusstsein über Weiblichkeit zu finden, zurückkommen.

Auf der Suche nach einem neuen Symbol für Weiblichkeit

Die KIP, auch als Symboldrama bezeichnet, hat eine stetige und enge Beziehung zu den Symbolen, sei es durch bewusstes Einsetzen von Symbolen (Motiven) in der Imagination wie das gemeinsame Verstehen der aufgetauchten Symbole im psychotherapeutischen Prozess. Auch Schnell (2002) betont die Arbeit an der Entwicklung der Symbole und der Symbolisierungsfähigkeit, worunter u. a. die Förderung des Dialogs mit dem Selbst zu verstehen ist, als eine der vortrefflichsten Möglichkeiten, welche die KIP bietet.

Hinweise für die Suche nach Symbolen und für das Verstehen von Symbolbildung für die Ich-Entwicklung finden sich bei Dieter (2002). In Anlehnung an Hanna Segal (1995) betont er u. a. die Differenzierung zwischen symbolischer Gleichsetzung und

symbolischer Repräsentation. Als symbolische Gleichsetzung und gleichermaßen als unreife Form der Symbolbildung wird verstanden, wenn Bilder, Menschen, Objekte etc. in der Phantasie, im Traum oder Tagtraum genau gleich auftauchen wie in der äußeren Realität. Im Gegensatz dazu bietet eine symbolische Repräsentation die reifere Form von Symbolbildung, weil das Symbol auch für etwas oder jemanden steht. Nur dadurch ist das Symbol imstande, der Ich-Entwicklung förderlich zu sein, weil es unterschiedliche Affekte darstellen und auslösen kann, wie inspirieren, ermuntern, trösten, Angst lindern etc. Somit erfüllt ein Symbol seine Sinnhaftigkeit und bietet die Möglichkeit, auf seine schutzgebende und beziehungsstiftende Funktion zurückzugreifen (Dieter 2002).
Zusätzlich besticht ein reifes und somit lehrreiches Symbol für die Ich-Entwicklung durch die Faszination, anscheinend etwas gut sichtbar zu machen, um es im gleichen Augenblick in etwas Geheimnisvolles, (noch?) nicht Fassbares zu verkehren. So weit die Bedeutung des grundsätzlichen Umganges mit Symbolen und Symbolisierungsfähigkeit in einer psychodynamischen Psychotherapie wie der KIP.
Nichtsdestotrotz möchte ich nun auf den „äußeren" Symbolgehalt von Motiven eingehen, da auch diese mit unterschiedlichen Affekten auf die bildernde Person rückwirken, unabhängig von deren Symbolisierungsfähigkeit.
Das Phallische als Symbol der männlichen Potenz und des männlichen Genitale kann als allgemein bekannt vorausgesetzt werden. So wird das männliche Glied symbolisiert durch alles, was ihm primär ähnelt durch Länge und Aufgerichtetem (wie Stangenförmiges, hohe Bäume, aufgerichtete Steine, hohe Gebäude...), weiters durch Gegenstände, die eindringen können (wie Messer, Dolche, Säbel – deren Behältnis heißt auch Scheide!) sowie Gegenstände, aus denen Wasser fließt (wie Wasserhahn, Gießkanne, Springbrunnen....), aber ebenso Dinge, die sich verlängern oder gegen die Schwerkraft aufrichten lassen, z. B. Luftballons) (Danielou 1993, Mohr 1994).
Für unser Bewusstsein weniger vertraut ist vermutlich, die Symbolik der weiblichen Kraft, des weiblichen Genitale ebenso öffentlich wahrzunehmen bzw. in der Kunstgeschichte zu entdecken und als solche zu benennen. Es wird durch Objekte symbolisiert, die einen Hohlraum umschließen und etwas aufnehmen können, wie Höhlen, Gruben, Schächte, Spalten, Schachteln, Dosen (Sonderfall: „Die Büchse der Pandora"), Kisten, Taschen, Öfen (Bezug zum Mutterleib). Weitere Genitalsymbole sind Blüten, z. B. von Rosen, Orchideen; Gebüsch und Wald gelten für Genitalbehaarung, Früchte, die auch Brüste symbolisieren, wie Äpfel, Pfirsiche, Erdbeeren, Kirschen als Brustwarzen (Camphausen 1999, Weiss 1992).
Aber vor allem die Muschel kann als allgemein bekanntes Vulva- oder Yonisymbol (auf Sanskrit heißt die Vulva Yoni) angesehen werden.

Die Muschel

Der Einfall, die Muschel als Symbol für Weiblichkeit auch in die KIP aufzunehmen, entstand im Rahmen einer Gruppe von Frauen zum Thema „Sexualität". Geäußert wurde er von einer Gruppenteilnehmerin, Frau Barbara Laimböck, mit deren Einverständnis ich mich mit dem Einfall und dem Motiv nun seit einiger Zeit beschäftige.

Die Muschel gilt als Symbol für die Fruchtbarkeit und wegen ihrer Ähnlichkeit mit dem weiblichen Genital auch als Sinnbild für den Körperteil, mit dem Frauen ihre sexuelle Lust ebenso wie ihren Schmerz der Geburt erfahren – und der für gewöhnlich vor Fremden verborgen wird. Die Symbolisierung der Muschel bzw. der Vulva zieht sich durch die Kunstgeschichte bis zur Gegenwart. Offizielle Kunst war Männerkunst, daher kommt in der Vergangenheit in den Muscheldarstellungen auch die männliche Sichtweise und Zuordnung zum Ausdruck.
Erst Künstlerinnen des vorigen Jahrhunderts gelang es, sich nicht nur in der offiziellen Kunstszene zu verorten, sondern auch die Vulva ins Zentrum ihres Schaffens zu stellen. Mit ihrer frauenspezifischen Kunst schufen sie neue Symbolisierungen und damit Identifikationsmöglichkeiten für Frauen mit ihrem Organ der Lust.

Weiblichkeitssymbole in der Kunstgeschichte

Es gibt hellenistische Terracottafiguren aus dem 3. Jahrhundert vor Christus, wovon eine als frühe Skulptur „Aphrodite auf einer Muschel sitzend" zeigt – und nachträglich als bewusstes oder unbewusstes „Vor-Bild" von Botticellis Venus zu deuten ist.
Anschauliche Frauenfiguren, vermutlich Darstellungen keltischer Fruchtbarkeitsgöttinnen aus dem 11. –14. Jahrhundert, wurden vornehmlich in Westeuropa, v.a. in Irland, England, Frankreich und Deutschland gefunden. Interessant dabei ist, dass diese so genannte **„Baubo"** oder **„Sheela"** meist eine in Stein gehauene weibliche Figur mit weit gespreizten Beinen darstellt und somit jenen Körperteil deutlich zur Schau stellt, der im „Imaginären stets nur mit einer Lücke versehen ist" (nach Lacan). (Nebenführ 1998, Camphausen 2001, Gsell 2001).
Als bekannt vorauszusetzen aus unserer unmittelbaren Kulturgeschichte ist wahrscheinlich die Darstellung der „Geburt der Venus" (ca. 1486) von **Sandro Botticelli** (Renaissancekünstler). Aphrodite, die griechische Göttin der Schönheit und der Liebe, von den Römern Venus genannt, nähert sich, vom Windhauch getrieben und von einer Jakobsmuschel getragen dem Ufer, während es Rosen regnet. Interessant ist auch der von Hagen (2000) erwähnte Bedeutungswandel einer Muschel durch eine veränderte Position in der Kunstdarstellung: Ist die Muschel über dem Haupt der Madonna platziert, so symbolisiert sie Jungfräulichkeit.
Der spanische „Jakobsweg", ein nach Santiago de Compostela führender Pilgerweg, wird von einer Jakobsmuschel geführt. Pilgernde Frauen wie Männer symbolisieren ihre Suche mit einer Muschel. Inwieweit sich hinter dieser christlichen Symbolik möglicherweise eine „heidnische" Anbetung der weiblichen Macht verbirgt, will auch ich hier nur andeuten.
Die amerikanische Malerin **Georgia O'Keefe**, 1986 als 99-Jährige verstorben, hinterließ mit ihrem Lebenswerk u. a. eine Unzahl von erotischen Muschel- und Blumenbildern, die unschwer als Darstellungen von Vulvae in unterschiedlichster Schönheit zu erkennen sind.
Die Künstlerin **Niki de Saint-Phalle**, berühmt u. a. durch ihre üppigen und phantasievollen Frauenfiguren, Nanas genannt, schuf für eine Ausstellung in Stockholm (1966) eine riesige liegende (schwangere) Frauenfigur, HON (auf schwedisch: sie) im Aus-

maß von ca 28 m Länge. Die AusstellungsbesucherInnen konnten die HON durch die Vagina betreten und fanden im Inneren Aufenthaltsräume vor, wie z. B. in der rechten Brust eine Milchbar. Damit machte die Künstlerin Sexualität und weibliche Körperlichkeit öffentlich, rührte an ein Tabu. HON sollte die Krönung ihrer Nanas sein. Sie nannte sie die größte Hure aller Zeiten, weil sie in den 6 Wochen der Ausstellung ca. 100.000 Menschen empfing.
Judy Chicago ist zu nennen: Mit ihrer „Dinner Party“ (1987) ist ihr ein monumentales Werk über Weiblichkeit gelungen. Auf einem dreieckigen Esstisch ist für 39 berühmte Frauen der Geschichte gedeckt: Von der Göttin Kali über Sappho, Hildegard von Bingen bis zu Virginia Woolf. Jeder Teller ist einer individuellen Frau zugeordnet und symbolisiert ihre einzigartige Persönlichkeit und Vulva. Diese Teller wiederum befinden sich auf einem reich bestickten Läufer, der das Leben und Werk der jeweiligen Frau illustriert.

Motivvorgabe „Die Muschel“

Unterschiedliche Vorgaben können Unterschiedliches induzieren. Die Vorgabe kann lauten: „Stellen Sie sich eine Muschel vor!“ oder „Stellen Sie sich vor, Sie haben von einer schönen Muschel gehört und machen sich auf den Weg, diese mit all Ihren Sinnen zu erforschen!“
Nun will ich eine meiner ersten Klientinnen selbst sprechen lassen, der ich das Muschelmotiv vorgab:
Eine 38-jährige Managerin, allein erziehende Mutter einer 8-jährigen Tochter, liiert mit einem Mann seit 3 Jahren in einer Fernbeziehung, mit zwanghafter Persönlichkeitsstruktur, Autonomie-Abhängigkeitskonflikt. Ursprüngliche Therapiemotivation war ein Erschöpfungssyndrom.

Imagination:
Frau X. sieht eine ca. 50 cm lange und ca. 30 cm breite Muschel am Meeresgrund, ein so genanntes „Seeohr“. Sie liegt nicht tief und ist mit dem Schnorchel erreichbar. Daneben sieht sie Anemonen in korallenrot, die wären auf der Wasseroberfläche ein schlichter und unansehnlicher Haufen, da unten sind sie aber wunderschön, fließen weich wie Wasser. Die Muschel ist unscheinbar, auch zum Schutz, damit sie nicht leichtfertig mitgenommen werden kann. Auf der Oberfläche sind Kalkablagerungen von Seewürmern zu sehen. Die Muschel ist leicht geöffnet, lässt Plankton rein und raus. Sie betrachtet sie mit Vorsicht, das sei wichtig, meint sie, bevor sie diese einfühlsam zu öffnen beginnt. Darauf käme es an, denn wenn sie diese mit Gewalt öffnen würde, dann würde sie zerbrechen und das wäre der Tod der Muschel. Es ginge darum, auf den richtigen Moment zu warten, mit dem Rhythmus der Muschel zu gehen. Beim Nachhelfen mit dem Finger öffnet sie die Muschel und sieht sie in voller Pracht. Das Muscheltier fühlt sich weich und zart wie Samt- oder Seidenpapier an, durch die Berührung zieht sie sich zurück, wird aber nicht kleiner, sondern weitet sich an anderer Stelle wieder aus, das sei gut so. Sie macht langsame, weiche Bewegungen. Der innere Teil der Schale ist wunderschön, Perlmutt, hat zarte Rillen, in

jeder Rille kommt ein anderer Farbton zum Vorschein. Beim Verabschieden streicht sie der Muschel zart über das Weichteil, um sich zu verabschieden und auch, damit sie sich wieder schließt. Sie will sie nicht ungeschützt zurücklassen.
Nach der Imagination erklärt die Klientin, mir soeben ihren sexuellen Akt beschrieben zu haben. Mit Absicht lasse ich die Explorationen weg.
Verstehen wir Psychotherapie intersubjektiv auch als einen politischen Akt, nämlich auch als individuelle Möglichkeit der Emanzipation, so wird ein geschlechtersensibles Bewusstsein weiterhin Eingang in die Psychotherapie finden müssen, um die unbewussten einseitigen und abgespaltenen Seiten des traditionellen weiblichen wie männlichen Rollenverständnisses auch im therapeutischen Übertragungs-Gegenübertragungsgeschehen erkennen, bearbeiten und verändern zu können.
Die Frauenbewegung hat in den letzten 30 Jahren genug zum Bewusstwerden des Geschlechtermissverhältnisses getan. Nun müssen diese Erkenntnisse auch in den Prozess der laufend in Veränderung befindlichen Theoriebildung aufgenommen werden, um die fehlende und entwertete Lebenswirklichkeit von Frauen ins anerkannte Menschsein zu integrieren. Damit einhergehend sind immer mehr auch die Männer herausgefordert, das Ihre zu einem neuen Rollenverständnis beizutragen. Dazu wird es notwendig sein, dass auch Männer, Kollegen ihr Unbehagen mit der einseitigen, traditionellen Männerrolle öffentlich thematisieren und somit ihren Veränderungsprozess mit allen Wünschen und Ängsten transparent machen (Theweleit 1977, Godenzi 1993).
Wenn nicht, würden wir nach Freud das Gold der Psychoanalyse nicht als Mittel der Aufklärung nützen, sondern als Anpassungsinstrument und Unterwerfungsgeste an bestehende Normen vergeuden. Diese lustvolle Auseinandersetzung wünsche ich mir weiterhin für die nächsten 50 Jahre in der KIP!

Literatur

Beauvoir, S. de (1949). Das andere Geschlecht. Sitte und Sexus der Frau. Reinbek bei Hamburg, Rowohlt. Dt. 1968.
Benjamin, J. (1990). Die Fesseln der Liebe. Psychoanalyse, Feminismus und das Problem der Macht. Basel, Stroemfeld/Roter Stern.
Benjamin, J. (2002). Der Schatten des Anderen. Intersubjektivität und feministische Theorie. Frankfurt/Main, Stroemfeld.
Butler, J. (1991). Das Unbehagen der Geschlechter. Frankfurt/Main, Suhrkamp.
Camphausen, R. (1999). Yoni die Vulva. Weibliche Sinnlichkeit, Kraft der Schöpfung. München, Diederichs.
Chasseguet-Smirgel, J. (Hrsg.) (1974). Psychoanalyse der weiblichen Sexualität. Frankfurt/Main, Suhrkamp.
Danielou, D. (1993). Der Phallus. Metapher des Lebens. München, Diederichs. Dt.1998.
Dieter, W. (1995). Das innere Bild von Mann und Frau – Geschlechtsspezifische Gegenübertragung in der Imagination. Imagination 1995; 5: 43-52. Wien, Facultas.
Dieter, W. (2001). Die Katathym-Imaginative Psychotherapie – eine tiefenpsychologische Behandlungsmethode. Imagination 2001; 3: 5-41. Wien, Facultas.

Dieter, W. (2002). Wir brauchen die Kunst, um das Leben zu ertragen. Imagination 2002; 2: 263-284. Wien, Facultas.
Dirie, W. (1998). Wüstenblume. München: Schneekluth.
Ebermann, T. (1999). AUTOSTOP – Fahren Sie mit? Fahren Sie mit! Imagination 1999; 1: 61-72. Wien, Facultas.
Ebermann, T. (2001). Jahrhundert der Frauen – ja, hunderte Frauen! Imagination 2001; 1: 37-62. Wien, Facultas.
Ebermann, T. (2002). Auf der Suche nach der weiblichen Sexualität – auch in der KIP. Imagination 2002; 2: 101-115. Wien, Facultas.
Ferenczi, S. (1972). Versuch einer Genitaltheorie. Frankfurt, Schriften zur Psychoanalyse II.
Föderation der Feministischen Frauen (Hrsg.) (1987). Frauenkörper – neu gesehen. Berlin, Orlanda Frauenverlag.
Freud, S. (1923). Die infantile Genitalorganisation. Gesamtwerke Band 13: 291-298, Frankfurt/Main, Fischer.
Freud, S. (1926). Die Frage der Laienanalyse. Unterredungen mit einem Unparteiischen. Gesamtwerke Band 14: 207- 296. Frankfurt/Main, Fischer.
Freud, S. (1931). Über die weibliche Sexualität. Gesamtwerke Band 14: 515-537. Frankfurt/Main, Fischer.
Freud, S. (1915-1917). Neue Folge der Vorlesungen zur Einführung in die Psychoanalyse. Gesamtwerke Band 11 (1982). Frankfurt/Main, Fischer.
Freud, S. (1908-1932). Fragen der Gesellschaft. Ursprünge der Religion. Gesamtwerke Band 9 (1982). Frankfurt/Main, Fischer.
Godenzi, A. (1993). Brüder sind wir allemal – Männliche Reflexe auf weibliche Stimuli. Tagungsband 1. Test the West - Geschlechterdemokratie und Gewalt. Wien, Bundesministerium für Frauenangelegenheiten.
Groth, S., Rasky, E. (Hrsg.) (2001). Sexualitäten. Interdisziplinäre Beiträge zu Frauen und Sexualität. Innsbruck, Studienverlag.
Gsell, M. (2001). Die Bedeutung der Baubo. Zur Repräsentation des weiblichen Genitales. Frankfurt/Main, Stroemfeld.
Hagen, R.-M. & R. (2000). Meisterwerke im Detail. Bildbefragung. Köln, Benedikt.
Kennel, R., Reerink, G. (Hrsg.) (1996). Klein – Bion. Eine Einführung. Tübingen, Discord.
Klessmann, E., Eibach, H. (1996). Traumpfade: Weg-Erfahrungen in der Imagination. Bern, Huber.
Koellreuter, A. (2000). Das Tabu des Begehrens. Gießen, Psychosozial.
Masters, W. H., Johnson, V. E. (1970). Die sexuelle Revolution. Reinbek bei Hamburg, Rowohlt.
Kottje-Birnbacher, L. (2001). Einführung in die Katathym-Imaginative Psychotherapie. Imagination 2001; 4 : 5-78. Wien, Facultas.
Lampl de Groot, J. (1933). Zu den Problemen der Weiblichkeit. Int Z Psychoanal: 385-415.
Lerner, G. (1998). Die Entstehung des feministischen Bewusstseins. Vom Mittelalter bis zur ersten Frauenbewegung. München, DTV.
Leuner, H. (1985). Lehrbuch des Katathymen Bilderlebens. Bern, Huber.
Rohde-Dachser, C. (1991). Expedition in den dunklen Kontinent. Weiblichkeit im Diskurs der Psychoanalyse. Wien/Berlin/New York, Springer. Neuauflage 2003. Gießen, Psychosozial.

Sandler, J., Sandler A.-M. (1985). Vergangenheits-Unbewusstes, Gegenwarts-Unbewusstes und die Deutung der Übertragung. Psyche 39: 800-829.
Scheub, Ute (2000). Verrückt nach Leben. Berliner Szenen in den Zwanziger Jahren. Reinbek bei Hamburg, Rowohlt.
Schnell, M. (2002). Imagination, Phantasie und Traum. Imagination 2002; 2: 7-23. Wien, Facultas.
Theweleit, K. (1977). Männerphantasien 1 und 2. Frankfurt/Main, Stoemfeld.
Thürmer-Rohr, C. (1987). Vagabundinnen. Feministische Essays. Berlin, Orlanda.
Voss, J. (1988). Das Schwarzmond-Tabu. Die kulturelle Bedeutung des weiblichen Zyklus. Stuttgart, Kreuz.
Weiss, E. (1992), Mohr, B. (1994). Symbol. Wien, Skriptum der ÖGATAP.
Zwettler-Otte, S. (1994). Der Therapeut, das Motiv und die Frage „Wer ist der Täter?". In: Gerber, G., Sedlak, F. (Hrsg.): Katathymes Bilderleben innovativ. Motive und Methoden. München/Basel, Reinhardt.

3.
Zum therapeutischen Prozess in der KIP

Zur Entstehung der verzerrten Körperwahrnehmung bei Magersuchtpatienten aus objekttheoretischer Sicht – wo liegt die heilende Chance der Imagination?

Angelica Seithe-Blümer

Zusammenfassung

Das eigene Körperbild magersüchtiger Patienten erscheint fast immer wahnhaft verzerrt.
Das könnte damit zu tun haben, dass im Zustand verschwimmender Ich-Grenzen – auf dem Hintergrund mangelnder Subjekt-Objekt-Differenzierung – das als bedrohlich, weil eindringend erlebte Objekt oder Teilobjekt unbewusst mit dem eigenen Körper gleichgesetzt wird.
Die Identifizierung des Körpers mit dem Objekt und seine gleichzeitige Abspaltung vom Erleben des Selbst helfen akut, das bedrohliche Objekt über eine Beherrschung und Schwächung des Körpers unter Kontrolle zu halten.
Jedes Zunehmen des Körpergewichts wird in der Folge als ein Wieder-mächtig-Werden und Eindringen des bedrohlichen Objektes erlebt und muss – um abgrenzende Identität und Selbstwert zu sichern – verhindert werden.
Auf diesem Hintergrund gesehen, muss ein Erwerb von Abgrenzungskompetenz in der Therapie diesen pathologischen Lösungsmodus abschwächen und so letztlich die Chance erhöhen, das Objekt auch als gutes Objekt – selbstwertstabilisierend – wieder im Erleben zuzulassen.
Es wird aufgezeigt, wie mit Hilfe von Imagination die Selbstfindung und damit das Abgrenzungsvermögen als Voraussetzung für die weitere Entwicklung erhöht und schließlich – im Verein und nur im Verein mit diesem – auch die Wiederbesetzung des guten Objektes angeregt werden kann.

Einleitung

Ich erinnere mich an ein KB mit meiner ersten Magersuchtpatientin. Während einer Altersregression spürte sich das 17-jährige Mädchen mit dem Gesicht in etwas Kuschligem. Sie hatte tastend den Eindruck, bei ihrer Mutter zu sein. Da rutschte sie noch tiefer in „ein Nichts", in eine Verschmelzung, die als sehr schön, sorglos, aber auch beunruhigend erlebt wurde. Elfriede beschrieb das annähernd bedrohliche Gefühl, sich gar nicht mehr zu spüren. Ich regte sie an, in

> der Imagination ihre Körpergrenzen mit beiden Händen zu ertasten. Sie tastete imaginativ, ohne ihre Hände real zu benutzen. Sie kam in Berührung mit einem Körper – der plötzlich viel kleiner war als erwartet und merkwürdig anders. Sie strich sich über den Kopf und entdeckte dort Flaum, Babyflaum. Zu ihrem Erstaunen war sie ein Baby auf dem Arm ihrer Mutter, aber sie konnte sich wieder spüren und fühlte ihre Grenzen. Das Bedrohliche hatte aufgehört. Sie fühlte sich jetzt – nach der Wiederentdeckung ihrer Körpergrenzen – „behütet" (Seithe 1982).

Das Beispiel nimmt vieles von der tieferen Problematik dieser Patienten vorweg: so die Not der verschwimmenden Grenzen zwischen Subjekt und Objekt, die letztlich mit Hilfe der Symptomatik überwunden werden soll. Es zeigt aber auch den Weg, auf dem eine Lösung gefunden werden kann.
Es soll jedoch zunächst ein Blick auf das Körperbild bzw. die verzerrte Körperwahrnehmung dieser Patienten gerichtet werden, um später die Frage zu stellen, wodurch diese entstehen kann.

1. Das Körperbild der Magersuchtpatienten

Wer schon einmal gehört hat, wie Anorexiepatienten über ihren Körper sprechen, weiß, sie fühlen sich dick, massig, unförmig, aufgepumpt. Und das oft trotz eines erheblichen Gewichtsverlustes. Sie leiden unter einem Phantomkörper, den nur sie selber sehen. Besonders der Bauch erscheint ihnen aufgequollen und quält sie bis hin zur Suizidalität. Die Oberschenkel sind fett und dreist in ihrer Wahrnehmung, auch wenn der Spiegel ihnen nur dünne Stöcker zeigt. Sie können das, was sie im Spiegel wahrnehmen, lange nicht wirklich sehen. Oder sie halten sogar das Spiegelbild für eine Manipulation derer, die von ihnen verlangen, gegen ihren eigenen Willen zuzunehmen. *Eine Patientin vertraute mir an, sie habe lange Zeit hindurch angenommen, sogar die immer weiter werdenden Hosenbeine seien von der Mutter heimlich umgenäht worden, um sie durch diesen Trick zum Dickwerden zu bewegen.* Wenn Sie eine Patientin in der Therapie bitten, ihr Körperbild etwa mit Knetgummi zu modellieren, wird nachvollziehbar, wie unförmig diese Patienten ihren Körper empfinden (Seithe 2002). Manchmal entstehen Gebilde, die eher an ein Nilpferd erinnern als an ein junges, überschlankes Mädchen. Hilde Bruch (2001) berichtet von den „unheimlichen" und „depressiven Körpergedanken" einer 29-jährigen anorektischen Patientin. *„Dann sehe ich mich selbst – manchmal ganz, manchmal auch nur die Hände oder Füße, oder nur die Brust, oder den Bauch – wie einen völlig entstellten, scheußlich vorquellenden Ballon, wie herausragende schreckliche Dinge."* Die Gestalt eines *anderen* Menschen, auch eines anorektischen Mitpatienten, kann oft völlig realistisch gesehen und beurteilt werden. Betrifft es aber den eigenen Körper, so ist es etwas völlig anderes. Hier fruchtet kein Argument, kein rationaler oder emotionaler Beweis. Hier herrscht völlige Irrationalität. Was hier vorgeht, grenzt – ich kann es nur so nennen – an eine Wahnwahrnehmung.
Hinzu kommt, dass diese Patienten ihren Körper nicht wirklich als ihren eigenen erleben, sondern so, als ob er unter dem Einfluss anderer stehe. Eine meiner Patien-

tinnen beschrieb sich als Marionette in der Hand eines anderen, der die Fäden zieht. Eine andere sagte, sie wolle ihren Körper nicht haben. Sie hasse ihn wie ein *„dreckiges Teil"*. Sie war als Kind und Jugendliche lange Zeit hindurch vom Vater sexuell missbraucht worden. Fragen Sie bei diesen Patienten nach, wem oder zu wem ihr eigener Körper gehört, wissen sie es oft nicht. Es bleibt vage. Oder man bekommt eine Antwort wie diese: *„Die Füße, die gehören zu mir. Die sind ok. Alles andere, weiß nicht, zu wem das gehört."*
Für diese Patienten, so Downing, stellten Körper nicht etwas Einzelnes dar, ausgestattet mit einem eigenen Willen und einer eigenen Wirkungskraft, sondern sie vermischten sich und seien teilweise miteinander verschmolzen. Diese Art von motorischen Repräsentanzen sei begleitet von einem emotionalen Entsetzen, das der Bedrohung gelte, die eigene Autonomie ganz zu verlieren (Downing 1996). Denken Sie an das eingangs zitierte Beispiel.
Die Patienten regredieren in ein frühes Stadium, in dem noch statt der späteren „Zwei-Körper-Welt" die entwicklungsmäßig frühere „Ein-Körper-Welt" (Downing 1996) vorherrscht. Oder sie haben aus einer Reihe von Gründen niemals eine ausreichende Differenzierung zwischen Selbst und Objekt erreicht.
Das grundlegende Dilemma der Magersüchtigen besteht also in den verschwimmenden Grenzen ihres Selbst und ihres Körperselbst, in der Verschmelzung von Ich und Du gerade auch im Bereich der körperlichen Repräsentanzen. Ich werde darauf später zurückkommen.

2. Die Entstehung der verzerrten Körperwahrnehmung aus objekttheoretischer Sicht

Wenn wir uns der Frage zuwenden, wie eine so verzerrte Körperwahrnehmung zustande kommen kann, rühren wir automatisch an die Frage, wie dieses *Krankheitsbild* der Magersucht überhaupt entsteht. Viele Magersuchtpatienten betreten die Pubertät bereits mit einem sehr störbaren, fragilen Selbst. Das heißt, sie haben in der Zeit der Mutter-Kind-Dyade bereits Verunsicherungen im Geliebt- und Für-wert-befunden-Werden erlebt.
Das Selbst dieser Menschen ist zerbrechlich. Der Mangel an Selbstwertgefühl macht sie in großem Umfang abhängig von der Wertschätzung innerhalb der sozialen Gemeinschaft. Sie neigen deshalb dazu, Aggression und Abgrenzung zu unterdrücken. Hinzu kommt die verstärkt erlebte Gefahr von Verletzung und Objektverlust, außerdem die Gefahr von Verlust des eigenen Selbst in Beziehungen.
Bei der Erklärung der Genese von Magersucht möchte ich von einer zweiphasigen Abwehr auf der Grundlage eines in früher Zeit vorgeschädigten Selbst ausgehen.
Dieses zerbrechliche Selbst muss sich mit Beginn der Pubertät und danach den abhängig machenden und das Selbstwertgefühl auf die Probe stellenden Anforderungen intimer Bindungs- und Beziehungswünsche stellen (Verlustgefahr). Hinzu kommen die Triebanforderungen und körperlichen Veränderungen, die nicht selten aus früher Zeit mit Schuld- und Schamgefühlen verknüpft sind und die inneren Grenzen gefährden.

Um der starken Angst vor Scham und Verletzung auszuweichen und die eigenen Grenzen nicht in Gefahr zu bringen, werden nun alle sexuellen und erotischen Liebesbedürfnisse zurückgewiesen. Der vorherrschende Abwehrmodus ist die Regression. Diese zielt – so die analytische Theorie – aufgrund der frühen Fixierungspunkte in die orale Zeit. D.h. sowohl Trieb, Ich als auch Objektbeziehung unterliegen der Regression in die Oralität. Hier sieht sich ein zusätzlich geschwächtes Ich starken oralen Triebbedürfnissen gegenüber. Die Objektbeziehung regrediert in die orale Beziehung zur Mutter (im Sinne einer dualen Beziehung exklusiv zur Mutter als einzigem Objekt). Hier herrscht eine übermächtige Tendenz zur Symbiose. Die Ichgrenzen verschwimmen. Das schon vorgeschädigte Selbst gerät dadurch in akute Gefahr, verschlungen und vernichtet zu werden – zumal durch eine Regression die evtl. in früher Zeit abgespaltenen bösen Selbst- und Objektimagines mobilisiert werden, die das Selbst der Patienten nun zusätzlich bedrohen.

Das ist die Ausgangslage der Erkrankung. Es *ist* die Erkrankung. Alles Weitere ist ein Rettungsversuch. D.h. die anorektische Symptomatik dient der Reparation (oder Abwehr) dieses das Selbst gefährdenden regressiven Zustandes. Sie ist pseudoprogressiv gegen die Macht der Regression gerichtet. Sie dient der Identitätssicherung, der Selbststabilisierung und der Selbstwertregulierung.

Was nun folgt, möchte ich hier vor allem aus *objekttheoretischer Sicht* erläutern.

Das Selbst ist durch die brüchigen Grenzen zwischen Ich und Du so sehr in Gefahr geraten, dass die Mutter verschlingend und böse erlebt wird (Hexe). Bei frühgestörtem, d.h. vorgeschädigtem Selbst, aktiviert die Regression abgespaltene böse Objektbilder, die in früher Zeit nicht integriert werden konnten, so dass das innere Objekt Mutter oft zusätzlich überwältigend böse erlebt wird.

Die überaus unsichere Abgrenzung zwischen Subjekt und Objekt, zwischen eigenem Körper und Mutterkörper auf dieser regressiven Stufe wird als Bedrohung des eigenen Selbst erlebt. Zugleich erleichtert sie den folgenden Abwehrschritt (wobei auch die frühe Gleichung Nahrung = Mutterkörper ins Spiel kommt):

- Die böse Ojektrepräsentanz wird mit dem eigenen Körper (und dem Essen) identifiziert.
- Der eigene, mit dem Objekt identifizierte Körper wird vom Erleben des Selbst abgespalten (horizontal: Körper / Geist).
- Mit der Abspaltung des eigenen Körpers wird so das bedrohliche innere Objekt unter Kontrolle gehalten.

Die Folge davon ist eine Stabilisierung der Persönlichkeit auf restriktiv anorektischem Niveau. Natürlich hat das für die betreffende Patientin positiv und negativ erlebte Konsequenzen.

Positiv im Erleben, d.h. geeignet, die anorektische Lösung zu stabilisieren, sind:

- die *Entlastung von der Bedrohung durch das „böse Objekt“*,
- die Regression zum narzisstischen Größen-Selbst:
  ein erlebter *Selbstwertzuwachs*
  mit *Grandiositätsgefühlen* („Ich brauche niemanden“)
  bei gleichzeitiger Pseudoidentität und Pseudoautonomie (= *Autarkie*).

Es handelt sich dabei um eine akute Kompensation des Selbstwertdefizits und der Identitätsunsicherheit. Die Patienten definieren sich über die Erkrankung. Sie glauben, ohne die Magersucht ein Nichts zu sein und für niemanden liebenswert. Die Fähigkeit zur Triebbeherrschung (Körperbeherrschung) im Umgang mit dem Essen gibt ihnen das Gefühl eines enormen Selbstwertzuwachses. Auf diese Fähigkeit allein sind sie stolz.

Negativ im Erleben, d.h. geeignet, die anorektische Lösung zu destabilisieren (Leidensdruck), sind:

- Die *tiefe Einsamkeit und innere Leere.* Da die Mutter auf dieser regressiven Stufe das einzige Objekt war, ist nun kein inneres Objekt mehr vorhanden.
- Die latente *Todesgefahr* und *körperliche Schwächung.* Diese werden weitgehend verleugnet, können aber, wenn die Abwehr nachlässt, auch Angst machen.
- Die *Bedrohung von Seiten der verzerrten Körperwahrnehmung.* Sie bricht immer wieder durch. Körpergefühl und Körperbild sind ängstigend und in hohem Maße kränkend.

Endlich sind wir beim Thema. Ich will eine Erklärung versuchen für die Entstehung des gestörten Körperbildes und die fortdauernde Bedrängnis von Seiten des Körpers, bzw. seiner verzerrten Wahrnehmung.

Akut verschwimmende Ich-Grenzen auf dem Hintergrund mangelnder Subjekt-Objekt-Differenzierung führen zu einer Identifizierung des Objektes mit dem eigenen Körper. Dieser muss stellvertretend für das bedrohliche Objekt in Schach gehalten werden. Wenn der Körper dünn, unvital und in einem machtlosen Zustand gehalten wird, ist er unter Kontrolle, und die Bedrohung durch das Objekt, das als eindringend und das eigene Selbst vernichtend erlebt wird, lässt nach. Jedes Dickwerden des Körpers aber bedeutet ein Wieder-mächtig-Werden dieses Objektes.

Da aber die Abwehr durchlässig wird in dem Maße etwa, in dem die Sehnsucht nach einem guten mütterlichen Objekt sich meldet, muss sie immer erneut gesichert werden. Das innere Objekt lässt die Patientin nicht zur Ruhe kommen. Es lässt sich nicht wirklich ausschalten. Der mit dem Objekt gleichgesetzte Körper muss immer aufs Neue unter Kontrolle gebracht werden. Er ist nie dünn genug. Die Bedrohung entsteht und verfolgt die Patientin auf niedrigstem Gewichtsniveau. Auch hier gibt das mit dem Körper identifizierte Objekt der Patientin das Gefühl, dass etwas Fremdes sich in ihrem Körper breit gemacht hat, ihn besetzt hält, durchdrungen hat. Er wirkt fremd und bedrohlich. Er hat keine Grenzen. Das böse mütterliche oder väterliche Objekt ist mit ihm verschmolzen.

Hilde Bruch (1978) berichtet von einer *Patientin, die zuweilen das Gefühl hatte, von ihrer Mutter ausgefüllt zu sein. Sie fühle sie in sich, auch wenn sie nicht da sei.*

Eine meiner Patientinnen, *die16-jährige Marlies, tastet während einer therapeutischen Körperübung mit geschlossenen Augen ihren eigenen Bauch. Sie erlebt ihn, krass abweichend von der Realität, stark vorgewölbt, eklig und schwabbelig. Trotz widerstrebender Gefühle ist Marlies in der Lage, bei ihren Tastempfindungen zu verweilen und eine Imagination auftauchen zu lassen. In einem Saal innerhalb ihres Bauches, auf der Fettwand ihrer Bauchdecke, erscheint eine Hexe mit gnomartigen Zügen. Sie ist in einen schwarzen Umhang gehüllt. Ihre Augen sind leer. Sie lacht hämisch. Ihre schmalen Lippen bewegen sich beim Lachen nicht. Aber ihre Nase wird immer abwechselnd groß und wieder klein. Die gnomenhafte Hexe bleibt trotz angestrengter Symbolkonfrontation unbeeinträchtigt. Einmal sprüht sie eine Feuersalve aus den Augen. Das ist alles. Sie lässt sich mit dem Blick nicht bannen. Sie triumphiert.*

Im Nachgespräch äußert Marlies voller Empörung, sie frage sich, was die Hexe in ihrem Körperraum zu suchen habe und kommt spontan auf ihre Mutter zu sprechen, die sich in alles einmische.

Die Hexe symbolisiert sicherlich das im Körperraum angetroffene böse mütterliche Objekt, das als grenzüberschreitend und eindringend erlebt wird. Zugleich verweist die Symbolik des Gnoms (Zwerges) – als Gestalt eines sexuell-neutralen Phallus (Bettelheim, 1977) – auf das Bild einer eigenen Macht- und Abwehrhaltung. Der Hexengnom wacht über die Aufrechterhaltung der Krankheit. Er wacht auch über die Abwehr der Sexualität, um etwas Verschlingendes und etwas Eindringendes in Schach zu halten.

Die immer wieder dicker und dünner werdende Nase des Hexengnoms deutet darauf hin, dass die Vorstellung, mit der der wieder dick werdende eigene Körper verknüpft ist, auch etwas mit der Bedrohung durch ein männliches, sexuell aktives Objekt zu tun haben könnte. Nur wenn die Fettwand des Bauches verschwindet, in deren Oberflächenstrukturen der Hexengnom wahrgenommen wird, verschwindet auch die Bedrohung durch das männliche Objekt. *Als acht- bis neunjähriges Mädchen entwickelte Marlies, wenn sie allein im Haus war und zu Hause die Treppe hochsteigen musste, eine panische Angst, bei der sie ein unverständliches Gebrabbel einer männlichen Stimme hörte, die sie bis zum heutigen Tag ab und zu einmal hört, aber nicht verstehen kann. Sie hatte sich damals vor allem sexuell bedroht gefühlt. – Als 16-Jährige liegt sie an Sonntagmorgenden kuschelnd mit ihrem Vater im Bett, ohne sich das Geringste dabei zu denken.*

Als sie viele Monate später eine intime Beziehung zu einem jungen Mann zu leben beginnt und anfangs sehr überrascht ist über die angenehmen Körpergefühle, die ihr begegnen, schleichen sich bald wieder Zweifel und entwertende Vorstellungen bei ihr ein, ein Gefühl, etwas Verbotenes zu tun. Zu meiner Überraschung sagt sie spontan, es sei immer noch diese Hexe, die ihr das verbiete.

Auch das durch Regression abgewehrte phallische Objekt also mag sich in die oben erwähnte Körperwahrnehmung weiterhin einmischen und diese verzerren. Bei durchlässigen Körpergrenzen scheint etwas einzudringen, und der Körper fühlt sich unförmig an.

Wenn wir uns abschließend noch einmal fragen, wie dieses Körperbild mit seiner fast wahnhaft bedrohlichen Verzerrung entsteht, so scheint es mir plausibel anzunehmen, dass im eigenen Körper für diese Patienten äußerst bedrohliche Objekte repräsentiert sind und dass der eigene Körper mit diesen Objekten oder Teilobjekten unbewusst gleichgesetzt, d.h. identifiziert worden ist, um den Einfluss dieser Objekte über den abgespaltenen Körper schwächen und ausschalten zu können. Dabei handelt es sich auf oraler Ebene um die böse, als verschlingend erlebte Mutter (triebpsychologisch natürlich auch um die eigene verschlingende Oralität). Die ödipal-sexuelle Ebene schwingt im Hintergrund aber trotz regressiver Abwehr immer noch mit. Daher richtet sich die in den Körper gegangene Abwehr auch auf das phallisch-sexuelle, väterlich-männliche Objekt (triebpsychologisch auf die eigenen, dem Vater/Mann geltenden weiblich-sexuellen Triebwünsche.)

Der Körper, der zunimmt, dicker wird, repräsentiert nun ein Wieder-mächtig-Werden des bedrohlichen Objektes (bzw. der auf es gerichteten Triebwünsche). Etwas Fremdes, Bedrohliches hält ihn besetzt, ist in ihn eingedrungen und lebt wieder auf. Die eigenen schon brüchigen Grenzen werden diffus vor Angst. Der Körper gerät zum Monster, von dem das eigene Selbst überwältigt zu werden droht. Das unermüdliche Abnehmen ist der einzige Schutz dagegen.

Der einzige Schutz jedenfalls solange, wie die eigenen Grenzen nicht auf anderem Wege gesichert werden können.

3. Die heilende Chance der Imagination

Die mangelnde Fähigkeit zur sicheren Selbstabgrenzung scheint also das zentrale Problem bei der Magersucht zu sein, wenn nicht sogar der eigentlich pathologische Kern und Motor dieser Störung.

Die Essfunktionen und der Umgang mit dem eigenen Körper werden dabei unbewusst genutzt, um sich im Zustand diffuser Ich-Grenzen (bedrohlichen) sexuell-genitalen und oralen Objekten gegenüber abgrenzen zu können.

Die im Symptom über die pathologische Kontrolle körperlicher Aspekte geleistete Kompensation der mangelhaften Subjekt-Objekt-Differenzierung wird aber umso weniger dringlich, je mehr Abgrenzungskompetenz erworben worden ist. Das Objekt muss einem in dieser Hinsicht gestärkten und gesicherten Selbst weniger bedrohlich erscheinen. Die Chance, die guten Aspekte des Objektes wieder im Erleben zuzulassen, erhöhen sich mit der Möglichkeit, sich abgrenzen zu können. Kann aber ein gutes mütterliches Objekt ohne Gefährdung für das eigene Selbst wieder erlebt werden, besteht eine Chance, die regressiven Bedürfnisse abzusättigen und somit die Regression zu verlassen, d.h. auch reifere Bedürfnisse wieder wahrzunehmen.

Zur Abgrenzungskompetenz gehören Selbstbestimmung, Eigeninitiative und die Wahrnehmung und Berücksichtigung eigener Gefühle, Bedürfnisse und Körperempfindungen ebenso wie das abgrenzende Nein-Sagen-Können, mithin die Entwicklung und Integration aggressiver und selbstbehauptender Fähigkeiten.

In der therapeutischen Beziehung geht es infolge dessen darum, oral regressive Bedürfnisse ohne Angst vor Übergriffen des mütterlichen (oder väterlich-mütterlichen) Partners/Therapeuten erleben zu können. Voraussetzung hierfür ist die freundliche, aber sichere Abgrenzung der Therapeutin selber. Eine gute Mutter allein fördert die Sehnsucht nach Verschmelzung so sehr, dass die Bedrohung auf der Symptomebene abgewehrt werden muss. Eine einfühlsame Therapeutin, die zugleich abgegrenzt und unabhängig erlebt wird, weil sie Konfrontation nicht scheut, gibt mehr Schutz vor dieser Gefährdung. Das heißt, es müssen von Seiten der Therapeutin, des Therapeuten klare Grenzen und Regeln gegenüber der Symptomatik gesetzt werden.

Auch das deutliche Einstehen für die Abgrenzung und eine essentielle Autonomie der Patientin *außerhalb der Essproblematik* und die Ermutigung dazu von Seiten der Therapie geben in dieser Hinsicht wichtige Signale.

Auf diesem Hintergrund können dann Entspannungs- und Atemübungen als hilfreich erlebt werden. Auch das einfache Vorlesen von Märchen, z.B. in der Szene: Mutter sitzt vor dem Einschlafen am Bettrand, wird sehr dankbar und positiv aufgenommen.
Alles, was ich über Reittherapie gehört habe, hat mich in dieser Hinsicht sehr überzeugt. Es läuft – so verstehe ich es – hinaus auf eine körperlich regressive Verfügbarkeit eines guten mütterlichen (evtl. auch väterlichen) Objekts (Getragenwerden, Körpernähe, Körperkontakt, sich in der körperlichen Berührung sicher loslassen können, körperliche Wärme, Geborgenheit spüren), ohne die Angst vor Übergriffen haben zu müssen. Das meint selbstverständlich nicht nur sexuelle Übergriffe, sondern primär alles, was aus der symbiotischen Beziehungsdynamik von Seiten der Mutter gut gemeint zurückkommt und als Verschlungenwerden erlebt wird. Das Pferd ist geduldig, nicht gekränkt, wenn man sich trennt oder abgrenzt. Es stellt seine „mütterlichen Qualitäten" mit verlässlicher Konstanz zur Verfügung. Es verlangt nichts, aber es kann beherrscht und gesteuert werden. Die Patientin, die mit ihm arbeitet, kann etwas bewirken bei ihm. Sie kann ihre regressiven Bedürfnisse genießen, kann aber das Pferd zugleich auch so kontrollieren, wie sie es sich bei ihrem Körper, mit dem das mütterliche Objekt identifiziert ist, wünscht. Das Pferd zieht sie von sich aus in nichts hinein. Es bleibt unter ihrer guten Kontrolle, obgleich sie ihm körperlich verschmelzend nahe sein kann.
Wo immer Reittherapie psychotherapieergänzend zur Verfügung steht, sollte man sie nutzen.
Was aber kann die *Imagination* dazu beitragen, einerseits Abgrenzung zu ermöglichen und andererseits den inneren Kontakt zum guten mütterlichen/väterlichen Objekt wieder zu beleben?

3.1 Förderung der Abgrenzungsfähigkeit

Um die Auseinandersetzung mit der Abgrenzung auf der imaginativen Ebene einzuleiten, eignen sich m. E. verschiedene Arten von Anregungen bzw. Motivvorgaben.

- Wir können eine Realsituation einstellen, um probehandelnd auf der Tagtraumebene ein neues, abgrenzendes Verhalten einzuüben.
- Wir können mit Sätzen arbeiten, die die Abgrenzung ausdrücklich erlauben und zu diesen Sätzen ein Bild auftauchen lassen. Z.B.: „Deine Körpergrenzen dürfen fest und sicher sein." „Es darf Grenzen geben zwischen dir und anderen Menschen / zwischen dir und deiner Mutter."
- Wir können Körpergrenzen im aktuellen Erleben spürbar werden lassen (z.B. durch körpertherapeutische Übungen wie visualisierendes Abfahren der Körperkontur mit geschlossenen Augen) und in unmittelbarem Anschluss daran eine Imagination anregen.
  So z.B. spürt Marlies visualisierend in ihre eigenen Körpergrenzen hinein. Danach taucht in der Imagination spontan folgendes Bild auf: Sie sieht auf einem Weg auf sich zukommend ihre Mutter, jung, an der Hand ein kleines Mädchen, sie selbst. Die Mutter hat ein glückliches Gesicht, das Marlies sehr bewegt und das sie, weil sie es lange vermisst hat, nun tief in sich hinein nimt.

- Es eignen sich alle Motive und Themen, die das eigene Ich, das Selbst stärker konturieren, also eine Auseinandersetzung mit der eigenen Identität anregen. Wer bin ich? Wer will ich sein? Wer sind meine Vorbilder? Hierher gehören Motive wie:
  - Blume
  - Ich-Ideal
  - Alte Frau
  - Spiegelbild im Bach

  Hierher gehört auch das Verbalisieren von eigenen Gefühlen der Patienten während der Imagination. Zusätzlich kann man im Nachgespräch von der Möglichkeit Gebrauch machen, besonders zu aggressiven Gefühlen und Bedürfnissen eine körperliche Geste finden, diese mit geschlossenen Augen ausführen und in sie hineinspüren zu lassen. Dies ist eine wichtige Hilfe, die eigenen Gefühle besser spüren und sie als etwas Eigenes erleben zu können.

  Auch das Fokussieren auf die in der Imagination eingenommene Körperhaltung, Körperbewegung, d.h. das genaue Beschreibenlassen derselben, gehört hierher (Stigler, 2000).
- Schließlich und nicht zuletzt lässt sich das Thema „Abgrenzung" in der Imagination auch durch mehr symbolisch/bildhaft gefasste Motivvorgaben anregen.
  Hierzu gehören Motive wie:
  - wehrhafte Grenzen,
  - ein eigenes Zimmer,
  - ein eigenes, abgezäuntes Stück Land,
  - ein eigener Raum, den niemand außer dir selbst betreten kann, betreten darf / den niemand betreten kann, wenn du es nicht willst,
  - eine Tür, die du schließen kannst zwischen dir und den anderen.

3.2 Ansprechen einer guten frühen Objekterfahrung

Möglicherweise belebt sich die regressive Erfahrung mit dem guten frühen Objekt bereits spontan, weil Abgrenzung angeboten und eingeübt wird wie im oben geschilderten Beispiel. Dies dürfte dann umso mehr der Fall sein, wenn das therapeutische Bemühen um Abgrenzung und Identitätsfindung sich in einem warmen emotionalen Klima abspielt und begleitet ist von der Erfahrung, verstanden zu werden.

Wir sollten uns aber darüber hinaus auch Klarheit darüber verschaffen, wie wir auf der imaginativen Ebene die Erfahrung mit den frühen guten mütterlichen Objekten anregen können. Dies sollte jedoch nicht vor oder ohne gleichzeitige Arbeit an der Abgrenzungsfähigkeit und Identitätsfindung geschehen, da dies sonst zu ungeschützt die Symbiosegefahr ansprechen und im Gefolge davon die Essstörung als deren Abwehr aktivieren müsste.

Wenn man davon ausgeht, dass frühe Objekterfahrungen in ganz besonderer Weise Körpererfahrungen sind oder mit Körpererfahrungen eng verknüpft sind, eignet sich zur inneren Belebung des guten Objektes alles, was während der Imagination solche guten Erfahrungen ermöglicht. Dazu gehören Körpererfahrungen wie Entspannung,

Getragen-, Gehaltenwerden, Geborgenheit, angenehme Berührung, Wärme und rhythmische Bewegungen. Meist sind es anaklitische Erfahrungen, die sich im Tagtraum in einer konfliktfreien Szene *spontan einstellen* und denen dann *vom Therapeuten besonders Raum gegeben* werden sollte. Z.B. angenehmes Getragenwerden vom Wasser, von einem freundlichen Tier, angenehmes Berührtwerden vom Wind, vom Fell eines Tieres, Wärme, Geborgenheit in einer schützenden Höhle, angenehmes Bewegt- und Geschaukeltwerden, etwa in einer Hängematte, im Beutel eines Muttertieres (Känguru).
Wir können solche Motive natürlich auch *direkt anregen*, wenn die Zeit dafür reif ist. Z.B.:

- eine gute freundliche Gestalt, die dich ein Stück trägt, wenn du es willst,
- ein warmes, freundliches Wasser, das dich trägt,
- ein Tier, bei dem es dir gut geht.

Oder durch erlaubende Sätze wie

- Du darfst es dir ganz gut gehen lassen.

Aber es ist wichtig, dabei die Arbeit an der Abgrenzungsfähigkeit und der Identitätssicherung im Vordergrund zu handhaben. Andernfalls finden wir die Essstörung paradoxerweise auf dem Vormarsch, je mehr gute Mütterlichkeit bereitgestellt worden ist. Letztere führt ja ins Zentrum des umkämpften Konfliktes. Trotzdem müssen die guten Aspekte des regressiven Erlebens zugelassen und abgesättigt werden, damit die Regression wieder verlassen werden kann. Darin steckt das Dilemma. Erst bei genügend gestärkter Abgrenzungsmöglichkeit und Selbstsicherung kann der heilende Schritt, der aus der Regression entlässt, gewagt werden: die Wiederbelebung, d.h. Wiederbesetzung des guten mütterlichen und dann auch väterlichen Objektes. – Für jeden Therapeuten ein Balanceakt.

Literatur

Bettelheim, B. (1977). Kinder brauchen Märchen. Deutsche Verlagsanstalt, Stuttgart.

Bruch, H. (2001). Essstörungen. Zur Psychologie und Therapie von Übergewicht und Magersucht. Fischer, Frankfurt am Main, 8. Aufl.

Downing, G. (1996). Körper und Wort in der Psychotherapie. Kösel, München, 2. Aufl.

Kurtz, R. (1994). Hakomi. Eine körperorientierte Psychotherapie. Kösel, München.

Seithe, A. (1982). Psychotherapie des Falles einer chronischen Anorexia nervosa mit dem Katathymen Bilderleben. In: Leuner, H., Lang, O. (Hrsg.): Psychotherapie mit dem Tagtraum. Katathymes Bilderleben, Ergebnisse II. Huber, Bern.

Seithe, A. (2002). Die wechselseitige Verbindung von Körpererleben und Imagination. In: Imagination 2: 78-88.

Stigler, M.(2000). Von der Forschung zur klinischen Erprobung: Der körperliche Ausdruck prozeduraler Schemata – ein Werkstattbericht. In: Salvisberg, H., Stigler, M., Maxeiner, V. (Hrsg.): Erfahrung träumend zur Sprache bringen. Huber, Bern.

Das Fremde in uns

Barbara Hauler

Zusammenfassung

Fremdsein und Fremdeln kennen wir als Reaktion auf das Fremde, das Unbekannte im Anderen. Doch gibt es auch Fremdes in uns, das im Dunkeln verborgen ist und das zu entdecken wertvoll und bereichernd sein kann. Die Wurzeln des Fremden in uns reichen bis in die früheste Kindheit. Dieser Beitrag zeichnet die Entstehungsgeschichte des Fremden sowohl anhand der Beobachtungen der modernen Säuglingsforschung als auch im Kontext zweier Fallvignetten nach. Dabei wird deutlich, dass die Katathym-Imaginative Psychotherapie (KIP) die Aneignung des Fremden in besonderem Maße fördern kann, indem sie einen schöpferischen Raum eröffnet, in dem das Fremde erfahren, erkundet und integriert werden kann.

Das Fremde in uns

Das Fremde in uns taucht in Imaginationen in vielfältiger Gestalt auf. Wir alle kennen Widerstandsphänomene in Form von Verhinderungsmotiven oder fixierten Bildern. Doch manchmal wird das Fremde direkter und unmittelbarer ins Bild gesetzt. Ich möchte zunächst zwei Fallvignetten schildern, bevor ich auf grundlegendere Aspekte eingehe.

Bei Frau A., die wegen Depressionen zu mir gekommen war, hatte ich im Verlauf einer Therapie mit der KIP als Motiv für eine Imagination den „Berg" vorgeschlagen. Frau A. sah sich auf einer Fahrradtour zum „Grünen Heinrich", einem aufgeschütteten und begrünten Müllberg, den sie zunächst nicht besteigen wollte. Im Nachgespräch zeigte sie sich selbst erstaunt über das Auftauchen dieses Berges, da sie lieber einen eindrucksvollen Alpengipfel gesehen hätte. Die Vorstellung, ihr Berg bestehe aus Unrat, Abraum und giftigen Abfällen erschreckte sie zutiefst. Es fiel ihr schwer, den „Inhalt" dieses Berges als zu sich gehörig anzunehmen und ihn mit eigenen Aspekten in Beziehung zu setzen. Am ehesten konnte sie ihr Erleben bzw. den Berg mit ihrer hochambivalenten Beziehung zu ihrer Mutter in Verbindung bringen, die in einem Dorf in der Nähe dieses Müllberges lebte. Die Mutter erschien in dieser Phase der Therapie als depressive alte Frau, die ihre Tochter nie losgelassen und nie in ihrem eigenen Recht anerkannt hatte, während die Patientin ihren durch Suizid verstorbenen Vater eher idealisierte. In einer zweiten Imagination ging sie zu Fuß zunächst auf dem geteerten Weg, der auf den Gipfel führte, und folgte dann einem kleinen Pfad durch das Gebüsch. Die Situation wurde für sie zunehmend unheimlich, bis sie

schließlich in einen schreckensstarren Zustand geriet, ohne den Grund für ihre Angst herausfinden zu können. Sie beendete die Imagination in großer Verzweiflung, aber gleichwohl dankbar, dass sie sich in diesen Bereich vorgewagt hatte. Auf den Hintergrund dieser Angst, die Frau A. überflutete, als sie den Müllberg erforschen wollte, möchte ich zu einem späteren Zeitpunkt genauer eingehen.
Eine andere Patientin mit einer schizoiden Beziehungsproblematik, Frau B., stellte sich bei der Motivvorgabe „Tiermutter mit Tierjungem" eine Walmutter vor, die mit ihrem Jungen durch die dunklen Untiefen der Weltmeere schwamm, immer auf der Flucht vor den überall lauernden Waljägern, vor denen es keinen Schutz gab. Die Walmutter schien sich nicht um ihr Junges zu kümmern, das sich abmühen musste, die Mutter nicht zu verlieren. Das Dunkle des Meeres und die allgegenwärtige Bedrohung machten der Patientin große Angst. In einer weiteren Imagination zum Motiv „Sicherer Ort" sah sich Frau B. zwar in einer idyllischen Wiesenlandschaft in den Bergen, in der sie sich wohl fühlte, aber es gelang nicht, dort einen Ort, an dem sie sich sicher und geborgen fühlen konnte, zu etablieren. Der einzig denkbare Schutz schien eine Art Tarnmantel zu sein, durch den sich die Patientin unsichtbar machen konnte. Die Patientin stammt aus schwierigen familiären Verhältnissen. Der alkoholkranke Vater, ein Baggerführer, war eine überwiegend bedrohlich erlebte Bezugsperson, vor dessen Gewaltausbrüchen es keine Sicherheit gab. Die zu Depressionen neigende Mutter kümmerte sich nicht um die Kinder, sondern lag untätig im Bett, versunken in Selbstmitleid und mit ihrem eigenen Schicksal beschäftigt. Die Bedrohung der kleinen Walfamilie wurde zunächst als symbolischer Ausdruck der realen Kindheitssituation der Patientin verstanden, die in ständiger Angst vor dem Vater gelebt hatte. Das fehlende Einfühlungsvermögen der Mutter und ihre selbstbezogene Abwesenheit werden in der unbezogenen Fortbewegung der Walmutter deutlich. Doch musste die Patientin im weiteren Therapieverlauf realisieren, dass dieses bodenlose und bedrohliche Dunkel auch ein Teil ihrer selbst war, den anzuschauen ihr über lange Zeit allzu große Angst bereitete.
Bei beiden Patientinnen scheint etwas im Dunkeln, unter der Oberfläche verborgen, zu dem sie nicht so einfach Zugang finden können. Frau B. malte als Assoziation zu ihrem inneren Zustand ein Bild, in dem allzu vitale oder leidenschaftliche Triebe oder Impulse durch schwarze Farbe als Ausdruck ihrer Angst zurückgedrängt und verborgen wurden. Auch bei Frau A. verbergen sich unter der begrünten Oberfläche des Müllbergs viele Farben, neben den bedrohlichen Aspekten vielleicht sogar „Edelsteine", die gleichsam im Sog mit dem Verworfenen, dem „Müll", verschwinden mussten.

Meine These ist, dass wir in diesem Dunkel, das ich als Symbol für das Fremde in uns verstehe, nicht nur Schwieriges oder Schreckliches, sondern auch Kostbares und Belebendes finden können. C. G. Jung nannte dieses Dunkel den „Schatten", der nicht nur unvorteilhafte oder zerstörerische Einstellungen enthalte, sondern auch gute Aspekte wie beispielsweise normale Instinkte und schöpferische Impulse.
Nach Freud beschäftigt sich die Psychoanalyse mit dem „inneren Ausland" (zit. nach Erdheim 2000, S. 167). Dies verweist auf die Bedeutung des Fremden-Konzepts für das Verständnis psychischer Prozesse. „Der Begriff des Fremden deckt sich in vielerlei

Hinsicht mit dem des Unbewussten: Ebenso wenig wie das Unbewusste bloß das Nichtgewusste ist, ist nämlich das Fremde nur das Unbekannte... Fremd ist nicht einfach das, was ich nicht kenne und wovon ich nichts weiß, fremd ist vielmehr das, was mich auf eine merkwürdige Weise betrifft, obwohl ich es nicht kenne. Die Ambivalenz von Angst und Faszination prägt mein Verhalten gegenüber dem Fremden und bestimmt zugleich meine Haltung zu mir selbst" (Erdheim 2000, S. 167).
Dieser Ambivalenz von Angst und Faszination möchte ich nun nachgehen und dabei aufzeigen, wie bereichernd es sein kann, dieses „innere Ausland" zu erforschen und die dort verborgenen Schätze zu heben.
Das Fremde in uns hat verschiedene Wurzeln. Ich werde im Folgenden zunächst auf die Entstehungsgeschichte des Fremden in uns eingehen und dann schildern, welchen Niederschlag sie im Erleben und in den Imaginationen meiner beiden Patientinnen gefunden hat.
Weshalb löst das Fremde Angst in uns aus? Sicherlich hat es dann etwas Bedrohliches, wenn wir das Fremde als Repräsentant des „Störenden" in einer idealisierten Welt der Einheit ohne Unterschiede empfinden. Diese Vorstellung eines heilen primärnarzisstischen Urzustandes kann nach den Beobachtungen der modernen Säuglingsforschung jedoch nicht als Beschreibung des naturwüchsigen primären Erlebens des Babys betrachtet werden, sondern ist eher Ausdruck regressiver Phantasien und Wünsche, die erst in einem Alter gebildet werden, in dem die Fähigkeit zur Symbolisierung gewachsen ist, also lange nach dem „Zerbrechen der Wirklichkeit", wie Wurmser (1989) es nannte.
Das Kind ist von Geburt an eingebettet in trianguläre Strukturen in dem Sinn, dass die Mutter ja immer auch bezogen ist auf einen anderen Dritten, den Vater des Kindes. Das Kind entwickelt im Rahmen des Einschwingens und der „Übereinstimmung" mit der Mutter (Stern 1992) als Partner einer Dyade, die aus zwei im Prinzip getrennten Teilhabern besteht, zunächst ein Kern-Selbst und eine Kern-Bezogenheit. Die Entdeckung des Anderen führt zur Ausbildung einer intersubjektiven Bezogenheit. Das Ausmaß des sog. Fremdelns, der ersten Form einer Fremdenreaktion, ist stark abhängig von den frühen Beziehungserfahrungen und dem Aufbau von Urvertrauen, der Grundlage für Selbstsicherheit, lustvolle Neugier und Mut zur Erforschung des Fremden. In dieser Phase, der Zeit des motorisch-muskulären Übens, der beginnenden Exploration und spielerischen Entfernung von der Mutter, beginnt das Kind, sich ein eigenes Bild vom Dritten, also auch vom Fremden, zu machen. Abelin und Rotmann nennen diesen Entwicklungsabschnitt die Phase der frühen Triangulierung.
Der beginnende Spracherwerb markiert einen weiteren Einschnitt. Stern beschreibt sehr schön mit einem Beispiel, wie aus der multimodalen-globalen Wahrnehmung eines hellen, gelben, warmen, leuchtenden Sonnenfleckens an der Wand, der im Kind angenehme Gefühle, freudige Neugier und Interesse auslöst, sprachlich codiert der „gelbe Sonnenfleck" wird, der das ursprüngliche Erleben auf den visuellen Eindruck reduziert. Diese Einschränkungen betreffen alle Bereiche, insbesondere auch den Bereich des Erlebens in Beziehungen. Manche Erlebnisweisen beginnen nun, eine „Doppelexistenz (zu) führen – ihre ursprüngliche als nonverbales Erleben sowie eine verbalisierte Version dieses Erlebens" (Stern 1992, S. 247). Die Sprache „treibt einen Keil zwischen zwei simultane Formen interpersonalen Erlebens: die Form, wie

Interpersonalität gelebt wird, und die Form, wie sie verbal dargestellt wird... In dem Maße, in dem das Geschehen im verbalen Bereich als wirkliches Geschehen betrachtet wird, unterliegt das Erleben in den anderen Bereichen einer Entfremdung" (Stern 1992, S. 231). Die nicht verbalisierten Erfahrungen tauchen gleichsam unter, können jedoch in besonderen emotionalen oder meditativen Zuständen wieder erlebt oder in Kunstwerken wahrgenommen werden, auf die wir als Betrachter oder Zuhörer oft „amodal", d. h. auf verschiedenen Ebenen des Empfindens, reagieren, weil uns die innewohnende Botschaft unmittelbar anspricht. Die gewachsene kommunikative Kompetenz stärkt und vertieft einerseits die Verbundenheit mit der Mutter und anderen Bezugspersonen durch das gemeinsame Aushandeln von „Wir-Bedeutungen" (Stern 1992). Andererseits wird das Kind in dieser Phase zunehmend „von der Mutter ... aus der persönlichen Ordnung mit ihr selbst auf eine soziale Ordnung hin umorientiert" (Dore 1985, zit. nach Stern 1992, S. 243). Die „symbolische Ordnung der Sprache" unterliegt einem „binären Code" (Rohde-Dachser 2003, S. 223) in dem Sinn, dass ganzheitliche, in Handlungskontexte und Beziehungserfahrungen eingebundene Erfahrungen nun in eindeutige Kategorien wie z. B. „gut" und „böse", also in ein „Entweder-oder", eingeordnet werden (müssen). Erst auf dieser Grundlage können Widersprüche und damit auch Konflikte erfahren werden. „Sprachliche Sozialisation ist – so gesehen – gleichbedeutend mit der Sozialisation eines Kindes in die Wertmuster und Rollenvorgaben einer Gesellschaft" (Rohde-Dachser 2003, S. 224). Diese Prozesse finden im zweiten Lebensjahr zeitgleich mit den typischen analnarzisstischen Konflikten um Selbstbestimmung und Fremdbestimmung statt.

Hier sehe ich nun eine bedeutsame Wurzel der Entstehung des Fremden in uns. Die Sprache teilt das interpersonale Erleben in das Erlebte und das verbal Dargestellte. „Ein ‚falsches' und ein ‚wahres' Selbst entstehen, wenn das persönliche Erleben des Selbst in zwei Kategorien gespalten wird. Bestimmte Selbsterfahrungen werden selektiert und gesteigert, weil sie den Wünschen und Bedürfnissen eines anderen (des falschen Selbst) entsprechen, ohne Rücksicht darauf, dass sie unter Umständen von denjenigen Selbsterlebnissen abweichen, die in höherem Maß durch den ‚inneren Entwurf' (das wahre Selbst) bestimmt sind" (Stern 1992, S. 318), während andere Aspekte abgewiesen, nicht codiert, nicht integriert werden. Diese Prozesse beginnen natürlich weit vor dem Beginn des Spracherwerbs.

Das Kind wird sich, zumindest in einem gewissen Ausmaß, den Erwartungen der Eltern anpassen, um sich ihre überlebenswichtige Zuneigung zu erhalten. Das bedeutet aber, dass es eigene Anteile verleugnen, unterdrücken oder abspalten muss, wenn die Eltern sie ablehnen, verurteilen oder abwerten, und dass es auch die Trauer über diesen Verlust und den damit verbundenen Schmerz nicht zulassen darf. Das Eigene wird zum Fremden, zum Unbekannten, zum nicht Benannten und nicht Symbolisierten. „Eine Identität, die sich auf dieses Weise entwickelt, orientiert sich nicht an eigenen inneren Prozessen, sondern am Willen einer Autorität" (Gruen 2001, S. 24). Das Wiederauftauchen des Verworfenen löst überwältigende Zustände von Angst und Schmerz aus, wie sie auch meine beiden Patientinnen in ihren Imaginationen erlebten.

Mir erscheint es ungemein bedeutsam, sich vor Augen zu führen, zu welchem frühen Zeitpunkt in der Entwicklung des Kindes sich das Selbstempfinden mit den Erwartungen der wichtigen Bezugspersonen gleichsam verflicht und verknotet. Diese nicht encodierten Selbstaspekte, für die die Sprache fehlt, ins Bild zu bringen und so der Symbolisierung und Verbalisierung zugänglich zu machen, ist eine der großen Chancen und Aufgaben einer Katathym-Imaginativen Psychotherapie. Denn während der Imaginationen wird es möglich, die überraschend auftauchenden dunklen Bezirke zu erforschen, indem man all die nicht sprachlich codierten Aspekte des Dunklen in all ihren Sinnesqualitäten und Modalitäten anreichert und wahrnimmt, die das ursprüngliche Erleben prägten.

Zurück zu meinen Patientinnen. Frau A. war ein unkompliziertes Kind gewesen, das in der spannungsgeladenen Atmosphäre ihrer Herkunftsfamilie für Fröhlichkeit sorgte und zwischen den Fronten insbesondere zwischen der herrschsüchtigen Großmutter (m) und dem Vater, aber auch der Mutter vermittelte. Sie erhielt Anerkennung dafür, dass sie nichts brauchte und nichts verlangte. Zeitlebens hatte sie das Gefühl, dass die Mutter sie dafür benutzte, deren Wünsche zu erfüllen und deren Stimmung zu stabilisieren. Die Sauberkeitserziehung setzte früh ein und wurde in einer Weise gehandhabt, dass Frau A. keinerlei intimen Raum zugestanden bekam: Sie musste auf einem Töpfchen in der allen zugänglichen Wohnküche sitzend ihr „Geschäft" erledigen.
Ich gehe davon aus, dass Frau A. Bemächtigungstendenzen und zielgerichtete Aggression als Selbsterfahrungen nicht ins Selbsterleben integrieren konnte, sei es bereits auf der Ebene der frühen Formen des Selbst (des Kern-Selbst bzw. des subjektiven Selbst nach Stern), sei es erst im Verlauf der Phase der verbalen Bezogenheit. Frau A. entwickelte ein sog. „falsches" oder „soziales" Selbst, in dem die verleugneten Selbsterfahrungen der Selbstbehauptung, der Beherrschung und Kontrolle keinen Platz fanden. Dieses „soziale Selbst" zeichnete sich im Erwachsenenalter durch ein ausgeprägt altruistisches Lebenskonzept aus. Erst im Verlauf der Therapie mit der KIP wurde Frau A. bewusst, dass ihr aggressives Potential ihr weitgehend verschlossen war, sich jedoch in Träumen von Tretminen, die sie gelegt hatte, und räuberischen Gestalten, die sie bedrohten, zeigte. Frau A. machte sich auf die Suche nach ihren Schatten-Seiten, die sie in den Imaginationen schrittweise erkunden konnte. In ihren Bildern fanden abgespaltene Selbstanteile zunächst symbolischen Ausdruck, so zum Beispiel in einer Imagination zum Motiv „Vulkan", der sie sehr faszinierte und bei dem sie neben den bedrohlichen Aspekten und den verbotenen Qualitäten auch wahrnahm, dass sich in seinem Inneren ein ganz intensiver Prozess abspielte, den sie mit einer „archaischen Lebensenergie" in Verbindung brachte. Nach einem langen Weg der Auseinandersetzung konnte sie schließlich ihre gewachsenen Fähigkeiten zum Ausdruck von Wut und zum Verfolgen eigener Interessen auch in der Realität nutzen, als ein äußerer familiärer Konflikt aktives Handeln erforderte. Frau A. realisierte, dass all die moralischen Ansprüche an sich selbst, die sie als „äußeren Heiligenschein" bezeichnete, sie in die Depression geführt hatten, während in ihr eine Wut brodelte, die sie um den Preis der inneren Leere und Versteinerung hatte verdrängen müssen. Diese Entwicklung vermittelte ihr trotz des damit verbundenen Leids das Gefühl von Lebendigkeit und Selbstwirksamkeit. In der weiteren Folge ermöglichte die Integration der dunklen Seiten Frau A. die Aussöhnung mit ihrer Mutter, noch bevor diese starb, und führte auch zu einer Intensivierung ihrer Partnerschaft.

Auch bei Frau B. sind die frühen Beziehungserfahrungen überaus problematisch und wenig wachstumsfördernd. Ihre Mutter war wenig präsent und stimmte sich nicht auf ihr Kind ein, so dass Frau B. ein Gefühl subjektiver Gemeinsamkeit nicht entwickeln konnte. Auch sie entwickelte ein „falsches" Selbst, das durch narzisstische Größenphantasien der Autarkie als „Lonesome Cowboy" geprägt war. Als sie zu mir kam, litt sie unter unerträglichen Gefühlen des Alleinseins, nachdem mehrere Beziehungen daran gescheitert waren, dass die Nähewünsche in ihren symbiotisch wirkenden, ausschließlich dyadisch gestalteten lesbischen Beziehungen zu bedrohlich wurden.

Im Zusammenhang mit der inneren Dynamik der Schwierigkeiten dieser Patientin möchte ich einen weiteren Aspekt des Fremden verdeutlichen. Ich hatte bereits zu Beginn das Faszinierende erwähnt, das mit dem Fremden verbunden sein kann. Diese Anziehung, die vom Fremden oder vom Dritten ausgehen kann, wird in der Begeisterung des Kindes spürbar, mit der es beispielsweise den heimkehrenden Vater in Erwartung aufregender Spiele begrüßt. Mit dem Eintritt in die ödipale Phase ist ein neuer Sprung in der Entwicklung des Kindes verbunden. Das Kind muss versuchen, einen eigenen Standort im triangulären Raum zu finden, wenn es damit konfrontiert ist, dass die Eltern eine exklusive, das Kind ausschließende Beziehung haben. Es wird auf sich selbst zurückgeworfen und muss auf ganz neue Weise Getrenntsein, Grenz- und Regelsetzungen akzeptieren, die es in der gelingenden Entwicklung in die eigene Regie übernimmt. Hierdurch wird das Kind befähigt, sich aktiv mit den eigenen verworfenen aggressiven und destruktiven Selbstanteilen auseinander zu setzen und sie zu integrieren. Und daraus erwächst auch die Fähigkeit, den Dritten oder den Fremden nicht nur als Störenfried und Bedrohung der Übereinstimmung in der Dyade zu betrachten, sondern ihn als überlebenswichtigen „Garanten der eigenen Integrität" (Seidler 2002, S. 19) wahrzunehmen, der es ermöglicht, sich produktiv auf sich selbst zurückzuziehen. Das Kind verwandelt Passivität in Aktivität, wenn es sich selbst als eigen, als der Andere oder aber als fremd gegenüber dem Elternpaar begreift. Sich selbst als fremd zu erleben und von den Eltern abzugrenzen, ermöglicht psychisches Wachstum „auf einen individuellen Entwurf hin, eine Perspektive in die Zukunft, einen Blick nach vorn, der offen ist für Entwicklung und Individuation" (Overbeck 2002, S. 53).

Das Fremde hat also eine enorme Bedeutung als entwicklungsförderndes und Struktur schaffendes Element. Meine Patientin, Frau B., hatte jedoch diese Fähigkeit zur Triangulierung von Beziehungen nur unzureichend entwickelt. Sie erlebte den Dritten in der Imagination zum Motiv „Tiermutter mit Jungem" als gefährlichen Verfolger, der das Überleben der beiden Teilhaber der Dyade bedrohte. Aus der Lebensgeschichte der Patientin heraus erscheint dies natürlich verständlich. Doch wurde ihr im Verlauf der Therapie bewusst, dass sie in vielen ihrer lesbischen Beziehungen in frühe Mutter-Übertragungen auf ihre jeweilige Partnerin geraten war, die sie in eine Art „Beziehungssumpf" zogen, der rasch bedrohliche und verwirrende Züge annahm und massive Verlustängste verursachte. Das ängstigende Dunkel in ihrer Imagination zum Mutter-Kind-Paar ist aus meiner Sicht ein Bild für die Gefühle, die durch die Unbezogenheit der Mutter und das Fehlen von Kommunikation in der Beziehung ausgelöst wurden. Der Patientin war zwar ihre ausgeprägte Ambivalenz gegenüber der „see-

lenblinden" Mutter (Wurmser 1989) durchaus bewusst. Das Ausmaß ihrer Gefühle von ohnmächtigem Ausgeliefertsein und der damit verbundenen Wut, von Unwertsein, Scham und Nicht-Existenz und der mit dem „Seelenmord" (Wurmser 1989) verbundenen Vernichtungsangst, die in der Vergangenheit immer wieder eine massive Suizidalität ausgelöst hatten, wurde ihr jedoch nur allmählich zugänglich. Erst die Erkenntnis, dass sie sich selbst mit ihrem erwachsenen Ich wenig empathisch und achtsam gegenüber dem verletzten Kind-Ich in ihr verhielt, ermöglichte schließlich eine Entwicklung zu liebevoller und aufmerksamer Selbstfürsorge. Als es der Patientin dann im Verlauf der Therapie auch zunehmend besser gelang, etwas „Drittes" in Beziehungen zu integrieren, etwa in Form gemeinsamer Interessen für die Natur oder Literatur oder Aktivitäten wie z. B. Wandern und Radfahren, fiel ihr die Regulierung von Nähe und Distanz wesentlich leichter.
Auch in der therapeutischen Beziehung schwankte Frau B. zwischen Nähewünschen und Ängsten, sich zu verlieben und in eine bedrohliche Abhängigkeit zu geraten. Immer wieder träumte sie von Situationen, in denen ich mich als Therapeutin lieber anderen Patienten zuwandte oder fremde Männer in unseren Raum eindrangen. Für sie war es ausgesprochen wichtig, dass ich zum einen als konkrete, abgegrenzte Person sichtbar war, mich also auch in der Einstimmung hinreichend von ihr unterschied, und dass zum anderen deutlich wurde, dass es in unserer gemeinsamen Arbeit um etwas Drittes, den therapeutischen Prozess, ging und dass der therapeutische Rahmen als Garant der Triangulierung klar gewahrt wurde.

Ich schließe aus diesem Therapieverlauf, dass ich als Therapeutin hinreichend fremd bleiben muss. Das Fremde im „Außen" kann uns aus der eigenen Welt herauslocken. „Lassen wir uns auf das Fremde ein, so kommt es zu Grenzverschiebungen, und wir müssen uns ändern" (Erdheim 2000, 179f.). Das Eigene des Psychotherapeuten – und damit meine ich nicht nur die mehr oder weniger erkannte so genannte „persönliche Gleichung", sondern gerade auch die eigenen Paradoxien und die eigenen aktuellen, noch nicht ausreichend gelösten inneren Konflikte, also eine Identität, die sich aus Fremdheit und Vertrautheit zusammensetzt – stellt die Grundlage für ein Verstehen des Anderen dar. Dabei sollten wir uns bewusst sein, dass in der Begegnung mit dem Anderen ein Rest an Fremdheit nicht aufzuheben ist. Gerade die Begrenztheit unserer Einfühlung, die ja auf der Differenz und der Geschiedenheit beruht, ermöglicht Veränderung und Entwicklung, indem sie den Anderen dazu veranlasst, sich zu erklären und so einen Zugang zum „wahren" Selbst, zum „inneren Entwurf" zu suchen.
Denn auf der inneren Ebene geht es darum, die verschütteten, ungelebten Selbstanteile, die abgelehnt, verleugnet, verdrängt oder abgespalten wurden, weil sie unerwünscht waren, wieder zu finden, zuzulassen und zu erforschen. Ähnlich wie bei meinen Patientinnen sollte es möglich werden, einen Dialog mit den eigenen verworfenen Aspekten aufzunehmen, indem man in der Imagination die Bereiche des Selbstempfindens wieder belebt und integriert, die nicht repräsentiert wurden. In dem Maß, in dem das Dunkle, das Fremde existieren darf, verliert es an Bedrohlichkeit. Denn die Bedrohung leitet sich zumindest zum Teil aus dem verinnerlichten Verbot ab. Wenn ich es wage, das Fremde in mir „wahr"-zunehmen und zuzulassen, werde ich persönlich facettenreicher, schwingungsfähiger und letztlich auch beziehungsfä-

higer, da in der Liebe immer Licht und Schatten, Liebe und Hass integriert werden müssen.
Diesen Prozess fördert die Katathym-Imaginative Psychotherapie, indem sie einen schöpferischen Raum eröffnet, in dem es gelingen kann, „progressive Symbole“ (Benedetti 1982, zit. nach Dümpelmann 2002, S. 143) zu entwickeln. Dieses Schöpferische stellt nach Wurmser (2002, S. 131) eine wirksame Gegenmacht gegen die erlittene Traumatisierung dar, insbesondere wenn es nicht in der Einsamkeit, sondern im Dialog mit einem anderen erlebt wird, der dazu ermutigt, das kreative und Entwicklung fördernde Potential zu nutzen, das in der An-Eignung des Fremden liegt.

Literatur

Dümpelmann, M. (2002). Gibt es neue Grenzfälle? – Eine Diskussion am Beispiel der „Paranoia“. In: Seidler, G. H. (Hrsg.) (2002): Das Ich und das Fremde. Gießen, Psychosozial-Verlag: 135-155.

Erdheim, M. (2000). Das Fremde – Totem und Tabu in der Psychoanalyse. In: Streeck, U. (Hrsg.) (2000): Das Fremde in der Psychoanalyse. Gießen, Psychosozial-Verlag: 167-183.

Gruen, A. (2001). Der Fremde in uns. Stuttgart, Klett-Cotta.

Overbeck, A. (2002). „Der Vater stinkt“. In: Seidler, G. H. (Hrsg.) (2002): Das Ich und das Fremde. Gießen, Psychosozial-Verlag: 45-68.

Rohde-Dachser, C. (2003). Expedition in den dunklen Kontinent. Gießen, Psychosozial-Verlag.

Seidler, G. H. (2002). Der Sog in die Monade: Die Elimination der „dritten Position“. Klinische Bilder und Psychodynamische Abläufe beim „destruktiven Narzissmus“. In: Seidler, G. H. (Hrsg.) (2002): Das Ich und das Fremde. Gießen, Psychosozial-Verlag: 9-23.

Stern, D. N. (1992). Die Lebenserfahrung des Säuglings. Stuttgart, Klett-Cotta.

Streeck, U. (Hrsg.) (2000). Das Fremde in der Psychoanalyse. Gießen, Psychosozial-Verlag.

Wurmser, L. (1989). Die zerbrochene Wirklichkeit. Psychoanalyse als das Studium von Konflikt und Komplementarität. Berlin Heidelberg New York Tokyo, Springer.

Wurmser, L.: „Ohnmacht, Allmacht und wirkliche Macht.“ Unterjocht, doch wirklich unterjochend; beherrscht, doch wirklich beherrschend. In: Seidler, G. H. (Hrsg.) (2002): Das Ich und das Fremde. Gießen, Psychosozial-Verlag: 113-134.

Wege des Abschieds

Über das Beenden von (therapeutischen) Beziehungen

Eva Friedrich

Wie hab ich das gefühlt, was Abschied heißt.
Wie weiß ich's noch: ein dunkles unverwundenes
Grausames Etwas, das ein Schönverbundenes
Noch einmal zeigt und hinhält und zerreißt.
Rilke: Abschied

Zusammenfassung

Die Fähigkeit, Trennungen zu ertragen, entfaltet sich spezifisch als eine Ich-Funktion im Verlauf der Entwicklungsphasen und bestimmt je nach Gelingen, wie die allfälligen Abschiede bewerkstelligt werden können. Diese Entwicklung wird unter objektbeziehungs- und bindungstheoretischen Gesichtspunkten beschrieben und am Orpheusmythos aufgezeigt.

Der Begriff der Trennungskompetenz beschreibt die Ausstattung des Therapeuten, die die Voraussetzung ist, die Trennungsprozesse des Patienten angemessen zu begleiten. Das ist neben den eigenen Trennungserfahrungen ein Handlungswissen um Schmerz und Trauer, um Trennungsaggression, um den richtigen Zeitpunkt und um die Bedeutung von Ritualen. Die Besonderheiten und Vorzüge der KIP im Umgang mit Trennung und Abschied, auch aus dieser speziellen Therapie, bilden den Schlussteil des Artikels.

1 Orpheus und der Blick zurück

Unsere eigenen Lebensgeschichten, die unserer Patienten und jene, von denen Kunst und Literatur handeln, sind voll von vielgestaltigen Trennungserfahrungen. In jedem Anfang ist schon das Ende enthalten.

Zunächst soll ein Blick weit zurück erfolgen zu einem mythologischen Abschied. Die Trennungsgeschichte von Orpheus und Eurydike (Ovid, Metamorphosen 10, 1-69) ist der Ursprungsmythos des Trennungs- und Trauerprozesses.

Orpheus bleibt keine Zeit, seine Beziehung zu Euridike zu leben. Kaum vermählt, wird ihm Euridike ins Reich der Toten entrissen. Sein Konkurrent Aristaios hatte sie begehrend verfolgt, Euridike floh – bezeichnenderweise direkt in einen Schlangenbiss – und verschied. Orpheus ist verzweifelt und niedergeschlagen. Weder Musik noch

Trauerrituale trösten ihn, sie vermehren nur seinen unendlichen Schmerz um den Verlust. Er, der mit seiner musikalischen Begabung andere besänftigen, ja Stürme beruhigen konnte, kann seine eigenen Qualen nicht lindern. Er muss selbst, die Trennung verleugnend, den Weg ins Totenreich gehen, um Euridike zurückzuholen oder um im Tode mit ihr wieder vereint zu sein. Amor, der Gott der Liebe und des Lebendigen, ermuntert ihn zum Gang in die Unterwelt und vermittelt ihm die göttlichen Bedingungen: Er darf Euridike auf diesem Weg nicht anschauen.

Der Blick zurück würde, so könnte man das in einem ersten Schritt interpretieren, die Anerkennung des Todes und somit die Zerstörung der Illusion bedeuten, ihn rückgängig machen zu können. Parallelen dazu finden sich in der alttestamentarischen Überlieferung (1. Mose 19), etwa wenn Lots Frau ihren Blick nicht vom Vergangenem lösen kann und erstarrt. Der Blick zurück kann zwei unterschiedliche Haltungen anzeigen: Zum einen die Verleugnung des Schmerzes, die zum Erstarren führt, zum anderen das Erinnern, das als erster Schritt zur trauernden Loslösung gelten kann. Die Tote muss über das Erinnern noch einmal getötet werden. Der Motor für die Erinnerung ist aber der anerkannte Schmerz

Orpheus muss an dieser Aufgabe scheitern. Er will Euridike nicht erneut verlieren, er will sie als Lebende sehen und nicht ihren Tod erinnernd anerkennen. Daher kann er nicht widerstehen, er muss zurückblicken.

Die Frage drängt sich auf: Was wäre gewesen, wenn er es geschafft hätte, wenn er Euridike ins Leben zurückgeholt hätte? Ähnlich wie in der Paradiesgeschichte – Was wäre gewesen, wenn Eva und Adam nicht vom Baum der Erkenntnis gegessen hätten – bliebe die Erfahrung der Trennung und des Abschiedes aus, die Entwicklung bliebe stehen (Friedrich 1994).

In Christoph Willibald Glucks Oper „Orpheus und Euridike" wird der entwicklungsgeschichtlich wichtige Ausgang des Mythos umgedeutet, indem letztlich die Liebe über den Tod siegt. In einer sehr schönen Bremer Aufführung wurde dieser verklärende Schluss entsprechend der Vorlage von Ovid revidiert. Die Oper endet mit der abgeklärten, anrührenden Arie aus dem Totenreich, die Euridike für Orpheus, den Sänger und Lyraspieler, noch einmal singt. Der Abstand zwischen beiden vergrößert sich, und langsam schiebt sich der Fluss Lethe zwischen beide. Orpheus bleibt zurück auf der Seite der Lebenden, mit seiner Aufgabe, den Schmerz, die Trennung, den Abschied, die Wirklichkeit zu akzeptieren und zu überleben. Diese Erkenntnis bedeutet die Aufgabe von Verleugnung und Illusion.

2 Trennung und Trennungskompetenz

Von Orpheus nun zu den Trennungserfahrungen, die die therapeutische Praxis regelmäßig bereithält. Trennungen sind nach Anna Freud wichtig, da „der Patient die Psychoanalyse nur insofern erfolgreich beenden kann, wie es die eigenen Komplexe und inneren Widerstände des Analytikers gestatten". Eigene Erfahrungen beeinflussen das Gegenübertragungserleben des Psychotherapeuten und seine Möglichkeiten, mit Patienten an der Trennung zu arbeiten: Erfahrungen, die schon mit Abschieden und Trennungen in Kindheit und Adoleszenz einsetzen, sich in Trennungs- und Verluster-

fahrungen aus eigenen Beziehungen wiederholen und (hoffentlich) mit der Beendigung der Lehrtherapie/Lehranalyse bearbeitet worden sind.
Daraus ergeben sich für den Psychotherapeuten drei Fragen: Kann ich loslassen? Bin ich jemand, den man verlassen darf? Habe ich Trennungskompetenz? Dieser Begriff von Müller-Ebert (2001) umschreibt eine Reihe von lehr- und lernbaren Handlungsmöglichkeiten im Umgang mit Trennung und Abschied. Therapeutische Trennungskompetenz bedeutet, dass die persönliche Erfahrung nicht ausreicht, dass darüber hinaus ein praktisches und persönliches Handlungswissen erforderlich ist. Dazu ein (wenig rühmliches) Beispiel aus einer Zeit, da meine Trennungskompetenz offensichtlich noch nicht genügend war:
Frau R. wollte die Analyse beenden und brachte in der Schlussphase neues, hoch problematisches Material mit heftigen Verwicklungen. Ich verstand, dass sie mir zum einen zeigen wollte, dass sie die Therapie noch nicht beenden konnte, da es ja noch so viel zu bearbeiten gab, und zum anderen, dass ihr Wunsch zu gehen einen Widerstand darstellte, die noch anstehenden Konflikte angemessen aufzuarbeiten. Wir beschlossen eine weitere Verlängerung. Tatsächlich kam in der abschließenden Therapiephase noch vieles in Bearbeitung, das vorher ausgespart war – dennoch kann ich im Rückblick der Patientin zustimmen, die beim hinausgeschobenen Abschied sagte: „Sie haben es mir nicht zugetraut, dass ich auch alleine zurechtkommen werde! Aber jetzt haben Sie es bemerkt."
Um mit Trennung und Abschied kompetent umgehen zu können, muss der Therapeut neben der persönlichen Erfahrung auch ein theoretisches Wissen über die Individuation und Loslösung, über die Folgen von misslungenen Entwicklungen und über den Einfluss von Lebensereignissen (Scheidung der Eltern, Verlust von Angehörigen) haben. Er muss um die vielfachen Wurzeln und Bedeutungen von Trennungserfahrungen wissen. Von diesen soll nun die Rede sein.

3 Trennung und die Fähigkeit sie zu vollziehen und zu ertragen

Ebenso wie es eine Entwicklungslinie der Angst gibt (Zetzel 1949), kann man auch von einer Entwicklungsgeschichte der Trennungserfahrung im individuellen Lebenslauf sprechen.

Entwicklungspsychologische Aspekte

Die Erfahrung der Getrenntheit von der Mutter löst Angst, Schmerz und im reiferen Kind Trauer aus. Es sind Gefühle von unendlicher Verlassenheit, Hilflosigkeit, Ausgeliefertsein, Verschlungenwerden in finstere Abgründe. In jeder Entwicklungsphase lernt das Kind unter seinen persönlichen und sozialen Bedingungen die Loslösung zu bewerkstelligen und die Trennung und die damit verbundenen Gefühle zu ertragen.
In der symbiotisch-sensorischen Phase (sensomotorischen oder präsymbolischen Phase) ist das Verlassenwerden katastrophal. Die anflutenden Reize von innen und außen überfluten den Säugling, wenn nicht ein mütterliches Objekt die Erfahrungen

in den Container der Empathie aufnimmt und hilft, sie zu verdauen. Diese aufnehmende Funktion des mütterlichen Objektes und die Umwandlung durch sie in eine dem Kind wieder annehmbare Weise bedeutet eine allererste Ahnung von psychischer Bedeutung, einem Vorläufer von Denken. Bion (1957) nennt das die Umwandlung von β-Elementen in α-Elemente durch die α-Funktion der Mutter. Die Mutter, das mütterliche Objekt, hat ein inneres Bild von ihrem Kind, sie träumt oder imaginiert das Kind. Das kindliche Erleben zieht durch sie hindurch und, bedeutungsvoll und verträglich gemacht, also etwas verändert, kehrt es zum Kind zurück. Auf diese Weise wird die Entwicklung des Denkens und der Sprache und damit die Entwicklung der Symbolisierungsfähigkeit möglich (Hamburger 1995). Die Ich-Funktion der Symbolisierungsfähigkeit bedeutet: Symbole können selbst gefunden und mit symbolischer Bedeutung versehen werden. Ein Übergangsobjekt (Winnicott 1953) ist ein erstes Zeichen von Symbolisierung – eine wunderbare kreative Erfindung, um die Trennung vom mütterlichen Objekt zu ertragen. Auf diese Weise wird zunehmend die Errichtung stabiler und differenzierter Objektrepräsentanzen möglich. Kinder, die die Erfahrung mit einer mütterlichen Alphafunktion nie oder nicht ausreichend gemacht haben, haben nicht gelernt, Trennung zu ertragen. Die Psychotherapie ist dann vielleicht der Ort, an dem Patienten diese Erfahrung neu machen können, d.h. emotional gespürt und verstanden zu werden, Übergangsobjekte zu erfinden und zu lernen, sich trennen zu können.
In der KIP verwenden Patienten die imaginierten und gemalten Bilder oder Aspekte davon unter anderem als Übungsraum und als Übergangsobjekt, um aufzutanken und Ablösung vorzubereiten. Zwei Beispiele dazu:

> Frau E. kommt zwei Wochen nach ihrer Brustkrebsoperation mit schlechter Prognose bedrückt und hoffnungslos zu einem Vorgespräch. Im Blumen-KB imaginiert sie erst schwarz – „unendliches Nichts" – und hält es mit mir zusammen aus. Langsam lichtet sich das Schwarz, es entsteht ein Tulpenstrauß in einer halb gefüllten Vase. Sie ist traurig und verzweifelt. „Abgeschnittene Blumen sterben", sagt sie beim Hinausgehen. Ich blicke auf den Tulpenstrauß auf meinem Tisch und sage zu ihr: „Wussten Sie, dass Tulpen in der Vase wachsen?" Nach einer Woche begrüßt sie mich freudig: „Die ganze Woche hat Ihr Satz mich getragen." Der Satz begleitet dann eine dreijährige Therapie.
> Frau K. sieht in einer trostlosen, verregneten Situation kleine rote Stiefelchen, „zum Pfützenplatschen", dann wird ihr Bild erneut bedrohlich und amorph. Auf ihrem gemalten Bild sind die Stiefelchen neben einer schwarzen amorphen Masse nach rechts ausgerichtet abgebildet. Ich bemerke: „Stiefelchen, in einer so markanten Farbe, zum Reinschlüpfen, und sie stehen auch schon in Marschrichtung." Versehen mit dieser intuitiv erkannten, in Sprache verwandelten Bedeutung ihres eigenen Wunsches, aus der Fragmentierung aktiv herauszugehen, kann sie später in bedrückten Zeiten immer wieder ihre Stiefelchen „hervorholen".

In der therapeutischen Situation übernimmt die Therapeutin, aber auch der Therapeut die Rolle der frühen Mutter, die in träumerischer Einfühlung (Bion: „Rêverie") die

Bedürfnisse des Kindes lokalisieren kann. Ich träume meine Patienten. Ich nehme ihre unverdauten β-Elemente auf, containe sie und gebe ihnen mit meiner α-Funktion Bedeutung. Mit dieser Bedeutung versehen nehmen die Patienten ihr Erleben wieder auf: Aber es ist jetzt anders als vorher, zwischen dem Element β und α gibt es einen Unterschied. Das öffnet neue Wege, die nun selbst gestaltet werden können. Auf diese Weise machen Patienten die Erfahrung: „Du hast mich geträumt, so kann ich mich nun selber träumen." Die Verinnerlichung dieser Traumfähigkeit, die Errichtung eines verstehenden inneren Objektes macht ein Stück unabhängig, d.h. trennungsfähig.

Diese Fähigkeit zu symbolisieren entwickeln Kinder in der oben beschriebenen Interaktion mit ihren Eltern, die sie „träumen oder imaginieren". Eine andere Betrachtungsweise dieses Zusammenhangs ist die Bindungstheorie (Spangler & Zimmermann 1995). Sichere emotionale Bindung zu einer bedeutsamen Person dient dem Schutz gegen innere und äußere Bedrohung. Im optimalen Schutz ist progressive Entwicklung möglich. Mit dem Begriff der Bindung beschreiben Bowlby und andere Bindungstheoretiker die Entwicklung zu Trennungsfähigkeit. Bowlby entwickelte seine Bindungstheorie v.a. durch die Beobachtung schmerzlicher Trennungsreaktionen von Kleinkindern auf die Abwesenheit von Müttern. (Bowlby 1973). Wenn man die Bindungstheorie mit dem oben dargestellten Containermodell verknüpft, kann man die These aufstellen, dass eine sichere emotionale Bindung zu einer bedeutsamen Person eine solche ist, in der das Kind zutreffend „geträumt wird", in der die Eltern die notwendigen Hilfs-Ich-Funktionen zur Verfügung stellen. In einer solchen Beziehung erfahren Kinder Schutz gegen innere und äußere Bedrohung. Dadurch ist eine progressive Entwicklung möglich, und Progression beinhaltet immer, Trennungen zu ertragen und konstruktiv zu verarbeiten.

Sichere Bindung wird erworben

1. durch eine optimale Verfügbarkeit des bedeutsamen Objektes. Das führt zu Vertrauen in andere.
2. durch die optimale Einfühlungsfähigkeit des bedeutsamen Objektes. Das führt zu der Fähigkeit, auch negative Gefühle dem anderen zeigen zu können.
3. durch die optimale Hilfsbereitschaft des bedeutsamen Objektes. Das führt zu einer Selbstsicherheit, genug (bekommen) zu haben und damit zur Fähigkeit, loslassen zu können.

Auf der Basis von unsicher-ambivalenten Bindungen erleben Kinder bei Trennungen eine verstärkte Verunsicherung und Ängstlichkeit. Sie sind oft missmutig, ärgerlich und haben eine geringere Bereitschaft, sich Neuem zuwenden (Neu-Gier) und weniger Energie, ihre Umwelt zu erforschen.

Unsicher-vermeidende Bindung zeigen unerwünschte, zurückgewiesene Kinder, die Verlassenheit erfahren haben. Diese Kinder und später Erwachsene ziehen sich äußerlich und innerlich zurück und reagieren oft unangemessen auf Begegnungen mit bedeutsamen Bezugspersonen, wodurch sich der negative Zirkel verstärkt.

Bei unsicher-desorganisierter Bindung erleben Kinder bei Trennungen, aber auch bei Wiederkehr des (mütterlichen) Objektes Zusammenbrüche in ihrer Verhaltensorganisation. Das bedeutet, dass die Angst vor der Mutter die Sehnsucht nach ihr durch-

kreuzt. Es ist eine Angst vor der „toten" (depressiven, psychotischen) oder traumatisierenden Mutter.
Neugier- und Forschungsverhalten sind wichtige Anteile der kindlichen Autonomieentwicklung und bedingen gleichzeitig entwicklungsangemessene Trennung und Ablösung vom Alten und Vertrauten. Eine phasengerechte Entwicklung bedeutet, dass die kleinen und größeren permanenten Ablösungen von den Eltern von diesen verstanden, akzeptiert und mit durchgestanden werden. Verstanden werden bedeutet, dass der Wunsch nach Aufbruch zu Neuem in seiner Geste und Intention verstanden und akzeptiert wird. Ein Kind, das die Spule wegwirft und dabei „weg" ruft und beim Wiederfinden „da", tröstet sich nicht nur über die abwesende Mutter und erinnert, dass es nach einem „weg" auch wieder ein „da" gibt (Freud 1920, 224f.), sondern es übt dabei auch Trennung. Es ist darauf angewiesen, dass die Eltern das verstehen und nicht schon von der zwanzigsten Wiederholung entnervt sind.
Die Eltern können verstehen und fördern. Sie können aber auch wegstoßen oder binden. Sie können binden durch Schuldgefühle-Machen, binden durch Überforderung (Fähigkeiten verlangen, die nicht vermittelt worden sind) oder binden durch „Verwöhnung" („Lass nur, das mach ich für dich, das kannst du noch nicht, das brauchst du nicht zu lernen, dafür hast du später Personal. Bleib bei mir, nirgendwo hast du es besser").
In den Angstneurosen ist die Angst vor dem Verlassenwerden, vor der Hilflosigkeit, vor dem Ausgeliefertsein bewusst, die andere Seite, der Wunsch zu verlassen, Neues zu erfahren und Eigenes zu tun, ist dem Bewusstsein nicht zugänglich. Solche Patienten haben frühe Erfahrungen mit Objekten gemacht, die sie zur eigenen Stabilisierung brauchten. Sie bleiben an diese Objekte gebunden und auf sie angewiesen.

Trennungsschmerz und Trauerarbeit

Schmerz ist zunächst und primär Folge einer körperlichen Verletzung; er kann aber auch Zeichen von affektiv erlebtem Objektverlust sein, kann durch ein Gefühl ausgelöst werden. Im Fall der Trennung setzt sich der seelische Schmerz an die Stelle des verlorenen Objekts. Die Gefühle, die diesem gegolten haben, werden jetzt als schmerzlicher Verlust erfahren. Schmerz kann auch erlebt werden als Umkehrung der (Trennungs-) Aggression, wenn sich die gegen das verlorene Objekt gerichtete Wut gegen das Selbst kehrt.
Trennungskompetenz bedeutet, ein Wissen um den Trennungsschmerz zu haben, zu wissen, dass der Schmerz um Verlust wahrgenommen und ertragen werden muss. Jede Trennung bedeutet Schmerz, und dieser ist der Motor des Trauerprozesses. Übersteigt er aber das individuell erträgliche Maß, muss er dem in der Entwicklung erreichten Strukturniveau entsprechend abgewehrt werden. Die Abwehr der Trauer und der damit bedingten Schmerzen durch Besetzungsentzug und Abwehrmechanismen wie Verleugnung, Spaltung, manische Gefühlsumkehr oder Betäubung hat aber Folgen: Wenn die Trauerarbeit ausbleibt und damit emotionales Lernen, ist wirkliche Ablösung nicht möglich und das Neue kann nicht, bereichert durch die Erfahrung (auch die Erfahrung des Todes), begonnen werden.

Die Abwehr der Trennung und des Schmerzes kann so zu leichteren bis schwereren pathologischen Erscheinungen führen: Körperlicher Schmerz entsteht dann auch sekundär als Projektion schmerzlicher narzisstischer Kränkung. Schmerz entsteht auch, wie schon erwähnt, wenn eine starke (Trennungs-) Aggression nicht ausgelebt werden kann (wie in der Angstneurose) oder als Ersatz für Verlust in Beziehungen. Bei schweren psychischen Störungen wird der eigene Körper wie ein äußeres Objekt erlebt und real oder phantasiert destruktiv behandelt (Hypochondrie, Anorexie, Bulimie, Selbstverletzende Verhaltensstörung). Die darin enthaltene Abspaltung des Körperselbst dient hier zum Erhalt des Gesamtselbst.
„Meine Schmerzen sind das Einzige, das mich noch in Kontakt mit der Welt hält", sagt eine Schmerzpatientin. Wenn sie bei ihren hochfrequenten Arztkontakten Zuwendung findet, ist sie vorübergehend zufrieden und kommuniziert mit dem Arzt über eine gemeinsame Phantasie, wie es ihr besser, sogar geheilt ergehen könnte; die Realität bleibt außen vor. Wird sie schlecht behandelt, kann sie ihr Verlassensein erneut und „berechtigt" beklagen und neue Adressaten finden. Der Schmerz ist zu einem sie nicht mehr verlassenden Begleiter geworden.
Orpheus durchlebt im Mythos zwei Phasen seines Trennungs- und Verlustschmerzes. In der ersten Phase erträgt er den überwältigenden Verlust nicht. Er verleugnet ihn und will Euridike zurückhaben. Dabei erlebt er eine Art eigene Todesnähe und „tötet sie ein zweites Mal", indem er sie anschaut, ihren Tod anerkennt. Und nun „... saß jener sieben Tage hindurch im Trauergewand ohne Gabe der Ceres am Ufer; Sorge, Seelenpein und Tränen waren seine Nahrung. Die Götter des Erebos seien grausam, klagte er und zog sich auf das hohe Rhodopegebirge zurück und auf den von Nordstürmen umbrausten Haemus" (Ovid). Bei C. W. Gluck spricht bzw. singt er von „il mio dolor" ohne Unterschied zwischen körperlichem und seelischem Schmerz.

> Frau B., eine Patientin mit straffer und selbstverleugnender Disziplin, schafft es in der Abschiedssituation zum ersten Mal, einen körperlichen Herz-Schmerz zu empfinden und dadurch die Trennung zwischen uns nicht vollständig zu verleugnen.

Im Christentum spielen Schmerz und Leid eine wichtige Rolle, und zwar verbunden mit Trennung: Das schmerzvolle Leiden von Christus bis hin zur Kreuzigung wird von den verzweifelten Worten begleitet: „Mein Gott, warum hast du mich verlassen?" Er erträgt den Schmerz der Verlassenheit vom Vater, aber auch den Schmerz der Kränkung, die andere ihm – körperlich – zufügen. Auch dies ist eine Verlassenheitserfahrung, denn sie basiert darauf, dass er nicht ist wie sie, dass er einen eigenen Weg geht und sein Königtum in sich trägt („Mein Königtum ist nicht von dieser Welt", Johannes-Evangelium, zit. nach A. Grün 1992). Auch das Kreuz selbst nimmt Bezug auf die Trennungserfahrung, denn es gilt als Symbol der Einheit, des ewigen Lebens. Das vergossene Blut Christi, das im Abendmahl aufgenommen, ein-ver-leibt wird, steht als Zeichen der Wiedervereinigung mit Gott, symbolisiert die Versöhnung.
Der Schmerz im Christentum ist wie ein Wachstumsschmerz. Die Ablösung von den relevanten Beziehungsobjekten ist schmerzhaft wegen des Verlustes und notwendig, um den eigenen reifen und erlösten (abgelösten) Weg zu finden. Eigen zu sein und

dafür einzustehen, kann zu schmerzhaften Reaktionen der Umwelt führen, die zur eigenen Angstregulation Gleichschaltung verlangt. Das Aushalten des Anderssein-Schmerzes führt aber zu Versöhnung und Erlösung. In der rein körperlichen Darstellung von Schmerz und Leid im Christentum scheint zunächst deren seelischer Aspekt nicht unmittelbar repräsentiert. Erst eine tiefenpsychologische Deutung der Passionsgeschichte, wie sie Anselm Grün beschreibt, sieht in dem Geschehen eine bildliche Darstellung für den individuellen inneren Weg eines Menschen. Die archetypischen Bilder schildern demnach das Leben mit seinen Bedrohungen, Ängsten und Nöten und zugleich auch die Möglichkeit der Verwandlung, Versöhnung und Heilung. Tatsächlich ist die körperliche Erfahrung von Schmerz die ontogenetisch früheste Form der Affektwahrnehmung. In der De-Somatisierung der Affekte (nicht mehr das Bauchweh stellt die Angst dar) und ihrer Psychisierung sehen Max Schur (1978) und andere Theoretiker der psychoanalytischen Psychosomatik einen psychischen Reifungsvorgang.

Trennungsaggression

Trennungskompetenz bedeutet auch, die Trennungsaggression zu erkennen und anzunehmen. Zum Lösen von Vertrautem, zum Weitergehen, zur Trennung gehört ein Stück Aggression im Sinne des ad-gredi. Patienten mit Trennungsstörungen (z. B. Angstpatienten) können ihren Wunsch, sich zu trennen, also die Trennungsaggression, nicht bewusst wahrnehmen, oder sie können sie nicht zum Erreichen ihrer autonomen Wünsche erfolgreich einsetzen. Schon längst ist das einfache ad-gredi durch Hemmungen aufgeladen mit Enttäuschung und Wut. Der Wunsch, sich zu trennen, wird daher schuldhaft oder projektiv umgestaltet. Viele Märchen setzen sich eindrücklich mit dem Thema auseinander, u.a. „Hänsel und Gretel“ und die „Gänsemagd“.

Zeit

Trennungskompetenz bedeutet, den Zeitpunkt und die Zeit für einen Abschied zu beachten. Zu früh vollzogene Trennungen belasten die Verarbeitung ebenso wie zu lange hinausgezögerte Abschiede oder wie eine abrupte Trennung (Trennungstrauma). Die vorbereitende Zeit, der Abschied selbst und die verarbeitende Zeit danach sind wichtige Gestaltungseinheiten, die den Verlauf bestimmen. Die Fragen, die dabei auftauchen, sind nicht nur: Kann ich es ertragen, verlassen zu werden, sondern auch: Kann ich es jetzt oder erst morgen ertragen? Kann ich meinen Weg jetzt schon alleine weitergehen? Bin ich satt geworden und kann deshalb loslassen, oder muss ich anklammern in der Hoffnung, noch mehr oder endlich das Richtige zu bekommen? Das gilt auch für den therapeutischen Prozess (s.u.).

Rituale

Trennungskompetenz bedeutet, Rituale zu beachten und neue zu kreieren, um Trennung zu erleichtern. Rituale stiften Sinn, sie stärken und bestätigen die Identität und

das Zugehörigkeits- und Geborgenheitsgefühl in einer sozialen Gruppe. Sie entstehen in der frühen Kommunikation mit dem mütterlichen Objekt (z. B. beim Füttern oder Schlafenlegen) über eine primäre Symbolentwicklung (Hamburger 1995, S. 161 ff).
Übergangsrituale sind Zeremonien, die den Übergang einer Person von einem Zustand (Hungern – Sattsein, Wachen – Schlafen), einer Rolle (z. B. Kindergartenkind – Schulkind), einem Lebensabschnitt (z. B. Schulabschluss) oder einem sozialen Status (Heirat) in einen anderen markieren und begleiten. Auch die Initiationsriten sind Übergangsrituale.
In einer einfachen kleinen Studie untersuchte eine aufmerksame Kindergärtnerin, wie Kinder zum Kindergarten gebracht werden: Kinder, die von der Mutter oder dem Vater mit bedeutsamen Gesten, einem Kuß, einer Umarmung, einer Ermunterung verabschiedet wurden, konnten sich nach kurzer Zeit gut in die Gemeinschaft einfinden. Kinder, die nur einfach aus dem Zubringergefährt herausfielen – die Tür fällt zu, das Gefährt braust davon, kaum Zeit für ein „tschüß" –, zeigten Auffälligkeiten: Rückzüge, Quengeleien, Weinen, aggressives oder destruktives Verhalten.
Die KIP ermöglicht durch den rituellen Ablauf mit Vorbereitungsphase, Entspannungsphase, Motivvorgabe, Interaktion im Tagtraum, Nachbesprechung, Malen und erneuter Nachbesprechungsphase einen besonderen Zugang zu Ritualen und vermittelt im Ritual selbst zunehmende Sicherheit, um sich den inneren Konflikten, von den Symbolen geschützt, zu stellen. Dabei muss sich der Therapeut der Trennungssituationen in der therapeutischen Situation, im katathymen Bild, in der Übertragung und Gegenübertragung bewusst sein und sich der Herausforderung stellen, auch die Trennungen vor Pausen und den Wiederbeginn einzubeziehen.

> U., eine 18-jährige Patientin, verfügte über keinerlei Trennungs- und Abschiedsrituale, die es zuhause nicht gab. Die häufig abwesenden Eltern wollten die Kinder von ihrer Präsenz unabhängiger machen und verlangten daher, vor allem von U., ein „vernünftiges" (von den authentischen Gefühlen abgetrenntes) Verhalten. Sie kam zur Therapie, weil sie vor einer einschneidenden Lebensveränderung plötzlich unter Übelkeit, Schwindel und Niedergeschlagenheit litt, ohne irgendwie angeben zu können, was in ihr vorging. Sie zeigte eine „Weiß-ich-nicht"- Symptomatik und vermittelte den deutlichen Eindruck, nichts wissen zu dürfen. Schon in der Kindheit hatte sie alle die Harmonie der Familie gefährdenden Gefühle verdrängt. Trauer, Wut und Ohnmacht waren ihr nicht oder kaum zugänglich, ebenso wenig wie die Liebeswünsche an den Vater und die Sehnsucht, von ihm bevorzugt und verstanden zu werden. Sie entwickelte Symptome, die ihr halfen, wieder vermehrt „Kind", allerdings „krankes Kind" in der Familie zu sein und auf diese Weise Aufmerksamkeit zu bekommen. Die Gefahr, sich nun trennen zu müssen und zum Studium in ein anderes Land gehen zu müssen, hatte die akute Symptomatik ausgelöst.

Sie träume nicht, sagte U. Sie fand keine Symbole und erlebte den Schmerz und die Verunsicherung durch die „drohende" Trennung im körperlichen Symptom. In einem Symbol hätte sich das verlorene Objekt (affektabgestimmte Eltern) dargestellt und hätte im Akt echter Symbolisierung betrauert werden können.

4 Das Ende der Therapie – bemerken und bearbeiten

Wenn die dringlichen Übertragungswünsche und -erwartungen nachlassen und es – wie übrigens auch in der Pubertät – zu einer tendenziellen Entidealisierung des Therapeuten und zu einer realistischeren Wahrnehmung seiner Person kommt, und wenn diese Phänomene in der Gegenübertragung im Therapeuten eine Entsprechung haben, dann ist die Zeit gekommen. Manchmal deuten auch Themen, die sich um Verlust, Trennung oder Unterbrechung drehen, auf das Ende der Therapie hin, oder auch die Tatsache, dass eher Tagesthemen behandelt werden, als dass das Innenleben reflektiert wird. Auch Zukunftsplanung oder (Nacht-) Träume von Geburt, Reise und Aufbruch können ein Hinweis sein. Bei stark entwertenden Entidealisierungen, wie sie bei narzisstischen und Borderline-Persönlichkeitsstörungen vorkommen, kann es dem Therapeuten schwer fallen, diese Signale wahrzunehmen; zu gerne möchte er Kränkung und Verleugnung erst noch ins Gute wenden. Hilfreich ist aber nur das positive Verstehen dieses besonderen Abschiedsmodus und die Konfrontation mit seiner Bedeutung, um diesen Patienten eine gute Ablösung zu ermöglichen: „Es fällt Ihnen vielleicht leichter wegzugehen, wenn hier nicht zu viel Gutes bleibt, das Sie festhalten könnte. Andrerseits bleibt dann auch nichts Gutes in Ihnen, wenn Sie genau das infrage stellen, was wir hier gemeinsam erarbeitet haben."
Die Wahrnehmung der Beendigungssignale beim Patienten und in der Gegenübertragung leitet über zur Beendigungsphase, einer Phase mit einer speziellen Dynamik, in der das bevorstehende Ende in den Vordergrund rückt mit Themen: Was haben wir erreicht bzw. nicht erreicht? Bei der Frage der Behandlungsziele und ihrer Erreichung sind nicht nur die Linderung der Beschwerden, die Stärkung der Ich-Funktionen, die gesteigerte Fähigkeit zur Selbstreflexion von Bedeutung. Es geht um das Gelingen der Internalisierung der therapeutischen Haltung und Vorgehensweise des Therapeuten, die im Wesentlichen eine positive Trennungserfahrung darstellt: Die Möglichkeit, auch Enttäuschung neben der Dankbarkeit anzusprechen, wodurch aggressive Impulse integriert werden können. Fähigkeiten, die eine gelungene Therapie und ein gelungener Abschied beim Patienten steigern können, sind unter anderem Einfühlung, Gnade, Kreativität, Großzügigkeit (geben können, weil man vom Genommen-Haben weiß) und Humor. Freud hat das schon neben den klassischen Therapiezielen „Arbeiten und Lieben" als Fähigkeit zur Selbstanalyse beschrieben.
In der Beendigungsphase tauchen alte Trennungserinnerungen wieder auf und erschüttern durch ein Wiederbeleben starker libidinöser und aggressiver Besetzung, z.B. in Form von bereits überwundenen oder neuen Symptomen, vielleicht die Frage, ob es der „richtige Zeitpunkt" ist und ob die Trauer (auf beiden Seiten) zugelassen werden kann?
Fürstenau (1977) schreibt über die Beendigung der Behandlung: „Es sind nicht alle Konflikte gelöst, aber neue Beziehungsmuster geschaffen, um befriedigend mit Objekten und Konflikten umzugehen. Das erleichtert die Trennung und führt zum Erleben intensiver Trauer – sofern die Patienten oder der Therapeut nicht vorher beenden."
Was heißt vorzeitig?
Die Beendigung kann einseitig vom Patienten oder vom Therapeuten kommen, wobei überprüft werden muss, ob es sich um eine Übertragungs- oder Widerstandsäuße-

rung im Sinne eines Widerstandes gegen eine weitere Entwicklung oder eines Widerstands gegen eine Ablösung aus einer bequem eingerichteten Beziehung handelt oder um eine reife gewachsene Entscheidung zum richtigen Zeitpunkt. Manchmal, bei schwer gestörten Patienten, muss der Therapeut den Zeitpunkt festlegen. Stimmig ist der Zeitpunkt, wenn beide verstehend übereinstimmen.

KIP und Abschied

In der KIP-spezifischen Literatur finden sich auffälligerweise kaum Beiträge, die sich explizit mit Trennung, Abschied und Beenden von Therapien auseinander setzen. Implizit ist das Thema jedoch in vielen Veröffentlichungen enthalten (z. B. Klessmann und Eibach 1993, Dieter 1996, Wilke 1990). Die KIP beschäftigt sich ja in besonderer Weise mit der Fähigkeit zur Symbolisierung und Symbolverwendung, wodurch Ablösung und Trennung möglich werden.
Zunächst einige Fallbeispiele:

> Frau F. imaginiert in der Abschiedsphase das Paradies: Sie sieht zwei Bilder: das Bild einer Kinderstube voller Spielzeug, „was das Kinderherz begehrt", und das Panoramabild einer vollendeten Landschaft. Sie entscheidet sich für die Kinderstube. „Ich will noch einmal einen Blick zurück wagen, es ist wie im Paradies", sagt sie und genießt als 5-Jährige die vielen Spielsachen, die sie aber nicht besitzen möchte, und kuschelt ausgiebig in der Teddybärenecke. Ein wohlklingendes Geräusch führt sie zu einem Spielzeugkarussell. Sie setzt sich auf einen Holzlöwen, das Karussell dreht sich immer wilder, das Zimmer wird zu eng. Sie ist gewachsen und bricht, mit sicherem Halt in der Löwenmähne, durch die Mauern hindurch und genießt einen wilden Ritt durch eine phantastische Landschaft. Als sie auf ein Löwenrudel und ihre Jungen treffen, spürt sie ihre Aufgabe, sie muss der Löwin, die die Augen ihrer Mutter hat, den Platz lassen. Sie würde gerne mit den Löwenbabys mitspielen, ohne sich zu verstellen oder anpassen zu müssen. Das Anderssein schmerzt und fühlt sich gleichzeitig gut und stolz an.

In diesem Fallbeispiel kam Frau F. über das nicht unbedingt trennungsspezifische Motiv „Paradies" (Friedrich 1994) zu ihrem individuellen Trennungsthema, auch in der Übertragung. Dem Kinderzimmer, in dem sie „satt gespielt" hatte, ist sie entwachsen, die ödipale Liebe ist heftig und förderlich, aber sie muss adoleszent Abschied nehmen. Es war an der Zeit. Bestimmte Motive können diese Zeit fördern und das Thema anregen.
Als hilfreiche Motive für die Abschiedssituation erscheinen mir eine Phantasiereise, ein Therapie-Panorama, das z. B. von einem Berg aus betrachtet werden kann, eine Reise in die Zukunft oder eine (Abschieds)-feier. Abschied kann auch direkt als Motiv gewählt werden, wobei Wünsche in dieser Situation besonders fokussiert werden können: Der Wunsch, dass etwas bleibt, dass man sich noch mal in die Augen schaut, dass man etwas mitnehmen darf, dass man gesegnet werde, dass der Therapeut etwas von mir bewahrt.

Eine Patientin schenkte mir zum Ende der Therapie eine wertvolle schwarze Negerpuppe, die ihr gestorbenes Kind symbolisierte. Sie hatte viel Zeit mit der möglich gewordenen Trauer und der Ablösung verbracht und für das Kind einen inneren Ort wiedergefunden. Nun wollte sie auch in/bei mir, einer guten Mutter, aufbewahrt sein und gehen können.
Weitere geeignete Motive sind ein Bahnhof, Wege und Weggabelungen, ein (Angst)-Stein, der Botschaften beinhaltet und der weitergeben wird, oder Schuhe. Auch andere Bewegungsmotive, wie wir sie auch bei Angstneurosen vorgeben, kommen infrage. Ein Patient zog sich feste Wanderstiefel an und legte sich damit auf eine Sonnenterrasse. Er konnte noch nicht fort aus der Symbiose, er war noch nicht satt geworden. Und diesen Hunger konnte er noch nicht loslassen.
Eine Patientin, die in ihren Autonomiebewegungen stark eingeschränkt worden war, staunte über die Motivvorgabe und bemerkte überrascht, dass sie ihre Füße kaum beachte und ihnen auch nur nachlässig Schuhwerk gebe, das wolle sie nun ändern.
Das Motiv Schuhe mit seinen vielgestaltigen Möglichkeiten (Kinderschuhe, Hauspantoffeln, Wanderschuhe, Tanzschuhe) liegt mir ganz besonders. Es zeigt v.a. bei wiederholten Einstellungen zum einen die Entwicklung der Beweglichkeit auf, zum anderen die im Abschied möglich werdenden Ziele.
Die Imaginationen im Beisein des Therapeuten eignen sich in besonderer Weise zur symbolischen Darstellung von Konflikten, die in einer aktuellen, auslösenden Situation entstehen, in der die entwicklungsbedingten Einschränkungen reaktiviert werden. Die Auftrennung des therapeutischen Raumes „in einen Bereich, der primär dem Spüren und Erleben der aktuellen inneren Situation dient, und einen anderen, der primär der Aufarbeitung und der Reflexion dient“ (Kottje-Birnbacher 1993) hat dabei eine wichtige Bedeutung.
Das wesentliche und heilende Agens in der KIP ist aber das unmittelbare Erleben in der Imagination. Im „Schutz des Symbols“ und in der „Anwesenheit des relevanten Anderen“ wird ein eigener Raum erschaffen, in dem die Subjekt- und Objektgrenzen sicher abgetrennt erlebt werden können und durch den ein abgrenzendes und trennendes Gegenübertreten möglich wird. In diesem Prozess wird die Fähigkeit zur Symbolisierung gefördert, ein Auftanken durch befriedigende Erfahrungen (Probehandeln) ist möglich und in der Folge wieder ein Stück mehr an Abgrenzungsfähigkeit. Grenzen zu setzen wird aber zumeist als Aggression erlebt. Patienten sollen die Erfahrung machen, dass ihre Autonomiebedürfnisse nicht zerstörerisch sind, dass der Therapeut die Abgrenzung (den Streit, die Meinungsverschiedenheit, die Trennung) überlebt, respektiert und fördert (Dieter 1996, Kottje-Birnbacher 1993). Alle diese Erfahrungen fördern eine progressive Entwicklung. Wo aber Progression ist, da ist auch Abschied. So kommen die Trennungserfahrungen von damals und heute, auch die Ablösung aus der therapeutischen Beziehung, in die Imaginationen.

Literatur

Bion, W. R. (1957). Differentiation of the psychotic from the non-psychotic personalities. Int. J. Psychoanal. 38: 266-275.

Bowlby, J. (1973). Trennung. München, Kindler. Dt. 1976.

Dieter, W. (1996). Lernen durch Erfahrung mit Hilfe von Symbolen. Imagination 1996; 3. Wien, Facultas.

Eibach, H. (1997). Neues Wagen von Lebenswegen, Lebensziele und ihre Grenzen. Imagination 1997; 4. Wien, Facultas.

Ermann, M. (1997). Psychotherapeutische und psychosomatische Medizin. Stuttgart, Kohlhammer.

Freud, S. (1920). Jenseits des Lustprinzips. Studienausgabe Bd. III, Frankfurt/M., Fischer 1975.

Friedrich, E. (1994). Vom Paradies zum Land des Humors. Vortrag beim KIP-Seminar der AGKB in Ohlstadt (unveröffentl.).

Fürstenau, P. (1977). Die beiden Dimensionen des psychoanalytischen Umgangs mit ichgestörten Patienten. Psyche 31: 197-207. Stuttgart, Klett-Cotta.

Grün, A. (1929). Tiefenpsychologische Schriftauslegung. Münsterschwarzach, Vier-Türme-Verlag.

Hamburger, A. (1995). Entwicklung der Sprache. Stuttgart, Kohlhammer.

Hirsch, M. (1989). Psychogener Schmerz. In: ders. (Hrsg): Der eigene Körper als Objekt. Heidelberg, Springer.

Klessmann, E., Eibach, H. (1993). Wo die Seele wohnt. Bern, Huber.

Klessmann E. (1998). Daheim und unterwegs. Imagination 1998; 3. Wien, Facultas.

Kottje-Birnbacher, L. (1993). Strukturierende Faktoren des Katathymen Bilderlebens. Prax. Psychother. Psychosom. 38: 164-173. Heidelberg, Springer.

Mertens, W. (1991). Einführung in die psychoanalytische Therapie. Band 3. Stuttgart, Kohlhammer.

Müller-Ebert, J. (2001). Trennungskompetenz – die Kunst, Psychotherapien zu beenden. Stuttgart, Klett-Cotta.

Odgen, Th. (1997). Über den potentiellen Raum. Forum Psychoanal. 13: 1-18. Heidelberg, Springer.

Ovid (Publius Ovidius Naso) (2001). Metamorphosen. Herausgegeben und erläutert von Hans-Joachim Glücklich. Göttingen, Vandenhoeck und Ruprecht.

Schur, M. (1978). Zur Metapsychologie der Somatisierung. In: Overbeck, G. und A. (Hrsg.) (1978): Seelischer Konflikt – Körperliches Leiden. Reinbek, Rowohlt.

Spangler, G., Zimmermann, P. (1995). Bindungstheorie. Stuttgart, Klett-Cotta.

Wilke, E., Leuner, H. (Hrsg.) (1990). Das Katathyme Bilderleben in der Psychosomatischen Medizin. Bern, Huber.

Winnicott, D. W. (1953). Übergangsobjekte und Übergangsphänomene. In: ders.: Von der Kinderheilkunde zur Psychoanalyse. München, Kindler 1976.

Zetzel, E. (1949). Angst und die Fähigkeit, sie zu ertragen. In: Die Fähigkeit zu emotionalem Wachstum. Stuttgart, Klett-Cotta.

Systematik der Techniken in der Begleitung katathymer Bilder (KB)

W. Ladenbauer

In der Katathym-Imaginativen Psychotherapie (KIP) sehen wir alle vier Modelle der seelischen Entstehung von Leiden als Grundlage unseres therapeutischen Handelns an: das Konflikt-Modell, das Defizit-Modell, das Trauma-Modell und das Lern-Modell. Wir nehmen nämlich an, dass die Verursachung deshalb so wichtig ist für die Erklärung von Entstehung und Aufrechterhaltung eines Leidens, um daraus die therapeutischen Strategien zur Behandlung abzuleiten.
Dem entsprechend hat ja auch Leuner als Konsequenz einer diagnosegeleiteten Arbeitshypothese die 3 Dimensionen des KB benannt: Die erste Dimension umfasst die Regression in den Konflikt mit Bearbeitung dieses Konflikts, also vor allem dem Konflikt- und dem Trauma-Modell folgend. Die zweite Dimension beinhaltet die Regression vor den Konflikt und somit die Möglichkeit zum narzisstischen Auftanken und Auffüllen, sowie zur Arbeit mit Ressourcen. Dieser supportive Teil folgt in erster Linie dem Defizit-Modell und ist auch nötiger und wichtiger Bestandteil der Trauma-Therapie. In der dritten Dimension wiederum geht es um Probehandeln, um die Zukunfts- und Lösungsorientierung, um das Expansive und Kreative. Sie umfasst also auch das Lernmodell, um gelerntes Verhalten zu mindern bis löschen oder um neues auszuprobieren.
Ein psychodynamischer Therapieplan basiert auf allen vier Modellen und leitet aus den differenzialdiagnostischen Überlegungen seine Strategien ab. Strategien sind die großen, die gesamte Therapie in all ihren Aspekten umfassenden Überlegungen, also von der Beziehungsgestaltung bis hin zum Wechsel vom supportiven zum konfrontativen Therapeuten-Verhalten.
Wir folgen heute bei der Auswahl der Strategien in der Arbeitshypothese vor allem der Objektbeziehungstheorie und beziehen uns dabei auf die Einteilung der Strukturniveaus und andererseits auf die Möglichkeit der Regression durch Traumata und andere Belastungen auf frühere Funktionsniveaus. Dazu kommt noch als eigene Kategorie das für jeden Patienten typische Erscheinungsbild, das uns die „Phänotypen" unterscheiden lässt, wie zum Beispiel depressiv, narzisstisch, zwanghaft, schizoid, psychosomatisch etc. entsprechend den Grundkonflikten und Abwehrstrukturen.
Die großen Strategien werden nun in der konkreten Therapie maßgeschneidert taktisch umgesetzt. Diese Taktiken können also zum Beispiel die Motivvorgabe, die Aufforderung zum Zeichnen, die Besprechung einer Ressource, die Konfrontation etc. sein.

Wie ich aber eine Frage formuliere, wie ich mich im speziellen Moment verhalte, wie ich das katathyme Bild (KB) im Einzelnen begleite, das wird durch therapeutische Techniken umgesetzt. Sind die Strategien in vielen psychotherapeutischen Methoden ähnlich bis identisch, so unterscheiden sich bereits die Taktiken deutlich. So ist zum Beispiel der Einsatz von Imaginationen und die Art und Weise, wie wir damit umgehen, für unsere Methode typisch, während in der Hypnose der Einsatz von Trance und Suggestion im Vordergrund steht, oder im Psychodrama das szenische Darstellen, das psychodramatische Spiel mit seinen Gesetzmäßigkeiten.
Schon für Leuner war es wichtig, dass das KB eine geleitete, geführte Imagination ist mit einem verbalen Dialog mit spezieller Beachtung der Affekte und der Regression, um auf der Symbolebene Gefühle und Symbole in statu nascendi erleben, beeinflussen und schließlich im Nachgespräch assoziativ und reflektiv bearbeiten zu können. Daher heißt unsere Methode im Englischen auch „guided affective imagery". Er sah also die Besonderheit des KB in der Imagination mit Dialog, Sprache, Affekt, Regression, Symbolisierung, Übertragung & Gegenübertragung, Widerstand, psychophysiologischer Entspannung und eben der Möglichkeit der Beeinflussung, zum Beispiel die von ihm damals so genannte „Operation am Symbol", also der Beeinflussung der Symbolbildung mittels Dialog im Zustand der Regression.
Unsere ureigenste Eigenart und Spezialität ist also die Imagination, durch die wir uns von anderen Methoden deutlich unterscheiden, und zwar durch die Tatsache der Imagination selbst, als auch wann, warum und wie wir sie einsetzen und nutzen.
Die Begleittechniken der Imaginationen sind daher die typischste Technik der KIP, egal, ob wir sie zur Konfliktbearbeitung, zum narzisstischen Auffüllen, zur Ressourcenaktivierung, zum Erwerb von Symbolisierungsfähigkeit und reflective mode, zur Trauma-Exposition oder zum strukturellen Nachreifen verwenden.
Leuner hatte bereits in seiner didaktischen und therapeutischen Trennung in Grundstufe, Mittelstufe und Oberstufe eine Systematik entworfen, die leicht lehrbar und anwendbar war und sich an der Unterscheidung Fördern und Fordern orientiert hat. Die Grundstufentechniken sollten fördern und zugleich verhindern, dass Bedrohliches für den Patienten allzu belastend und überflutend wird. Die Mittelstufentechniken waren dann eher konfrontativ, also fordernd, während die Oberstufe zu einer Sammlung weiterer fortgeschrittener Techniken wurde.
Leider kam mit den Ergänzungen und Anpassungen dann insgesamt eine Unordnung zustande (s. Abb. 1).
In dieser Zusammenstellung ist deutlich zu erkennen, dass Leuner therapeutische Techniken und Regieprinzipien einerseits trennt, dann aber auch wieder vermengt. Ist denn nun Fokussieren eine Technik oder ein Regieprinzip? Und ist der Nachttraum oder die Inspektion des Körperinneren eine Technik oder ein Motiv? Sind magische Flüssigkeiten ein Regieprinzip? Ist Musik-KB eine eigene Stufe?
Um nun die wichtigsten Möglichkeiten der Begleitung der KB's noch besser lehrbar zu machen, aber auch, um die handwerkliche Sicherheit der Therapeuten deutlich zu verbessern und erhöhen, habe ich die Begleittechniken in einer neuen Systematik geordnet, die ich Ihnen vorstellen möchte. Ich habe diese Systematik schon in der „Imagination 1/1999" vorgestellt. Die Idee dazu hatte ich als KIP-Lehrtherapeut =

Tab. 12: Die Instrumente der Interventionen im Katathymen Bilderleben (KB)

	Standardmotive	Struktur*	therapeutische Techniken	Regieprinzipien
Grundstufe	1. Wiese 2. Bachlauf 3. Berg 4. Fluss 5. Waldrand	br. m. br. m. br.	I. übendes Vorgehen II. Entfaltung kreativer Imaginationen Malen imaginativer Inhalte	a. Versöhnen b. Nähren
Mittelstufe	6. Beziehungsperson 7. Sexualität (Rosenbusch) (Mitgenommen werden, Kutsche, Auto) 8. Aggressivität (Löwe) 9. Ich-Ideal	n. n. n. n.	III. Assoziatives Vorgehen IV. Nachttraum V. Fokussierung akuter Konflikte VI. Inspektion des Körperinneren VII. Befriedigung archaischer Bedürfnisse VIII. Durcharbeiten IX. Übertragungsanalyse	c. Schrittmacher d. Symbolkonfrontation
Oberstufe	10a. Höhle 10b. Sumpfloch 11. Vulkan 12. Foliant	br. n.	X. Kombination mit konventioneller Psychoanalyse	e. Erschöpfen und Mindern f. Magische Flüssigkeiten
musikalisches KB (mKB)	(Fokussierung 1.-8. möglich)		III. Assoziatives Vorgehen	
KB in Gruppen (GKB)	(Fokussierung 1.-8. möglich)		Typ 1: Individuelle Phantasien Typ 2: Gruppenphantasien	Feedbacktechniken

*br.: breit, m.: mittelbreit, n.: eng

Abb. 1

Dozent der ÖGATAP im Vermitteln der praxisorientierten Theorie im Rahmen meiner Ausbildungsgruppen.

Dazu möchte ich als erstes klarstellen, dass psychotherapeutische Tätigkeit in jedem Fall Einflussnahme darstellt. Wir Therapeuten helfen dem Patienten und begleiten ihn auf seinem Weg zum von ihm definierten Therapieziel. Daher werden wir in der Begleitung der KB's möglichst ausschließlich so begleiten, dass wir nur im Strukturellen beeinflussen. Die inhaltliche Einflussnahme sollte sich auf wenige Ausnahmen beschränken und wird daher in meiner Systematik nur kurz abgehandelt.

Daher sollte auch der Ausdruck Regieprinzipien verlassen werden, unter anderem, weil er Assoziationen zum Regietheater weckt, das vorgegebene Texte auch inhaltlich verändert. Und das wollen wir in der KIP mit unseren Begleittechniken normalerweise nicht. Wir geben die Struktur vor, der Patient füllt sie mit seinem Inhalt, den wir dafür dann nicht verändern, sondern es ihm durch Begleiten und strukturelles Beeinflussen ermöglichen, auftankende, verändernde, reifende, kreative und expansive Erfahrungen zu machen.

Als zweites möchte ich betonen, dass ich die KB's nicht nur als Beschaffungsmethode für unbewusstes, in Symbolen verschlüsseltes Material sehe, das dann einem oft mühsamen Bewusstmachungsprozess unterworfen werden muss. Vielmehr ist gerade die Arbeit auf der Symbolebene mit all ihren Aspekten wie potentieller Raum und Symbolarbeit, regressive Beziehung und Übertragungsebene das in meinen Augen thera-

peutisch wirksame Agens. Da die KIP also dadurch ausgezeichnet wird, erscheint es mir als besonders wichtig, die dabei zur Geltung kommenden Techniken einmal systematisch aufgearbeitet zu präsentieren.
Zur Begleitung von Imaginationen gehört auch am Anfang die Induktion der Regression und des psychophysiologischen Entspannungszustandes, genau so wie die Reorientierung am Ende des KB. In diesem Vortrag beschränke ich mich aber allein auf die Techniken, mit denen wir die Imagination selbst begleiten. Ich habe die üblichen Techniken neu geordnet und stelle nun diese Systematik meist ohne Kommentar der einzelnen Techniken vor, da ich sie als bekannt voraussetze.
Zuerst unterscheide ich in der strukturellen Beeinflussung die passive von der aktiven Begleitung und füge am Schluss noch eine Sammlung von inhaltlichen Einflussnahmen dazu. Bei den aktiven Techniken zeige ich dann im Einzelnen genau auf, auf welcher Ebene und wie/wodurch die Beeinflussung stattfindet.
Die Zuordnung zu den einzelnen Ebenen ist nicht ganz einfach: Zum Beispiel kann man das Werten dem Verstärken innerhalb des Versicherns der empathisch schützenden Begleitung (=freie Begleitung) zuordnen; aber auch dem schützenden Verändern auf der Beziehungsebene, da ich ja damit auch die therapeutische Beziehung mit einbringe; oder auch in die aktive Haltung mit Veränderung im Inhaltlichen, da ich ja den Inhalt durch Verstärken massiv beeinflusse; ja sogar als Doppeln könnte man wertendes Begleiten sehen.
Der Satz „Lassen Sie das doch eine Zeit auf sich wirken" kann sowohl als Veränderung auf der Zeitebene als auch als Intensivierung auf der Sinnesebene verstanden werden. Aber führt nicht jede Veränderung auf der Zeitebene auch zu einer Veränderung der Sinnesebene? Und ist die Aufforderung zum Bleiben nun eine räumliche oder zeitliche Einflussnahme?

A) passive Haltung = freie Begleitung

Nonverbale Begleitung

Versichern der empathisch-schützenden Begleitung:

- Anwesenheit zeigen durch Brummen, Hm, Mhm, Räuspern, deutliches Atmen, Ja- Begleitung, etc.
- Zustimmung, Zulassen, Unterstützung
- Nachfragen, Klären: Details, Stimmungen, Gefühle, Ergänzungen ...
- Verstärkung (Bestärken und zustimmen wirkt verstärkend im Erleben; das Wort: „genau", verbales Wiederholen von Worten oder Satzteilen, genießen lassen, etc.)

B) aktive Haltung mit Veränderung im Strukturellen

Veränderungen auf der Aktivitätsebene

- Auffordern, Ermutigen, Ermuntern: direkt und indirekt (z. B. als Frage formuliert)
- Lenken der Aufmerksamkeit
- Assoziatives Vorgehen

Veränderungen auf der Zeitebene, die zeitliche Dimension betreffend:

- Erinnern
- Affektassoziation (von einem Affekt ausgehend assoziieren lassen, meist als Einstieg in eine Imagination verwendet, allerdings auch während dieser möglich)
- Veränderung des Zeitablaufes durch direkte Aufforderung zu:
  - Zeitlupe – Zeitraffer
  - Stillstand
  - Wiederholung
- Zeitregression – Zeitprogression (ev. mit „Rückblick aus der Zukunft" wie in der Hypnose)

Veränderungen auf der Raumebene, die räumliche Dimension betreffend:

- Bleiben (zum Bleiben und/oder Aushalten auffordern)
- Distanzieren – Annähern (Zoomen wie Teleobjektiv und Weitwinkel)
- Vergrößern – Verkleinern
- Lageveränderung, Blickrichtungsveränderung

Veränderungen auf der Sinnesebene; Perzeption, Sinnesqualitäten, Wahrnehmen betreffend:

- Üben differenzierter Gefühlswahrnehmungen
- Ansprechen / Nachfragen von Gefühlen
- Ansprechen von / Umgang mit körperlichen Erscheinungen
- Wirken lassen („Lassen Sie das doch eine Zeit auf sich wirken")

Veränderungen auf der Beziehungsebene, äußere / innere Objekte betreffend:

- protektiv / schützend:
  - Füttern und Nähren
  - Versöhnen
  - Aushalten und Ertragen
  - Bannen
  - Erschöpfen und Mindern
- konfrontativ / fordernd:
  - Fokussieren
  - Konfrontation
- die Beziehung ansprechend:
  - Einfühlen („Wie geht es denn dieser Blume?)

- Identifikation („Wie würde es denn Ihnen anstelle dieser / als diese Blume gehen?" oder fortführen, falls sich der Patient spontan in einem Objekt wiederfindet)
- Rollenübernahme (im Psychodrama als Rollenwechsel bezeichnet, ist die Übernahme einer anderen Rolle, der Wechsel aus der eigenen Rolle in die einer anderen Funktion, z. B. in die eines Polizisten, also Übernahme der Rolle eines Objekts)
- Rollentausch (Tausch der Rolle mit einem Objekt, mit jemand anderem, der damit die Rolle des Patienten übernimmt mit Interaktion zwischen den beiden und eventuell mehrfachem Hin- und Hertauschen zur Klärung der Beziehung und Kommunikation. Bei den letzten 3 Techniken muss der Patient immer als er selbst die Imagination beenden!)
- Doppeln (Verbalisieren von Vorbewusstem oder Konfrontativem durch den Therapeuten als Doppelgänger des Patienten. Dies stellt eine Art Deutung oder Hinführen zum Bewusstmachen während des KB auf der Symbolebene dar.)

Veränderungen der Trancetiefe und damit die Intensität der Imagination betreffend:

- Heben: durch Strukturieren, durch Nachfragen, durch „W-Fragen" (wer, was, warum), durch Sekundärprozesshaftes
- Vertiefen: durch Wiederholen (s.o.), Suggestionen, Betonen von Primärprozesshaftem

C) aktive Haltung mit Veränderung im Inhaltlichen

- *Hilfs-Ich*
- *Schrittmacher*
- *magische Flüssigkeit*
- *Anreichern*
- *Probehandeln und Problemlösen*
- *Alternativen*
- *Traum im Traum* (nicht als Motivvorgabe)
- *Einfälle anregen* oder vorschlagen/suggerieren/anbieten (bis hin zu Lösungsstrategien)
- *Werten*: ist einerseits verstärkend, doch auch eine inhaltliche Veränderung, indem die Position des Therapeuten eingebracht wird („Das ist wunderbar!" Das ist toll!" „Das ist traurig.")

Mit dieser Einteilung versuche ich die Entscheidung zu erleichtern, welche Technik ich einsetze. Zugleich wird auch offensichtlich, dass die Technik immer einer Taktik untergeordnet wird. Diese Taktik wiederum ist ein Schritt auf dem Weg, der notwendig oder günstig ist, in einer bestimmten Therapiephase das Erreichen des nächsten

Schrittes in Richtung Therapieziel wahrscheinlich zu machen, wie ich also den roten Faden des therapeutischen Prozesses, die Strategien verfolge.
Zugleich meine ich, dass wir immer flexibel sein sollten in Hinblick auf die Arbeitshypothese, die sich fallweise ändern darf und soll, wenn es notwendig ist. Weiters sollten wir die Taktiken ebenfalls flexibel und reflektiert einsetzen, um angepasst an den therapeutischen Kontext und je nach Anforderung der Arbeitshypothese und ihren Strategien besser folgen zu können, indem wir spüren und verfolgen, wo der Patient sich gerade befindet.

Wie die Möbel in die richtige Wohnung kommen

Gedanken zu Funktion und Handhabung der Deutung in der KIP[1]

Christoph Stettler

Zusammenfassung

Ausgehend von der Erfahrung des relativen Fehlens des Deutungsthemas in der KIP-Ausbildung, der Unsicherheit an sich erfahrener KIP-TherapeutInnen angesichts praktischer und theoretischer Deutungsfragen gehe ich historisch und theoretisch der Frage nach dem Verhältnis von Deutung (Durcharbeiten) und KIP nach. Dabei insistiere ich auf der Bedeutung der theoretischen und praktischen Deutungskompetenz auch im Rahmen der KIP im Sinne einer operationalisierten Deutungsarbeit, die die Entspannung der therapeutischen Beziehung auch dann ermöglicht, wenn die Entspannung in der Interventionstechnik während des Bilderns nicht mehr geleistet werden kann. Diese Bedeutung des Deutens für den therapeutischen Prozess in der KIP wird an einer Fallvignette veranschaulicht.

Wie die Möbel in die richtige Wohnung kommen – Gedanken zu Funktion und Handhabung der Deutung in der KIP

> „Wenn wir an einen Traum herangehen, so ist es fast so, als hätten wir einen beladenen Möbelwagen auf der Straße stehen und suchten eine Wohnung, in die wir diese Möbel hineinstellen können. Ich sage, es ist gut, wenn man die Wohnung hat, wo man die Möbel auslädt. Die Möbel im Traum sind die Inhalte des Traumes. Die Wohnung, das ist die Tendenz, die in der Dynamik des Traumes zunächst aufgefunden werden muss. Wir müssen zunächst wissen, in welche Richtung diese Bedürfnisse gehen, die wir als den unbewussten Wunsch bezeichnen. Die Tendenzen in diesem Traum müssen zuerst klargestellt werden, bevor wir die Inhalte dann hineinlegen können."(Morgenthaler 1986, S.155).

Dieses Zitat stammt aus einem veröffentlichten Traumseminar, das der Zürcher Psychoanalytiker Fritz Morgenthaler in den frühen 80er Jahren am Psychoanalytischen Seminar Zürich gehalten hat. Seine Traumseminare, sein Verständnis von Traumtheo-

[1] Überarbeitete Fassung eines Kurzvortrags, gehalten am KIP-Kongress in Göttingen, Juni 2004

rie, Traumdiagnostik und Technik waren Höhepunkte des Seminarbetriebs bis zu seinem Tod 1984. Ich komme auf den Text später zurück.
Dieser Text ist in Erinnerung an Jürgen Pahl entstanden, dem ich die Anregung zum Thema der Deutung verdanke. Die letzten KIP-Seminare, die Jürgen Pahl in der Schweiz gehalten hat, waren Deutungsseminare. Danach war er jeweils einigermaßen verblüfft über das diesbezüglich schmale Vorwissen der an sich kompetenten Teilnehmer und Teilnehmerinnen, die Unsicherheit im theoretischen und praktischen Umgang mit Deutungen, aber auch verwundert über das seltene Thematisieren des Deutungsthemas in der an sich gut strukturierten und differenzierten Ausbildung zu KIP-Therapeuten und -Therapeutinnen in der Schweiz. Mir fiel dieser Mangel der Deutung (und des Durcharbeitens) als Thema in der Ausbildung – nicht nur in der KIP-Ausbildung – auch auf, so dass ich mich gefragt habe, warum das so ist und ob das zu Recht so ist. Zudem machte ich in einer Weiterbildung in psychoanalytischer Psychotherapie am Psychoanalytischen Seminar in Bern, in der ich als Dozent das Thema „Deuten" anbot, ähnliche Erfahrungen: Bei der Aufzählung und Erörterung von verschiedenen Deutungsbegriffen und -typen wie: Widerstandsdeutung, Übertragungsdeutung, genetische Deutung, stumme Deutung, Deutung von oben nach unten, Deuten aus der Gegenübertragung, rekonstruktive Deutung, mutative Deutung etc. blinkte mich ein Chor eher unsicherer Augenpaare an. Diese Unsicherheiten in der Definition und Handhabung der Deutung, die tendenzielle Vernachlässigung des Themas in der KIP-Ausbildung mag ja mit EU-fernen Ausbildungsdefiziten der Schweiz – quasi im unwirtlichen Berggebiet jenseits der Schengen-Grenzen – zu tun haben, ich denke aber, es könnte auch ein Thema für die anderen KIP-Gesellschaften sein.
In der Folge bot ich im Rahmen der Schweizer KIP-Seminare und am Psychoanalytischen Seminar Bern je ein Seminar an zum Thema „Deuten in der KIP", respektive „Theorie und Praxis der Deutung". Beide Seminare mussten wegen zu wenig Teilnehmenden abgesagt werden. Nachdem ich mich von der Kränkung, respektive den damit abwechselnden Selbstwertkrisen etwas erholt hatte, begann ich mich erst recht zu fragen, was es mit der Schwierigkeit des Themas Deutung in der KIP, aber auch in der Psychoanalyse auf sich haben könnte.
Zwei Fragen müssen gestellt werden – die erste an die Ausbildenden: Wo bleibt das Thema der Deutung (und des Durcharbeitens) in den KIP-Curricula, oder braucht es wenig bzw. keine Deutungen in der KIP? – die zweite an die Lernenden: Was hemmt sie am Thema Deutung?
Die Deutung in der KIP oder im katathymen Bilderleben, wie es damals hieß, hat in Leuners Lehrbuch[2] eine untergeordnete Stellung: Die Diskussion und KIP-relevante Einführung des Begriffs findet sich unter anderem im Kapitel „Durcharbeiten", wo nach einer Klärung des Begriffs mithilfe von Laplanche und Pontalis[3] das Deuten als letztes Glied des Durcharbeitens auch bei Kurztherapien eine sinnvolle Möglichkeit darstelle, wobei es Leuner zu Recht nicht unterlässt, vor frühzeitigem Deuten und direkter Interpretation der Tagtrauminhalte zu warnen. Sein Deutungsbegriff ist eher

[2] Leuner, H. (1985): Lehrbuch des Katathymen Bilderlebens. Bern: Huber.
[3] Laplanche, J.,Pontalis J. B. (1972): Das Vokabular der Psychoanalyse. Frankfurt: Suhrkamp.

statisch-kognitiv, er schreibt: „Es (das Deuten) strebt in besonderem Maß kognitive Klarheit und rationale Einsicht, etwa in neurotische Reaktionsbildungen, Wiederholungszwänge beziehungsweise Fehlhaltungen an. Die Hilfen zur Deutung sollen Angebote sein, in geringerer Form Hinweise, Vermutungen oder versuchsweise Erklärungen von Zusammenhängen."(Leuner 1985). Leuner stützt sich dabei auf die Konzeptualisierung der Deutung v. a. aus der Sicht der ich-psychologischen Psychoanalyse der 50er Jahre.
Direkt anschließend an die kurze Erörterung der Deutung schildert Leuner den Prozess des Durcharbeitens anhand einer Imagination, die sehr lebendig, vielschichtig von einer Patientin entfaltet und vom Therapeuten souverän, ganz nahe an der Patientin, geführt wird. Hier wird deutlich, wie sehr Leuner an der Entfaltung der Imaginationsebene und der **Verdeutlichung** durch den Therapeuten – auch zur Entlastung der therapeutischen Beziehung – interessiert ist.
Ich plädiere trotzdem für eine über die Verdeutlichung des Konflikts, der Objektrepräsentanten hinausgehende Sicherheit im Deuten auch in der KIP. Dies darum, weil die Konflikthaftigkeit oder, allgemeiner gesagt, die emotionale Bewegung nicht immer auf der Ebene der Imagination gehalten werden kann. Dies ist insbesondere bei intensiven Übertragungswiderständen oder bei konfliktualisierter Übertragung der Fall. Damit meine ich die emotionale Anspannung, Verwirrung, Verängstigung, heftige Gefühle, Fülle, Leere, Zerrissenheit, die die sonst positive, entspannte Beziehung belasten, so dass die emotionale Bewegung droht, zum Erliegen zu kommen oder unbewusst zu werden.
Ich möchte dies gerne mit einer kleinen klinischen Vignette illustrieren: Eine 35-jährige, sehr adrette, gewählt angezogene, belesene Patientin kommt wegen einer seit Jahren persistierenden Depression in die Praxis, wirkt aber im Erstgespräch nicht depressiv, sondern besorgt, hinter einer modisch coolen Kompetenz schwermütig, gleichzeitig aber auch schwebend, wie gewichtslos, auf dem Gesicht ein perfektes, pastellfarbenes, aber irgendwie ausdrucksloses Lächeln. Sie berichtet ganz entspannt von seit der Kindheit bestehenden Gefühlen des Andersseins und depressiven Verstimmungen seit der Adoleszenz. Sie litt während Jahren an einer bulirektischen Essstörung, habe diese aber zurzeit recht im Griff. Sie leide unter schweren Schlafstörungen, die sie höchstens durch die Schlafmittel der Mutter, die sie bei der Mutter im Ausland bezieht, etwas beeinflussen kann, sie könne sich nicht in den Schlaf fallen lassen, müsse in diesem Moment ihre sonst in Arbeit (in einer Kaderposition), Beziehungen (teils mit starken Berührungsängsten, teils in platonischen Geschwisterbeziehungen) und Freizeit (Lesen, Schreiben, Lernen) vorhandene Kontrolle aufgeben, was schwer erträglich sei. Die Patientin ist neben ihrem Brotberuf schriftstellerisch erfolgreich, leidet aber unter massiven Schreibhemmungen. Die Beziehung zu der vom Vater getrennten Mutter ist hoch ambivalent, einerseits sei die Beziehung intensiv, liebevoll, ganz nahe, andererseits sei die Mutter ängstlich kontrollierend, darum schwer erträglich. In der aus dem Erstgespräch entstandenen KIP kann sich die Patientin recht gut entspannen, entfaltet anfänglich düstere, karge, aber symbolisch dichte Bilder, die sie meist ohnmächtig, ohne eigene Aktivität erlebt. Die Bilder entwickeln sich zunehmend in Richtung Vielfalt, Bezügen zur Lebensgeschichte, Auftauchen von

positiven und negativen Bezugspersonen, so wie wir uns das ja auch in einer KIP wünschen.
Eine Schwierigkeit bleibt: Immer betont die Patientin, sie könne nicht zeichnen, bringt nach mehrmaligem Insistieren zerknitterte linierte Blätter aus lieblosen Firmenblocks, auf die sie kaum erkennbare Bleistiftkritzeleien, nur einen Teil des Blattes füllend, gemacht hat. Sie beklagt sich, dass ich auf der Gestaltung insistiere, das Bildern wäre sonst angenehm, ob sie das wirklich tun müsse, schon in der Schule hätte sie nicht zeichnen können. Nach längerem Ringen wird einzig klarer, wie sehr die Patientin den Kontrollverlust der Gestaltung, das Nicht-zeichnen-Können, als Ausdruck von fehlender Perfektion oder besser Perfektionierungsmöglichkeit erlebt. Damit können auch entsprechende Erlebnisqualitäten im Körper, den die Patientin nach wie vor hasst, verbunden werden, ebenso wie ihr Ringen um einen perfekten lyrischen Ausdruck im Schreiben. So möchte sie sich mir nicht zeigen.
Das Gestalten der Imaginationen hat eine Bedeutung entsprechend eines verachteten Selbstaspekts erhalten, daraus ist eine Belastung der Übertragungsbeziehung entstanden, was sich in einem Übertragungswiderstand äußert. Dieser ist nun nicht mehr auf der Ebene der Imagination (mit Verdeutlichungen wie in Leuners Beispiel) bearbeitbar, ich muss mit Deutungen den Widerstand so entspannen, dass sich der emotionale Prozess wieder vertieft, die Zeichnungshemmung auflöst und die Patientin den verachteten Selbstaspekt in der Beziehung sehen und ertragen kann. Ich glaube, es ist deutlich, dass es mir bei diesem sicher alltäglichen, unspektakulären Beispiel nicht (nur) um Einsicht und Stabilisierung einer Veränderung (wie bei der rekonstruktiven Deutung) geht, sondern um **Dekonfliktualisierung** und **Entspannung** in der Beziehung.
Ich würde heute für einen – entsprechend dem von Cremerius[4] benutzten Begriff der operationalisierten Abstinenz – Begriff der operationalisierten Deutung plädieren (sowohl in der KIP wie überhaupt für die Psychoanalyse), also für einen **dynamischen** Deutungsbegriff, der sich am „wozu" der Deutung, oder mit Morgenthaler[5] gesagt, an der Funktion der Deutung im und für den psychoanalytischen Prozess orientiert.
Ich möchte wieder zum anfangs zitierten kurzen Text von Morgenthaler zurückkommen, er lautete:

> „Wenn wir an einen Traum herangehen, so ist es fast so, als hätten wir einen beladenen Möbelwagen auf der Straße stehen und suchten eine Wohnung, in die wir diese Möbel hineinstellen können. Ich sage, es ist gut, wenn man die Wohnung hat, wo man die Möbel auslädt. Die Möbel im Traum sind die Inhalte des Traumes. Die Wohnung, das ist die Tendenz, die in der Dynamik des Traumes zunächst aufgefunden werden muss. Wir müssen zunächst wissen, in welche Richtung diese Bedürfnisse gehen, die wir als den unbewussten Wunsch bezeichnen. Die Tendenzen in diesem Traum müssen zuerst klargestellt werden, bevor wir die Inhalte dann hineinlegen können."(Morgenthaler 1986, S.155).

---

[4] Cremerius, J. !998): Arbeitsberichte aus der psychoanalytischen Praxis, S. 50. Tübingen: edition diskord.
[5] Morgenthaler, F. (1978): Technik. Zur Dialektik der psychoanalytischen Praxis. Frankfurt, New York: Syndikat.

Dieses plastische Bild kann ergänzt werden – hoffentlich im Morgenthalerschen Sinn – mit: Warum müssen wir die unbewusste Tendenz eines Traumbildes kennen, den unbewussten Wunsch (oder auch den latenten Traumtext)? Wir müssen ihn kennen, weil wir den unbewussten Wunsch in der Beziehung zum Therapeuten, der Therapeutin wissen sollten, d. h. im Traum die unbewussten Übertragungswünsche mitlesen sollten. Morgenthaler insistierte jeweils, dass uns in der Stunde mit einem Nachttraum nicht so sehr der latente Traumgedanke interessieren soll, sondern nur sein Bezug zur Dynamik des analytischen Paars, zur Szene, zur Inszenierung des Paars. Die Szene des Paars sollte nicht mit der Szene des Tag- oder Nachttraums verwechselt werden, wie es in der KIP häufig geschieht – die Szene des Traums ist die abwehrgerechte Oberfläche der Dynamik. Morgenthaler sprach von „einem Stück, das dem Volk gefällt" oder „die Theaterdirektion (die unbewussten Ich-Anteile) wählt Stücke, die beim Publikum (dem Patienten) Erfolg haben sollen" (Morgenthaler 1978, S. 82). Die analytische Szene, die sich zwischen Therapeut/Therapeutin und Patient/Patientin einstellt, ist die unbewusste Wiederholung einer zentralen Objektbeziehung, zu der der Trauminhalt natürlich einen Bezug hat, der Trauminhalt passt zur Szene.

Und wo gehört jetzt die Deutung in das Bild des Möbelwagens und der gesuchten Wohnung? Ich meine, wir könnten das Bild des Möbelwagens so weiter denken: Deuten ist ein technisches Werkzeug, das dann benutzt wird – v. a. in Bezug auf Übertragungswiderstände, Übertragungsentwicklungen –, wenn der therapeutische Prozess gestört ist, konfliktualisiert ist und wir den Prozess nicht mehr in der Imagination entspannen können – also die Möbel nicht mehr von Hand in die Wohnung tragen können, sondern Werkzeuge brauchen, z. B. Tragriemen. Ich stelle mir Deutungen dann als Tragriemen vor. Dies ist nötig, wenn die Möbel zu groß, zu unhandlich sind, dann brauchen wir Tragriemen. Die Größe der Möbel entspricht der Unhandlichkeit der emotionalen Bewegung. Ein Flügel wäre z. B. eine enorme, stürmische, positive oder negative unbewusste Bewegung, die ohne Deutung und Supervisor, also ohne Tragriemen und Tragen zu zweit kaum bewegt werden kann.

Nachdem ich hoffentlich die Unverzichtbarkeit des Deutens, auch in der KIP, etwas plausibler gemacht habe, bleiben die beiden eingangs gestellten Fragen: Die Frage an die Ausbildenden: Wo bleibt das Thema der Deutung in der Ausbildung der KIP? sowie an die Auszubildenden: Was hemmt den Besuch von entsprechenden Veranstaltungen?

Letztlich kann ich die Fragen nicht beantworten – vielleicht ist es überhaupt wichtiger, diese Fragen zu stellen –, ich kann aber einige Gedanken dazu äußern:

Traditionell gehört die Vermittlung der Deutungstechnik großteils in die „orale" Tradition der psychoanalytischen oder KIP-Ausbildung, also in die Selbsterfahrung, Supervision und das technische Seminar, in Bereiche also, die nicht in einem Seminarprogramm als spezifisch deutungsorientiert ausgeschrieben sind, trotzdem aber zentrale und nachhaltige Ausbildungsformen sind.

Deuten als zentrale Aktivität des Analytikers, der Analytikerin im Handlungsdialog der psychoanalytischen Beziehung trägt immer noch etwas an der Aura des Schwierigen, Kunstvollen, Priesterlichen, das mit dem Erwerb einer außerordentlichen Mitgliedschaft in einer psychoanalytischen Gesellschaft mit vielleicht 63 Jahren dann

ernsthaft ausgeübt werden darf – eine sicher hemmende Phantasie. Andererseits hat die Deutung sozusagen an Prestige in dem Maße abgenommen, als Einsicht tendenziell einseitig durch Erfahrung/Erleben im Sinne von „to get along together" als schon genügend guter Prozess oder selbstpsychologische Versorgungskonzepte abgelöst wurde – auch keine motivierende Entwicklung, sich mit der Technik der Deutung auseinander zu setzen. Die Revision der einsichtsbetonten, tendenziell zu Rationalisierung und Intellektualisierung neigenden, etwas „blutleer" wirkenden ichpsychologischen Deutungstheorie, so wie sie in den 50er und 60er Jahren in der Psychoanalyse tonangebend war, wurde ja zu Recht vorgenommen, das Thema der Deutung verliert dadurch aber nicht an praktischer Relevanz.
Weiter steht Deuten an einer zentralen Stelle der Berührung und Differenzierung der KIP und der Psychoanalyse. Statt gegenseitiger Auseinandersetzung droht bei uns manchmal die Haltung „Deuten überlassen wir den Analytikern, wir gehen lieber mit den Patienten in die Leunerschen Hydrotherapie-Badeanstalten und genießen es mit ihnen", wie wenn es eine Frage der Wahl wäre. Wenn wir uns an der Dynamik der Nacht- und Tagträume orientieren, wenn wir uns am Möbelwagen orientieren, dann brauchen wir Hilfsmittel, Tragriemen, das Zügeln kann von psychoanalytisch erfahrenen Zügelmännern gelernt, für Tagtraumwohnungen adaptiert werden, dazu braucht es aber Adaptation und Übung, also Theorie und Praxis der Deutung, die wir in unseren Curricula anbieten sollten.
Und noch ein letzter, hoffentlich ermutigender Satz für Ausbildungskandidaten: Die Technik der Deutung oder Deuten als Technik hat mehr mit Handfertigkeit als mit zusätzlich illuminierten Hirnwindungen zu tun, nicht Einfallsreichtum ist gefragt, sondern Handhabung der therapeutischen Beziehung.

Literatur

Cremerius, J. (1998). Arbeitsberichte aus der psychoanalytischen Praxis. Tübingen, edition diskord.

Laplanche, J., Pontalis, J. B. (1972). Das Vokabular der Psychoanalyse. Frankfurt, Suhrkamp.

Leuner, H. (1985). Lehrbuch des Katathymen Bilderlebens. Bern, Huber.

Morgenthaler, F. (1978). Technik. Zur Dialektik der psychoanalytischen Praxis. Frankfurt – New York, Syndikat.

Morgenthaler, F. (1986). Der Traum. Frankfurt, Campus.

„...und das eine Mal wäre einmal zu viel"

Die Übertragungsliebe im Spannungsfeld zwischen Verbalisieren, Imaginieren, Agieren

Georg Rasch

Zusammenfassung

Zunächst werden die mit der erotischen Übertragung einhergehenden Aspekte erläutert und darauf hingewiesen, dass neben dem Übertragungsanteil der erwachsene Anteil nicht vernachlässigt werden darf. Anschließend werden Übertragung und Gegenübertragung als ein zirkulärer Prozess dargestellt, den Patient und Therapeut mit ihren unbewussten Anteilen gestalten. Die hierbei u. a. zum Tragen kommenden Aspekte, wie z. B. Enactment, projektive Identifikation, therapeutische Ich-Spaltung, Möglichkeitsraum, Grenzen, imaginative Ebene werden dargelegt. Schließlich werden anhand einer Falldarstellung die Risiken und Chancen der Übertragungsliebe geschildert.

Vorbemerkungen

In diesem Artikel geht es nicht um die erotische Übertragung bei frühgestörten Patienten. Aufgrund der Beeinträchtigung von Ich-Funktionen wäre das unten dargelegte Vorgehen kontraindiziert. Bei diesen Patienten steht die Erotik nur scheinbar im Vordergrund und dient meist in einem wesentlich größeren Ausmaß der Abwehr oder ist Ausdruck von ganz anderen, basalen Themen (Kaminski).
Als alter Kölner kann ich nicht widerstehen, ihnen zur Einstimmung in dieses hochkomplexe Thema einen Analytiker-Witz in Erinnerung zu rufen: Die Patientin zum Analytiker: „Herr Doktor, nun küssen Sie mich, bitte küssen Sie mich." Der Analytiker: „Nein Frau Schmitz, Sie wissen doch, dass das nicht geht.....streng genommen dürfte ich noch nicht einmal neben Ihnen auf der Couch liegen."
Zunächst stelle ich die bedeutsamen theoretischen Aspekte dar, die später bei der Fallvorstellung zum Tragen kommen.

Berührung. Berühren und berührt werden zählen zu den Grundbedürfnissen der Menschen. Die enorme Bedeutung von Berührung für die Entwicklung des Kindes ist seit langem bekannt. Erst in den letzten Jahren meiner hausärztlichen Tätigkeit begann ich zu begreifen, welche vielschichtigen und intensiven somatischen und psychischen Reaktionen bei Patienten ablaufen können – vor, während und nach einer körperlichen Untersuchung. Ähnliches geschieht nicht selten im Pflegebereich, bei Physiotherapeuten und – bewusst herbeigeführt und thematisiert – im Rahmen von Körpertherapien. Nicht umsonst wenden – soweit ich dies überblicken kann – selbstkritische und erfahrene Körpertherapeuten Körperkontakt und Berührungen behutsam an.

Berührung hat nicht selten auch etwas mit **Erotik** zu tun. Hohage unterscheidet im Zusammenhang mit Erotik ohne sexuelle Handlung zwei Spielarten: Die in der Absolutheit unerfüllbare erotische Sehnsucht nach Verschmelzung, nach innigster Nähe und Gemeinsamkeit – und die erotische Spannung, die zwischen zwei Menschen oder innerhalb einer Gruppe entstehen kann.[1]

Verbunden mit Erotik ist **Begehren** als weiterer Begriff zu nennen, den ich persönlich – weit gefasst – als eine wichtige Quelle von Entwicklung und Lebendigkeit ansehe und der eine Voraussetzung darstellt für Erotik.[2] – Kinder haben das Bedürfnis und das Recht, Vater und Mutter gefahrlos zu begehren und verführerisch zu wirken. Die Eltern haben die Aufgabe, dieses Begehren anzuerkennen, sich daran zu erfreuen und u. a. durch die selbstverständliche Einhaltung von Grenzen dem Kind die Möglichkeit zu geben, diese Aufgabe konstruktiv zu lösen, so dass es fähig wird, in der Adoleszenz außerfamiliäre Liebesobjekte zu suchen und zu finden (Flaake).

Ähnlich haben Patienten das Recht, den Therapeuten gefahrlos zu begehren und verführerisch zu wirken. Die Therapeuten haben dann die Aufgabe, diese erotische Übertragung anzuerkennen, sich daran zu erfreuen und u. a. über die selbstverständliche Einhaltung der Grenzen eine Bearbeitung zu ermöglichen (Gambaroff, Thomä u. Kächele). Dazu gehört auch, dass der Therapeut die Übertragungsliebe nicht fördert, sozusagen 'anheizt', weil dies von den Patienten als Verführung erlebt wird.

Es wäre jedoch reduktionistisch, wenn man die **erotische Übertragung** bzw. Übertragungsliebe ausschließlich als Übertragung ansieht. Hohage kritisiert zu Recht die alleinige ödipale Deutung der erotischen Übertragung. Damit würde man unnötig und schädlich die Kindheit erotisieren und die erotische Übertragung ent-erotisieren. Analog argumentiert Worm, wenn sie fordert, neben dem Elternmodell das Partnermodell in der erotischen Übertragung zu beachten. Sonst ginge das erotische Element verloren mit all den evtl. irritierenden Emotionen in der aktuellen Beziehung zum Therapeuten, die zur Bearbeitung dann anstünden (s. a. Bettighofer, Mann). Versuche, Übertragungsliebe von der so genannten reifen Liebe sicher und klar zu unterscheiden, sind bisher gescheitert.

[1] Die in Zusammenhang mit der erotischen Sehnsucht häufig benutzten Worte, wie Verschmelzung oder Einswerden, sind m. E. falsche oder zumindest unglückliche Beschreibungen eines sehr innigen Zustands. Wenn es in der Zweisamkeit wirklich zur Auflösung der Ich-Grenzen kommen würde, bekäme jeder von uns panische Angst – zu Recht.

[2] In Literatur und Kunst kommt es immer wieder zu einer polarisierenden Darstellung von Sterben/Tod einerseits und Sexualität/Erotik andererseits. Ich bin der Meinung, dass Begehren auch hier eine zentrale Rolle einnimmt. Wenn es durch Krankheit oder Alter zu Störungen in der Sexualität kommt, vermögen eine Reihe von Paaren mit Phantasie und Offenheit neue Wege des Genusses, der Lust, der Sexualität zu gehen. Wenn jedoch bei einem der Partner das Begehren erlischt, wird dies im Allgemeinen von dem anderen als furchtbar erlebt und mit dem Tod assoziiert. – Interessant ist in diesem Zusammenhang die offenbar ganz andere Sichtweise des Buddhismus zum Begriff 'Begehren' (Keown).

Die erotische Übertragung kann natürlich auch der Abwehr dienen, insbesondere der Abwehr tiefer, existentieller Themen und früherer traumatischer Erfahrungen (Gambaroff, Rodewig). Dies spielte bei der Patientin, die ich vorstellen werde, auch eine gewisse Rolle.

Die Ansichten zu **Übertragung** und **Gegenübertragung** haben sich in den letzten Jahrzehnten enorm verändert und differenziert (Bettighofer). Ermann (1996, 123-124) beschreibt den Zusammenhang als „eine funktionale Einheit wie Schlüssel und Schloss...[ein] mehr zirkulärer Prozess, den die beiden Beteiligten gleichsam miteinander aushandeln." Im gleichen Sinne äußert sich Stirn (2002,52), wenn sie schreibt: „Es entsteht also ein gemeinsames Handeln, 'ein interaktionelles Sich-anstecken', wodurch Kommunikation überhaupt erst entsteht. Für das Verständnis dieses subtilen Aufeinanderbezogenseins von Patient und Therapeut eignen sich deshalb auch Begriffe aus der Kleinkindforschung ...." Hierbei spielen von Patient und Therapeuten initiierte unbewusste Inszenierungen innerhalb des therapeutischen Settings im Sinne eines **Enactments** eine bedeutsame Rolle. Schmidt (2003, 889) schreibt in diesem Zusammenhang: „Das Enactment ist ein zunächst handelndes Erinnern, in das der Analytiker schließlich einsteigt und bei dem er dann versucht, *die Affekte der gemeinsam erlebten Szenen* zu klären." Die „emotionale Klärung" dieser Szenen wird von ihm als *„zentrale veränderungswirksame Dimension"* dargestellt, der sich „weitere symbolisierende Veränderungsschritte" anschließen. Als Therapeut eine evtl. pathogene Szene mitzugestalten, um sie anschließend mit dem Patienten durchzuarbeiten, stellt höhere Anforderungen an den Therapeuten, als dies mit der ausschließlichen Übertragungsdeutung der Fall ist. Trotz differenzierter theoretischer Kenntnisse, Selbsterfahrung und Lehranalyse geht der Therapeut mit der ausschließlichen Übertragungsdeutung seiner rationalisierenden Abwehr auf den Leim. Er bringt seine Person aus dem Spiel und vermeidet damit, sich mit seinen Idiosynkrasien, seiner Eigenübertragung und seinem Gegenübertragungswiderstand auseinander zu setzen. Gelegentlich wissen wir nicht, was wir tun in der Therapie. Weitaus häufiger glauben wir jedoch fälschlicherweise allein aufgrund unserer (immer lückenhaften) theoretischen Kenntnisse, unserer Intuition und Empathie zu wissen, was wir tun, und erliegen damit nur unserer Abwehr (Bettighofer). Dann kann unser Handeln schädigen, ohne dass wir dies merken.

In den letzten Jahren wurde darauf hingewiesen (Feldmann, Gabhard), dass in Zusammenhang mit Enactment nicht selten **projektive Identifikationen** zum Tragen kommen, wobei die Individualität des Therapeuten die vom Patienten induzierte Gegenübertragung charakteristisch beeinflusst (Ermann 1996, Stirn). Die Aufgabe des Therapeuten besteht u. a. darin, seine Affekte nicht abzuwehren, sondern im Rahmen seiner Gegenübertragung zu reflektieren, das Enactment zuzulassen, die Grenzen dabei selbstverständlich zu beachten und dies mit dem Patienten zu bearbeiten (Hirsch, Krutzenbichler u. Essers). Die (partielle) Mitteilung der Gegenübertragung, z. B. das „situationsgebundene Gefühl", macht dem Patienten deutlich, „welche Wirkung er auf das Objekt hat" (Stirn, 2002, 57) als Basis für die notwendige weitere Bearbeitung. Wenn es also gelingt, dass der Patient in der Therapie sein acting out in ein acting in entwickelt, so kann die „innovative Seite" (Thomae) dieses Verhaltens im Sinne eines Enactments konstruktiv bearbeitet werden.

Es bestehen geschlechtsspezifische Unterschiede bei Übertragung/Gegenübertragung (Stirn). Nach Person (1994, 784) erlangen Frauen „ihre Identität als Frau kraft bestimmter Beziehungen, die sie im Sinne der Liebe aufbauen und hegen. Männer hingegen finden ihre Identität als Mann eher über Leistung und Autonomie." Daher kommt es bei der Konstellation Therapeut-Patientin eher zu einer erotischen Übertragung.

Drei Grundvoraussetzungen im Sinne von hinreichend guten Ich-Funktionen sind bei Therapeut und Patient notwendig für eine Bearbeitung nicht nur der Übertragungsliebe.

Erstens ein ausreichendes **Wohlbefinden des Therapeuten**. Ein erfahrener Supervisor (Schmidt, 1985) sagte einmal am Beginn meiner Psychotherapielaufbahn: „Das Wichtigste in der Therapie ist, dass es dem Therapeuten gut geht." Dann kann er seine Professionalität kreativ einsetzten und hat es nicht nötig, die Patienten seelisch und körperlich zu missbrauchen, und vermag selbstverständlich die Grenzen einzuhalten. Ich weise auf die Wichtigkeit des Wortes 'selbstverständlich' hin. Grenzachtung alleine aufgrund von Strafangst wird dem Patienten nicht den erforderlichen sicheren Möglichkeitsraum geben.

Zweitens die Fähigkeit zur **therapeutischen Ich-Spaltung**. Dies bedeutet, dass Patient und Therapeut vor- oder unbewusstes Erleben szenisch zulassen und gleichzeitig oder später dies von einem beobachtenden Standpunkt aus betrachten (Ermann, 1995).

Drittens das Vorhandenseins eines **potential space** nach Winnicott. Nur wenn der Therapeut selbst über einen intrapsychischen Möglichkeitsraum verfügt, kann er diesen dem Patienten bereitstellen und der Patient ihn zunehmend nutzen. Dem Winnicott'schen Möglichkeitsraum messe ich eine ganz zentrale Bedeutung bei für Entwicklung, Kreativität usw.

Der Möglichkeits- oder Spielraum ist aber nicht nur auf der verbalen und nonverbalen Ebene zwischen Patient und Therapeut von Bedeutung, sondern ebenso auf der imaginativen Ebene, beim Tagtraum. Die Fähigkeit zum symbolischen Spiel ermöglicht es dem Patienten, diesen Raum in der Imagination zu nützen. Leuner prägte hierfür die Bezeichnung „intermediärer Spielraum". Ullmann greift dies auf und fügt dem Begriffspaar acting out - acting in ein **acting inside** hinzu für die imaginative Ebene. Auch er unterstreicht die vorausgehende und nachfolgende verbale Durcharbeitung und weist auf die Bedeutung der tragfähigen Beziehung hin. Schließlich betont Ullmann (2001, 82) die Voraussetzungen für das symbolische Spiel, ich zitiere: „Das Symboldrama braucht darüber hinaus eine selbstverständlich gewordene Übereinkunft über seinen „als-ob"-Charakter. Indem es so sein darf, „als ob" die tagträumend geschaffene Narrationen „wahr" seien, können sie als Metapher im Sinne der Konstruktion alternativer Entwürfe „wirksam" werden."

Schließlich noch eine kleine Episode zu einem persönlichen Begriff, der in der Falldarstellung ebenfalls zum Tragen kommt. In den Anfängen meiner therapeutischen Arbeit formulierte ich bei einem Patienten spontan eine Intervention, die ihn verwirrte und belastete. Schuldbewusst 'beichtete' ich dies dem oben erwähnten Supervisor. Nachdem wir die Hintergründe verstanden und konstruktive Perspektiven erarbeitet hatten, sagte er zum Schluss: „Das Beste, was einem in der Therapie passieren kann, ist ein **guter Fehler**“ d. h. ein Fehler, der nicht destruktiv wirkt, sondern progressionsfördernd bearbeitet werden kann (Schmidt, 1985).

Falldarstellung

Die Therapie umfasste 130 Sitzungen. Ich beschränke mich bei der Darstellung auf die unmittelbar zum Thema gehörenden Aspekte. Wichtige andere Themen der Therapie, wie z. B. Angst vor dem Tod, Übertragung als Abwehr, Depression, erwähne ich nur.

Frau A. war zum Zeitpunkt des Erstkontakts Mitte 40. Sie leitete eine interkulturelle Begegnungsstätte in einer Großstadt. Entsprechend ihrer depressiven Struktur und ihrem altruistischen Verarbeitungsmodus fühlte sie sich für alles verantwortlich und schuldig, opferte sich auf, fühlte sich permanent erschöpft. Ihr Lebensmotto war: alles zu geben und wenig oder nichts zu bekommen. Ihre Enttäuschung, Wut und ihren Neid musste sie zunächst noch abwehren. Privat war sie nach einer in tragischer Weise gescheiterten Ehe mit einem in seiner Beziehungsfähigkeit offenbar eingeschränkten, deutlich älteren Partner liiert, fühlte sich unglücklich, vermochte aber keine Konsequenzen zu ziehen.

Anlass für den Kontakt mit mir war die Erkrankung an einem Mamma-Ca. etwa ein Jahr zuvor. Sie hatte gedacht, sie könnte „den Brustkrebs so wegstecken“ und hatte erkennen müssen, „dass das nicht geht.“ Nach Operation und Chemotherapie wurde eine günstige Prognose gestellt. Frau A. hatte sich neben der schulmedizinischen Betreuung komplementärmedizinischen und alternativen Angeboten zugewandt. Aufgrund ihrer Über-Ich- und Schuld-Problematik gestaltete sie dies jedoch in einer Weise, die ihr enormen zusätzlichen Disstress bereitete nach dem Motto: ‘Wenn ich jetzt nicht ganz gesund lebe, meine Psyche nicht ganz saniere, dann kommen die Metastasen.’

Frau A. wuchs in bescheidenen Verhältnissen in einer norddeutschen Großstadt auf. Sie war die älteste von vier Kindern. Nach ihr wurden Zwillinge, ein Bruder und eine Schwester, und später noch ein Bruder geboren. Der Vater war wegen eines kleinen Geschäfts selten da, und wenn er kam, dann ging er in der Erinnerung der Patientin zu Mutter und Geschwister und fast nie zu ihr. Die Mutter wird hart und verhärmt beschrieben, durch die Hilfe im Geschäft und Pflege von älteren Verwandten überfordert. Sowohl Vater als auch Mutter zogen die Geschwister vor. Die Patientin musste die drei jüngeren Geschwister versorgen. So weit ihre Erinnerungen zurückreichen, fühlt sich Frau A. nicht geliebt und zu kurz gekommen. Bei einer Reihe von Beziehungen zu Männern fühlte die Patientin sich gelockt, dann enttäuscht, ausgenutzt, entwertet, nicht wirklich wahrgenommen usw.

Das erste Jahr der Therapie war geprägt vom Wechsel zwischen milder positiver und heftiger negativer Übertragung. Frau A. registrierte hochsensibel jede kleinste Nuance bei mir, die wirklich oder vermeintlich nicht genügend einfühlsam, ungeduldig, usw. war, und reagierte jeweils mit heftiger Enttäuschung. ‘Passend’ zu ihrer Problematik unterlief mir am Anfang eine Doppelbestellung, so dass ich die Patientin nach Hause

schicken musste. Nur ganz langsam konnte sie Vertrauen fassen. Schließlich benutzte sie mich imaginativ als Übergangsobjekt bei ihren Schlafstörungen.
Hierzu eine Bemerkung vorweg. Das Kreative des Übergangsobjekts besteht ja darin, dass mit diesem Symbol gleichzeitig Gegenwart und Abwesenheit der Eltern bzw. des Therapeuten dargestellt werden. Dieses symbolische Spiel ermöglicht, beide Pole gemeinsam ins Bild zu setzen, ohne dass die beruhigende Wirkung des einen Pols aufgehoben wird. Es gibt also nicht ausschließlich die Alternative zwischen Erfüllung und Versagung (Pfannschmidt). Ein Lösungsweg, auf den ich später noch einmal zurückkomme.
An dieser Stelle möchte ich drei Tagträume darstellen, die Bezug zu dem weiteren Verlauf haben.

Wiese
Frau A. bildert eine „riesengroße Wiese“, im Bild ist sofort ein Mann aus einer unglücklichen Liaison. Der Mann steht vor ihr „wie ein Gott...ein Beschützer.“ Sie geht auf ihn zu und sie umarmen sich, dann merkt sie, dass sie ihren Vater umarmt. Eine Lösung aus diesem Dilemma war ihr im Tagtraum nicht möglich.

Sicherer Ort, geschützter Raum
In der Nähe ihres Ferienhauses in Skandinavien sitzt sie unter einem Baum, den sie besonders mag. Es ist angenehm dunkel, keiner kann sie finden, sie wird in Ruhe gelassen. Dann bemerkt sie, dass sie in einem engen Gefängnis sitzt und sich kaum rühren kann. Die dichten Blätter lassen sich einen Spalt auseinander schieben. Draußen blühen die Bäume, ein Bach plätschert. – Ein geschützter Raum kann eben auch ein Gefängnis darstellen und den Möglichkeitsraum verhindern (Schnell).

Loslassen
Zwei verschiedene Hände halten sich fest, die weibliche Hand „krallt“. Die männliche Person ist im Rokoko-Stil gekleidet, er schaut sie freundlich an. Die Umgebung ist ein „trostlos abgedunkelter Raum.“ Frau A. vermag in die weibliche Gestalt hineinzuschlüpfen, die ihren Mund geöffnet hat wie auf dem Bild von Munch, „Der Schrei.“ Sie muss ihn festhalten, weint, zieht ihn mehr zu sich, der Mann lässt dies freundlich geschehen, daraufhin wird sie etwas ruhiger, lockert etwas den Griff und kann schließlich nach langem ängstlichen Zögern die Hand loslassen. Der Mann bleibt ihr zugewandt stehen und läuft nicht weg. Dennoch fühlt die Patientin sich einsam und verlassen.

Im Laufe der weiteren Therapie besserte sich die Symptomatik der Patientin deutlich. Ihre Depression hatte merklich nachgelassen. Sie hatte etwas an Gewicht zugenommen, strahlte größere Lebendigkeit aus, wurde genussfähiger, kleidete sich farbiger, die zerstörerischen Auseinandersetzungen mit dem Partner ließen nach, sie konnte sich an der Arbeitsstelle besser abgrenzen, usw. Frau A. wirkte inzwischen auf mich fraulicher, anziehender und es entwickelte sich eine leichte erotische Spannung.
Ab der 90. Sitzung kam es zu einem intensiven Übertragungs-Gegenübertragungs-Geschehen. Aufgrund der noch bestehenden Symptomatik besprach ich mit der Pati-

entin die Möglichkeit einer Sonderfallregelung, d. h. den Versuch, zusätzliche 30 Sitzungen genehmigt zu bekommen. Dies ermunterte die Patientin, mir nun offen mitzuteilen – was sich schon länger angedeutet hatte –, dass sie in mich verliebt sei und sie mit mir schlafen wolle. Ich ging zwar achtungsvoll darauf ein, sprach die ödipale Seite überhaupt nicht an, aber – nun kommt mein „guter Fehler" – ich betonte sofort klar die Grenzen und das Destruktive eines evtl. Auslebens. Meine Absicht war gewesen, auf keinen Fall in die Rolle der lockenden und dann enttäuschenden Männer zu kommen, wie es die Patientin erfahren hatte. Aber gerade durch meine distanzierte und sofort die Grenzen betonende Haltung fühlte sich die Patientin abgewiesen mit der ihr bekannten tiefen Enttäuschung, Scham und Wut.
Unmittelbar nach dieser Sitzung nahm ich an einem KIP-Seminar teil mit dem Thema „Sexualität und Aggression." Gegen meinen Willen erschien mir die Patientin im Tagtraum. In der imaginativen Auseinandersetzung verstand ich, dass ich die Fähigkeit der Patientin zur therapeutischen Ich-Spaltung, zum symbolischen Spiel und zur Nutzung des Möglichkeitsraums unterschätzt hatte.
Nach diesem Seminar kam es über fast drei Monate immer wieder zu Wutausbrüchen der Patientin mir gegenüber. Sie warf mir vor, ich hätte ohne Grund ihr Liebesgefühl für mich zerstört und wäre doch genauso wie die anderen Männer, auf die man nur mit dem Knüppel einschlagen könne. Ich hielt ihren – mir inzwischen sehr verständlichen – Wutattacken stand, respektierte sie, bearbeitete immer wieder die Übertragungs-Gegenübertragungs-Szenen. Mit der Enttäuschungswut wurde auch ihre Abschieds-/Trennungswut deutlich.
Langsam wurde die Patientin freundlicher gestimmt und konnte schließlich an die früheren Liebesgefühle anknüpfen. Aus dem aktuellen Dialog heraus formulierte ich dann folgendes Tagtraumthema:

Krallen – Gefängnis
Die Patientin sitzt mit mir unter ihrem Lieblingsbaum in Skandinavien. Sie hält mich fest und es ist genauso dunkel und eng wie in dem früheren Traum. Ich bin im Traum freundlich zugewandt. Hochdramatisch und intensiv erlebt die Patientin ihre „wahnsinnige Angst", ihre Schmerzen, ihr Weinen und ihre scheinbare Unfähigkeit, etwas zu ändern. Unter größter Mühe schafft sie es, ein Blatt hochzuheben und sieht, „draußen spielt das Leben." Sie „überschüttet" mich mit Küssen, kann dann einen Arm von mir loslassen. Erneute Küsse, dann kann sie mit mir in die „helle Sonne" gehen. Im Tagtraum lächle ich sie an und beginne zu tanzen. Unter Mühen kann sie auf mich zukommen, aber zunächst noch ohne Empfindung. Schließlich tanzt sie mit, berührt mich und sagt dann lächelnd, „jetzt verführe ich sie." – Ich überlasse sie und mich den jeweiligen Phantasien. – Nach längerem Schweigen sagt sie, „nun lachen und reden wir miteinander und verabreden uns für den nächsten Tag."
Wir konnten anschließend offen und mit Freude die Thematik durcharbeiten.

Erst danach war es der Patientin möglich, Abschiedsschmerz zu empfinden und zu weinen – in der Stunde, zu Hause und in Skandinavien. Auch diese Thematik konnten wir offen und intensiv durcharbeiten. Frau A. spürte, wie die „tiefen Gefühle" z. B. von Schmerz oder von Freude nun eine ganz andere Qualität hatten im Vergleich

zu ihrer depressiven Zeit und auch, dass „der Ballast geringer" geworden war. Im letzten Tagtraum, mit dem nun zum dritten Mal angebotenen Motiv 'Loslassen' , vermochte Frau A. sich erstmals wenigstens imaginativ ausreichend von ihren Eltern zu distanzieren.
Es blieb ihre Sehnsucht nach einer Umarmung beim letzten Abschied von mir. Ca. 6 Wochen vor Ende der Therapie erkannte die Patientin in einem entspannten, regressiven Zustand zwischen den Sitzungen, dass die ersehnte Umarmung eine „Sucht nach unzähligen Umarmungen" auslösen würde. Sie spürte „körperlich", dass sie dann nicht wirklich loslassen könnte, und formulierte den Titel dieses Artikels: „...und das eine Mal wäre einmal zuviel." – Daraufhin konnten wir einen intensiven und guten Abschied gestalten – ohne Umarmung. Frau A. schenkte mir zum Schluss ein wunderschönes Buch über Monets Garten in Giverny mit dem Titel 'Der schönste Garten Frankreichs'.

Diskussion

Mit den anfangs erläuterten Begriffen möchte ich einige – natürlich unvollständige – Überlegungen zum Therapieverlauf ab der 90. Sitzung anstellen.
Die unstillbare erotische Sehnsucht der Patientin, ihr Wunsch nach Verschmelzung sowie die lange Reihe von enttäuschenden Männer in ihrer Biographie kumulierten zu einem unerfüllbaren Beziehungswunsch an mich, so war jedenfalls meine alleinige erste Empfindung. Die weiterhin vorhandenen guten Ich-Funktionen von Frau A. nahm ich in dieser Situation nicht wahr. Dies aktivierte bei mir meine persönliche Abneigung gegen Symbiose- und Verschmelzungswünsche sowie meine grundsätzliche Einstellung, bloß nicht mehr zu versprechen als zu halten. Die Übertragung der Patientin verursachte bei mir, aufgrund meiner erwähnten Anteile, eine Gegenübertragung, die genau die Empfindungen bei der Patientin auslösten, die sie bei anderen Männern erfahren hatte und die ich auf jeden Fall meiden wollte. Es war zu einem Enactment im Sinne einer projektiven Identifikation gekommen. Mir selbst und der Patientin hatte ich den Möglichkeitsraum genommen und es musste sich das schlechte Alte wiederholen. Der die Patientin zunächst belastende, letztendlich aber gute Fehler von mir ermöglichte erst das Ausleben ihrer Enttäuschungs- und Trennungswut. Mein Gegenübertragungstagtraum befähigte mich zur Korrektur und Wiedererlangung des Möglichkeitsraums. Das unerschütterliche Aushalten, Anerkennen und Durcharbeiten der Wut mit ihren verschiedenen Anteilen konnte Frau A. als emotional korrigierende Erfahrung verarbeiten. Dies war die wichtige Voraussetzung dafür, dass wir dann u. a. im Sinne eines ernsthaften und diesmal gleichzeitig spielerischen Enactments das Begehren und die erotische Übertragung von Frau A. und meine Gegenübertragung insbesondere im symbolischen Spiel intensiv szenisch darstellen und bearbeiten konnten.
Ähnlich den Entwicklungen in der Kindheit und Pubertät war es hierbei wichtig, die Patientin in ihrem Begehren, in ihren erotischen Wünschen, in ihrer Zuneigung zu sehen, dies wertzuschätzen, sich daran gemeinsam mit ihr zu erfreuen und es dennoch nicht real handelnd umzusetzen und diesen Verzicht progressionsfördernd zu

verarbeiten. Dabei war es weiterhin wichtig, neben dem Übertragungsanteil (Elternmodell) den erwachsenen Anteil (Partnermodell) zur Geltung kommen zu lassen. Als die Patientin mich verbal und imaginativ ganz haben konnte und ich dies positiv mitgestaltete, konnte sie von mir lassen. Dies deutete sich schon vorher in kleinen Tagtraumszenen an. Die symbolische Gestaltung war nicht – oder nicht nur – Wunscherfüllung, sondern stellte ähnlich wie das Übergangsobjekt gleichzeitig Erfüllung und Versagung dar. Die Wünsche können so ausgedrückt, dargestellt und damit (später) aufgegeben werden (Flaake).
Erst nach Darstellung und Bearbeitung der Wut sowie anschließend der Übertragungsliebe konnte Frau A. ihre Trauer, ihren Schmerz über den anstehenden Abschied zulassen. Sie erlebte dabei den grundsätzlichen Unterschied von jetziger Trauer und früherer Depression, von jetzigem Schmerz und früherem Groll und wie damit „der Ballast geringer“ wurde.
Es blieb zunächst noch die unerfüllbare und unerfüllte erotische Sehnsucht. Aufgrund ihrer Entwicklung vermochte Frau A. dann in einem entspannten, regressiven Zustand – ein Zustand, der ja besonders kreativ sein kann – nicht nur rational, sondern emotional und körperlich den grenzenlosen Suchtcharakter, das Nie-satt-Sein/Nie-befriedigt-Sein dieser erotischen Sehnsucht zu erleben. Das wiederum befähigte sie, davon Abstand zu nehmen und die bestehende erotische Spannung zwischen uns wertzuschätzen, ohne dass sie körperlich ausgedrückt werden musste. Nach diesem letzten Schritt konnten wir eine der wichtigsten Aufgaben in einer Therapie gut bewältigen: den Abschied.[3]
Ich komme zum Schluss meiner Ausführungen. Die Fallstricke in der Therapie, insbesondere bei der Übertragungsliebe möchte ich allgemein so formulieren:
Wenn man nicht weiß, was man tut, oder – was wohl häufiger vorkommt – wenn man glaubt zu wissen, was man tut, und gibt Gas, dann kommt es zu einer Geisterfahrt (Kallwass). Wenn man aber wirklich weiß, was man tut, und gibt Gas, dann kommt es zu einer zwar anstrengenden, aber guten, lohnenden Fahrt.
Wenn Letzteres zutrifft, also die gute, lohnende Fahrt, dann kann Krutzenbichlers und Essers wunderbares Bonmot zur Geltung kommen:

in dubio pro libido !

[3] Wie schon erwähnt, habe ich meine Ausführungen auf die Übertragung-Gegenübertragungsdynamik fokussiert und andere zentrale Themen nicht dargestellt. Bei der komplexen Problematik und dem limitierten Stundenkontingent trotz Sonderfallregelung war die Bearbeitung und Auflösung der erotischen Übertragung begrenzt möglich. Von großer Bedeutung für die Patienten und deren weiterer Entwicklung ist, dass man als Therapeut konstruktiv mit dieser Beschränkung umgeht und so via Identifikation bzw. Lernen am Modell (i. S. d. Verhaltenstherapie) dem Patienten die Möglichkeit gibt, dies progressionsfördernd zu verarbeiten. Das scheinbar bescheidene Ziel in der Therapie, dass die Patienten ihr Leben (etwas) zufriedenstellender gestalten könne, beinhaltet auch, dass gegebenenfalls später die noch unerledigten Probleme/Leiden erneut mit professioneller Hilfe bearbeitet werden können.

Literatur

Bettighofer, S. (2004). Übertragung und Gegenübertragung im therapeutischen Prozess. Kohlhammer.
Höhfeld, K., Schlösser, A.-M. (Hrsg.) (1997). Psychoanalyse der Liebe. Psychosozial.
Krutzenbichler, H. S., Essers, H. (2002). Muß denn Liebe Sünde sein? Zur Psychoanalyse der Übertragungs- und Gegenübertragungsliebe. Psychosozial.

Weitere Literatur beim Verfasser.

Marilyn Manson
oder
Die Identifikation mit dem Bösen

Die Katathym-Imaginative Kurzzeitpsychotherapie eines schwer somatisch erkrankten Jugendlichen

Renate Sannwald

Zusammenfassung

Marilyn Manson ist seit einigen Jahren die Kultfigur des Satanismus, einer spezifischen Jugendlichen-Subkultur. Die Autorin beschreibt, wie sich ein 15-jähriger Jugendlicher nach einer lebensbedrohlichen körperlichen Erkrankung und einer konsekutiven starken Stigmatisierung psychisch zu stabilisieren versucht in einer Art „Identifikation mit dem Bösen", welche an eine Identifikation mit dem Aggressor (A. Freud 1984) denken lässt. Mit Hilfe einer ca. 30 Stunden umfassenden Katathym-Imaginativen Kurzzeittherapie gelingt es dem Patienten, diese frühe Abwehrformation aufzulösen und sich damit seine Ressourcen wieder zugänglich zu machen.

Frederik, ein knapp sechzehnjähriger Jugendlicher, meldete sich im Sommer 1999 in der Praxis der Autorin. Im Erstkontakt sah sie einen groß gewachsenen, dunkelhaarigen, fast 1,90 m langen Adoleszenten, der mit verschränkten Armen auf der Praxiscouch Platz nahm, sichtlich reserviert und fast ein wenig feindselig. Frederik war freakig gekleidet und trug während des ganzen Erstinterviews eine topfartige Häkelmütze auf dem Kopf, die ein wenig zum Lachen reizte – doch zum Lachen gab es, wie sich zeigen sollte, in seinem Leben derzeit wenig Anlass. Bei näherer Betrachtung fiel auf, dass Frederik, dem sommerlichen Wetter zum Trotz, mehrere T-Shirts übereinander trug, zuoberst eines mit einem bluttriefenden „Marilyn Manson"-Aufdruck, und darüber hinaus einige afrikanisch anmutende Ketten um den Hals. Besonders bemerkenswert erschien eine schwere Silberkette mit einem großen Anhänger, einem Drachen, wie der Jugendliche später erklären sollte, welcher ein großes Ei aus Bergkristall zwischen seinen Fängen trug. Frederik wirkte angespannt und reizbar, ohne dass er so recht in der Lage war, in Worte zu fassen, was ihn beschäftigte. Gegen Ende des Erstinterviews brach sich seine Wut auf den leiblichen Vater Bahn, welcher seine Mutter schon während der Schwangerschaft verlassen hatte.
Inhaltlich berichteten Frederik und die während des Erstinterviews anwesende Mutter, der Junge leide seit einiger Zeit unter Konzentrationsproblemen. Die *schulischen*

Leistungen seien im letzten Jahr erheblich *abgefallen*, so dass die Versetzung gefährdet sei. Da Frederik im Übergang zur Klassenstufe 10 auf der John F. Kennedy-Schule war, ging es auch um die Frage der weiteren Beschulung. Er sei möglicherweise nicht in der Lage, auf dieser Schule das Abitur zu machen. (Die amerikanische Schule ist hinsichtlich ihres Aufbaus mit den deutschen Schulen nicht kompatibel, was ein Problem hinsichtlich seiner weiteren schulischen Möglichkeiten aufwarf.) „Schule ist das Schlimmste!", Frederik müsse dauernd pauken, um dem Unterrichtsstoff folgen zu können. Der Jugendliche schien schulisch überfordert, denn er war nicht wie die meisten seiner Mitschüler muttersprachlich englisch. Er werde häufig unter-, aber auch überschätzt, was ihn beides ärgere; deswegen sei er manchmal „durchgedreht" und wolle seine Ruhe haben.
Ganz beiläufig am Ende des Gespräches erwähnte die Kindsmutter, Frederik habe vor 1 ½ Jahren eine schwere *Akne conglobata mit Vaskulitis* durchgemacht, die vom Gesicht aus auf den Rücken überging. Nachdem eine naturheilkundliche Behandlung keine Besserung erbrachte und der zwischenzeitliche Nordseeurlaub der Familie sogar eine erhebliche Befundverschlechterung zur Folge hatte, verbrachte Frederik schließlich vier Wochen auf der Intensivstation, wo er wie ein Verbrennungspatient offen gelagert wurde und extreme Schmerzen erlitt. Gegen Ende des Erstgesprächs machte er das durchgestandene Leid nonverbal deutlich, indem er unvermittelt seine T-Shirts anhob und seinen Rücken zeigte. Die Autorin erschrak: Der Rücken war übersät mit abgeheilten daumenendgliedgroßen Kratern von den alten Wunden. Sie bekam einen Eindruck davon, was er erlitten haben musste, und wie schwer es für ihn sein musste, sich ihr so zu zeigen.
Später beschrieb Frederik nach und nach – wie es für traumatisierte Patienten typisch ist –, wie er vor dem Klinikaufenthalt jeden Morgen sein Hemd habe nass machen und von der entzündeten Haut abreißen müssen, wobei weitere Wunden durch die abgerissenen Hautfetzen entstanden. Eine hochdosierte Cortisontherapie hielt endlich den Entzündungsprozess auf und führte allmählich zur Abheilung der Wunden, doch Frederik nahm durch diese Behandlung insgesamt 15 kg an Gewicht zu. Er bekam das Gefühl, eine Art „Monster" zu sein, das man unter keinen Umständen noch attraktiv finden oder gar lieben könnte! Immer wieder musste er sich schmerzhaften Laseroperationen und kryochirurgischen Eingriffen an den Keloiden seiner Haut unterziehen, ohne dass er bislang einen Erfolg sehen konnte. Das trieb ihn allmählich in das Gefühl hinein, *nicht mehr leben zu wollen*. All dies erfuhr die Autorin erst im Therapieverlauf. Gegen Ende des Erstinterviews blieb lediglich der Eindruck, es mit einem *erheblich traumatisierten und narzisstisch vulnerablen jungen Mann* zu tun zu haben, der sein Leid bislang mit niemandem hatte teilen können.

Zur *Anamnese* ist bemerkenswert, dass Frederik, das erste und einzige Kind seiner Mutter, seinen aus Ostberlin stammenden Vater, einen Kommilitonen der Mutter, nur zweimal als Baby sah. Einen bereits vereinbarten Termin für die Abruptio hatte die Kindsmutter nicht wahrgenommen. Da der Kindsvater seine Unterhaltszahlungen nicht leistete, hatte die kleine Familie sich „finanziell extrem durchwurschteln müssen". Die Kindsmutter fand nach ihrem Sozialpädagogikstudium zunächst keine Stelle und arbeitete meist als Putzfrau. Frederik kam früh in den Kinderhort und war ständig krank. Als Vorschulkind habe er unter einer Reihe von *Primordialsymptomen* gelitten, unter Dunkelängsten und Lippenbeißen; den Schnuller habe er fast bis zur Einschulung gebraucht. Die familiäre Situation besserte sich erst, als die Kindsmutter Frederiks Stiefvater kennen lernte, den sie rasch heiratete, und der den Jungen im Alter von sechs Jahren adoptierte. Etwa gleichzeitig bekam die Kindsmutter nach verschiedenen Gelegenheitsjobs eine Festanstellung beim Bezirksamt in Berlin.

Bis zu seiner schweren körperlichen Erkrankung sei Frederik in der Schule einigermaßen gut zurecht gekommen, doch beginnend mit den langen Fehlzeiten durch die Erkrankung habe er die beschriebenen Schulleistungsprobleme entwickelt. Weiter habe er begonnen, in zunehmendem Maße *Nicotin und Cannabis zu konsumieren*, was die Eltern erheblich beunruhigte. Auch interessiere er sich in letzter Zeit für *satanistische Aktivitäten*, besuche mit Begeisterung die Konzerte von Marilyn Manson, der Kultfigur des amerikanischen Satanismus, mit dem er sich offenbar identifizierte, und verkehre im „Schwarzen Café" in Berlin-Kreuzberg, wo sich die entsprechende „Subkultur-Szene" treffe.

Im *Therapieverlauf* enthüllte Frederik allmählich seine Strategien, mit der traumatisierenden Situation zurechtzukommen. Die Beschäftigung mit dem Satanismus schien in seinen Versuchen einer intrapsychischen Stabilisierung eine Art „letzte Bastion" einer zunehmend dysfunktional werdenden Abwehr zu sein. Zunächst habe er begonnen, sich für *„weiße Magie"* zu interessieren. Sein Drachenanhänger zum Beispiel sei so etwas wie ein Amulett; jeder Drache habe spezielle Fähigkeiten. Mit weißer Magie könne man Leute heilen und innerlich ruhiger werden. Seine Perlenketten habe Frederik sich selbst gebastelt. Die Autorin bekam den Eindruck, er hatte versucht, sich den „Schutz aller Kulturen" zu holen. Dann habe er begonnen, sich mit Marilyn Manson und seiner Ideologie zu beschäftigen, welche ihn zunehmend begeisterte.

Erschwerend für den Beginn der therapeutischen Arbeit war, dass Frederiks *Mutter an Brustkrebs erkrankte* und für einige Wochen in eine Schweizer Spezialklinik ging, um sich dort vor der erforderlichen Operation homöopathisch behandeln zu lassen, was den Jungen vor Angst fast verrückt werden ließ. Sein Cannabiskonsum stieg sprunghaft an, und er gab ihr zum Schutz sogar sein Drachenamulett mit in die Schweiz. Die Autorin bekam den Eindruck, für Frederik die einzige Halt gebende Person zu sein; die Last der Situation schien erdrückend.

In Abweichung vom üblichen Vorgehen begann die Autorin die *imaginative Arbeit* mit einem Tagtraum zum Thema *Tropischer Strand*, um dem sonnenhungrigen Frederik einen emotional positiv getönten regressiven Raum zur Verfügung zu stellen.

Frederik sieht sich an einem tropischen Strand mit klarem Wasser und über das Wasser herabhängenden Palmen. Die Bucht wird umfasst von Bergen; im Wasser ist ein Korallenriff. Er möchte sich am liebsten „stundenlang ausruhen", was er auch eine Weile tut. Er bekommt Lust auf das Fleisch einer Kokosnuss, hat aber kein Messer dabei, um diese zu öffnen. Beim Besteigen einer Palme hat er die Idee, von oben ins Wasser herunterzuspringen, was ihm Lust und Angst macht. Was ist, wenn im Wasser Steine liegen? Doch er traut sich, hinunterzuspringen, und ist hinterher ganz stolz auf seinen Mut. Von dort schnorchelt er im warmen Wasser, fühlt sich schwerelos. Auf

dem Riff sieht er eine Riesenmuschel, „so groß, dass ein ganzes Bein hineinpasst"; ihre Halbschalen schnappen zu bei Kontakt und gehen dann für mehrere Stunden nicht mehr auf! Frederik hätte Lust, sich von einem Delphin durchs Wasser ziehen zu lassen, aber da ist nur das rote Korallenriff mit den bunten Fischen unter ihm, welche sich neugierig annähern. Ein Rochen „wie ein Riesenbettlaken" zieht vorbei. Frederik schwimmt zurück zum Strand und wärmt sich an der Sonne auf.
Im *Nachgespräch* zu dieser Imagination fiel uns auf, dass Frederik beim Schwimmen gar kein T-Shirt trug; auch die Autorin hatte während der Imagination gar nicht mehr an seine *Exhibitionsängste* gedacht! Der Jugendliche trug deswegen mehrere Kleidungsstücke übereinander, um sich auch beim Sportunterricht nicht vor seinen Klassenkameraden entblößen zu müssen, und badete in der Realität niemals ohne T-Shirt. Er berichtete dann erstmals ausführlicher vom Martyrium seiner Krankheit. Die Familie hatte offensichtlich zu lange mit einer suffizienten Behandlung gewartet und auf naturheilkundliche Mittel „gesetzt". „Es nützt nichts, zu lange zu warten; davon wird es nicht besser!" Doch in den folgenden Wochen ließen Frederiks Exhibitionsängste auch in der Realität allmählich ein wenig nach, was sich auch in den Therapiestunden an seiner Kleidung zeigte.

In der *zweiten Imagination* versuchte die Autorin wieder, Frederik mit dem regressiv getönten *Höhlenmotiv* eine Möglichkeit zur Entspannung zu geben – was, wie sich zeigte, nur teilweise erfolgreich war.
Frederik findet sich in einer Höhle mit lila-weißen Tropfsteinsäulen, durch die es weitergeht zu einer zweiten Höhle mit einem zentral gelegenen See. In dessen Mitte steht ein Stalagmit, auf den von oben ein Lichtstrahl herabfällt. Dahinter ist die Höhle zu Ende, und Frederik verlässt sie wieder. Ihr Eingang befindet sich am oberen Ende einer eieruhrähnlichen bizarren Felsformation. Daneben entdeckt der Junge eine Felsspalte mit einer Kletterausrüstung. Ehe die Autorin ihn davon abhalten kann, seilt er sich von der Felsenformation ab, indem er sich rückwärts an einem Bungeeapparat nach unten falls lässt in einen basal befindlichen Felsenbogen hinein. Nun hängt er kopfüber an den Seilen über einem reißenden Gebirgsbach, der durch den Felsenbogen fließt. Er schneidet die Seile durch und lässt sich von dem Flüsschen in einen Bergsee hineintreiben, in den ein Wasserfall hinunterstürzt. Dort klettert er ans Ufer und lässt sich von der Sonne trocknen. In einem Kajak fährt er durch eine unberührte Naturlandschaft mit Herbstbäumen in einen etwas tiefer gelegenen See, wo er sich treiben lassen kann.
Im *Nachgespräch* skizzierte Frederik schnell eine Reihe von Bildern zu den Episoden seiner Imagination, sich allmählich beruhigend. Die Autorin hatte den Eindruck, dass er seine Beunruhigung über die bevorstehende Operation der Mutter *kontraphobisch abwehren* musste. Zu der merkwürdigen Felsenformation assoziierte sie die Situation der *„Kindlichen Kaiserin"* in der „Unendlichen Geschichte" von Michael Ende. Atreju, der Held dieser Geschichte, muss die von einer tödlichen Krankheit befallene Kindliche Kaiserin retten, die in einer derartigen Felsenformation ihren Königssitz hat. Frederik griff diese Assoziation begeistert auf. Vermutlich hatte er *unbewusste Rettungsphantasien*, seine Mutter betreffend; sein eigenes Leid trat gegenüber dem der Mutter in den Hintergrund.

Auch in der Realität neigte Frederik zu *Risikoverhalten*. In eine der folgenden Therapiestunden kam er reichlich lädiert, nachdem er auf dem Weg zur Therapie mit den Kickboard einen kapitalen Sturz gebaut hatte. Auch berichtete er, beim Besuch seiner Rockkonzerte *Stage diving* zu machen (d.h., von der Bühnenrampe aus in die johlende Zuschauermenge zu springen!), was einige Zeit später zu einem Unfall mit Wirbelsäulenprellung führen sollte.
Die Eltern hingegen waren innerlich völlig fixiert auf die Schulfrage und beunruhigten sich enorm, wenn sie bei Frederik Cannabis fanden. Die Autorin hatte den Eindruck, dass der zeitweise Drogenkonsum eher der Selbstberuhigung des Jungen diente. Offenbar fehlte ihm eine *Halt und Struktur gebende väterliche Figur*, welche ihn beruhigen und ihm gleichzeitig Grenzen setzen konnte in seinen autodestruktiven Verhaltensweisen.

So schlug die Autorin eine *Imagination* zum Thema *Besuch bei einem alten Weisen* vor.
Frederik findet sich in einem kleinen Vorgarten mit einem niedrigen lackierten Holzzaun vor einem amerikanischen Holzhaus mit einer Säulenterrasse, welche mit Schaukelstühlen bestückt ist. Im Haus führt eine lackierte Treppe mit knarrenden Stufen nach oben ins Obergeschoss. An der Wand hängen ein Samuraischwert und Kuckucksuhren. Oben gelangt Frederik in einen langen Korridor mit einem Fenster auf einen kleinen See. Hinter einer Tür erklingt klassische Musik. Er klopft an und sieht beim Betreten des Zimmers als erstes ein Grammophon mit einem riesigen Trichter. In einem großen Ledersessel sitzt ein alter Mann im Halbschatten, dessen Gesicht Frederik zunächst nicht richtig erkennen kann. Er nimmt gegenüber auf einer breiten Ledercouch Platz. Neben ihm liegt auf einem Schafsfell eine kleine weiße Perserkatze, die zu schnurren anfängt. An der Wand hängen Bilder mit weisen Sprüchen, ein paar davon in persischer und russischer Schrift. Der alte Mann schweigt, schaut aber interessiert zu Frederik. Die Katze springt auf seinen Schoß, und er streichelt sie. Der Mann hat ein asiatisch wirkendes Gesicht mit einem geflochtenen Bart und lächelt vor sich hin. „One can feel the presence of the mind", sagt Frederik. Auf den Holzkommoden an der Wand sieht der Junge viele verschiedene Gegenstände aus unterschiedlichen Kulturen, Glasfiguren und Woodoopüppchen, einen Kasten mit Räucherstäbchen und einen ausgehöhlten Steinelefanten mit einem kleinen Elefanten darin. Da „geht es um etwas, das man nicht in Worte fassen kann". Der alte Mann sitzt da wie eine Statue, bewegt nur die Hand, die die Katze streichelt. Frederik ist offenbar eingeschlafen, denn er wacht in einem der Schaukelstühle auf der Terrasse auf. Der Alte arbeitet jetzt im Vorgarten. Die Katze streicht um seine Beine und kommt dann zu Frederik. Der Alte erzählt, er habe Enkel auf drei verschiedenen Kontinenten, welche der Junge ausfindig machen solle, um ihnen Geschenke ihres Großvaters zu bringen. Die Katze werde ihm dabei helfen. Eines der Geschenke ist eine Goldkette mit einem lila Edelstein, der in einer goldenen Halbkugel mit Hieroglyphen darauf hängt. Dann geht der Alte zurück ins Haus. Frederik soll sich gleich auf den Weg machen, ohne sich nochmals umzudrehen.
Im *Nachgespräch* deutete die Autorin Frederik die Imagination als Ausdruck seiner *Vatersehnsucht*. Der alte Weise schicke ihn ja in die Welt hinein und erleichtere ihm

damit die Ablösung von seiner Mutter, mit der er sich innig verbunden fühle (s.a. der Elefant, welcher einen Babyelefanten in sich trägt!). Auch fänden sich im Tagtraum Persönlichkeitsanteile von Frederik – sein Schmuck aus mehreren Kontinenten korrespondiere mit der Raumgestaltung im Haus des Alten. Frederik reagierte mit Scham, und die Autorin hatte den Eindruck, einen zentralen Aspekt seiner unbewussten Konfliktdynamik angesprochen zu haben. Offenbar erlebte er seine Unfähigkeit, sich innerlich von der Mutter abzugrenzen, als persönliches Versagen.

In einer weiteren *Imagination*, in der er sich auf eigenen Wunsch wieder in mediterrane Gefilde begab (*In einer Hängematte liegen*), näherte sich Frederik innerlich der Zugehörigkeit zur Gruppe der Männer an.
Er findet sich in einer Hängematte zwischen zwei großen Palmen in einem Palmenwäldchen auf Fuerteventura unweit vom Strand. Er döst vor sich hin und trinkt einen Cocktail von der nahe gelegenen Strandbar. Sonnenstrahlen flirren in der Luft. Nach einer Weile steht er auf und leiht sich beim Surfladen am Strand ein Surfbrett aus. Es ist ablandiger Wind, der einen „Beachstart" möglich macht. „Man kann richtig reinrasen!", doch die Rückkehr ist aufgrund der Windstärke mühevoll. Das Kreuzen gegen den Wind dauert ewig, und Frederik landet schließlich seitwärts am Strand. Er steigt auf ins Dorf, das zwischen vulkanischen Bergen eingebettet liegt. Runde weiße Häuser heben sich vom roten Boden ab. In einer kleinen Bar sitzen die Männer des Dorfes, trinken Bier und tratschen über die Dorfangelegenheiten. Frederik spielt eine Runde Flipper und trinkt auch ein Bier; er fühlt sich von den Männern akzeptiert. Am Surfladen hängt er seine Hängematte unter einen Unterstand, hört Musik und hat einen Kokosdrink vor sich auf dem Tisch. Da gibt es alte Surfbretter zu kaufen. Er fühlt sich rundum gut versorgt in dieser männlichen Welt.
Im *Nachgespräch* berichtete Frederik, jetzt wieder in einer Band Schlagzeug zu spielen. Die Mädchen aus der Band bemerkten und mochten ihn. Auch interessiere er sich für ein zwei Jahre älteres Mädchen aus seiner Schule. Offenbar hatte die imaginative Annäherung an männliche Symbolfiguren zu einer *Stärkung seiner männlichen* Identität geführt, welche dann auch eine Annäherung an das weibliche Geschlecht ermöglichte. Vermutlich – so die Arbeitshypothese der Autorin – hatte Frederiks schwere körperliche Erkrankung *unbewusste Kastrationsängste* ausgelöst in einer unbewussten Gleichsetzung seines „kaputten Körpers" mit einem „kaputten Penis".
In der Folge berichtete Frederik immer wieder von heftigen Auseinandersetzungen mit seinen Eltern, vor allem über den Schulbesuch und das Üben vor Klassenarbeiten. Er beschwerte sich über eine in seinen Augen ungerecht schlechte Benotung seiner Arbeiten und legte sich mit seinen Fachlehrern an, was ihm einen Tadel einbrachte. Er begann zögernd, einen *Schulwechsel* ins Auge zu fassen. Gleichzeitig richtete er sein Zimmer neu ein und verabschiedete sich damit von seiner Kindheitsumgebung. Auch begann er, bei seinem Stiefvater Fahrstunden zu nehmen, und nahm sich vor, so rasch wie möglich den Führerschein zu machen. Für ein eigenes Auto habe er schon Geld gespart; das sollte ein VW-Passat sein (das damalige „Familienauto" der Autorin, das Frederik vor der Praxistür stehen sah!) mit getönten Scheiben, großen Lautsprechern und einem weißen Fell auf der Ladefläche „wie eine Höhle". Die Motorhaube sollte mit dem „bösen Blick" dekoriert sein.

Frederiks Interesse für satanistische Konzerte und Szenarios wich allmählich einer Vorliebe für Punkmusik, z.B. für die Gruppen „No use for a name“ und „Rage against the machine“. Er berichtete, sich im Konzert in Anwesenheit von Bekannten das T-Shirt ausgezogen zu haben und es mit einem anderen Konzertbesucher gewechselt zu haben! Das Halbjahreszeugnis war überraschenderweise deutlich besser, und er bemühte sich um einen Praktikumsplatz in einem Surfladen. Er entwickelte die Idee, im Sommer auf eine *internationale Schule im Ausland* zu wechseln, möglichst in Hawaii.

In seiner letzten *Imagination* zum Thema *Wolke* liegt Frederik strohhalmkauend auf einer Wiese am Alpenrand. Das Gras ist weich, die Sonne scheint, hinter ihm liegt ein kleiner Bergsee mit einem Bootssteg. Nach einer Weile steht er auf und geht hinüber auf die andere, steilere Seite des Berges, wo sich auch ein Bergdorf befindet. Mit seinem „Chevi-Van“ fährt er ins Dorf, um Kletterzubehör zu kaufen. Am Steilhang sind schon eingeschlagene Haken, so dass das Aufsteigen gar nicht schwer fällt. Er klettert auf die Kante des Steilhangs, wo ein paar Leute mit Paragliding-Schirmen abspringen, so auch Frederik. Nach der Landung steigt er wieder in seinen Wagen und fährt in eine kleine Schlucht, „wie in Frankreich“. Er beobachtet die Kumuluswolken am Berghang, die nicht über den Alpenkamm kommen. Dann bekommt er Lust, mit einem Freund und einer Freundin zusammen auf dem See Wasserski zu fahren. Das Wasser mag er wegen des Gefühls von Schwerelosigkeit: „Sobald man langsamer wird, geht man darin unter.“
In der Imagination fiel der Autorin auf, dass Frederik sich mittlerweile viel geruhsamer bewegen konnte. Im *Nachgespräch* kam er wieder auf seine Internatsidee zurück: „Die einzige Art, wie ich meine schulischen Probleme lösen kann.“
Die Familie entwickelte den Plan, in Südfrankreich zwischen Marseille und Antibes ein Appartement zu kaufen, in dem die unter Asthma leidende Mutter mehrere Monate im Jahr verbringen wollte. Frederik könnte dann auf die nahe gelegene *Internationale Schule in Antibes* gehen. Er bestand die dafür erforderliche Aufnahmeprüfung und auch die Mittlere Reife auf der JFK-Schule.
Auch gelang es ihm, eine erste kürzere *Liebesbeziehung* zu einer jungen Frau aus seiner Schule zu führen. Terah stammte aus einem amerikanischen Predigerhaushalt und war strikte Gegnerin von Alkohol und Drogen, was Frederik anregte, seinen entsprechenden Konsum zu überdenken. Doch er erkannte, dass er mit ihrer „militanten Abstinenz“ nicht zurechtkommen würde, und verabschiedete sich auf adäquate Weise von ihr.
Vor seiner Abreise nach Antibes im Sommer 2000 besuchte die Familie Angehörige in Ägypten. Frederik erkrankte heftig zunächst an einer Diarrhoe, dann an einem Muskelhartspann im rechten Pectoralisbereich, erinnernd an die Erkrankung der Mutter, was die Autorin als *somatisierten Ausdruck seiner Trennungsangst* verstand. „Ich hoffe, dass mein Körper mir erlaubt, nach Frankreich zu gehen!“, sagte er. Bei den Eltern hatte er wenig Unterstützung. Die Mutter war in Ägypten mit ihren Einkäufen befasst gewesen, und der Stiefvater war sehr besorgt darum, ob Frederik den Wechsel nach Frankreich verkraften würde.

Doch es gelang ihm, den *Ablösungsschritt zu vollziehen*. Ein Jahr später traf die Autorin Frederik während seines Sommerurlaubes zufällig in der Stadt. Er berichtete, auf dem Internat gut zurecht gekommen zu sein und sich in Frankreich wohl zu fühlen. Wenngleich er immer noch seine topfartige Mütze trug – diesmal ein aus Bast geflochtenes Modell –, wirkte er insgesamt entspannt und gut gestimmt, wieder neugierig auf das Leben.

Soweit ein kurzer Überblick über diese recht turbulente Kurzzeittherapie. Rückblickend erschien es, als ob Frederik und seine Mutter in der Folge ihrer ohnehin recht engen Beziehung zueinander und auch durch die beidseitigen schweren körperlichen Erkrankungen quasi in ihrem Ablösungsbemühen voneinander „stecken geblieben" waren. Möglicherweise verband sie eine gemeinsame *unbewusste Phantasie*, dass *Trennung voneinander tödlich sei*, was auch mit der bislang nicht berichteten Lebensgeschichte der Mutter stimmig wäre. (Die Kindsmutter hatte nach dem Abitur einen schweren Autounfall erlitten, und auch Frederiks Geburt war schwierig und über viele Stunden verzögert verlaufen.) Das männliche Objekt, das bei der Ablösung von der Mutter behilflich sein könnte, stand in nur unzureichendem Maße zur Verfügung; der Stiefvater war ängstlich und schien dem Jungen gegenüber insgesamt eher ambivalent eingestellt. In seinen Imaginationen nahm Frederik eine phantasierte *Großvaterimago* zur Hilfe, welche ihn in die Welt hinaus sandte. Die Begegnung mit der mediterranen Männergruppe, welche Frederik in ihrer Mitte als einen der ihren akzeptierte, stärkte seine durch die Erkrankung labilisierte männliche Identität und machte es ihm möglich, sich gleichaltrigen Mädchen zuzuwenden.
Die anfängliche Faszination durch satanistische Musik, insbesondere durch Marilyn Manson, verstand die Autorin einerseits als eine *Suche nach einem starken Vater*, der bei der Ablösung von der mütterlichen Imago zur Seite stand. Andererseits schien Frederik sich zu Beginn der Therapie innerlich mit dem durch Marilyn Manson repräsentierten *Bösen zu identifizieren*, ähnlich wie Anna Freud (1984) es für den Abwehrmechanismus der *Identifikation mit dem Aggressor* beschrieb. So färbte er sich im ersten Drittel der Therapie seine schwarzen Haare rot und rasierte sie sich dann kurz bis auf zwei seitliche Streifen, welche an „Teufelshörner" erinnerten. Möglicherweise hatte er die unbewusste Phantasie, dass, wenn er selber das Böse wäre, dieses ihm in Gestalt von unerwünschten schweren Krankheiten nichts mehr anhaben könnte, dass das Böse auf jeden Fall mächtiger als jede Krankheit wäre! Die weiße Magie, welche Frederik auch für sich entdeckt hatte, schien nicht mehr „stark genug" zu sein, um ihn zu schützen. So verstand die Autorin sein Interesse an dem Subkulturphänomen des Satanismus als eine *szenische Ausgestaltung einer frühen Abwehrformation* im Sinne einer *Ich-Regression* (Blanck und Blanck 1993). Unter Betrachtung des interaktionellen Aspektes bot Frederik diesen Abwehrmodus in Form eines „Handlungsdialoges" bereits im Erstinterview an (Streeck 2000).
Frederiks Imaginationen waren dadurch gekennzeichnet, dass er sich immer wieder versuchte *körperlich zu spüren*, sei es im Sprung von der Palme ins Wasser, sei es im freien Fall beim Bungeejumping, beim Klettern oder Wasserskifahren (s.a. King 2003). Dies ist ein für männliche Jugendliche typischer Modus der „Selbstvergewisserung", welcher mit der Veränderung des Körperbildes durch das starke Wachstum zusam-

menhängt und dazu führt, das Körperselbst zu konsolidieren. Weiter hält die Autorin die *Begegnung mit den männlichen Symbolgestalten* für ein zentrales Agens im Behandlungsverlauf. Diese stehen für bislang nicht genutzte Selbstanteile, welche es Frederik ermöglichten, eine altersadäquate Lösung für seinen *Autonomie-Abhängigkeitskonflikt* zu finden. Außerdem führten sie zu einer Stabilisierung des labilen narzisstischen Gleichgewichts und einer Besserung des Selbstwertgefühls (Blos 1990a, 1990b), was Frederik in die Lage versetzte, mutiger auf gleichaltrige Mädchen zuzugehen und sich auch schulisch mehr zuzutrauen. Es gelang ihm, die *Narben* seiner Erkrankung in seine *Körperimago zu integrieren* und so zu sich zu stehen, wie er jetzt war.

Die Autorin fühlte sich schon zu Beginn der gemeinsamen therapeutischen Arbeit angesprochen und beeindruckt durch Frederiks große *Kreativität*, welche er zwar schon als Ressource eingesetzt hatte, aber nicht hatte voll ausschöpfen können. So hatte er sich erst dann therapeutische Hilfe holen können, als er buchstäblich „mit dem Rücken an der Wand stand", ein für Adoleszente typisches Verhalten. Doch Frederik war auch in der Lage, die wenigen Imaginationen der Kurzzeittherapie gut für sich zu nutzen und daraus eine kreative Konfliktlösung für seine schwierige innere Situation zu entwickeln.

Literatur

Blanck, G., Blanck, R. (1993). Angewandte Ich-Psychologie. Klett-Cotta, Stuttgart.

Blos, P. (1990a). Adoleszenz. Eine psychoanalytische Interpretation. Klett-Cotta, Stuttgart.

Blos, P. (1990b). Sohn und Vater. Klett-Cotta, Stuttgart.

Freud, A. (1984). Das Ich und die Abwehrmechanismen. Fischer, Frankfurt am Main.

King, V. (2003). Der Körper als Austragungsort adoleszenter Konflikte. In: Analytische Kinder- und Jugendlichenpsychotherapie 3(24): 321-342.

Streeck, U. (Hrsg.) (2000). Erinnern, Agieren und Inszenieren. Enactments und szenische Darstellungen im therapeutischen Prozess. Vandenhoeck und Ruprecht, Göttingen.

Geschwister: Liebe und Rivalität, Umwelt oder Vererbung[1]

Monika Bürgi-Kraus

Zusammenfassung

Allzu oft wird die längste Primärbeziehung jedes Menschenlebens in der Psychotherapie gar nicht oder nur am Rand bearbeitet. Möglicherweise hat dies mit Sigmund Freuds eigenem, höchst problematischen Umgang mit seinen Brüdern und Schwestern zu tun, der das tiefenpsychologische Denken auf die Geschwister-Rivalität fokussierte und alle anderen Aspekte ausblendete. Anhand von Beispielen aus der eigenen therapeutischen Erfahrung beschreibt die Autorin eine Vielfalt von weiteren Ansätzen, die in der KIP-Therapie fruchtbar gemacht werden können, und ermuntert zu intensiver Nutzung dieses wertvollen Materials. Nebenher gibt der Aufsatz einen Überblick über den Stand der Geschwisterkunde und referiert anhand von Beispielen aus der Zwillings- und Adoptionsforschung die Widersprüche der Debatte um die Einflüsse von Erbgut und Umwelt auf das soziale Verhalten.

Kain und Abel, Josef und seine Brüder in der Bibel, auf dem Olymp Zeus und Hera, im dunklen deutschen Tannenwald Hänsel und Gretel – in Mythen und Märchen, die unser kollektives Unbewusstes mitbestimmen, wimmelt es von Geschwistern, die einander in Hass, Eifersucht oder in inzestuöser Liebe verbunden sind. Auch die Literatur oder Filme – „Rocco und seine Brüder", „Jenseits von Eden" oder „Höhenfeuer" des Schweizers Fredi Murer – zehren von dramatischen Geschwister-Konstellationen. Auch von wirklichen Geschwister-Geschichten geht eine seltsame Faszination aus. Man denke an die für die Zeitgenossen skandalöse Beziehung der Geschwister Klaus und Erika Mann oder an die in der Doppelbiographie von Brenda Wineapple „Schwester, Bruder"[2] verarbeitete Liebe von Leo und Gertrude Stein. Vom "Krieg der Geschwister" sprach der „Spiegel"[3] im Zusammenhang mit den Brüdern Armand und François Arouet. Armand, der ältere, war fanatisch fromm, sittenstreng und obrigkeitsgläubig, der jüngere, François, dagegen war rebellisch und machte als Freigeist unter dem Namen Voltaire Weltkarriere. Als die Universität Basel 1998 den 100. Geburtstag des großen Germanisten Walter Muschg feierte, saß sein Halbbruder Adolf, ebenfalls Germanist (und Schriftsteller dazu), schweigend im Publikum. Ihr

[1] Der vorliegende Text bildete die Grundlage meines Geschwister-Workshops in Göttingen. Es handelt sich um die erweiterte Form des Manuskripts eines Referats, dessen Urversion ich am 7.11.1998 in Thun vorgetragen habe.

[2] Wineapple, B. (1997): Schwester, Bruder. Gertrude und Leo Stein. Arche. Weinfelden 1997.

[3] Der Spiegel 35/1997, Hamburg

lebenslang verkorkstes, von Eifersucht und Rivalität geprägtes Verhältnis – der 36 Jahre jüngere Adolf musste seinen Bruder auf dessen ausdrücklichen Wunsch „Onkel Walter" nennen – breitete die „Weltwoche"[4] aus gegebenem Anlass genüsslich aus.
All diesen Geschichten aus dem wirklichen Leben, all den Sagen und Märchen, Romanen und Erzählungen, die sich mit den horizontalen Geschwister-Beziehungen befassen, ist gemeinsam, dass immer etwas in der Vertikalen nicht stimmte: Die Eltern der Helden waren inkompetent, tot, schwach, in Not oder einfach ungerecht. Sie sind, aus welchen Gründen auch immer, unfähig, ihren Kindern ein familiäres Umfeld zu bieten, in dem sie sich geliebt, gleich behandelt und geschützt fühlen, und somit auch gute geschwisterliche Beziehungen aufbauen können.

Längste Primärbeziehung

Spätestens seit den Untersuchungen der Babywatcher[5] wissen wir, dass schon die Neugeborenen sehr aktiv an der Beziehungsgestaltung mitwirken. Mütter und Väter, die behaupten, sie hätten alle ihre Kinder genau gleich gern und behandelten sie gleich, sprechen vielleicht in bester Absicht, aber sie machen sich etwas vor. Auf jedes Kind entfällt ein Teil der elterlichen Projektionen von unaufgelösten Gefühlen, Idealen, Wünschen und Hoffnungen. Der Einfluss der Eltern auf ihre Kinder läuft häufig über ihre eigene Geschwister-Erfahrung. Sie erwarten, dass sich ihre Kinder gegenüber ihren eigenen Geschwistern möglichst so verhalten, wie es die Eltern aus der eigenen Kindheit in Erinnerung haben – oder aber gerade umgekehrt.
Erstaunlich, dass die ganze Vielfalt an Geschwister-Erfahrungen, dass all die vielen Belege für das Gewicht der längsten Primärbeziehung jedes Menschenlebens in der Psychotherapie allzu oft gar nicht oder nur am Rand bearbeitet werden. „Primärbeziehungen sind von Anfang an da und dauern so lange, bis ein Teil stirbt. Von ihrer Dauer sind Geschwisterbeziehungen die längsten unseres Lebens", stellt H. Kasten zu Recht fest.[6]
Was erfahren wir als Therapeuten spontan über Geschwister, und wie gehen wir mit diesen Informationen um? Sind wir an ihnen interessiert? Finden wir sie relevant? Nehmen wir sie auf? Kommen uns unsere eigenen Geschwister in den Sinn, wie sie uns selbst beeinflusst haben? Ist uns der Aspekt unbekannt oder unangenehm? Sind wir gar unbewusst aktiv beim Vermeiden oder Entwerten dieses Themas? Indem ich im Folgenden aus eigener Erfahrung zeige, wie fruchtbar der Einbezug der Geschwisterproblematik in die Therapie sein kann, möchte ich Mut machen, diesem Aspekt vermehrt Aufmerksamkeit zu schenken. Was die im Titel versprochene Auseinandersetzung mit der Vererbung angeht, will ich meine Skepsis am Schluss erläutern.

---

[4] Die Weltwoche 21/1998 (21.5.1998), Zürich

[5] Stern D. (1998): Die Mutterschaftskonstellation. Klett-Cotta. Stuttgart 1998; Ders. (1993): Tagebuch eines Babys. Piper. München 1993; Dornes, M. (1993): Der kompetente Säugling. Fischer. Frankfurt 1993.

[6] Hartmut Kasten 1994.

Geschwister als Plage

Mit seinen eigenen Geschwister-Erfahrungen beeinflusste Sigmund Freud das ganze tiefenpsychologische Denken.[7] Aus der ersten Ehe des Vaters hatte der kleine Sigmund zwar zwei 20 und 23 Jahre ältere Halbbrüder, aber mit seinen fünf Schwestern und einem Bruder stand er als ältester zuoberst in der Hackordnung. In seiner Autobiographie erinnerte er sich an Schuldgefühle wegen Mordgedanken gegen Julius, der 6 Monate nach der Geburt starb. Sigmund selbst war zu dieser Zeit 19 Monate alt. Er hatte kein gutes Verhältnis zu Anna, die zweieinhalb Jahre jünger war als er. Die wärmste Beziehung verband ihn mit dem 10 Jahre jüngeren Alexander. Den konnte er dominieren und wurde von ihm verehrt. Für die Schwestern war er ein väterlicher Bruder.

Sigmund war ein dominierender Erstgeborener. Was er nicht dominieren konnte, versuchte er auszulöschen oder zu ignorieren. Sein Status als Genie war unbestritten. Geschwister waren für ihn etwas wie eine Plage, Menschen, die er tolerieren musste und die ihm Bewunderung schuldeten. In seiner Autobiographie erwähnt er sie nicht. Das Klavier der Schwester, das ihn störte, wurde entfernt. Späteren Kollegen-Geschwistern – Alfred Adler, C. G. Jung oder Victor Tausk – erging es nicht viel besser[8]. Seine Kräche und Feindschaften sind auf dem Hintergrund einer Geschwisterdynamik viel plausibler zu erklären als aufgrund einer Eltern-Kind-Beziehung. Auch hier hat die Inkompetenz der Eltern die Probleme in der Horizontale der Geschwister ermöglicht oder bedingt.

Freud beeinflusste und beschränkte das ganze psychologische Denken derart, dass Rivalität als Fokus alle anderen Aspekte der Geschwisterbeziehungen überschattete. Alfred Adler war der Einzige, der – bereits 1927 – auf die Verbindungen zwischen Geburtsrangplatz und Eigenschaften des Individuums hingewiesen hat. Erst in den letzten 20 Jahren weitete sich das Forschungsinteresse im Bereich der Geschwister aus.[9]

Wichtige Vertikale

Olgas Familie ist geprägt von den autoritären und uniformierenden Erziehungsidealen der vorindustriellen Zeit – im Gegensatz zu den heutigen partnerschaftlichen und individualisierenden. Die 61-jährige angelernte Krankenpflegerin ist das jüngste von 13 Kindern eines Bauern aus Südbaden. Überwiesen wurde sie mir von einer Internistin, die sie lange mit Antidepressiva behandelte und sie erst weiterwies, als ihr die

---

[7] Das Genogramm der Familie Freud bei M. McGoldrick, weitere Ausführungen bei Bank, S. 1989; McGoldrick, M., Gerson, R. 1990; Bank, M., Kahn, D. 1989.

[8] Franz Wellendorf 1995.

[9] Zur Fülle der Theorien kann ich mich nicht systematisch äußern. Ich will aber bei der Betrachtung einzelner beispielhafter Therapie-Erfahrungen einige Autoren erwähnen oder zu Wort kommen lassen. Weiterführende Literatur findet sich in der beigefügten Literaturliste.

Patientin lästig wurde, weil sie sich ihrer Forderung nach Rückkehr zum vollen Einsatz als Hauspflegerin widersetzte.
Olga war tatsächlich schwierig. Sie jammerte fürchterlich, schnappte nach Luft – allerdings nicht, weil sie so depressiv oder gar so faul war, sondern weil sie unter starkem kardialem Asthma litt. Während der Anamnese erfuhr ich zu meinem Erstaunen, dass sich die zehn noch lebenden Geschwister alljährlich auf dem väterlichen Hof versammeln, die meisten begleitet von ihren Ehepartnern, von Kindern und Kindeskindern. „Wir hängen alle aneinander, wir sind alle gleich, aber doch sind wir jeder ein bisschen anders. Obwohl ich die Jüngste bin, wusste ich zum Beispiel immer genau, was ich wollte."
Ich sah die Patientin in größeren Abständen und ließ sie in den wenigen KBs jeweils mit den Geschwistern zusammentreffen, sei es in der Gegenwart oder in der Vergangenheit. So konnte sie alle schönen Situationen wieder erleben. Sie konnte aber auch den Abschied von ihrem verstorbenen Bruder nachholen und jedes Mal für die nächsten paar Wochen auftanken. Es war eindrücklich, wie das Mitleid heischende Gebaren gepaart mit enttäuschter Bitterkeit einem witzigen, teenagerartigen Sprücheklopfen Platz machte, wenn sich die Patientin im Kreise ihrer Familie erlebte.[10]
Olgas Beispiel zeigt im positiven Sinn, wie wichtig die vertikale Familienbeziehung ist. Wenn diese vorhanden und kompetent ist, kann es auch unter einer großen Anzahl Kinder und unter schwierigen äußeren Bedingungen gute und hilfreiche Geschwister-Beziehungen geben.

Gewisse Aussöhnung

Eine absolut gegensätzliche Situation fand sich bei einer Patientin aus der Supervision, die ihre Therapeutin Makabria nannte. Eine komplette Anamnese war gar nicht zu erheben. Von der Patientin war aber immerhin zu erfahren, dass sie von den ältesten Brüdern regelmäßig vergewaltigt und ihre uneheliche Tochter wiederum von den jüngsten Onkeln missbraucht wurde. Bei dieser Patientin waren die Geschwister nicht als hilfreiche Ressourcen zu gebrauchen wie bei Olga. Trotzdem gelang der Therapeutin mit vorsichtigen, gut begleiteten KBs eine gewisse Aussöhnung mit dem Elternhaus, nach der auch ein endgültiger Abschied möglich wurde.
Hans-Peter, noch etwas älter als Olga, stand am Anfang der Therapie kurz vor der freiwilligen vorzeitigen Pensionierung. Das hat den hohen Beamten verunsichert und beunruhigt. Diagnostisch handelte es sich um eine narzisstische Depression. Den Schlaf raubte ihm aber nicht in erster Linie die Angst vor Untätigkeit, sondern sein jüngerer Bruder, der mittlere von dreien. Der therapieerfahrene Patient brauchte dringend Hilfe.
Anstatt einer Blume stellte er sich das Meer vor. Er tauchte in das angenehm warme und farblich wunderschöne Wasser, stellte mit Erstaunen fest, dass er unter Wasser atmen konnte und auch keinen unangenehmen Druck verspürte, wie er ihn vom

[10] Ausführungen über die Folgen der Industrialisierung auf die Familienstrukturen – Rückgang der Kinderzahl, Zunahme der Zahl von Adoptiv-, Halb- oder Stiefgeschwistern bei Hartmut Kasten 1994.

Tiefseetauchen kannte. Er legte sich auf wunderschöne Steine, die den Boden bedeckten, und konnte dabei richtig auftanken. Erfahrenen Therapeuten sind solche Abläufe im Tagtraum als Befriedigung archaischer – in diesem Fall narzisstischer – Bedürfnisse bekannt. Hans-Peters ozeanische Gefühle könnte man sehr schnell als Widerstand kritisieren und damit entwerten. Tatsächlich aber ermöglichten sie dem der KIP gegenüber etwas skeptischen Patienten einzugestehen, dass er sich bei der Imagination einer Blume eine Klatschmohn-Blüte vorgestellt hätte – so fragil, wie er selbst im Augenblick.

Beim Imaginieren der Wiese konnte er dann seine ganze Bedrohung und seine Ängste zulassen. Als Darstellung der Imagination brachte der Patient ein Stück grün bemalten Karton, in den Kaffeerahmbecher eingesetzt waren. Sie stellten tiefe Krater in einem Golfrasen dar, aus denen er nie hätte herauskriechen können, wenn er hineingefallen wäre.

Schon im dritten KB kam es zur direkten Konfrontation mit seiner Familie. „Stellen Sie sich das Foto vor, das Sie seinerzeit aufnehmen mussten, als Ihr Bruder aus dem Militärdienst heimkam. Nach dem medizinischen Staatsexamen hatte er mit dem Offiziersbrevet alle Aufträge des Vaters erfüllt, die eigentlich Ihnen, dem Ältesten, zugedacht waren." Im Wiedererleben der ihn über 40 Jahre lang quälenden Situation konnte Hans-Peter der Lächerlichkeit der ganzen Szene gewahr werden – der Vater in der alten, inzwischen viel zu engen Uniform neben dem erfolgreichen, eben zum Offizier ernannten Bruder – und seinen Dienst, nämlich die Fotoaufnahme, verweigern und sich emotional ganz distanzieren.

Auseinandersetzung mit dem Vater

In den KBs wurde klar, dass die Hass-Angst weniger dem Bruder als vielmehr dem überstrengen, moralistischen, anspruchsvollen Vater galt. Das wurde dem Patienten trotz seiner 62 Jahre und trotz einer mehrjährigen Analyse erst jetzt klar. Der Durchbruch kam beim Ich-Ideal, als er sich einen Victor vorstellte. Der verwandelte sich aus einem schönen, etwa 40-jährigen Mann in Gold – ein würdiges Bild für den Namen – in eine computerartige Maschine, die ihn beobachtete und beherrschte. Zu seinem Entsetzen fiel Hans-Peter nach dem Tagtraum ein, dass Victor einer von mehreren Herrscher-Vornamen seines Vaters war. Der später vorgegebene „Geschützte Raum" sah anfänglich wunderbar aus, bis der Patient die vielen Augen bemerkte, die ihn aus dem Wald beobachteten, und die ebenfalls computergesteuert waren. So wagte er erstmals in seinem Leben eine direkte Auseinandersetzung mit dem Vater, die für ihn sehr beschwerlich und schmerzhaft war. Dafür wurde aber die Beziehung zum Bruder, mit dem ihn ein umfangreiches Erbe verband, gänzlich entlastet.

Das Beispiel illustriert nicht nur, dass problematische Geschwister-Beziehungen einen Vater-Konflikt verdecken können. Es zeigt auch, dass die Beziehung zwischen Geschwistern in verschiedenen Phasen verläuft. Für Jugendliche und junge Erwachsene ist es enorm wichtig, sich von ihren Geschwistern und anderen Familienangehörigen innerlich und äußerlich allmählich abzugrenzen, um mehr Unabhängigkeit und Selbstständigkeit zu gewinnen. Die Bindungen an die Herkunftsfamilie reduzieren sich, und es werden intensive Beziehungen zu gleichaltrigen Personen außerhalb der Familie aufgebaut. Im Alter nähern sich viele Geschwister einander wieder an, auch wenn über längere Zeit schlechte, keine oder wenig Kontakte gepflegt wurden. Die Autoren Bank und Kahn[11] sammelten zu diesem Thema umfangreiches Material.

Angeregt durch Hans-Peters Erfahrung können sich alle drei Brüder jetzt unbefangen darüber unterhalten, wie jeder von ihnen immer noch versucht, dem hassgeliebten Vater gerecht zu werden. Übrigens finden wir auch hier ein für das psychische Wohlergehen der Kinder und ein gutes Verhältnis unter den Geschwistern inkompetentes Elternpaar im Hintergrund: Ein extrem strenger patriarchalischer Vater, der Hans-Peter, seinen Ältesten, mit drastischen Methoden zu seinem Wunschbild zu formen versuchte, und eine farblos-depressiv-unterwürfige Mutter. Alle drei Brüder wagten es nicht, sich dem übermächtigen Vater wirksam zu widersetzen. Stattdessen beneideten und hassten sie sich gegenseitig, über den Tod des Vaters hinaus. Da Hans-Peter in der Therapie etwas von der Übertragung begriffen hatte, ging es Victor in der Folge richtig „an den Kragen", wie er sagte. Während einem zweimonatigen Aufenthalt auf Bali nahm er rituell von ihm Abschied. Er verbrannte ihn symbolisch und schwamm mit der Asche weit ins Meer hinaus, um ihn definitiv loszuwerden.

Nicht der Narzissmus faszinierte mich an diesem Fall besonders, sondern die Tatsache, wie hilfreich die KIP-Anwendung bei einem Patienten war, der strukturell von einer Psychose weit entfernt schien, in der Regression aber ganz deutlich einen psychotischen Kern offen legte. Und der dieses Geschehen in vielen Stunden dank seiner hervorragenden Intelligenz, seiner Fähigkeit zur Introspektion und sicher auch dank seinem Alter mit ungewöhnlichem Interesse und großem Ernst bearbeiten und umsetzen konnte.

Reihenfolge nur ein Faktor unter vielen

Mit der Rolle der Geschwisterreihenfolge hat sich ausführlich Kevin Leman[12] beschäftigt. Er stellte eine Häufung bestimmter Eigenschaften, von Vor- und Nachteilen der Erst- und Spätergeborenen, des Benjamins, sowie des Einzelkindes zusammen. Der Autor versteht seine Erkenntnisse nicht als allgemein gültige Regeln. Auch viele andere Wissenschaftler befassten sich mit dem Thema. Doch mehr zu behaupten, als dass die Reihenfolge einer der Faktoren ist, die das Individuum prägen und seine Beziehungen bestimmen, wäre übertrieben. Kasten betont: „Es ist nicht die Geschwisterposition an sich, die eine Wirkung ausübt, es sind die mit der Geschwisterposition verbundenen sozialen, ökologischen, ökonomischen, zwischenmenschlichen und individuellen Verhältnisse, die bestimmen, welche Persönlichkeitseigenschaften entwickelt werden. Die Verhältnisse heute sind grundsätzlich vielfältiger, vielschichtiger und veränderlicher."[13] Als weitere wichtige Faktoren nennt er die Anzahl der Geschwister, Vorhandensein der Eltern, Berufstätigkeit der Eltern, Familienstand der

[11] Bank, S.,Kahn, M. 1989.
[12] Leman, K. 1985
[13] Kasten a.a.O.

Eltern, andere soziale Faktoren, Geschlecht und Abstand der Geschwister und vieles andere mehr.
Eine weitere Geschwister-Spezialität ist geeignet, uns an die Vererbungs-Problematik heranzuführen: Bei einer der ersten Patienten-Vorstellungen während meiner Studienzeit wurde uns ein Zwilling – eine schizophrene Patientin – präsentiert, um uns klarzumachen, dass es Zwillinge oft schwer haben, eine eigene Identität zu erlangen. Oft sind die Grenzen zwischen ihnen unklar, wenn Spiegelung und Verschmelzung vorherrschen und sich die Selbst-Objekt-Unterscheidung verwischt. Der oft hohe narzisstische Gewinn und auch das Machtgefühl erschweren die Abgrenzung.[14]
Das erlebte ich in der Praxis: Ein eineiiger Zwilling, eine junge Frau, die mit ihrer Freundin lebte, versuchte in der Therapie ihre eigene Identität zu gewinnen. Sie und ihre Schwester seien vom Vater missbraucht worden, beide wurden Krankenschwestern, beide waren lesbisch. Meine Patientin litt „nur" an Bulimie, chronischer Suizidalität und verschiedenen Formen des selbstverletzenden Verhaltens. Ihre Schwester hatte alle diese Symptome auch, dazu hatte sie einige Suizidversuche hinter sich. Nach Meinung meiner Patientin war es ihrer Schwester gelungen, sich absichtlich mit Aids anzustecken und praktisch sofort krank zu werden. In der Therapie ging es um die Befreiung meiner Patientin von Schuldgefühlen, von der Verantwortung. Und um den Versuch, sich aus der tödlichen Verbindung und Umarmung ihrer Schwester zu lösen.

Auch Zwillinge sind nicht gleich

In dieser Therapie bestätigte sich die Erfahrung des Psychoanalytikers Heinz Schepank[15], der in Berlin Zwillingspaare über Jahrzehnte verfolgte. Danach gibt es bei den diskordanten Entwicklungen einen gesünderen Zwilling, der von Anfang an der aktivere, lebhaftere ist. Er identifiziert sich mit dem gesünderen, lebenstüchtigeren Elternteil und wählt oft auch einen gesünderen Lebenspartner. Schepank sagt auch, dass psychogene Störungen genetisch mitbedingt sind. Falsch ist das kaum. Aber was immer in der Forschung gezählt und verglichen wird, seien es Symptome, Diagnosen, Schwere der Erkrankung, ihr Verlauf: Die Konkordanz der Eineiigen liegt trotz ihrer genetischen Identität nie höher als rund 50 Prozent.
Nicht eineiig, dafür ein Drilling, war die 27-jährige Liselotte, die neben ihren zwei Drillingsbrüdern noch zwei ältere Brüder hatte. Schon im Uterus hatte sie nicht genügend Platz gehabt und kam als letzte und schwächste zur Welt. Die Mutter litt an einer rezessiv vererbbaren, progredienten, neurologischen Erkrankung, seit Liselotte etwa 10 Jahre alt war. Der Vater, ein Lehrer, war fanatisch religiös, was ihn aber nicht daran hinderte, seine Tochter sexuell zu missbrauchen, wie es auch der älteste der Brüder tat.
Liselotte war zwar eine ausgezeichnete und fähige Intensiv-Krankenschwester, wo aber ihr Platz ist, wo ihre Grenzen sind und wer sie selbst ist, das wusste sie nicht so

[14] Bank/Kahn a.a.O. S 48, auch Kasten a.a.O. S.33
[15] Schepank, H. (1996): Zwillingsschicksale. Enke. Stuttgart 1996.

recht. Aus der familiären Konstellation sprach sie sich jedes Recht ab, einen eigenen Platz und eine eigene Identität zu haben. Alle ihre KBs waren schwierig, voll Gefahren, Übergriffen, Katastrophen. Beim Haus gelang es ihr, sich ihre eigenen Räume zu erschaffen, sogar eine eigene Badewanne, das Zimmer abschließbar. Die Bilder dieser Imagination sind gewiss immer noch keine Kunstwerke. Vergleicht man aber die Intensität und die Konturen mit früheren Bildern, sprechen sie für sich selbst. Zuerst bekam der Vater diese Konturen zu spüren. Es kam zu einer dramatischen Auseinandersetzung über den sexuellen Missbrauch. Dann gab es mehrere Geschwister-Konferenzen. Es wurde über den Inzest, aber auch über die Rollenzuteilung verhandelt. Nicht nur sie als sorgende Krankenschwester, auch die ärztlichen Brüder und ihre glücklichen Familien mussten einen gerechten Teil der Fürsorge und Pflege der kranken Mutter übernehmen. Dafür blieb auch Liselotte etwas von ihrer Freizeit übrig, um eine Liebesbeziehung mit einem Mann aufzubauen, der Verständnis und Geduld hatte, ihre Wunden heilen zu helfen. Es erübrigt sich, auf die Inkompetenz dieses Elternpaares hinzuweisen.

Kaninchenstall-Gefühl

Bei vielen Patienten, die mehr als ein Geschwister haben und eine Zwischenposition einnehmen, erlebte ich ein ähnliches Phänomen: Bei der Anamnese kamen zuerst keine bewussten Klagen, dass sie es als Nachteil erlebten, eins von vier bis sieben oder acht Geschwistern zu sein. Alle waren Frauen zwischen 30 und 45 Jahren, keine von ihnen war die Älteste oder die Jüngste. Alle Eltern wurden auf verschiedene Art subjektiv als inkompetent erlebt, von ungerecht bis übergriffig. Als Vertreterin dieser Gruppe wähle ich Corinne. Sie war die Drittjüngste von acht, d.h. die Sechste von acht. Während der Arbeit mit KIP ging es regelmäßig um die Suche nach den eigenen Räumen. Wenn die ganze Familie spazieren ging, versuchte sie schon als kleines Kind, sich im Kleiderschrank zu verstecken, um mindestens während der Abwesenheit der andern allein und für sich sein zu können. Während der Therapie entwickelte sie sogar ein eigenes Computer-Programm, um die geschwisterlichen Ereignisse zeitlich darzustellen. Ihre KBs: Fast jedes Bild, egal, was vorgegeben wurde, wechselte zwischen warmem Nestchen – sie nannte es auch das Kaninchenstall-Gefühl – und der Sehnsucht, sich auf den Weg zu machen.
Schließlich gelang es ihr, die beiden Bedürfnisse in einer Mischung aus Nähe und Distanz zu stabilisieren. Dazu gehörte für sie auch eine Auseinandersetzung mit den einzelnen Geschwistern, vor allem mit den Brüdern, meistens zuerst im Tagtraum, anschließend auch in der Realität. Im Abschluss-KB befindet sie sich auf dem kleinen Bahnhof ihres Dorfes. Sie ist auf dem Weg in die weite Welt. Die Reise endet auf einem schönen Bahnhof einer großen, sehr lebhaften Stadt. Milano? Vielleicht. Etwas verloren kommt sie sich schon vor. Kurz entschlossen findet sie sich eine kleine Bleibe, einfach und gemütlich. Nachdem sie sich eingerichtet hat, geht sie auf einen Erkundungsgang. Vor einer riesigen Kathedrale begegnet ihr eine unbekannte, aber vertraute Frau, etwas älter als sie. Corinne erzählt ihr von ihrer Reise, ihren Plänen. Sie verabschieden sich herzlich. Für Corinne ist es klar, dass sie sich wieder einmal

begegnen werden, und es wird sein, als wäre es gestern gewesen. Hier waren sicher „die weise Frau“, aber auch die Geschwister hilfreich in ihrem Entwicklungsprozess zu einer Autonomie, in der Nähe und Geborgenheit nicht darüber verloren gehen.

Umgang mit der Krankheit

Besonders heikel ist die Geschichte von Ria, in der es sowohl um tote Geschwister wie auch um die Problematik des Einzelkindes und um subjektive Schuld und Sühne in Form einer Erkrankung geht. Es handelt sich um eine neurologische Erkrankung, die dominant vererbt wird, progredient verläuft und zum Tode führt. Sie fällt nicht unter die Psychosomatosen. Es wird allerdings vermutet, dass psychologische Faktoren den Verlauf beeinflussen. Die Therapie zielt also in diesem Fall nicht auf Heilung, die nicht möglich ist, sondern auf den Umgang mit der Krankheit. In den KBs kämpfte Ria mit drei Problemkreisen: Zuerst erlebte sie sich als Todesvogel, als „Totmacherin“, die über alle ihre Geschwister – sowohl über die ungeborenen wie über den früh gestorbenen Bruder – Tod und Verderben brachte. In der nächsten Phase stand ihre eigene Krankheit im Mittelpunkt, die sie einmal befallen wird, von der sie aber im Moment und vielleicht noch viele Jahre lang gar nichts merkt. Auf der symbolischen Ebene konfrontierte sie sich mit einem Kraken, der ihr erklärte, dass er von ihren Kräften zehre, weil es so bequem sei. Aber falls es Ria störe, könne er sich problemlos auch anderswo Nahrung holen. In der gleichen Imagination erkannte Ria ihren eigenen „Profit“ von der ihr erst drohenden Erkrankung. Diese diente ihr als Entschuldigung, dass sie ihr Studium auch noch mit 37 nicht abgeschlossen und als Mutter und Ehefrau versagt habe, obwohl sie noch jahrelang ein gesundes Leben führen konnte und wollte.
Erst dann konnte sie ihren Autonomie-Abhängigkeits-Konflikt angehen. Durch tragische Umstände hat sie als einzige von ihren Geschwistern überlebt. Dies führte zu extremer Verwöhnung und Überbehütung. Sie fühlte sich erdrückt durch zu viel Liebe und riesige Ansprüche, eingesperrt durch ihre Eltern wie Rapunzel. Alle ihre Autonomiebemühungen wurden strikte unterbunden. Ein einziges Mal wagte sie, sich zu widersetzen. Als der schon sehr kranke Vater mit Hilfe der Mutter seinen Suizid vorbereitete, hätte auch sie nach Hause kommen sollen, um bei der Ausführung mitzuhelfen. Dies hat sie verweigert. Dafür bestrafte sie sich jetzt mit Schuldgefühlen, weil sie die Verzweiflungstat des Vaters nicht verhindert hatte.
Die Arbeit mit Ria war schwierig, weil wir uns immer im Schatten der realen Bedrohung durch die Erbkrankheit bewegten. In den KBs tauchten seit der Auseinandersetzung im ersten Teil der Therapie als Helfer ihre imaginären Geschwister auf. Auch in der Gruppe, an der sie nur mit größter Skepsis teilnahm, erlebte sie schon sehr beglückende geschwisterliche Gefühle. Für ihr Kind wünschte sie sich in einem Geschwister einen Verbündeten oder eine Verbündete, damit es schwierigen Situationen nicht allein ausgesetzt ist, wie sie es war. Geschwister können öfter, als man es glaubt, die Rolle des hilfreichen Dritten übernehmen.
Zum Schluss noch eine Geschichte, die uns erlaubt, uns auf populäre Art mit Genen zu beschäftigen: Ein Biochemiker und Genforscher, der Älteste von drei lebenden

Geschwistern, hält seine Schwester und seinen Bruder auf große räumliche Distanz auf Trab, manipuliert sie mit Charme – immer zu seinen Gunsten. Dies betrifft auch finanzielle Forderungen, weil es ihm angeblich schlechter geht als den beiden Jüngeren. Nur er als der Älteste kann das beurteilen. Für ihn ist alles in den Genen – die Ohrläppchen seines Neffen gleichen denen des Großvaters mütterlicherseits. Sein eigener Starrsinn liegt in der weiblichen Linie auf der Vaterseite. Das erste mag noch stimmen, das zweite ist eine bequeme Ideologie, mit der er eigene Verhaltensmerkwürdigkeiten rechtfertigt und von den Geschwistern Verständnis und Rücksicht fordert.
Die Autoren Judy Dunn und Robert Plomin[16] konnten beweisen, dass es so einfach mit den Vererbungstheorien nicht geht. In Zwillings- und Adoptionsstudien kamen sie zum Schluss, dass die Ähnlichkeiten der Geschwister am ehesten genetisch bestimmt sind, die Verschiedenheit dagegen umweltbedingt. Bei körperlichen Merkmalen wie Körpergröße, Augenfarbe oder Nasenform ist eine genetische Vorgabe unbestritten. Aber bei der Frage, inwieweit die intellektuellen Fähigkeiten vorbestimmt sind, scheiden sich die Geister. Und vollends geraten sich die Fachleute in die Haare, wenn es um die genetischen Komponenten des sozialen Verhaltens geht. Das hat weit reichende Konsequenzen, zum Beispiel in Resozialisierungsprogrammen für Straffällige, die nur Sinn machen, wenn die Natur dem Menschen einen persönlichen Spielraum offen lässt.

Ungleiche Bedingungen im Uterus

Eineiige Zwillinge sind genetisch identisch. Also müssten alle Unterschiede später erworben sein. Dafür spricht auch folgende Beobachtung: Zwillinge, die miteinander aufwachsen, weisen eine zu 93 Prozent konkordante Körpergröße auf. Von den getrennt Aufgewachsenen sind nur 86 Prozent gleich groß. Damit diese Aussage nicht zu eindeutig und klar ausfällt, haben andere Zwillingsforscher festgestellt, dass getrennt aufwachsende Zwillinge sich in den zentralen Persönlichkeitsmerkmalen viel ähnlicher bleiben als solche, die unter dem Druck aufwuchsen, dass es sie sozusagen in doppelter Ausfertigung gibt.[17] Es ist zu berücksichtigen, dass nur ein Drittel der eineiigen Zwillinge auch im Uterus die gleichen Bedingungen hat. Wenn es zur Trennung der Eizelle zwischen dem ersten und dem vierten Tag kommt, haben die zwei Föten zwei Plazenten und somit zwei eigene suffiziente Kreisläufe.

Dies ist kein Versuch, Verwirrung zu verbreiten. Der Stand des Wissens ist tatsächlich derart widersprüchlich – womit wir meist tiefenpsychologisch arbeitenden Psychotherapeuten diese Faktoren auf die Seite legen können. Wir wissen ja, dass sowohl Vererbung wie auch die Umwelt in unserem Wirkungsfeld eine Rolle spielen. Welche, wann und wie viel steht dahin. Wir können für allerlei Hypothesen offen sein.

[16] Dunn, J., Plomin, R. 1996.
[17] Kasten a.a.O., S. 36

Wichtig war mir – damit komme ich zum Schluss – die Bedeutung der Geschwisterbeziehung für die Therapie zu betonen. Selbstverständlich sollen wir keine Geschwisterbeziehung ohne den ganzen familiären Zusammenhang beurteilen. Für viele Patienten spielen die Geschwister aber eine ebenso große Rolle wie die Eltern – oft auch eine größere. Auch bei mir, die als Therapeutin besonders an den Geschwistern interessiert ist, erscheinen sie oft nicht spontan. Tun sie es aber, lohnt es sich immer, sich mit ihnen zu beschäftigen. Und tun sie es nicht, kann man ja immer noch nach ihnen fragen. Die Resultate, wie sie zum Beispiel bei Olga oder Hans-Peter zu beobachten waren, sprechen für sich.

Literatur

Bank, S., Kahn, M. (1989). Geschwisterbindung. Junfermann. Paderborn.

Dunn, J., Plomin, R. (1996). Warum Geschwister so verschieden sind. Klett-Cotta, Stuttgart.

Endres, W. (1992). Geschwister. Sie haben sich zum Streiten gern. Beltz, Weinheim/Basel.

Frick, J. (2004). Ich mag Dich – Du nervst mich! Huber, Bern.

Kasten, H. (1994). Geschwister. Vorbilder, Rivalen, Vertraute. Springer, Berlin/Heidelberg.

Kasten, H. (1993). Die Geschwisterbeziehung I und II. Hogrefe, Göttingen.

Leman, K. (1985). The birth order book. Dell, New York.

Ley, K. (Hrsg.) (1995). Geschwisterliches. Jenseits der Rivalität. Edition Diskord, Tübingen.

McGoldrick, M., Gerson, R. (1990). Genogramme in der Familienberatung. Hans Huber, Bern.

Petri, H. (1994). Geschwister - Liebe und Rivalität. Kreuz-Verlag, Zürich.

Sohni, H. (1999). Geschwisterlichkeit. Horizontale Beziehungen in Psychotherapie und Gesellschaft. Vandenhoeck & Ruprecht, Göttingen.

Sulloway, F. (1997). Der Rebell der Familie. Geschwisterrivalität, kreatives Denken und Geschichte. Siedler, Berlin.

Veith, P. (2000). Jedes Kind braucht seinen Platz. Herder, Freiburg.

Wellendorf, F. (1995). Zur Psychoanalyse der Geschwisterbeziehung. In: Forum der Psychoanalyse. Berlin/Heidelberg.

Sinnsuche und Imagination – Illusion oder legitimer Ansatz

Eva-Maria Einig

Zusammenfassung

In diesem Artikel sollen einige grundsätzliche Überlegungen zur Möglichkeit der Sinnfindung in der KIP angestellt werden. Dabei wird besonders auf das Erscheinungsbild des Religiösen und die Haltung des/der PsychotherapeutIn im Umgang mit religiösen Phänomenen eingegangen. Voraussetzung und Forderungen an den Psychotherapeuten im Umgang mit religiösen und Glaubensphänomenen werden herausgearbeitet.
In einem historischen Exkurs wird am Beispiel der Exerzitien des Ignatius von Loyola auf die Bedeutung von Traum und Imagination als Möglichkeit der spirituellen Entwicklung berichtet.
Mit den Erkenntnissen der neueren Entwicklungspsychologie werden schließlich die besonderen Voraussetzungen beschrieben, warum gerade die Psychotherapie mit der KIP in besonderer Weise geeignet erscheint, Sinnfindung zu ermöglichen.

Einleitung

Gerade in Imaginationen begegnen uns Psychotherapeuten immer wieder Schilderungen innerer emotionaler Erfahrungen, die bei den Patienten von tiefer Betroffenheit, dem Gefühl von Authentizität und Echtheit begleitet sind. Guardini spricht von dem „oculus internus" (S.13ff), dem inneren Auge als dem Organ, mit dem elementare Seinswirklichkeiten erfahren werden.
Prof. Leuner selbst war es, der das Horusauge – im Ägyptischen „Uzat" oder das Heile – zum Logo für das Katathyme Bilderleben gewählt hat. Im Kampf mit den Mächten der Finsternis verlor der Gott Horus sein linkes Mondauge, was er vom Mondgott Thor aber schließlich doch wiedererhielt. Mit diesem Mondauge konnte er seinen Vater Osiris wieder zum Leben erwecken. Das Horusauge als Zeichen für Heilwerden und Beleben impliziert somit von Anfang an den Gedanken an Heil und Heilwerden durch die Behandlung mit dem Katathymen Bilderleben. Darum steht „Religiosität" dem KIP als Taufpate zur Seite. Leuner hat mit der Auswahl dieses explizit religiösen Symbols eine Offenheit für den Dialog zwischen Psychotherapie und Sinnfragen angezeigt.

Erscheinungsbild des Glaubens und der Umgang mit dem Glauben in der Psychotherapie

Der erste offene Dialog, den Psychotherapie und Religion miteinander führten, fand 1927-28 statt. *Freud* hatte in der von ihm herausgegebenen Zeitschrift „Imago. Zeitschrift für Anwendung der Psychoanalyse auf die Natur- und Geisteswissenschaften" seine Schrift „Die Zukunft einer Illusion" veröffentlicht, in der er die Frage nach der Funktion religiöser Vorstellungen im Rahmen einer allgemeinen Kulturtheorie diskutierte. Darauf antwortete ihm in eben derselben Zeitschrift sein Freund, der Züricher Pfarrer *Oskar Pfister*, mit dem Artikel „Die Illusion einer Zukunft", in der er Freud kritisierte, einer Weltanschauung, nämlich der wissenschaftlichen, anheim gefallen zu sein.

Freud hatte die für den Glauben beunruhigende Frage gestellt, ob der Gläubige aus Gott nicht doch einen Begriff oder ein Bild gemacht habe, einen Gegenstand seiner Wünsche und Ängste. Pfister hat die Notwendigkeit unterstrichen, sich mit dieser Frage vorbehaltlos auseinander zu setzen, aber zugleich die für die Psychoanalyse beunruhigende Frage gestellt, inwieweit sie aus dem Unbewussten einen Gott im Sinne der von ihr entlarvten Illusion macht und inwieweit sie sich selbst das Erscheinungsbild einer Religion oder Weltanschauung gibt und damit als Normen setzendes Wissen, als Orthodoxie, als in sich geschlossenes und damit dialogunfähiges System, wie es die Neurose ist, auftritt.

Einer der wichtigsten Sätze, die der analytische Weiterbildungskandidat in Bezug auf das zentrale Beziehungsgeschehen der Übertragungs-Gegenübertragungs-Dynamik lernt, lautet: „Die Gegenübertragung geht der Übertragung voraus." Umgangssprachlich ausgedrückt: Wie man in den Wald hineinruft als Analytiker, so schallt es vom Pat. aus wieder heraus. Der Analytiker ist nicht nur der Spiegel, in dem der Pat. sich selber sieht, sondern der Analytiker bringt nonverbal Beziehungsangebote mit ein, auf die der Pat. dann antwortet. Um die Antworten seines Pat. aber richtig zu deuten, muss der Analytiker auch von sich selbst wissen, was er an Angeboten signalisiert hat. In Bezug auf unser Thema lautet deshalb die Forderung: Ich muss mir als Analytiker darüber im Klaren sein, wie ich affektiv und reflektierend mit Religiosität umgehe und welche Erwartungen und Hoffnungen ich damit in Verbindung bringe.

Die „aufklärerische" Hoffnung der frühen Analytiker hat sich nicht erfüllt. Die Idee, dass sich alle Religion und Mythologie restlos in Tiefenpsychologie auflösen und auf die Projektion unbewusster Wünsche und Phantasien zurückführen lasse, hat sich ganz im Sinne von Oskar Pfister als die Illusion einer Zukunft herausgestellt. Wenn sich ein Patient in der Psychotherapie religiöser Vorstellungen bedient und dabei religiöse Themen zur Sprache bringt, kann es nur von Vorteil sein, wenn der Therapeut eine gewisse Bewusstheit darüber erreicht, wo er persönlich angesichts der damit verbundenen Fragen und Probleme steht. Er sollte sich Klarheit darüber verschaffen, welche Rolle die religiösen Vorstellungen in der Selbstinterpretation seiner Kultur im Umgang mit dem geistesgeschichtlichen Erbe jeweils spielen.

Betraf die gerade genannte Forderung also die Selbsterfahrung des Therapeuten, so richtet sich meine zweite Forderung an die emotionale Einstellung des Analytikers hinsichtlich des religiösen Gegenstandes. Ich zitiere dazu Müller-Braunschweig, ein zwischen 1930 und 1950 bedeutender, wenn auch nicht unumstrittener Analytiker, der in seinem Aufsatz: „Analyse eines Idealtypus des Gottesglaubens“, Imago, 1930 schrieb: „Man muss seinen wissenschaftlichen Gegenstand ein wenig liebhaben, um ihm gerecht werden zu können. In unserem Fall: Man muss der Religion und dem religiösen Menschen Wohlwollen entgegenbringen, wenn man beides mit Erfolg untersuchen will, ja mehr, man muss auch sich selbst gegenüber so viel Wohlwollen aufbringen, dass man auch dort ein Stück Religiosität voraussetzt und ihm nachspürt.“ (Müller-Braunschweig 144). Für den Psychotherapeuten, der das religiöse Phänomen untersuchen will, erwächst darum die Forderung, es auch bei sich selbst aufzusuchen. Ja, diese Forderung scheint mir eine *conditio sine qua non*. Wird man im Ernst jemandem glauben, er habe die Gesetze der genitalen sexuellen Vorgänge richtig verstanden, wenn er behaupten würde, niemals eine genitale Sensation erlebt zu haben? Oder eine treffende Theorie der Kunst entwickelt, wenn er erklären würde, niemals ein ursprüngliches künstlerisches Erlebnis gehabt zu haben?“(Müller-Braunschweig 145)

M.a.W.: Man darf als Psychotherapeut der Religion gegenüber durchaus ablehnend eingestellt sein, aber man sollte dann nicht erwarten, dass man mit dieser Gegenübertragung der religiösen Sprache des Patienten und den darin zum Ausdruck kommenden Vorstellungen gerecht werden kann. Pat. spüren das auch meist bzw. sprechen das an.

Neben dieser Forderung an das Wohlwollen des Psychotherapeuten seiner eigenen und der fremden Religiosität gegenüber, lautet die nächste Forderung:

„Schuster, bleibe bei deinem Leisten.“ Du bist Therapeut und als solcher der Neutralität und Abstinenz verpflichtet. Glaube ist ein psychisches Phänomen wie jedes andere auch und wird deshalb auch nicht anders behandelt wie andere psychische Phänomene: Es wird analysiert. Analysieren heißt: das betreffende Phänomen auf seine unbewussten Bedeutungsgehalte hin zu untersuchen und seine Bedeutung im Hinblick auf zugrunde liegende unbewusste Konflikte bewusst zu machen und durchzuarbeiten. Der Respekt allen psychischen Produktionen gegenüber gebietet es dem Analytiker, keine qualitativen Unterschiede zwischen den verschiedenen Inhalten zu machen.

Glaube als Phänomen in der PT wird analysiert, d.h. die unbewussten Funktionen, die dem Phänomen Glaube im psychischen Apparat des Pat. zugewiesen wurden und werden.

Solche Funktionen können im Rahmen eines konflikthaften Geschehens vielfältig sein, sie verfolgen immer das Ziel einer psychischen Stabilisierung. Dieses Ziel ist berechtigt, die Mittel jedoch ungeeignet, denn wenn Glauben funktionalisiert wird, verliert er seine Offenheit und Lebendigkeit, seine Wachheit nach außen und nach innen.

Das Streben der Menschen geht jedoch auch nach einer erfolgreichen Behandlung dahin, heil zu werden. Als Psychotherapeuten treffen wir immer wieder auf Menschen, die über ihren „Gesundungsdrang“ (Rosenberg S.5) hinaus nach dem Verlieren ihrer Symptome von einer unbekannten Kraft in ihnen getrieben werden, die auf das hinstrebt, was wir als Ganzwerdung, Selbstverwirklichung oder Individuation bezeichnen können. Dieser „Creator spiritus“ im eigenen Unbewussten ist schöpferisch und autonom, seine Äußerungsform ist meist bildhaft, symbolisch, korrespondiert aber mit dem Bewusstsein. Aus dieser Korrespondenz heraus entstehen neue Reifungsvorgänge, die auf das Ziel hin ausgerichtet sind, die Ganzheit der Persönlichkeit zu erreichen. Die Erfahrung dieser Entwicklung ist zugleich die einer neuen Gewissheit, nämlich eine Sinnerfahrung, oder wie Augustinus es nennt, „das Machen der Wahrheit im eigenen Herzen".

Traum und Imagination als Hilfe auf dem spirituellen Weg der Verwandlung und als Ort der Gottesbegegnung – Die Exerzitien des Ignatius v. Loyola (entstanden 1522-35): Imagination als „bewusstes Träumen" (oder katathymes Erleben)

Wenn wir von religiösem, mystischem oder spirituellen Erleben sprechen, meinen wir damit eine spezifische Akzentuierung, die über „existentielles Erleben" oder Aktivierung von „Kraftquellen und Ressourcen" (Rosenberg S. 6) hinausgeht. In einem ganz grundlegenden Sinn ist mit der Haltung der Religiosität jene Annahme verknüpft, die M. Eliade, der große Religionswissenschaftler der religiösen Ideen so formuliert: „Es ist tatsächlich schwierig sich vorzustellen, wie der menschliche Geist ohne die Überzeugung funktionieren könnte, dass es eine nicht weiter zurückführbare *Wirklichkeit* in der Welt gibt; und es ist unmöglich, die Heraufkunft des Bewusstseins vorzustellen, ohne dass man dem Streben und den Erfahrungen des Menschen einen *Sinn* zugeschrieben hätte". Mit anderen Worten, „Mensch sein – oder besser: werden – heißt „religiös" sein". (Eliade , S.7) Dem religiösen Erleben kommt also vor allem zentral die *transzendente Dimension* zu. Das Erleben ist nicht nur existentiell, im Sinne von die eigene Existenz betreffend, sondern zusätzlich erlebt und versteht sich der religiöse Mensch in seinem Erleben von der *Erfahrung des Absoluten berührt.* Die Echtheit dieser Erfahrung kann letztlich nur jeder für sich selbst im Gefühl der eindeutigen Evidenz und Authentizität des Erlebens erfahren.

Bei den Mystikern des frühen Mittelalters wird der Traum immer wieder überprüft in seiner Bedeutung als Hilfe zur Selbsterkenntnis, die Teil des Weges zur Schau Gottes ist. Dabei wussten sie bereits über viele Traummechanismen Bescheid, z.B. dass das Unbewusste sich verkleidet und im Traum kompensatorische Erfahrungen zum bewussten Erleben zum Ausdruck kommen können (Plattig, S. 78).

Bei den Bildvisionen, den sog. „visio imaginaria", waren Traum und Vision als Orte göttlicher Offenbarung bzw. als Begegnungsorte mit Gott anerkannt und geschätzt. Traum und Vision bilden für die damaligen Menschen einen Bereich intensiver Interaktion zwischen Mensch und Gott, die den Menschen bis in seine leibliche Sphäre hinein verändern kann. Insbesondere die „Brautmystik" mit ihrer unio mystica zeigt den Traum als Ort einer Glückserfahrung, die sich in den Alltag hinein fortsetzt, die geistlich und sinnlich zugleich *Leib und Seele* umfasst.

In den berühmten ignatianischen Exerzitien leitet Ignatius die Übenden dazu an, in einer ganz bestimmten Weise mit den biblischen Texten umzugehen. Dabei geht es ihm nicht um einen Vorrang der denkerischen Leistung, sondern er betont: „Nicht das

Vielwissen sättigt und befriedigt die Seele, sondern das Verspüren (sentir) und Verkosten (gustar) der Dinge von innen her." (Geist. Übungen S. 15). In der 5. Betrachtung seiner Geistlichen Übungen (GÜ) erläutert er differenziert die von ihm empfohlenen *Übungen der Imagination*: Dabei sollen die fünf Sinne der Einbildungskraft auf folgende Weise angewandt werden:

1. Schauen mit dem Blick der Einbildungskraft (vista imaginativa)
2. Hören mit dem (inneren) Gehör
3. Riechen und Schmecken mit dem (inneren) Geruchs- und Geschmackssinn
4. Berühren mit dem (inneren) Tastsinn

Hiermit nimmt Ignatius die Tradition „der inneren geistlichen Sinne" auf. Damit wollen die Exerzitien durch „katathyme Bilder zur affektiven Betroffenheit und Einfachheit führen." (Frick S.130) Ausdrücklich hat Ignatius dabei die Affekte und deren Erleben und Vertiefen beim Akt des Nachdenkens im Blick. (GÜ S.16)
Ignatius sieht im Gefühl die auslösende Macht für die Bildgestaltung der Phantasie und kommt zu der Feststellung, dass die Gefühle in der Person zutiefst eingebettet sind und in Verbindung mit den Bewusstseinsinhalten diesen eine Bindung an die Person geben. Diese durch das Gefühl erst mögliche produktive Phantasiearbeit führt zur „Innerung" des angebotenen Materials, zu seiner Einschmelzung in der Innerlichkeit des Menschen. Fassen wir zusammen:
Der ignatianische Weg der Kontemplation lässt sich als „bewusstes Träumen" oder Imaginieren beschreiben. Durch das Nacherleben von Symbolbildern und Symbolgeschichten soll im Menschen eine Reaktivierung von Emotionen erfolgen, die zu einer neuen geistig-geistlichen Suchbewegung und letztlich zur positiven Veränderung der Persönlichkeit führt.

Die Entwicklung des Imaginationsraumes und der Dialog mit dem Selbst – entwicklungspsychologische Perspektiven

Freud erklärt narzisstische Phänomene, indem er aus der Sicht des Erwachsenen/ Wissenschaftlers/Therapeuten auf den Patienten und das Kind in ihm blickt. Ferenczi und später Grunberger sehen demgegenüber narzisstische Phänomene vom Blickwinkel des Kindes aus. Hier finden wir die entscheidende Entwicklung von der Triebpsychologie zur Selbstpsychologie.
Das Gefühl des „Narzissmus", das komplexe Verhältnis des Menschen zu sich selbst, beginnt nach Grunberger (229) bereits pränatal. Er sieht zwischen den beiden metabolischen Zuständen, dem prä- und postnatalen, einen möglichen Schwebezustand, eine Art „existentiellen Übergangsraum", dessen einzige fixe Komponente narzisstisch ist. (Vgl. Genesis: „Und der Geist Gottes schwebte auf dem Wasser" 1 Mose 1,2)
Das Selbst, in seiner rudimentären Form, erlebt sich in einer die ganze Welt *umfassenden* Vollständigkeit. Dieses Gefühl der umfassenden Vollständigkeit projiziert das Kind auf seine Mutter, woraus sich ein *erstes archaisches Mutterbild* herausbildet, was noch weitgehend ohne Spaltung ist. Aus diesem unmittelbaren Selbstbewusstsein resultiere „der Sinn und Geschmack für das Unendliche" (Schleiermacher). Wie im-

mer auch die nachfolgenden Realitäten sein werden, „das Kind hat das erste Bild einer absoluten idealen narzisstischen Vollkommenheit für immer bewahrt" (Grunberger, 230).
Mit zunehmenden Sinneseindrücken, deren Quelle u.a. der Körper der Mutter sowie deren obligatorische Versagung ist, bildet sich – wieder überwiegend aus Projektionen – *das zweite archaische Mutterbild* heraus, die Folge einer traumatischen Erfahrung.
„Der nirwanische und harmonische Narzissmus wird vom sensorisch-motorischen psychosexuellen Aspekt der Entwicklung angegriffen, und der Kampf zwischen den beiden Faktoren hält in gewissem Maße das Leben lang an, woraus die gesamte Dialektik von Gut und Böse, Liebe und Hass, Gott und Teufel, Geist und Körper, Tugend und Laster usw. resultiert" (ebd. 230).
Die primitive narzisstische Regression ist von daher eine starke Komponente in der Liebe, jedem kreativen Schaffen, aber auch in allen Glaubensformen und Mystiken, „wenn das Subjekt den ödipalen Überbau aufgibt und in einem „ozeanischen Gefühl" mit der Gottheit als Imago der Urmutter verbunden bleibt" (Grunberger 231). Es handelt sich um einen „transzendentalen Zustand", einen Bereich des Seins, das dem Wesen nach nicht begrenzt ist, „ein vierter Bewusstseinszustand, der weder Schlaf noch Traum ist" (ebd.). Ähnliches findet Grunberger bei Meister Eckhart ausgedrückt, wenn dieser sagt: „Ich will in der Gottheit versinken, die über die Weite des Universums ausgebreitet ist, wo es weder Werke noch Bilder gibt und wo man sich im Nichts verliert" (zit. nach Grunberger ebd.).
Auch wenn sich die Theorien Grunbergers heute entwicklungspsychologisch nicht mehr halten lassen, stellt seine Theorie den Versuch dar, psychoanalytisch die anhaltende Sehnsucht des Menschen nach Sinn zu erklären, ohne ihn (wie Freud) triebtheoretisch zu reduzieren. Die neue Entwicklungspsychologie nimmt Grunbergers Blickwinkel auf, verwirft aber seine Theorie.

Wie können wir auf dem Boden der neueren Entwicklungspsychologie Sinnsuche und Sinnfindung verstehen?

1. *Amodale Wahrnehmung beim Säugling (Stern, Dornes)*
   Bei der amodalen Wahrnehmung werden Wahrnehmungen, die in unterschiedlichen Sinnesgebieten gemacht werden, miteinander in Beziehung gesetzt. Stern beschreibt als Beispiel die Wahrnehmung einer Blume. Indem das Kind die Blume betrachtet und sie empfindend wahrnimmt, ist es in einem globalen Erleben gefangen, indem ein Gemisch aller amodalen Eigenschaften der primären Wahrnehmungsqualitäten der Blume zusammenklingt, ihre Farben, Geruch, Bewegung usw. Aus diesen Beobachtungen können wir schließen: Ursprünglich nimmt der Säugling Ganzheiten wahr, die im Laufe des Entwicklungsprozesses in separate Empfindungen differenziert werden. Von Anfang an besitzt der Säugling diese Fähigkeit, die ihm eine einheitliche Welt- und Selbsterfahrung ermöglicht. (Dornes, Der kompetente Säugling, S. 47)

2. *Kontingenzerleben als erstes Paradigma für Sinnsuche und Sinnerleben* (Dornes S.237f, Der komp. Säugling) Der an der Brust saugende Säugling lernt, dass er mit seinem Saugverhalten (Saugmuster) bestimmte Effekte erzeugen kann. Gelingt die Herstellung der erwarteten Reaktionen, zeigt er dabei alle Anzeichen freudiger Erregung. Kontingenz heißt die Entdeckung des Zusammenhangs zwischen eigener Aktivität und Veränderung in der Außenwelt als motivierende Kraft.
3. *Das ko-konstruierte Narrativ (Stern).*
   Stern beschreibt, dass die grundlegende kommunikative Struktur zwischen Mutter und Kind in kleinen Sequenzen, den sog. „narrativen Einheiten" stattfindet. Gelingt die Kommunikation zwischen Mutter und Kind, dann werden die Affekte des Kindes von der Mutter aufgenommen, gespiegelt und wenn notwendig verändert (Dieter, 162). Aus der Erfahrung dieser geglückten Interaktionen erwachsen die anhaltende Motivation und die Sehnsucht nach der Wiederholung. Nehmen wir als Beispiel den Vater, der mit seinem Sohn an einer Baustelle vorbeifährt und begeistert ruft: „Schau da, ein Bagger!" Was passiert hier: Der Vater vermittelt
   a) den Begriff „Bagger"
   b) den Affekt der Begeisterung
   c) er teilt diese Szene (baggernder Bagger begeistert) mit dem Sohn
   d) begleitet von einer senso-motorischen Erfahrung
   Der Sohn wird nun versuchen „Bagger" nachzusprechen und die ganze erlebte Szene an diesen Begriff zu knüpfen. Wichtig ist, dass dieses Narrativ als ein gemeinsames Werk aus dem Miteinander von Vater und Sohn als ein Gemeinschaftsprodukt entsteht, als „ein ko-konstruiertes Narrativ" (Stern 109). Es entsteht eine „kleine Insel der Intersubjektivität" (108), in der das Kind sich verstanden, angenommen und als Ko-Akteur, als Mitautor dieser kleinen Geschichte, bestätigt fühlt. Hierin wird Sinn erlebbar.
4. *Die Fähigkeit zur Symbolbildung* ist von einschneidender Auswirkung auf das Seelenleben: Sie ermöglicht Wunschdenken und eine Umgestaltung der Realität durch die Phantasie, einen antizipierenden Umgang mit Konflikten, ermöglicht Neurose und Wachstum. Primär- und sekundärprozesshaftes Denken werden möglich. Imaginationen bedienen sich der Symbolik, damit werden unbewusste Bereiche an das bewusste Erleben angeschlossen. Es entsteht *der potentielle Raum, der sog. Übergangsraum* (nach Winnicott). Er bezeichnet den eigentlichen symbolischen Bereich, in dem es möglich ist, sich suchend sich selbst zuzuwenden und über sich nachzudenken, also etwas zu machen und nicht nur etwas mit sich machen zu lassen. Nach Winnicott gehören neben Kunst auch Religion, ebenso Symbolbildung und Imagination in diesen Bereich. Erst mit der Symbolfunktion werden Wunschdenken und eigentliches Konflikterleben möglich (vgl. Dornes 194), denn „erst die Symbolfunktion setzt dem blinden Leiden ein seelisches Bild ein".
5. *Die Fähigkeit zum Erleben von Selbstkohärenz,* d.h. des Gefühls einer Einheit von Empfindungen und Handlungen, ist verbunden mit der Möglichkeit einheitlicher Objektwahrnehmung. Hierin liegt die Voraussetzung für eine glückende

Beziehung mit mir selbst und den anderen. Fehlt diese Fähigkeit, ist die reife Symbolbildung blockiert, kommt es oft nur zu „symbolischen Gleichsetzungen" (Segal 1996).

Zusammenfassung

Wodurch wirkt Psychotherapie mit KIP sinnstiftend?

- Imaginationen ermöglichen eine amodale oder kreuzmodale Wahrnehmung: Die Wahrnehmung mit allen Sinnen ermöglicht ein intensives und ganzheitliches Erleben. (Freud hätte diese Wahrnehmung als „primärprozesshaft" bezeichnet.) Beispiel: Blume.
- Im KIP entstehen ähnlich wie bei Mutter und Kind in der Interaktion zwischen Therapeut und Patient ko-konstruierte Narrative (vgl. Stern 109), es entsteht eine intersubjektive Welt, deren Entstehung *Sinn stiftet*. KIP kann dabei besonders benutzt werden, um die Ressourcen des Patienten aufzudecken und zu aktivieren.
- Die Kontingenzerfahrung wird dem Patienten im KB besonders möglich: So kann er z.B. im Probehandeln aus der Starrheit alter Muster ausbrechen und neues Verhalten, Denken und Erleben entwickeln. Damit werden neue Erlebens- und Lebensräume für den Patienten eröffnet.
- Imaginationen bedienen sich der Symbolik, damit werden unbewusste Bereiche an das bewusste Erleben angeschlossen.
- Imaginationen unterstützen das Erleben und die Differenzierung der Selbstkohärenz: sich selbst ganz und sinnvoll erleben.

Diese Bedingungen der Möglichkeit von Sinnstiftung charakterisieren noch kein religiöses Erleben im engeren Sinne. Sie stellen aber das Fundament zur Verfügung, auf dem sich Religiosität erst entwickeln kann.

Von der besonderen Möglichkeit der Seele in Bildern zu denken: Religiosität als katathymes Ereignis

Gehen wir zur Ausgangsfrage zurück, wieso gerade die Arbeit mit der KIP in besonderer Weise geeignet sein kann als ein Raum erlebt zu werden, der für Sinnfindung und Transzendenzerfahrung offen ist.
Schon die ersten menschlichen Wahrnehmungen, Aktionen und Interaktionen sind auf Sinnhaftigkeit angelegt. Genauso anfänglich ist menschliches Handeln auf den Anderen, auf „the self with other" (Stern) angelegt. Hierbei handelt es sich um basale Notwendigkeiten des menschlichen psychischen Lebens. Sind diese in ausreichendem Maße vorhanden, kann Leben glücken. In unseren Psychotherapien helfen wir unseren Patienten, diese psychischen Voraussetzungen zu heilen, wenn sie beschä-

digt sind, oder sie nachzuentwickeln, wenn ihnen wichtige Entwicklungsmöglichkeiten nicht – oder eingeschränkt – zur Verfügung standen.
Mit zunehmendem psychischen Spielraum aber treten darüber hinaus immer wieder zwei Bedürfnisse auf:

1. *Das Bedürfnis nach Sicherung der positiven Lebensmöglichkeiten.* Dieses Bedürfnis wirft über die aktuelle Befindlichkeit hinaus die Frage nach Sinn und die Sehnsucht nach einer Sicherheit, die die Endlichkeit und Unsicherheit des Lebens übersteigen kann. Rilke: „Die Blätter fallen... wir alle fallen... Und doch ist einer, welcher dieses Fallen unendlich sanft in seinen Händen hält."
2. *Das Bedürfnis nach Weiterentwicklung* in Richtung einer Offenheit, die nicht nur danach strebt, etwas (wieder) zu finden, sondern neue Lebens- und Erfahrensbereiche zu erschließen.

Der religiös denkende und erlebende Mensch nutzt keine anderen Möglichkeiten, als der mit Symbolen arbeitende Patient und Therapeut. Religiöses Erleben kann deshalb nicht ohne Phantasie, Imagination, Traum und Symbolik auskommen. Deshalb bieten sich gerade die Imaginationen als katathyme Ereignisse religiösen Suchens, Ausdrucks und religiöser Sinnsuche an.
Der Philosoph Ludwig Wittgenstein hat angesichts der Unmöglichkeit, religiöses Erleben zu versprachlichen, gesagt:

> „Worüber man nicht reden kann,
> darüber muss man schweigen."

Wir Psychotherapeuten können mit unseren Patienten nicht nur schweigen. Deshalb wandeln wir Wittgensteins Votum ab:

> „Worüber man nicht reden kann,
> darüber muss man bildern."

Literatur

Auchter, T., Schlagheck, M, (Hrsg.) (2003). Theologie und Psychologie im Dialog über den Traum. Dortmund.

Dieter, W. (2000). Imagination und Symbolisierung bei neurotischen und ich-strukturell gestörten Patienten. In: Salvisberg, Stigler, Maxeiner (Hrsg.): Erfahrung träumend zur Sprache bringen. Bern.

Dornes, M. (1993). Der kompetente Säugling. Frankfurt.

Dornes, M. (2002). Die frühe Kindheit. Frankfurt, 6. Auflage.

Eliade, M. (1978). Geschichte der religiösen Ideen, Bd. I. Freiburg.

Frick, E., Fühles, M. (1990). Imaginationen in den Exerzitien. Beobachtungen aus der psychotherapeutischen Praxis im Blick auf Ignatius von Loyola (1491-1556). In: Imhof, P. (Hrsg.): Gottes Nähe. Religiöse Erfahrung in Mystik und Offenbarung. Würzburg, 129-153.

Grundberger, B. (1988). Narziss und Anubis. München.
Guardini, R. (1950). Sinne und die religiöse Erkenntnis. Würzburg.
Haas, A. (1966). Ignatius v. Loyola. Geistliche Übungen. Freiburg.
Plattig, M. „...da waren wir alle wie Träumende". Erfahrungen aus Bibel und christlicher Mystik. In: Auchter, s.o. S. 49ff.
Rosenberg, L. (1998). Kraftquellen und Ressourcen in der KB-Therapie. Imagination 2.
Rudin, J. (1960). Psychotherapie und Religion. Probleme der tiefenpsychologischen Wissenschaft und der analytischen Erfahrung. Freiburg.
Segal, H. (1996). Traum, Phantasie und Kunst. Stuttgart.
Stern, D.N. (2000). Das präsymbolische Denken beim Kleinkind. Einige Implikationen für die Psychotherapie. In: Salvisberg, Stigler, Maxeiner (Hrsg.): Erfahrung träumend zur Sprache bringen. Bern, S.101ff.
Sudbrack, J. (1988). Mystik. Mainz.

Der psychotherapeutische Eros und die Liebe Gottes

Zur religiösen Dimension in der Katathym-Imaginativen Psychotherapie

Gisela Ana Cöppicus Lichtsteiner

Die Persönlichkeit frühtraumatisierter Menschen konfrontiert uns mit Bedürfnissen und Notwendigkeiten, denen wir auch unter modifizierter analytischer Technik manchmal kaum entsprechen können. Ihre Sehnsucht, eine Daseinsberechtigung zu erhalten und mit aller Verletzung und Schuld in ihrem So-Sein bedingungslos angenommen und geliebt zu werden, richtet sich dann gleichsam an eine höhere Instanz: Imaginierte innere Führer bzw. Helfer können im Rahmen der KIP transzendenten Charakter annehmen; es kann zu therapeutisch hoch wirksamen religiös-existentiellen Erlebensweisen kommen. Eine unvoreingenommene Offenheit auf Seiten der Therapeutin und eine von Hoffnung und Liebe getragene therapeutische Beziehung sind für die Wirksamkeit dieser Phänomene der Ermöglichungsgrund und werden an Fallbeispielen aufgezeigt.
Möglichkeiten und Gefahren des therapeutischen Umgangs mit den spirituellen Bedürfnissen unserer PatientInnen werden angedeutet; auf die Herausforderung zur Selbstreflexion durch das ‚religiöse Tabu in der Psychotherapie' wird verwiesen; theologische, philosophische und psychoanalytische Gedanken zur ‚verlorenen Dimension der Tiefe' werden zur Diskussion gestellt.

1. Spontan auftretende spirituell-religiöse Phänomene in der KIP

Als meine Patientin Salome im neunten Monat der Therapie zum zweiten Mal im KB ihr ‚Haus' aufsuchte, entdeckte sie hinter der uns bereits bekannten windigen Scheune einen weiteren Raum: eine Art verfallene Kirche aus grauem Stein mit grasüberwachsenem Boden. „Der Kirchenraum ist mir irgendwie vertraut, obwohl ich ihn nicht kenne; er ist wie... ein bisschen heilig", sagte Salome im Tagtraum. Sie wolle sich dort aber nicht länger aufhalten, denn sie fühle sich in diesem Moment nicht in der Lage, den Ort zu verstehen, wolle ihn auch nicht unvorbereitet betreten, fügte sie noch hinzu und ging zurück in ihre Scheune. Im Nachgespräch hinterfragte sie skeptisch und kritisch das Bild von der Kirchenruine und ihre Gefühle dazu; um aber auch zu bekennen, dass sie, die mit „Kirche und Gott nichts anfangen" könne, sich „an

diesem heiligen Ort sehr willkommen gefühlt“ habe und „in Verbindung mit etwas Größerem“.
Salome, dem ungetauften Kind aufgeklärter Eltern, das keine religiöse Erziehung erhalten hatte, zeigte sich im Tagtraum ein innerer ‚heiliger Ort'. Dieser, wie auch ihre Scheune, waren in schlechtem Zustand und nicht eigentlich bewohnbar. Zu diesem Zeitpunkt wollte Salome vorerst ihre Scheune wiederherstellen und einrichten. Es ging ihr also um Alltagsverrichtungen und um ein Wohnen im Hier und Jetzt. Das Bild der Kirchenruine geriet daher eine Weile in Vergessenheit – mir selbst als Therapeutin war die besondere Qualität solcher von religiösen Empfindungen begleiteter Imaginationen in ihrer Bedeutung für den Heilungsverlauf auch noch nicht bewusst.
Ein Jahr später, als Salome, die in ihrer Kindheit Opfer von massiven sexuellen Uebergriffen geworden war, begann, sich mit ihrer eigenen Täterschaft auseinander zu setzen, tauchten religiöse Inhalte in der Therapie wieder auf. Der eigenen inneren Abgründigkeit wollte sich Salome stellen. Um aber den Abstieg in einen imaginierten Abgrund im Tagtraum bewältigen zu können, brauchte es besondere Vorkehrungen, eine Art Anbindung oder Rückversicherung, für die ihr als Modell Erlebnisse von einer Frankreichreise dienten: Salome war im Marienwallfahrtsort Lourdes Zeugin der abendlichen Lichterprozession geworden, was sie sehr bewegt hatte. Tief beeindruckt war sie auch, als ein befreundetes junges französisches Paar sich während der kirchlichen Hochzeitsfeier der Muttergottes Maria geweiht hatte. Ihre Sehnsucht, sich auch jemandem, d.h. einer das menschlich Begrenzte übersteigenden Kraft verbindlich anvertrauen, ja ‚anverloben' zu können, war spürbar! Vor Beginn der nachfolgenden Tagträume stellte Salome deshalb jeweils eine Kunstkarte mit der Abbildung der schwarzen Madonna von Einsiedeln auf ein Tischchen, dazu noch eine Kerze und einen ihr wichtigen Stein. Dieses kleine Ritual im Praxiszimmer fungierte als Anker. Die Kirchenruine erstand wieder vor ihrem inneren Auge und war der Ausgangsort für den Abstieg in den imaginierten Abgrund; die Präsenz der Mariengestalt auf dem Tischchen – wie dann auch im Tagtraum – gab ihr Halt, Schutz und Führung, während sie sich erinnernd und imaginierend mit eigener Schuld konfrontierte.
Es war für Salome die angstvollste Zeit der Therapie; sie hatte ihre Ausbildung unterbrochen und alles schien auf Messers Schneide zu stehen – was auch mich sehr beunruhigte. Neben der bedrückenden Ungewissheit über den Ausgang dieser Unternehmung stellte sich in mir aber auch ein zunehmendes Vertrauen ein, mit dem ich die Bedeutung der Maria als Salomes innere Führerin durch weitere Tagträume erkannte, akzeptierte, ja begrüßte. Rückendeckung für mein therapeutisches Tun suchte und fand ich bei Leuner, sowohl in seinem *Lehrbuch des Katathymen Bilderlebens* (Leuner 1985) wie auch in seinen Erfahrungen mit der ‚Psycholytischen Therapie' (Leuner 1981), worauf ich in den folgenden Abschnitten kurz eingehen möchte.

2. Innere Führer und die Befriedigung archaischer Bedürfnisse in der KIP

Das Phänomen der spontan im Tagtraum auftretenden Symbolgestalten war Leuner bereits seit Jahrzehnten bekannt und wird von ihm in seinem Lehrbuch ausführlich

kommentiert (Leuner 1985, 197-204). Er spricht darin von ‚therapeutisch-progressiven Gestalten', die ‚positive, konstruktive beziehungsweise kreative Tendenzen des Ich' darstellen und als ‚ideale Objektrepräsentanzen' oder ‚idealisierte Leitfiguren' verstanden werden können. Diese ‚Inneren Führer' haben das ‚Wissen um den rechten Weg' und zeigen sich in Tiergestalt (z.B. als Pferd, Tiger u.Ä.), als archetypisch anmutende menschliche Figuren (z.B. als Weise Alte), aber auch mit übermenschlichem und transzendentem Charakter (z.B. als Große Mutter oder Muttergöttin, als Engel, Jesus oder Gott). Eine Begegnung mit solchen Gestalten ist meist von starker emotionaler Ergriffenheit begleitet; es sind Schutz gebende und ichstärkende Leitfiguren, denen der Therapeut „vorübergehend eine Führungsrolle im KB übergeben" (Leuner 1985, 197) kann. Die Traumatherapie arbeitet inzwischen auch mit solchen ‚inneren Helfern', die zur Stabilisierung der Person herangezogen und bei der Traumasynthese zur Stärkung eingesetzt werden (vgl. Krippner 2001 und 2002; Reddemann 2001; Sachsse 2001).
Ähnlich bedeutungsvoll und ressourcenorientiert ist das Erleben der ‚Befriedigung archaischer Bedürfnisse' (Leuner 1985, 259-282): Es sind dies körperlich regressive und regenerative Zustände im Tagtraum, z.B. ein Sichaufhalten an speziellen Orten oder das Einswerden mit der Natur (bevorzugterweise bei Wasser-Motiven wie Bach, Heilquelle, Meer), die eine erhebende, rekreative und dadurch heilende Stimmung im Patienten auszulösen vermögen.

3. Religiöses Erleben: ‚Heilmittel' der Psycholytischen Therapie

Wichtiger noch für das Verstehen spirituell-religiöser Vorkommnisse in den Therapien wurden mir die Erkenntnisse aus der Erforschung psychoaktiver Substanzen. Leuner kannte das Phänomen der religiösen Erfahrungen der Patienten aus der LSD-Forschung und aus seiner ‚Psycholytischen Therapie', die er parallel zur Tagtraumtechnik in den 50er- und 60er-Jahren des letzten Jahrhunderts entwickelte (Leuner 1981). Unter kontrollierten therapeutischen Bedingungen im Einzelsetting mit früh und schwer gestörten Patienten (oftmals Suchtkranken) kam es unter LSD in der Regel zu kosmisch-mystischem, transzendentem Erleben und der Erfahrung ekstatisch erlebter Liebe: Die PatientInnen fühlten sich wie in Gottes Armen geborgen und geliebt und erstmals selbst liebesfähig. Leuner bezeichnet diese transzendente Erfahrung überströmender Liebe als die zentralen und heilenden Elemente (Leuner 1981, 186). „Wenn aber diese psychedelische Spitzenerfahrung, dieses so außerordentliche religiöse Erleben gleichzeitig zu einem ‚Heilmittel' wird", so überlegt er, „muss sich die Medizin, und hier in besonderem Fall die Psychotherapie, die Frage nach der Begründung der Heilwirkung stellen" (Leuner 1981, 190). Seine vorläufige Antwort lautet: Die ungeheuren emotionalen Defizite der Patienten können unter dem Einfluss des Halluzinogens und im Erleben des Einheitsgefühls zur ‚Absättigung' oder ‚Auffüllung' gebracht und Urvertrauen im Menschen erweckt werden: „Der psychotoxische Regress auf die frühnarzisstische Periode mit dem überwältigenden Erleben von Sicherheit und Einheit kann offensichtlich jene frühen emotionalen Mängel selbst noch im Erwachsenenalter ausgleichen..." (Leuner 1981, 202).

Inwiefern sind diese Beobachtungen von Heilung durch das Erleben von Geborgenheit in der Liebe Gottes aus der psycholytischen Therapie übertragbar auf unsere KlientInnen und eine zwar drogenfreie, aber doch regressionsfördernde Therapie, wie sie die KIP darstellt? Gibt es vielleicht gar eine eigentliche transzendente Funktion im therapeutischen Geschehen der KIP?

4. Psychotherapie und Spiritualität

Es sind oft besondere Momente, Grenzsituationen, in denen Menschen die Fragen nach einer Existenzberechtigung oder dem Sinn des Lebens oder Leidens stellen und sich für religiöses Erleben erst öffnen: bei Schicksalsschlägen, schweren Krankheiten und Traumatisierungen oder angesichts des Todes (vgl. dazu Eibach 2003; Renz 2003). Ich mache die Beobachtung, dass das Leben mancher PatientInnen mit frühen und multiplen Traumatisierungen einer ständigen Grenzsituation gleicht. Das Sich-Versöhnen mit dem Schicksal, das Heilwerden- oder aber Sterbenkönnen steht dann oft in enger Verbindung mit der Erfahrung eines bedingungslosen Angenommen- und Geliebtseins von einer anderen Dimension, die als ‚das ganz Andere', das uns mit Liebe Umfangende, das Höchste und Letztgültige, Gott, wahrgenommen wird.
Wie sind wir als TherapeutInnen von diesem Umstand betroffen? Können oder wollen wir mit solchen existentiellen Fragen und Erfahrungen umgehen? Sind wir für die spirituelle Entwicklung unserer PatientInnen zuständig und dafür ausgebildet (vgl. dazu Schigutt 2001)? Von meiner daseinsanalytischen Ausbildung her, die zwar einen philosophisch-existentiellen Hintergrund hat, war ich dennoch nicht auf den Umgang mit spirituell-religiösen Phänomenen vorbereitet. So habe ich Salomes ‚heiligen Ort', die Kirchenruine, einfach vergessen, d.h. aber auch: nicht nutzen können! Entscheidender für die Wahrnehmung spiritiuell-religiöser Bedürfnisse meiner Patientinnen als die Ausbildung aber war mein persönlicher Weg, meine eigene Öffnung für diese Dimension.
Die Traumatherapie bezieht heute ganz bewusst spirituelle Aspekte in die Therapie mit ein (vgl. dazu Krippner 2001 und 2002; Reddemann 2001). Es ist dies meines Erachtens ein notwendiger, d.h. die Not erst wendender Schritt, denn das emotionale Defizit bzw. die Schwere der frühkindlichen Traumatisierungen erzeugen eine so große Not in so großer Tiefe, der wir mit unseren begrenzten menschlichen Kräften und therapeutischen Techniken allein oft nicht wirksam genug begegnen können.
Gemäss unserem Welt- und Menschenbild, unserer Ausbildung und unserem persönlichen Standort und Glauben werden wir auf die religiös-spirituellen Bedürfnisse unserer PatientInnen je unterschiedlich reagieren. Grundsätzlich aber gilt für unsere therapeutische Haltung im Rahmen wissenschaftlicher Psychotherapie meines Erachtens Folgendes:

- Referenzpunkt sollte immer die religiös-existentielle Fragestellung der PatientIn sein, nicht die der TherapeutIn (vgl. Renz 2003, 17).
  Hier liegen Gefahren der Manipulation, des Aufoktroyierens oder missionarischen Missbrauchs.

- Wir sind zur Bewusstwerdung unserer eigenen religiösen Geschichte herausgefordert: Was löst Befremden und Angst, Abwehr oder Allergie in uns aus (vgl. Schigutt 2001)? Dem ‚religiösen Tabu in der Psychotherapie' (Rauchfleisch 2004) sollte Aufmerksamkeit geschenkt werden.
  Hier liegen Gefahren des Überhörens oder Abwertens und erneut Verletzens, indem wir die spirituelle Sehnsucht der PatientIn reduktionistisch psychologisieren.
- Was ist geboten: Abstinenz oder Transparenz? Teilt sich nicht das Wesentliche unserer Einstellungen, das, was wir im Tiefsten empfinden und woran wir glauben sowieso im dualen Unbewussten der therapeutischen Beziehung mit und bestimmt unsere Haltung, unsere Interventionen?
  Wichtig ist hier unsere größtmögliche Offenheit gegenüber der je eigenen Ausprägung der religiös-spirituellen Bezogenheit der PatientIn und dem, was – z.B. auf der Ebene der Imagination – Ereignis werden will.
- Glaube oder Machbarkeit? Wissen wir um die Heilkraft der spontanen spirituellen Erfahrungen und glauben wir an deren Wirksamkeit (Renz 2003, 233)? Oder möchten wir spirituell-religiöse Motive einsetzen und sie zum Zwecke der Psychohygiene instrumentalisierend nutzbar machen?
  Hier liegt die Gefahr, die KIP zu einer (pseudo)-spirituellen Methode zu missbrauchen (vgl. Einig 2004: Referat am 10. Int. Kongress der KIP) und die Unverfügbarkeit echten religiösen Erlebens zu übersehen.

5. Im Stall von Bethlehem – ein Tagtraum

Ein weiteres Beispiel aus meiner Praxis soll aufzeigen, wie – die therapeutische Grenzsituation gleichsam transzendierend – die religiöse Sehnsucht in einer Patientin aufkam und für den definitiven Heilungsverlauf fruchtbar gemacht wurde.
Meine Patientin Lena hatte sich bereits während drei Jahren auf eine intensive therapeutische Arbeit eingelassen: Sie hatte sich beruflich stabilisiert und war erstmals eine zukunftsorientierte Beziehung zu einem Mann eingegangen. Dennoch wurde sie derart von destruktiven Gedanken und Impulsen gequält, dass ihr Selbstwertgefühl immer wieder im Zustand des ihr gut bekannten völligen Vernichtetseins zerbrach. Lena hatte verschiedene innere Führungsgestalten und Helfer im Rahmen der Imaginationen kennen gelernt; sie hatte ihre verletzten ‚inneren Kinder' unterschiedlichen Alters angenommen und sich mit ihnen angefreundet; sie hatte sich mit ihrer Familie, ihrem Schicksal versöhnt. Woran fehlte es noch? Waren die Grenzen der Heilbarkeit, der Therapie bzw. der Therapeutin erreicht? Wir waren beide ratlos und fassten den Therapieabschluss ins Auge, – als uns ein besonderes Vorkommnis zu Hilfe kam: Es war Dezember, und Lena, die sich von ihrem religiösen Glauben der Herkunftsfamilie bewusst abgelöst hatte, las für ihre Arbeit mit Kindern eine Weihnachtsgeschichte. Und diese hatte sie zu ihrer eigenen Überraschung so sehr berührt, dass sie sich bei dem sehnsüchtigen Gedanken ertappte, „wie schön es doch sein müsse, als Kind im Stall von Bethlehem einfach dabei zu sein". „Wollen wir nicht", fragte ich sie, „an diese Sehnsucht anknüpfen und einen Besuch im Stall von Bethlehem machen?" Ja, das wollte Lena gern.

Im Tagtraum – den ich sehr verkürzt wiedergebe – sah sie sich als etwa vierjähriges Mädchen im weißen Kleid staunend und in feierlicher Stimmung neben dem Esel stehen, einfach erleichtert, dass sie da sein durfte! Das kleine Mädchen ging nun stracks zur Krippe hin und fragte das Jesuskind ganz direkt: „Kennst du mich noch, wenn ich groß bin?"; das Kind in der Krippe antwortete ihr schlicht mit einem ‚Ja', wie mir Lena erschüttert berichtete, um dann fortzufahren: „Wenn ich so klein bin, zweifle ich ihn nicht an – aber ich habe so viel Gott gelästert mit meiner Todessehnsucht!" Angstvoll fragte sie das Kind in der Krippe daher weiter, jetzt aber als erwachsene Lena: „Muss ich sterben, um endlich Frieden zu haben und Vergebung; oder habe ich eine Chance, im Leben Frieden zu finden?" Und dann wieder in der Rolle des kleinen Mädchens: „Wo finde ich dich, wenn ich groß bin?" Weinend und noch ohne Antwort auf ihre Fragen wiederholte sie im Tagtraum: „Wo finde ich dich?" – und fügte drängend hinzu: „Es ist dies eine lebensnotwendige Frage! Es ist mir wichtig, dass du mich kennst und dich freust, wenn du mich siehst! Willst du wirklich, dass man sich selber liebt? Habe ich das Recht, mich gern zu haben? Wo finde ich dich im Alltag? Es geht um Leben und Tod!"
Ich war überrascht von der Intensität des Geschehens: Unüberhörbar fragte Lena nach der Existenz Gottes für ihr Leben über den Glauben ihrer Kindheit hinaus; sie wollte sich vergewissern, dass Jesus für sie auch heute noch als Erwachsene, so wie sie ist, da ist; dass er sie kennt, sie wirklich erkennt, sie liebt. Ich versuchte, ihr Anliegen auf den Punkt zu bringen, und sie wiederholte die von mir vorgeschlagene Frage an das Jesuskind: „Liebst du mich?" – und wie um diese Frage zu bekräftigen, fügte sie noch hinzu: „Ist es in Ordnung, dass ich lebe? Ist es schön, dass es mich gibt? Meinst du mich? – Warum sagst du nicht, wo ich dich finde? Du hast versprochen, dass es Trost und Liebe gibt! Ich will das auch, ich habe es verdient, ich habe mir Mühe gegeben und doch so viele Fehler gemacht. – Es ist Zeit, sonst gebe ich auf!" Wieder wartete Lena auf eine Antwort – nicht ohne Bangen auch ich. Endlich, endlich hörte sie: „Du findest mich in deinem Herzen, du Lappi, in deinem Herzen! Du findest mich im Gebet. Du merkst, dass ich da bin, im Frieden." „Aber du hast mich verlassen, warum? Ich will mein Leben nicht hinwerfen!" Lenas helle Verzweiflung war spürbar. Ich fragte sie daher, ob es richtig wäre für sie, zu sagen: „Ich lege mein Leben in deine Hand." Ja, das konnte sie ganz einfach sagen und ergänzte noch: „Ich vertraue dir mein Leben an; ich will mich mit dem Schicksal versöhnen. Ich vertraue dir, und ich lasse dich in mein Leben hinein." – So endete dieser Tagtraum.
Wir waren beide von ihrem existentiellen Ringen recht erschüttert, und es breitete sich atmosphärisch ein Gefühl ganz neuer Hoffnung und Verbundenheit zwischen uns aus. Und es begann etwas ganz Neues: Lena bekam Zugang zu ihren spirituell-religösen Bedürfnissen, indem sie sich in kindlichem Vertrauen an die Geschehnisse der nachfolgenden Tagträume hingab und sich ihnen auslieferte. Auch in diesem Fall spielte die Mutterfigur Maria eine bedeutsame Rolle: Lena erhielt Antworten der Liebe von ihr, die sie schlussendlich heilten. Können wir psychologisch-wissenschaftlich aber von Antworten der Liebe von einer höheren Instanz sprechen, so wie es Lena empfunden hat? – Die bereits formulierten Fragen stehen weiterhin im Raum: Welcher Art ist die therapeutische Liebesbeziehung, wo sind ihre Grenzen, und wie können sie allenfalls transzendiert werden?

6. Der ‚psychotherapeutische Eros': Hoffnung – eine transzendente Funktion

Der Faktor Beziehung spielt bekanntermaßen in jeder tiefergehenden psychotherapeutischen Behandlung eine bedeutsame Rolle; ich habe dem Heilfaktor Liebe, dem ‚psychotherapeutischen Eros' (Seguin 1965) seit meiner Ausbildung nachgespürt. Es sind mir in der psychoanalytischen Literatur einige Therapeuten begegnet, deren außergewöhnliche therapeutische Haltung meines Erachtens einer bedingungslosen Liebe nahe kommt und so über sie selbst als immer bedingte Menschen hinausweist. Ich möchte einige Namen nennen:

- Sandor Ferenczi, der begnadete Therapeut und Spezialist für die so genannten ‚hoffnungslosen Fälle', wagt als erster eine Haltung der ‚Mutterzärtlichkeit' (Ferenczi 1988; Langer 1996).
- Michael Balint, der sich wie eine ‚Ursubstanz' vom Patienten in der Regression gebrauchen lässt (Balint 1997).
- Donald W. Winnicott, der sich dem Patienten wie ein ‚Übergangsobjekt' zur Verfügung stellt und sich auch gegenüber destruktiven Tendenzen als unzerstörbar erweist (Winnicott 1971; Khan 1977).
- Carlos A. Seguin, dessen ‚psychotherapeutischer Eros' in selbstloser Weise einzig und allein auf die Werte und das Wesen des Patienten gerichtet ist (Seguin 1965).
- Gaetano Benedetti, der die therapeutische Interaktion als eine existentielle Begegnung beschreibt: Der Therapeut glaubt da, wo dem Patienten nur Hoffnungslosigkeit bleibt. Der unbeirrbare Glaube des Therapeuten an einen unzerstörbaren Kern im Patienten geht diesem auf dem Weg des Glaubens an sich selbst voraus. Das Wort ‚Hoffnung' ist daher auch der Leitfaden des therapeutischen Geschehens bei Benedetti. „Hoffnung ist... Ahnung der letzten, wirklichen Realität...", (Benedetti 1992, 262), „sie gründet in der Erfahrung, dass die Urdimension der Existenz die Liebe ist" (ebd. 269).

Das Überschreiten des rein rationalen Bedenkens von Leiden und das Sichöffnen für die Wahrnehmung, dass die ‚Urdimension der Existenz die Liebe ist', ermöglicht vielleicht gerade erst deren Anwesenheit und das Einwirken dieser ursprünglichen und offenbarenden Liebesenergie. „Es gibt... einen Ort" – so Benedetti – „wo die Liebe zu den Leidenden... das Ewige ist, das im Vergänglichen erscheint. Eine solche Erscheinung ist insofern Transzendenz, als sie etwas Absolutes an sich hat" (Benedetti 1998, 128). Ich möchte mit Benedetti formulieren: In der Liebe der TherapeutIn – die den Glauben an die Werdensmöglichkeiten der PatientIn behält und die Hoffnung nicht aufgibt – erscheint das Ewige im Zeitlichen! Sie wird so zur MittlerIn, zum Ort und Ermöglichungsgrund für spirituell-transzendente Erfahrungen im Rahmen der KIP.

7. Suche nach der ‚verlorenen Dimension der Tiefe' – Grenzüberschreitende Überlegungen

Spirituelle Sehnsucht und religiöses Erleben: Pathologie oder Grundbedürfnis des Menschen?

Wir wissen um die Sehnsucht des Menschen nach einem unbedingten und bedingungslosen Aufgehoben- und Geliebtsein, nach einem Erkanntwerden im innersten Wesen. Ist dies nur Ausdruck von Pathologie, also Anzeichen eines Mangels an Urvertrauen bei frühtraumatisierten PatientInnen und Zeichen einer Grundstörung? Oder zeigt sich hier die Suche nach dem ‚wahren Selbst', dem Selbstkern, der unantastbar, ja ‚heilig und höchst bewahrenswert' (Winnicott zit. in Auchter 1994, 308 f.) ist? Religiöses Erleben: Grundbedürfnis des Menschen und größte Ressource, sich eines Letztgültigen – wieder – bewusst zu werden?
Der Theologe Paul Tillich sprach von der Religion als der dem Menschen ‚verloren (gegangenen) Dimension der Tiefe': „Religiös sein bedeutet, leidenschaftlich nach dem Sinn unseres Lebens zu fragen" (Tillich 1962, 8); ergriffen zu sein von dem, was uns unbedingt angeht. Religion in ihrem wahren Wesen ist das „Sein des Menschen, sofern es ihm um den Sinn seines Lebens und des Daseins überhaupt geht" (Tillich 1962, 9). Die Frage nach dem Sinn des Lebens weist also den Weg in die Tiefe des Selbst: Sie führt in die Wahrheit des Menschen, die wohl immer auch eine abgründige ist. „Die Qual, in die eigene Tiefe zu blicken, ist für die meisten Menschen unerträglich" (Tillich 1962, 109). Gerade hier aber hat die Tiefenpsychologie ihre Aufgabe. Salome und Lena konnten ihre Abgründe in dem Moment durchschreiten, als sie sich religiös gehalten wussten. Eine Regression auf die Grundstörung zu wagen ist nur möglich, wenn sich der Mensch sicher gebunden und angenommen weiß. Dies bezeichnet Tillich als religiöses Heilen – ‚Healing power' – und als die Tiefendimension der Psychotherapie. Aber auch als das nicht Machbare, das nicht Bewirkte, sondern Geschenkte, das Unverfügbare (vgl. Grau 2000, 100 und 224). Tiefenpsychologie „kann uns nicht in einem letzten Sinn helfen, weil sie uns nicht zu dem tiefsten Grund unseres Wesens und alles Seins führen kann, zu der Tiefe des Lebens selbst. Der Name dieser unendlichen Tiefe und dieses unerschöpflichen Grundes alles Seins ist Gott" (Tillich 1962, 106) – an anderer Stelle von ihm auch als Hoffnung bezeichnet (Tillich 1962, 109). So gesehen können die besten therapeutischen Bedingungen keine ‚Erfahrung der Tiefe' des wahren Selbst, des Lebenssinns, der Hoffnung erwirken und erzeugen; sie können aber helfen, sich vorzubereiten und achtsam zu öffnen dafür, dass sich Hoffnung/Tiefe/Gott ereignen kann.
Religiöse Erfahrungen sind nicht gebunden an eine bestimmte Religion oder Institution. Der Philosoph Rüdiger Safranski beschreibt sie so: „Es handelt sich dabei um jene Erfahrung, die im Leben und dem Sein insgesamt ein letztlich unauflösbares Geheimnis und einen unerschöpflichen Reichtum sieht – und die von diesem Umgreifenden angerührt ist. Diese Erfahrung gibt es in unterschiedlichen Graden von Intensität. Größere Intensität bedeutet: Die Berührung mit dem Umgreifenden wird zu einem Energiezentrum im eigenen Selbst; es ist, als würde man Teil eines größeren Selbst,

das ins eigene bisher vertraute Selbst hineinreicht. Religiöse Erfahrungen sind sicherlich auch in Termini energetischer Vorgänge beschreibbar. In ihnen manifestieren sich schöpferische Kräfte des Menschen, der damit auf das Geheimnis des Seins, zu dem er gehört, antwortet. Mit der religiösen Erfahrung gerät man in einen vivifizierenden Zirkel hinein; man wird belebt und entfaltet Kräfte der Belebung – bis hin zur Begeisterung. Religiöse Erfahrung in diesem Sinne ist nicht etwas, woran man glauben müsste. Es gibt sie mit aller nötigen Selbstevidenz." (Safranski 2002, 19) Dass diese schöpferischen und belebenden Kräfte heilende Wirkung entfalten können, leuchtet ein. „Nur – nicht jeder macht sie" (Safranski 2002, 20)! Können wir also doch nichts *tun*?
Im deutschsprachigen Raum ist in den letzten Jahren auf psychoanalytischer Seite die Auseinandersetzung mit dem religiösen Erleben des Menschen und dessen Auswirkungen auf den therapeutischen Heilungsverlauf verstärkt zu beobachten: Kongresse wurden ausgerichtet (Bassler 2000; Gerlach u.a. 2004; Ruff 2002) und die Frage nach der psychoanalytischen Religionskritik und dem ‚religiösen Tabu in der Psychotherapie' neu gestellt (Dietz 2000; Rauchfleisch 2004). Der Psychoanalytiker Wilfred Bion, bekannt durch sein Konzept des ‚container-contained', erregte Aufmerksamkeit mit seiner „ungewöhnlichen Idee von Transzendenz": der bereits 1970 von ihm formulierten „eklektisch-metaphysischen Theorie über ‚O'" (Bion 1970; Lesmeister 2004, 152; vgl. auch Wahl 2000), die bislang jedoch wenig zur Kenntnis genommen wurde. Mit dem Symbol O bezeichne Bion eine letzte absolute Realität oder absolute Wahrheit, eine primordiale Matrix der inneren Welt, die sowohl Träger von Urbildern alles Seienden wie auch Ausdruck eines Gottesbildes sein könne. O, das Unwissbare und Unsagbare, kann nicht im Modus des Erkennens, sondern nur im Modus des Seins erfahren werden und wird von Lesmeister in die Nähe des „wahren Selbst von Winnicott gerückt, welches auch ein nicht Kommunizierendes, sich nicht Aussagendes mit transzendenter Anmutung ist (Lesmeister 2004, 155). Abwehrvorgänge und Widerstände im therapeutischen Prozess seien Widerstand gegen O – also Ausdruck von Angst gegen die Realisierung der eigenen Wahrheit (Lesmeister 2004, 156). O ist „keine Sache des Glaubens, sondern der unmittelbaren und unaussprechlichen Seinserfahrung" (Lesmeister 2004, ebd.) Der Glaube an O, faith in O, ist – Bion zufolge – auch die Grundlage der analytischen Haltung: eine Offenheit gegenüber dem Nichtwissen, dem nicht Wissbaren (Lesmeister 2004, 157). „Bions Glaube an die transzendente Wahrheit des Seins soll dem Subjekt die Hoffnung erhalten, die Destruktion zu überleben und in einer inneren Welt aus Wert und Bedeutung weiterexistieren zu können" (Lesmeister 2004, ebd.). Wird in Bions ‚faith in O' nicht auch spürbar, was bereits von der therapeutischen Haltung der liebenden Hoffnung (der Psychoanalytiker Ferenczi, Balint, Winnicott, Seguin und Benedetti) gesagt wurde? Sind nicht Gemeinsamkeiten zu sehen im Gehaltensein (des ‚holding' und im ‚Möglichkeitsraum' von Winnicott und Khan) und im ‚containing' (Bion) der therapeutischen Beziehung mit einem Aufgehobensein in einer uns umfangenden Transzendenz?

Hypothetische Konsequenzen aus und für die Praxis

Eine religiöse Erfahrung muss nicht personal sein, sie kann sich auch als ein sich Aufgehobenfühlen in einer sakralen Landschaft zeigen, in einem Umfangensein von Licht oder Getragensein von Farbe (oft Blau oder Gelb). Womit aber haben es die PatientInnen zu tun, wenn sie in der Imagination heiligen Gestalten begegnen? Sind psychologische Interpretationen, die von Projektion oder Objektrepräsentanz sprechen, angemessen oder sollen wir theologisch-religiös fragen, ob hier eine Begegnung mit einer höheren Instanz – einer anderen Dimension – stattfindet? Auch wenn wir feststellen, dass religiöses Erleben in der Therapie wirksam und hilfreich ist, dass primärnarzisstische Wunden geheilt werden können, indem gleichsam etwas im Ursprung und Grund der Person wieder gutgemacht wird, sagt doch dieses Erleben – psychologisch interpretiert – nichts aus über die Realität einer göttlichen Existenz oder Wahrheit. Die subjektive Empfindung des Patienten und die Auswirkungen des Erlebens auf seine psychische Befindlichkeit müssen jedoch entscheidend sein für unser therapeutisches Vorgehen; ein ernsthafter und rücksichtsvoller Einbezug der religiösen Dimension in die Therapie ist, wo sie sich ergibt, meines Erachtens ein nicht zu unterschätzender Wirkfaktor – unter der Berücksichtigung der Unverfügbarkeit eines solchen Geschehens. Durch die religiöse Rückbindung wird die Übertragungsbeziehung zudem entlastet: Der Zufluchtsort im eigenen ‚inneren Heiligen' befreit aus der Abhängigkeit von der TherapeutIn. Voraussetzung auf Seiten der TherapeutIn ist ihre Fähigkeit, sich mit der „Urdimension der Existenz, die Liebe ist" (Benedetti 1992, 269), glaubend und hoffend zu verbinden. Darin besteht ihre transzendierende Funktion – „faith in O" – Offenheit für und Glaube an das ganz Andere.

Religiöse Erfahrung als Heilkraft in der KIP?

Voraussetzung und Auslöser für spirituelle Erfahrung auf Seiten der PatientIn ist oft eine besondere Notsituation und (sich daraus ergebend?) eine Bereitschaft, sich in kindlichem Vertrauen an das Geschehen auszuliefern. Diese Voraussetzung war bei Salome und Lena gegeben: „Das Verlangen nach völliger Selbsthingabe in Momenten der größten Furcht" (Leuner – in Anlehnung an James/Loewenfeld – 1981, 198), übertönte die Angst vor dem Einbruch des wahren Selbst, der Realisierung von O. Auf der Ebene der Imagination sind die psychischen Vorgänge der Regression, der Progression oder der Transzendenz dann nurmehr schwer voneinander zu unterscheiden; denn die Regression auf die Grundstörung, wenn man sich sicher gehalten weiß, ist letztlich ein progressiver Prozess, der transzendente Erfahrungen beinhalten kann.
Als klinische, nicht-suggestive, die Regression, Progression und Transzendenz fördernde Methode kann die KIP meines Erachtens eine potentiell religiöse Heilkraft – ‚healing power' (Tillich) – für sich in Anspruch nehmen. Sie verfügt damit – neben den Dimensionen der Konfliktbearbeitung, der Befriedigung archaischer Bedürfnisse und der Kreativität – über eine vierte Dimension: eine Tiefendimension mit Ereignischarakter!

Literatur

Auchter, T. (1994). Die Entwicklung des Wahren Selbst und des Falschen Selbst. Ein Beitrag zur Terminologie von D. W. Winnicott. Individualpsychologie 19: 305-317.

Bahrke, U. (2003, 3.Bd.). Zum Begriff der Regression im Kontext Katathym-Imaginativer Psychotherapie. Imagination 25: 25-32.

Balint, M. (1968). Therapeutische Aspekte der Regression. Die Theorie der Grundstörung. Stuttgart, Klett-Cotta. Dt. 1970; 2. Aufl. 1997.

Bassler, M. (Hrsg.) (2000). Psychoanalyse und Religion. Versuch einer Vermittlung. Stuttgart, Kohlhammer.

Benedetti, G. (1992). Psychotherapie als existentielle Herausforderung. Göttingen, Vandenhoeck & Ruprecht.

Benedetti, G. (1998). Botschaft der Träume. Göttingen, Vandenhoeck & Ruprecht.

Bion, W. (1970). Attention and Interpretation. London, Maresfield Library.

Dietz, W. (2000). Zur psychoanalytischen Religionskritik aus theologischer Sicht. In: Bassler, M. (Hrsg.): Psychoanalyse und Religion. Versuch einer Vermittlung. Stuttgart, Kohlhammer: 33-51.

Eibach, H. (2003, 3. Bd.). Imagination in der Psychotherapie mit körperlich schwer kranken Menschen. Imagination 25: 5-24.

Ferenczi, S. (1988). Ohne Sympathie keine Heilung. Das klinische Tagebuch von 1932. Frankfurt a. M., Fischer.

Gerlach, A., Schlösser, A.-M., Springer, A. (2004). Psychoanalyse des Glaubens. Gießen, Psychosozial-Verlag.

Grau, K. (2000). ‚Healing Power' - Ansätze zu einer Theologie der Heilung im Werk Paul Tillichs. Münster, LIT Verlag.

Haynal, A. (2000). Die Technik-Debatte in der Psychoanalyse. Freud, Ferenczi, Balint. Gießen, Psychosozial-Verlag.

Khan, M. M. R. (1977). Das Werk von D.W. Winnicott. In: Eicke, D. (Hrsg.): Psychologie des XX. Jahrhunderts, Bd. III: Freud und die Folgen (II). Zürich, Kindler: 348-382.

Krippner, K. (2001). Der geistig-spirituelle Aspekt in der Traumatherapie mit der KIP. In: Bahrke, U., Rosendahl, W. (Hrsg.): Psychotraumatologie und Katathym-Imaginative Psychotherapie. Lengerich, Pabst: 100-107.

Krippner, K. (2002, 2. Bd.). Neue Wege in der Behandlung der posttraumatischen Belastungsstörungen mit der KIP. Imagination 24: 24-37.

Langer, R. (1996). Spurensuche in Budapest. Sandor Ferenczi als Ahnherr der Objektbeziehungstheorie. Psychotherapie Forum 4: 61-72.

Lesmeister, R. (2004). Subjektivität und Transzendenz. In: Gerlach, A., Schlösser, A.-M., Springer, A.: Psychoanalyse des Glaubens. Gießen, Psychosozial-Verlag: 147-158.

Leuner, H. (1985). Lehrbuch des Katathymen Bilderlebens. Bern, Huber. 3. Aufl. 1994.

Leuner, H. (1981). Halluzinogene. Psychische Grenzzustände in Forschung und Psychotherapie. Bern, Huber.

Oser, F., Gmünder, P. (1988). Der Mensch. Stufen seiner religiösen Entwicklung. Gütersloh, Verlagshaus Mohn.

Rauchfleisch, U. (2004). Wer sorgt für die Seele? Grenzgänge zwischen Psychotherapie und Seelsorge. Stuttgart, Klett-Cotta.

Reddemann, L. (2001). Imagination als heilsame Kraft. Zur Behandlung von Traumafolgen mit ressourcenorientierten Verfahren. Leben lernen 141. Stuttgart, Pfeiffer bei Klett-Cotta.

Renz, M. (2003). Grenzerfahrung Gott. Spirituelle Erfahrungen in Leid und Krankheit. Freiburg, Herder spektrum.

Ruff, W. (Hrsg.) (2002). Religiöses Erleben verstehen. Göttingen, Vandenhoeck & Ruprecht.

Safranski, R. (2002). Religiöse Sehnsucht - Sehnsucht nach Religion. In: Ruff, W. (Hrsg.): Religiöses Erleben verstehen. Göttingen, Vandenhoeck & Ruprecht: 11-26.

Sachsse, U. (2001). Traumasynthese mit Imaginativen Techniken - Hirnphysiologische Grundlanden, Theorie und Praxis. In: Bahrke, U., Rosendahl, W. (Hrsg.): Psychotraumatologie und Katathym-Imaginative Psychotherapie. Lengerich, Pabst: 21-35.

Schigutt, A. (2001, 2. Bd.). Psychotherapie zwischen Erkenntnisweg, Pädagogik und Krankenbehandlung - Die Zukunft der Psychotherapie. Imagination 23: 65-72.

Seguin, C. A.(1965). Der Arzt und sein Patient. Ein Beitrag zum Problem des therapeutischen Eros. Bern, Huber.

Tillich, P. (1962). Die verlorene Dimension. Not und Hoffnung unserer Zeit. Hamburg, Furche.

Wahl, H. (2000). Selbst- und objektbeziehungstheoretische Überlegungen zur Religions- und Pastoralpsychologie. In: Bassler, M. (Hrsg.): Psychoanalyse und Religion. Versuch einer Vermittlung. Stuttgart, Kohlhammer: 67-91.

Winnicott, D.W. (1971). Vom Spiel zur Kreativität. Stuttgart, Klett-Cotta. Dt. 1974. 10. Aufl. 2002.

„Spieglein, Spieglein an der Wand"

Das Motiv des Spiegels in der KIP

Eva Dorota Uhrová

Zusammenfassung

Die Autorin zeigt auf, wie mit Hilfe des KIP-Motivs „Spiegel" Aspekte des Selbstbildes, des Ich-Ideals und des Narzissmus im therapeutischen Prozess der Katathym-Imaginativen Psychotherapie fokussiert und bearbeitet werden können. Zur Veranschaulichung dient zunächst das Märchen von „Schneewittchen", und in weiterer Folge wird die Thematik an vier ausführlichen Fallvignetten entwickelt. Das Motiv „Spiegel" kann im Sinne eines Anreizes zur Selbstreflexion und zur Darstellung und Bearbeitung des narzisstischen Spiegelungswunsches bei der KIP-Behandlung narzisstischer Problemstellungen sehr hilfreich sein. Vermutlich wird das Motiv in Zukunft zu einer Erweiterung der „Standardmotive" in der KIP beitragen.

Das Motiv des Spiegels in der KIP

„Spieglein, Spieglein an der Wand, sag' mir, wer ist die Schönste im ganzen Land?", fragt die stolze Königin den Spiegel, der nicht lügen wird ... und da ist das Problem ...es ist manchmal nicht einfach, das zu verarbeiten, was uns der Spiegel wahrheitsgemäß zeigt. Die Königin hat er offensichtlich nicht belogen. Wie wir wissen, ist in dem Märchen der Gebrüder Grimm die Königin für ihren Stolz und ihre Bosheit grausam bestraft worden.

Was können wir vom psychotherapeutischen Gesichtspunkt aus hinter dem Verhalten der Königin sehen? Vielleicht den Mangel an einer festen und sicheren frühen Beziehung, vielleicht die mit dem Selbstwertgefühl verbundenen Motive, also unsere narzisstischen Bedürfnisse, deren ungenügende Befriedigung uns Menschen dazu führt, um jedem Preis unser Selbstbild erträglich zu gestalten? Man kann überlegen, ob die stolze Königin jemals „den Glanz im Auge" ihrer Mutter erblickt hat (weil doch auch die bösen Königinnen Mütter haben). Da die Königin dies vermutlich nicht erlebt hat, braucht sie auch jetzt als Erwachsene immer noch und immer wieder diese Bestätigung. Jedoch erfährt die Königin durch die Antwort des Spiegels die wirkliche Realität, nämlich, dass sie schön ist, aber nicht die Einzige.

Bleiben wir beim Spiegel, einem Gegenstand, der uns im Alltag ständig begleitet. Aber nicht nur als Gegenstand, sondern auch als metaphorischer Ausdruck. Zum Beispiel sind die Redewendungen „jemandem einen Spiegel vorhalten", „ich kann

mich nicht mehr im Spiegel anschauen" und „Augen als Spiegel der Seele" bekannt. Gleicherweise die symbolischen Bedeutungen: Spiegel als Symbol der Erkenntnis, Selbsterkenntnis, des Bewusstseins, der Wahrheit und Klarheit (Becker 1992).
Auch die tiefenpsychologische Theorie hat sich mit der metaphorischen Bedeutung des Spiegels, aber auch mit dem Phänomen „des sich im Spiegel Erkennens" beschäftigt. Beispiele: Bei Winnicott (1988) das Spiegeln des Kindes während seiner frühen Entwicklung seitens der wichtigen Objekte, bei Kohut (1977) die Spiegel-Übertragung bei narzisstischen Patienten, aber auch „die Spiegelstufe" bei Lacan (nach Mitchell und Blackova 1995).
Mich selbst leiteten meine Erfahrungen mit dem Motiv „Ich-Ideal" zur Verwendung des Motivs des Spiegels in der KIP. Laplanche und Pontalis definieren das Ich-Ideal als gesonderte Instanz des Über-Ich, welche ein Vorbild darstellt, an das das Objekt sich anzugleichen sucht (Laplanche und Pontalis 1967). In Leuners Motiv des Ich-Ideals wird dieses Vorbild deutlich und symbolisch dargestellt. Dieses Motiv war für ihn auch deshalb bedeutungsvoll, weil er dadurch das wichtige Problem der Identitätsfindung des Klienten ansprechen wollte. Leuner (1994) erwähnt in diesem Zusammenhang Eriksons theoretische Betrachtungen (1950) über die Ich-Identität, die er als ein dauerndes inneres Sich-Selbst-Gleichsein definiert. Ich dachte, dass die Motivvorgabe des Spiegels mehr über die Identität und die Identitätsentwicklung aussagen könnte als das Motiv des Leunerschen Ich-Ideals. Und ich vermute, dass die Begegnung mit dem eigenen Bild im Spiegel auch die einzelnen Stadien der Identitätsentwicklung nach Erikson (1950) ansprechen und dadurch therapeutisch bearbeitbar machen könnte.
Die Einleitung des Motivs ist wie gewöhnlich sehr einfach: „... und jetzt stellen Sie sich vor, dass Sie in irgendeinem Raum sind, in dem ein Spiegel ist, dem Sie sich nähern". Ich möchte anhand von einigen Fallvignetten das bisher Vorgetragene veranschaulichen. Im Übrigen zeigte sich, dass nicht nur die Begegnung mit dem eigenen Bild im Spiegel, sondern auch die Atmosphäre, der Ort und die Situation, in der es zur Begegnung kommt, wichtig sind.

Fallvignette 1

> Eine 29-jährige Patientin befand sich in einem reich dekorierten Zimmer. Sie trug ein langes rotes Kleid mit Perlenschmuck, und in ihren Händen hielt sie die königlichen Insignien. Ärgerlich warf sie die Insignien weg. Als sie sich dem Spiegel näherte, sah sie eine weibliche Gestalt und dachte dabei gleich, dass sie es selbst sei. Die Gestalt im Spiegel mit erschreckten, traurigen Augen hatte ein Bettlergewand an. Die Patientin, in Gestalt einer jungen Königin, war emotional sehr bewegt, stieg in der Imagination in den Spiegel hinein und umarmte die Gestalt im Bettlergewand und streichelte über ihre Haare. Die Bettlerin hörte auf zu weinen und lächelte. Da empfand die Klientin, in Gestalt der jungen Königin, ihr eigenes Kleid als nicht mehr passend. Gleichzeitig wurde ihr bewusst, dass das Kleid der anderen nicht lumpig ist, sondern dass dies es selbst so genäht hat, weil es bequem und angenehm zu tragen ist.

Nach der Imagination erzählte sie von einer tiefen Rührung, die sie beim Anblick und vor allem im Kontakt mit der anderen Gestalt, die sie jetzt „Pilgerin“ nannte, empfand. Sie konnte sich gut in die Figur der „Pilgerin“ einfühlen, und sie fühlte sich wohl und frei in dieser Situation. Zunächst war es ihr unangenehm, im Bild als junge Königin zu erscheinen, aber die Berührung und den nahen Kontakt zu der Pilgerin empfand sie als sehr intim und konnte auch das starke Bedürfnis nach Angenommenwerden wahrnehmen.
Für mich war es nicht überraschend, dass sie in der nächsten Stunde die Zeichnung der „jungen Königin“ mitgebracht hat. Ich denke, damit hat sie sich ihrem inneren unbewussten Bild der jungen Königin angenähert, obwohl sie dieses am Anfang eher abgelehnt hat. Sie verabscheute ihr Königinnenkleid als Ausdruck der Konventionalität (Mutter hat sie immer so, wie es sich gehört, angezogen). Gleichzeitig war aber auch ihr Bedürfnis danach, „sich von den anderen zu unterscheiden“, erkennbar (die Pilgerin hatte das unkonventionelle Kleid alleine genäht). Obwohl die Klientin die Königin mit Freude gezeichnet hat, hat sie in den ersten Stunden nach der Imagination kaum darüber gesprochen. In dieser Zeit war es für sie noch nicht möglich, auch ihre narzisstischen Bedürfnisse anzunehmen.
Das Thema der jungen Königin (der Herrscherin) ist während der Therapie wieder aufgetaucht, indem die Klientin in ihrem realen Leben leitende Funktionen übernahm, Entscheidungen treffen konnte und sich vor allem im privaten Bereich durchsetzen konnte. In einem der letzten Bilder vor Therapieende fand sie in einer alten Lade ein wunderschönes Diadem, das sie auf ihren Kopf legen konnte, dabei trug sie ein Kleid, das für sie sehr bequem war, und sie war tief gerührt in dem Wissen, dass es so in Ordnung ist.

Fallvignette 2

Eine 30-jährige Ärztin kam in die Therapie wegen ihrer sie erschreckenden aggressiven Impulse und ihrer problematischen Partnerbeziehungen. Sie imaginierte einen langen, engen, dunklen Gang mit einem großen Gewölbe, vermutlich in einem Schloss, an dessen Ende ein großer Spiegel in einem schönen Rahmen war. Als sie sich dem Spiegel näherte, konnte sie in ihm nichts sehen, weil das Glas milchig trüb war. Nach einer Weile wurde das Glas klarer, und sie sah eine kauzige, wahrscheinlich weibliche Gestalt, vom Kopf bis Fuß schwarz verhüllt, offensichtlich mit einer Burka, wie bei islamischen Frauen. Die mächtigen Schuhe sahen männlich aus, und das einzige, was aus der Gestalt hervorragte, waren zarte Hände, welche gar nicht zu der ganzen Erscheinung passten. Sie hatte Lust, die Gestalt anzutasten, was auch passierte. Sie stellte fest, dass die Hände lebendig waren, der Rest der Gestalt jedoch war aus Kunststoff. Indem die Klientin der Gestalt ins Gesicht sah, wurde dieses lebendig, und sie sah eine schöne Frau mit rabenschwarzen Haaren. Diese hatte eine helle Haut wie „Schneewittchen“. Am interessantesten waren die Augen – dunkel, aber ohne Leben. Sie versuchte ihren Blick aufzufangen, der aber unlebendig und gleichgültig blieb. Sie griff in die Tasche, um etwas für die Frau zu finden, und fand einen Apfel. Aber als sie

> in der anderen Tasche eine kleine Flöte fand, entschied sie, der Frau den Apfel nicht zu geben. Sie fing an, auf der Flöte zu spielen. Der Gesichtsausdruck der Frau lebte auf, diese fing an zu lächeln und sich im Rhythmus der Musik zu bewegen. Zuerst schwerfällig, so als ob sie sich erst an die Bewegungen erinnern müsste, sie warf den Schleier weg, löste ihre prächtigen Haare, entledigte sich auch der schwarzen Burka, die sie belastete. Sie strahlte im leichten Kleid und ließ sich mit der Musik fortreißen. Sie waren nicht mehr im trüben grauen Gang, sondern in einem schönen, prachtvollen, hellen Saal. Sie wollte mit der Frau hinausgehen, um für sie zu spielen, damit sie tanzen und tanzen könnte...

Nach der Imagination hat die Klientin zwei Gefühle beschrieben: Eines betraf das Bild am Anfang der Imagination und war eher beklemmend, beim Blick in den Spiegel mit der Frage *„Soll das ich sein?"*. Ihr Empfinden änderte sich in dem Moment, als sie zu spielen und die Gestalt zu tanzen begann. Tanzen so, wie sie pfiff (nach dem Sprichwort: „Er tanzt nach meiner Pfeife"). Die Frau (Klientin) fing an, nach der eigenen Melodie zu tanzen und warf alle die Schleier, die sie belastet hatten, weg (Burka, die auch die kleinsten Zeichen der Weiblichkeit verhüllt, die keinen Kontakt erlaubt, die aus der Frau eher ein Gespenst als ein lebendiges Wesen macht). Dieses Thema war für sie gerade in der Zeit wichtig, als sie ihre Partnerbeziehung entwickelte und Zweifel an ihrer Weiblichkeit und Attraktivität hatte. Vielleicht wird sie in der Zukunft auch den Apfel annehmen können. Die Verbindung zu Adam und Eva im Paradies und der primären Sünde, welche die Lust an der Sexualität weckt, liegt ja sehr nahe.

Fallvignette 3

> Eine 27-jährige Klientin ging durch einen Flur, wahrscheinlich in einer Berghütte, an dessen Ende ein großer Spiegel stand. Sie sah sich selbst in dem Kleid, das sie auch real angezogen hatte. Sie hatte aber keine Lust, sich anzuschauen. Am liebsten wäre sie weggegangen. Der Ausdruck ihrer Augen veränderte sich, als sie beim Spiegel anhielt. Der zunächst vergnügte Blick wurde zunehmend forschender. Sie kam auf die Idee, dem Bild im Spiegel zu begegnen, indem sie dieses aus dem Spiegel heraustreten ließ. Sie standen sich gegenüber mit der Frage in den Augen: „Was willst du?" Die Frau aus dem Spiegel verunsicherte sie mit ihrem Blick, was sie kannte. Sie setzten sich beide auf die Treppen und klatschten. Dabei wurde ihr klar, dass sie die andere umarmen wollte, was sie auch tat. Nachdem sie sich umarmt hatten, konnte die andere wieder in den Spiegel zurückkehren.

Nach der Imagination war die Klientin befangen. Im Alltag hatte sie doch keinen Grund, in den Spiegel zu schauen, warum sollte sie sich schöner machen, sich sich selbst widmen? Und durch die Umarmung war sie nicht nur verunsichert, sondern auch beschämt. Mit diesen Gefühlen hat sie die Zeichnung gebracht, und sie bemerkte, dass sie gerade diese Szene zeichnen musste, welche sie wie eine Schwäche, wie etwas, was nicht sein soll, wahrnahm. Nach der Imagination wurden die Themen von Nähe und Distanz, das Bedürfnis nach emotionaler Zuwendung, nach Angenommenwerden wie auch das Thema der Abwehr im Sinne der Verleugnung dieser Bedürfnisse angesprochen. Bedeutend ist auch das Thema der Scham, das offensichtlich durch die Spannung zwischen dem Über-Ich und der Ich-Funktion der Selbstbeobachtung ausgelöst wird (das heißt: Ein Ideales Bild – wie sie sein möchte – versus wie sie sich sieht). Das Nähe- und Liebebedürfnis stieß auf Ablehnung und Kritik des Über-Ichs.

Fallvignette 4

> Die letzte Fallvignette illustriert die Begegnung mit dem inneren Kind. Eine 30-jährige Klientin sah im geräumigen, hellen Zimmer einen großen Spiegel, dem sie sich mit ein bisschen Angst näherte. Sie sah das Bild eines jungen Mädchens mit langen Haaren, das sich schnell in ein 6-jähriges Mädchen verwandelte und welches sie mit ernsthaftem, strengem Blick ansah. Sie hatte Lust, dem Mädchen über die Haare zu streichen, was sie auch tat. Das Mädchen kam aus dem Spiegel heraus, und sie umarmten sich. Die tief berührte Klientin spürte diese Umarmung in vollkommener Stille. Nach einer Weile ging das Mädchen ruhig und bedächtig zurück in den Spiegel und entfernte sich.

Nach der Imagination wurde der Klientin klar, dass sie sich selbst begegnet war und sich selbst umarmt hatte. Sie merkte auch, dass ihr „inneres Kind" ein sehr empfindliches, heikles Thema ist (Trauer und Einsamkeit, mit denen sie in der Therapie konfrontiert wurde). Sie konnte aber daraus auch viel profitieren (unmittelbar nach der Imagination hat sie sehr positiv ihre große Sensibilität anderen Menschen gegenüber wahrgenommen, als ob sie diese, wie sie sagte, auch durch die Fingerspitzen wahrgenommen hätte). Es war eine wichtige Begegnung durch das Gefühl der Intimität und Geborgenheit.

Am Anfang habe ich die Wichtigkeit der Umgebung, wo es zur Begegnung mit dem Spiegel kommt, erwähnt. Meiner Meinung nach illustriert diese die innere emotionale Einstellung, das „innere Land" der Klientinnen, welches sich auf das Thema der Identitätsfindung bezieht, oder auch einfach die Frage „Wer bin ich?". Ich setze voraus, dass zum Beispiel das reich dekorierte Zimmer der ersten Klientin mit dem Schmuck der jungen Königin korrespondiert (das Thema narzisstischer Bedürfnisse: die Einzige, Einzigartige zu sein, Macht zu haben...) und dass der enge, dunkle Gang des Schlossflures der zweiten Klientin dazu im Kontrast steht. Dieser repräsentiert eher einen verengten Lebensraum, eingeschränkte Spontaneität und Kreativität. Deren Wiederbelebung verändert markant die Umgebung, der Saal wird größer und heller, und es entsteht eine Sehnsucht nach freiem Raum in der Natur.

Ich vermute, wir können bei den Begegnungen mit den Bildern im Spiegel erwarten, dass die aktuellen Themen, die mit der Identitätsentwicklung zusammenhängen, auftauchen werden. Die Lösung der Krisen, die während die Identitätsentwicklung auftreten, geschieht dabei nicht im Kampf der Konflikte, sondern eher in einer schöpferischen Spannung (z. B. bei der ersten Klientin die Spannung, die eigene Macht

anzunehmen, aber auch die damit verbundene Verantwortlichkeit, bei der zweiten Klientin die Begegnung mit der eigenen Weiblichkeit und deren Akzeptieren, bei der vierten Klientin die Möglichkeit, sich wieder die kindliche Sensibilität anzueignen, wenn auch verbunden mit dem Gefühl der Traurigkeit und Einsamkeit). Auf der anderen Seite wissen wir, dass die ungelösten Aufgaben der frühen Entwicklungsphasen auch in den nächsten Entwicklungsstadien angesprochen werden können und auf diese Weise für die Identitätsgestaltung während des ganzen Lebens aktuell bleiben (z. B. bei der dritten Klientin die Auseinandersetzung mit dem Nähebedürfnis und das Vermindern der Diskrepanz zwischen idealem und realem erlebtem Selbst).
Ich begann meine Überlegungen zum Motiv „Spiegel" mit einer Geschichte, und mit einer Geschichte möchte ich sie auch beenden. Und wie sollte es anders sein – der Spiegel spielt auch hier wieder vermeintlich die Hauptrolle.

> Eines Tages wachte Sara Kohn auf und wie gewöhnlich ging sie ins Badezimmer, wo sie in den Spiegel blickte und entsetzt ausrief: „Gott, wie sehe ich aus, wie grau und grässlich bin ich ... „, und nach einer Weile fügte sie hinzu: „aber ich gönne dies dem Kohn".

Literatur

Becker, U. (1992). Lexikon der Symbole. Freiburg, Herder,

Erikson, E.H. (1950). Dětství a společnost. Praha, Argo. Dt. 2002.

Kohut, H. (1977). Obnova Self. Praha: Psychoanalytické nakladatelství. Dt. 1991.

Laplanche, J., Pontalis, J.-B. (1967). Das Vokabular der Psychoanalyse. Frankfurt am Main, Surkamp. Dt.1994.

Leuner, H. (1994). Lehrbuch der Katathym-Imaginativen Psychotherapie. Bern, Huber. 3. Aufl.

Mitchell, S. A., Blacková, M. J. (1995). Freud a po Freudovi. Praha, Triton. Dt. 1999.

Winnicott, D. W. (1988). Lidská přirozenost. Praha, Psychoanalytické nakladatelství. Dt. 1998.

Auf der Suche nach Identität

Bilder, Geschichten und Songs zweier Männer mit sexuellen Aberrationen

Doris Voss-Coxhead

„Ich möchte wissen, wer ich bin!" Diesen Satz hörte ich innerhalb kurzer Zeit gleich von zwei Männern.
Auf den ersten Blick hatten sie frappierende Ähnlichkeiten: Beide kamen wegen der oben genannten Frage, beide verstehen sich als Künstler, als Musiker und Song-Writer und beide platzten im Erstgespräch förmlich mit der Information heraus, dass sie ab und zu Frauenkleider trügen.

„Wer bin ich", dies ist die zentrale Frage der Identität.
Identität wird heute nicht mehr als Entität aufgefasst, sondern als Prozess, der keineswegs mit Pubertät oder Adoleszenz abgeschlossen ist, sondern sich ein Leben lang weiterentwickelt. Damit wird der zeitliche Aspekt mit den Fragen „wie bin ich zu dem/der geworden, der/die ich bin" und „wie werde ich sein" relevant.
Basis der Identitätsbildung ist das Zusammenwirken von Spiegelfunktion durch die Mutter bzw. die Bezugsperson und die entsprechende Spiegelerfahrung des Kleinkindes. Dies ist Grundlage und zugleich Beginn der andauernden Wechselwirkung und des kontinuierlichen Integrationsprozesses zwischen innerer personaler und äußerer sozialer Entwicklung, die idealerweise in einem psychosozialen Kompromiss endet; so beschreibt es Erikson 1959 als Begründer des psychologischen Identitätsbegriffes.
Später fassten andere Autoren, besonders Jacobson und Kernberg den Begriff weniger psychosozial und mehr (inner)psychologisch auf. Die Diskussion um das „Selbst" stand im Vordergrund.
Bohleber (2002) erweitert dagegen die Eriksonsche Auffassung und stellt Identität als ein Prozessgeschehen dar, das „zwischen dem Person-Kern mit seinen Strukturen Es – Ich – Überich, den Selbst- und Objekt-Repräsentanzen und der Übernahme bestimmter sozialer Rollen, Verhaltensnormen und Überzeugungen anzusiedeln ist. Die Identität stellt die Schnittstelle zwischen innen und außen, zwischen gesellschaftlichen Erwartungen, Rollenangeboten und der inneren Wirklichkeit, Identifizierungen, den Abkömmlingen unbewusster Phantasien und idiosynkratischen Wünschen dar. Sie ist das Produkt der Vermittlung und eine dynamische Balance zwischen beiden Seiten." (S.328)
Meller (2004) zitiert die vier Identitätsausformungen nach J. E. Marcia und ordnet diese je einem unterschiedlichen Strukturniveau zu:

- der Identitätsdiffusion, dem niedrigsten Strukturniveau mit seinen vorherrschend unreifen Abwehrmechanismen
- dem Moratorium, in dem Alternativen exploriert und Werte gesucht werden, dem mittleren Strukturniveau mit einer Mischung aus reifen und unreifen Abwehrmechanismen. Das Moratorium stellt für Marcia im positiven Fall den Vorläufer zur erarbeiteten Identität dar.
- der Identitätsübernahme, dem oberen Strukturniveau mit reifen Abwehrmechanismen, die jedoch oft unflexibel bis starr und neurotisch sein können. Alternativen werden nicht gesucht.
- der erarbeiteten Identität, der reifsten Form. Dies wäre eine solche, die ein hohes Maß an Autonomie, Solidarität, Verpflichtung und Reflexionsfähigkeit beinhaltet.

Ein Prozess hin zu einer „erarbeiteten Identität" wird idealtypisch in der Arbeit mit den beiden Patienten, Herrn A und Herrn B, angestrebt. Unter diesem Aspekt werden die Symptome, nämlich das gelegentliche Tragen von Frauenkleidern, der beiden betrachtet.
Bei Herrn A steht das Tragen von Frauenkleidern mittlerweile in der Reihe der anderen Beschwerden im Vordergrund, daher wurde auch die Frage der sexuellen Perversion bei ihm eher erwogen. Die dafür kennzeichnenden Leitsymptome nach Giese (z.B. zunehmende Frequenz, abnehmende Satisfaktion) liegen jedoch auch bei ihm nicht vor.
Das Tragen von Frauenkleidern kann bei beiden Männern den von Sigusch so genannten „**Neosexualitäten**" zugerechnet werden. Hier „steht das triebhaft Sexuelle im alten Sinne nicht mehr im Vordergrund. Sie sind zugleich sexuell und nonsexuell, weil Selbstwertgefühl, Befriedigung und Homöostase nicht nur aus einer paraperversen Fetischisierung, aus der Mystifikation der Triebliebe und dem Phantasma der orgastischen Verschmelzung beim Geschlechtsverkehr gezogen werden, sondern ebenso oder stärker aus dem Thrill, der mit der nonsexuellen Preisgabe und der narzisstischen Selbsterfindung einhergeht. Außerdem oszillieren sie zwischen fest und flüssig, identisch und unidentisch und sind oft sehr viel passagerer als fixierte Perversionen" (2003, S.38)
Das Tragen von Frauenkleidern hat bei beiden Männern (beide leben in festen, heterosexuellen Partnerschaften) mittlerweile einen sehr unterschiedlichen Stellenwert.
Bei Herrn A nimmt es einen breiten Raum ein, alle zwei bis drei Wochen verbringt er eine Nacht aufgeputzt in Frauenkleidern auf dem Flughafen und genießt dort eben den Thrill der Angstlust, seine vermeintliche Weiblichkeit. Seit einigen Monaten erscheint er auch ab und zu in wechselnder Aufmachung als Frau zur Therapie.
Bei Herrn B spielt das Thema zum jetzigen Zeitpunkt praktisch keine Rolle.
Die anderen Ähnlichkeiten zwischen den Männern erwiesen sich jedoch als durchaus unterschiedlich ausgeformt. Dies wird sichtbar an den sehr unterschiedlichen katathymen Bildern der beiden Patienten, die mit ihrer offensichtlichen und starken Symbolträchtigkeit beeindrucken.
Sie können im Rahmen dieser „Bilder-Geschichten" leider nur punktuell wiedergegeben werden.

Herr A (36 Jahre) wuchs nach der Trennung seiner Eltern – als er 4 Jahre alt war – mit Mutter und Großmutter mütterlicherseits auf. Der Kontakt zum Vater war spärlich und versandete mit der Pubertät. Er schilderte sein Verhältnis zur Mutter als schwierig, schwankend von zu großer Nähe zu sehr großer Distanz. Im Alter von 7-8 Jahren habe er zum ersten Male Frauenkleider angezogen. Die Schule brach er nach der 11. Klasse ab, ebenso eine Lehre und eine Schule für Gestaltung und Kunst. Nach dem Zivildienst und anschließender Arbeit mit Behinderten absolvierte Herr A eine Ausbildung als Heilerziehungspfleger. In diesem Beruf war er bis zu der aktuellen Krankschreibung wegen chronischer Mattigkeit und Erschöpfungszuständen tätig.
Organische Ursachen dafür wurden trotz diverser Untersuchungen nicht gefunden.
Im Laufe der beschriebenen Psychotherapie suchte Herr A noch weitere diverse, auch prominente Stellen auf, die ein „Chronique fatigue-Syndrom" vermuteten und ihn zu weiteren Therapeuten schickten. Während dieser Zeit wurde offenbar die Stabilität der Übertragung geprüft, denn die „Frauenkleidergeschichte" – so nennt Herr A sein Tragen von Frauenkleidern – war in diesem Zeitraum zwar immer präsent, konnte aber im engeren Sinn erst nach Beendigung der anderen Kontakte therapeutisch besprochen werden.
Neben der Überprüfung der Übertragung musste zunächst der innerpsychische wie auch der soziale Druck gelockert werden. Dies konnte einerseits durch Einordnen seines Frauenkleidertragens und des Chronique fatigue-Syndroms in ein übergeordnetes, von ihm akzeptiertes Konzept erreicht werden, andererseits durch eine gewisse Integration der Frauenkleidernächte in sein Leben und vor allem in seine Partnerschaft; z.B. wurde ausgehandelt, dass er alle 14 Tage nach Absprache mit seiner Partnerin seine „Frauenkleidergeschichte" absolviert.
Als Grundlage der Symptomatik des Herrn A wird eine frühe Störung bei der Regulation seines Selbstwertgefühles betrachtet. Die suchtartige Fixierung auf die „Frauenkleidergeschichte" funktioniert als Kompensierung dieses Mangels. Reife genitale Sexualität wird zwar auch befriedigend gelebt, ist aber gleichzeitig auch angstbesetzt, wobei neben der Kastrationsangst am ehesten Trennungs- und Verschmelzungsängste aus einer nicht glücklich gelösten Mutterbeziehung berücksichtigt werden müssen.
Die „Frauenkleidergeschichte" dient also dazu, unerledigte Konflikte und Ängste aus der prä-ödipalen Phase abzuwehren. Gleichzeitig bewirkt sie eine vorübergehende Selbststabilisierung und Komplettierung des gestörten bzw. nicht gesund entwickelten narzisstischen Gleichgewichtes durch quasi eine Regression in den primären Zustand (er wird selbst zur Frau/Mutter), Verleugnung der schmerzlichen Realität und Identifikation mit dem idealisierten Objekt.
Trotz der hohen Angstbesetzung „muss" er diese Handlung suchtartig durchführen, obwohl es ihn ernorme Kraft kostet. Insofern werden körperliche Symptome, das Chronique fatigue-Symptom, als symbolischer Hinweis auf ein existentielles Problem als ein sozusagen reiferer (hysterischer) Abwehrversuch der zugrunde liegenden narzisstischen Problematik bzw. deren stark angstbesetzter und anstrengender Abwehr gesehen.
Man könnte mit Marcia sagen, dass Herr A zu diesem Zeitpunkt auf dem Weg von diffuser Identität zum Moratorium ist.

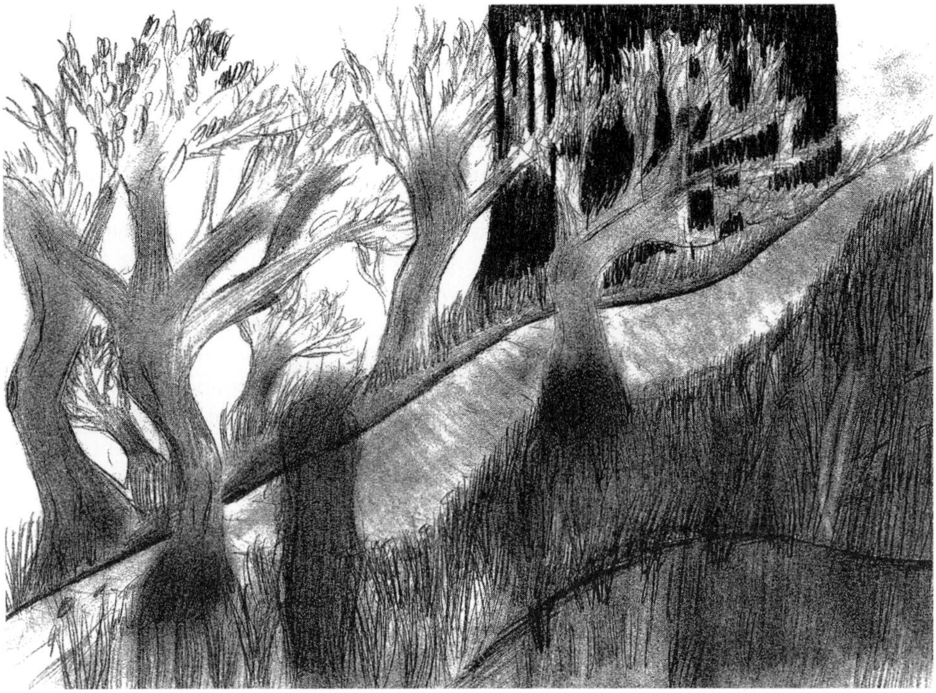

Bild 1

In den katathymen Bildern begab Herr A sich bis zum jetzigen Stand der Behandlung (ca. 80 Stunden) auf eine kontinuierliche Reise. Die Reise begann damit, dass er einen Bach durch verschiedene Landschaften verfolgte (Bild 1).
Dabei ordnet er die Veränderungen der Landschaft lebensgeschichtlichen Ereignissen zu: z.B. die reißende Strömung, die ihn einsaugen will, dem Zeitpunkt der Suizide zweier Freunde oder der trockene Graben, wo es schwierig ist, den weiteren Verlauf zu finden, dem Abbruch seines Besuches der Kunstschule.
Schließlich gelangt er zu einem Haus am Ufer, dessen zwei Außenwände von verschiedenen, dämonartigen Echsen bewohnt werden, die er Vater und Mutter zuordnet. Er kann sie jedoch in seinem Bann halten, sie tun ihm nichts.
Weiter verfolgt er den Bach bzw. seinen Weg in einem engen, schlauchartigen Tunnel, mitten durch einen feucht-warmen und fruchtbaren, jedoch auch fauligen und schwülen Urwald. Er braucht mehrere Sitzungen um diesen zu durchschreiten, um dann am Rand eines hellen und sonnigen Kornfeldes herauszukommen.
Hier benötigt er wieder eine Weile, um sich auszuruhen und sich zu orientieren. In der Ferne erscheint ein großes, schönes Haus, umgeben von einem hohen Zaun.
Das Betreten des Hauses kostet ihn wiederum etliche Sitzungen. Endlich lässt ihn ein Mädchen, die „Tochter des Hauses", ein, die im weiteren Verlauf bei ihm bleibt und

ihn als Führerin und Beschützerin überallhin begleiten wird. Mit ihrer Hilfe kann er das schlossartige Haus gründlich erforschen.
Diese Bildreise zeigt in ihrer überaus deutlichen Symbolik eindrucksvoll die Schwierigkeiten des Patienten auf dem Weg zu sich selbst.
Herr A schreibt zu jeder Imagination etwas auf, malt ein Bild oder macht ein Gedicht. Hier ein Gedicht, das sich auf einen alten, nicht mehr benutzten und morbide anmutenden Prunksaal in dem gebilderten Schloss bezieht:

Verirrt im hölzernen Raum
Verzierte Erinnerung
Alle Wände wie Gedächtnis
Verwirrte Schnitzkunst, Prunkvermächtnis
Im Thronsaal meiner Angst
Im Schatten knarrt die Parodie der Stille
Ein hölzerner Lockruf des Schweigens
Im Kronleuchter bricht sich die Freiheit
In gefangene Farbe
Die Augustsonne knistert heimlich im Glockenturm
Hier verletzt sich das Glück
Und der Wahnsinn fängt Staub
Verdichtet sich friedlich
Nur die Hohlräume schreien
Stumm und bestürzt
Im Taufbecken ruht das Wasser der Lebens
Und eine schamlose Kindsgruft
Kichert in sich hinein...

Es ist beeindruckend, wie Herr A während der weiteren Erforschung des Hauses und seiner Bewohner zunehmend sicherer und kräftiger wird, während der Besitzer dagegen abmagert, altert und schwächer wird.
Nachdem er sich im Haus willkommen und wohl fühlt und sich darin auskennt, macht er sich in neuer Stärke mit seiner treuen Führerin auf, das zugehörige Gelände zu erkunden.
In Fortführung der Entwicklung beginnt jetzt ein kontinuierlicher Rollentausch zwischen ihm und dem Mädchen: Als er nach diversen Abenteuern während mehrerer Sitzungen schließlich eine klare, kühle blaue Energiequelle und in der nächsten Stunde eine weitere warme rote entdeckt, ist das Verhältnis zwischen Mädchen und Mann vollständig umgekehrt. Er wird zum Führenden und zu ihrem väterlichen Beschützer.
Mit dem Zuwachs an Energie wird seine männliche Identität so gestärkt, dass er auf das weibliche Kind als Führerin verzichten kann. Er übernimmt mehr Verantwortung, im Tagtraum sowie in der Realität.
Diese Veränderung ist hinsichtlich seiner gestärkten Autonomie, seines Rollenverständnisses, seiner Funktion in der Beziehung zu seiner Partnerin – seiner Identität – mit einer Paarkrise verbunden. Gleichzeitig wird ihm auch mehr oder weniger

schmerzhaft bewusst, dass er nie wird eine Frau sein können. Dies empfindet er als herben (narzisstischen) Verlust, den er jedoch in Kauf zu nehmen bereit ist.
Nach ausführlicher Besprechung dieser Inhalte werden die katathymen Bilder fortgesetzt und die beiden Reisenden erreichen in der darauffolgenden Bildserie unter erheblichen Gefahren eine Plateau irgendwo in einer undefinierten Höhe, auf dem die von früher bekannten Echsen wieder auftauchen. Hier findet er eine riesige, versteinerte Frauengestalt, zu der er nach einigem Zögern Kontakt aufnehmen kann.

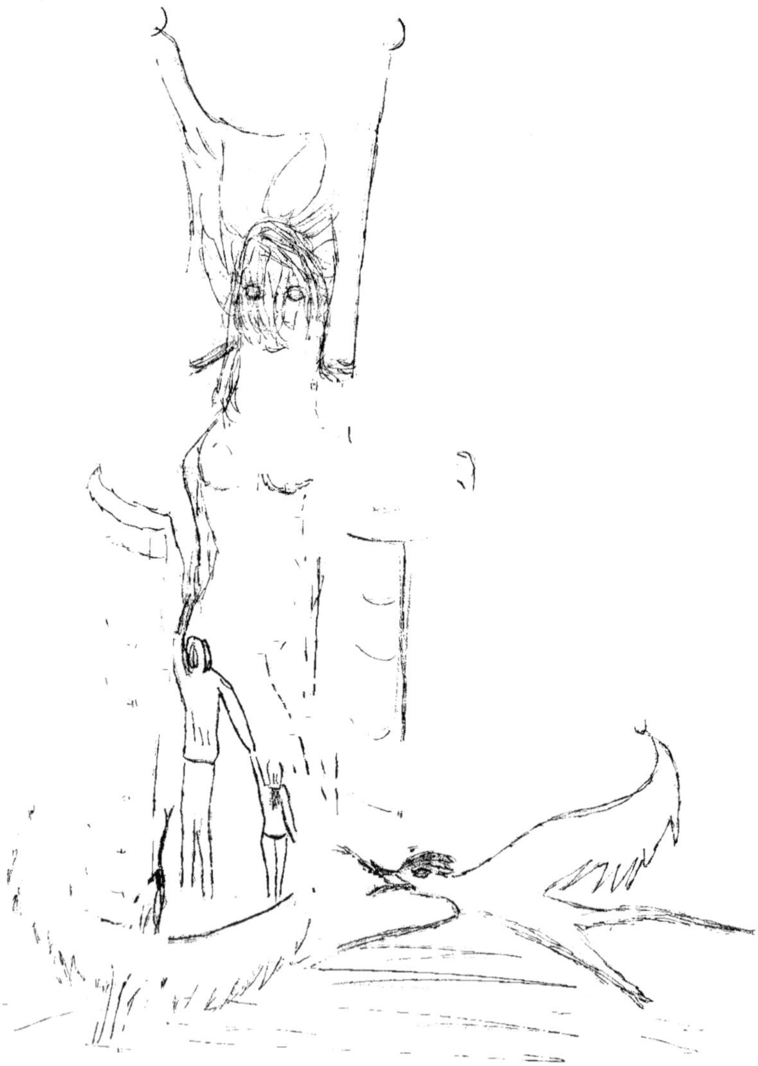

Bild 2

Die riesige, steinerne Frau ist mit dem Thron verwachsen, wird aber mit zunehmendem Kontakt freier, kleiner und lebendiger. Schließlich können die beiden mit der zwar noch großen, aber nun freien Frau mit Hilfe der schon von früher bekannten Echsen zu dem Haus des Mädchens hinunterfliegen.
Dies ist momentaner Stand der Therapie.
Diese Geschichte lässt Spielraum für die verschiedensten Interpretationen.
Herr A versteht seine Traumbilder so, dass die riesige Frau seine „Frauenkleidergeschichten" darstellt, bzw. die Macht, die ihn dazu treibt. Diese wird kleiner und lebendiger und fügt sich schließlich in sein Leben ein – etwa, dass er nicht mehr total aufgemotzt Nächte auf dem Flughafen verbringt oder krampfhaft „verkleidet" zur Therapie erscheint, sondern sich – wie er es nennt – androgyn anzieht und/oder im Rahmen seiner Band als Frau auftritt.
Parallel zur Arbeit mit den katathymen Bildern und deren Bearbeitung wird natürlich auch immer wieder das Alltagsleben besprochen. Er kann mittlerweile diverse Entscheidungen treffen, die mit den Gefühlen in seinen Bildern korrespondieren. So entschließt er sich z.B. eine gebotene Umschulungsmöglichkeit nicht wahrzunehmen, sondern zwecks Broterwerb weiter in seinem erlernten Beruf zu arbeiten, daneben Energien auf seine künstlerischen Aktivitäten zu richten. Beides ist zunehmend erfolgreich: Er hat eine Stelle gefunden, die ihm gerecht ist und ihm Zeit lässt für seine Musik. Die Band produzierte eine weitere CD und wird in der Fachpresse gewürdigt.
Die früher symptomatische Erschöpfung ist kein Thema mehr.
Hier wird deutlich, was Bohleber mit Identität meint: die stete Entwicklung bzw. Co-Entwicklung von sozialen Gegebenheiten und innerer Struktur.
In der Terminologie Marcias hat er große Schritte hin zu einer erarbeiteten Identität getan. Die größte Herausforderung an das Funktionieren der schwer erarbeiteten und noch jungen Identität des Herrn A hat sich allerdings in diesen Tagen gestellt: Er ist Vater geworden!

Herr B (46 Jahre) ist als mittleres von drei Kindern in einem von Büchern, Kunst und Wissen geprägten Haushalt aufgewachsen. Insbesondere seine beiden prominenten Großväter haben lange Schatten geworfen.
Nach Abitur und Bundeswehrzeit brach Herr B sein Medizinstudium nach einer als respekt- und pietätlos empfundenen Äußerung eines Oberarztes abrupt ab. Er wechselte zu einem geisteswissenschaftlichen Studium und arbeitet gleichzeitig als „Mann für alles" bei einer kleinen Theatergruppe und einer TV-Produktionsfirma. Dort verbrachte er trotz Aufgabe des Studiums befriedigende Jahre. Durch Reduzierung der Kulturetats mussten beide Arbeitsstätten ihre Existenz augeben, und Herr A absolvierte eine Ausbildung zum Multimedia-Fachmann. Danach war er an mehreren Arbeitsplätzen tätig; zzt. ist er arbeitslos.
Herr B betrachtet seine berufliche Laufbahn seit der Beendigung seiner Tätigkeit beim Theater als kontinuierlichen Abstieg und möchte diesen gerne aufhalten.
Auch dies bezeichnete er als einen Anlass zur Therapie, neben seinem missbräuchlichen Umgang mit Nikotin und Alkohol.

Hauptgrund war jedoch sein explizites Anliegen „ich will wissen, wer ich bin". Daneben stellte Herr B auch die Fragen „Wie bin ich zu dem jetzigen Menschen geworden?" und „Was will ich (werden)?".

Bei Herrn B ist das Tragen von Frauenkleidern als solches sowie als problematischer Inhalt zur Zeit in den Hintergrund getreten. Im Erstgespräch, zu dem er mit seiner Partnerin erschien, platzte er zwar fast provozierend damit heraus, wirkte bei diesem Thema jedoch keineswegs besonders gequält. Seine – bisexuelle – Partnerin ging auch eher humorvoll damit um. Insgesamt machte Herr B jedoch einen deutlich kränkeren und leidenderen Eindruck als Herr A.

Auch und besonders bei Herrn B kann seine Gesamtproblematik auf eine Störung des narzisstischen Gleichgewichtes zurückgeführt werden.

Nach Mentzos (1985) gibt es vier Hauptkompensationsmechanismen für eine nicht gelungene Regulation des Selbstwertgefühles: 1. Regression in den primären Zustand – bei Herrn B seine Nikotin- und damalige Alkoholsucht; 2. Verleugnung der schmerzlichen Realität mit Hilfe von Größenphantasien – Aussage Herrn Bs, er habe so viel Begabungen, dass er gar nicht wisse, welche er verfolgen solle; 3. Kompensierung durch Idealisierung – Selbstobjekte im Sinne Kohuts (hier: Bezugspersonen der frühen Kindheit) sind neben der Triebbefriedigung besonders für die Konstituierung und Entwicklung des Selbst maßgebend; zum einen, um darin gespiegelt zu werden, zum anderen, um es zu idealisieren und sich damit zu identifizieren. So hatte Herr B noch bis vor kurzem ein überaus idealisiertes Bild seiner Vorfahren und seiner Eltern, selbst vorsichtigste Fragen wurden schroff abgewehrt. Realitätsgerechte Korrekturen und Relativierungen beginnen erst in jüngster Zeit. 4. das Ideal-Selbst als Puffer-Funktion zwischen der (im Idealfall überwundenen) Überhöhung des Selbst und der Idealisierung der Eltern funktioniert noch nicht.

Narzisstische Themata erscheinen in seinen Geschichten wie auch in seinen Bildern deutlich greller und schärfer als bei Herrn A.

Sein Tragen von Frauenkleidern bringt er selbst explizit in einen narzisstischen Zusammenhang. Es habe zwar auch sexuelle Komponenten (er meint damit seine homosexuellen Anteile), wichtiger sei jedoch, dass er in Frauenkleidern seinen Körper habe besser genießen können. Es stellte sich heraus, dass er insgesamt nur zweimal in Frauenkleidern in die Öffentlichkeit gegangen ist; einmal habe er seine Freundin überraschen wollen und das andere Mal habe er exzessiv eine ganze Nacht in einer Disco getanzt. Dabei sei er sehr bewundert worden. Beide Male, besonders letzteres, habe er in guter Erinnerung und sehr genossen.

Als Frau angezogen habe er sich oft, aber eben ansonsten nur zu Hause. Dabei habe er sich häufig und in verschiedenen Aufmachungen photographiert bzw. sich photographieren lassen. Diese Phase habe 3-4 Jahre gedauert, liege allerdings einige Monate zurück.

Sein Song – er singt im Stile Bob Dylans –, den er damit in Verbindung bringt, heißt „Undine ruft". Hier die letzten Strophen:

...
Hörst Du den Ruf der Wasserbraut?
(Komm, Geliebter, komm)
Sie sucht 'nen Kerl, der sich was traut.
(Komm, nur einmal, komm)

Und sie lockt, und sie ruft, und sie ist wunderschön,
(Komm, Geliebter, komm)
Und ich hab' ihren feuchten Leib geseh'n.
(Komm, nur einmal, komm)

Und wenn sie sich zeigt,
dann stehen die Auen still,
Und keiner sieht sie,
Wenn sie nicht will.

Ich hab geträumt die letzte Nacht,
Und nichts war so, wie es jemals war,
Und dann bin ich aufgewacht,
Und ich war der, der ich immer war.

Herr A betrieb seine „Frauengeschichten" nahezu suchtartig. Die Sucht des Herrn B ist Nikotin. Bis vor einigen Monaten war er auch in erheblichem Maße alkoholabhängig. Diese Sucht sieht er im KB als „zombie-artige Bestie".

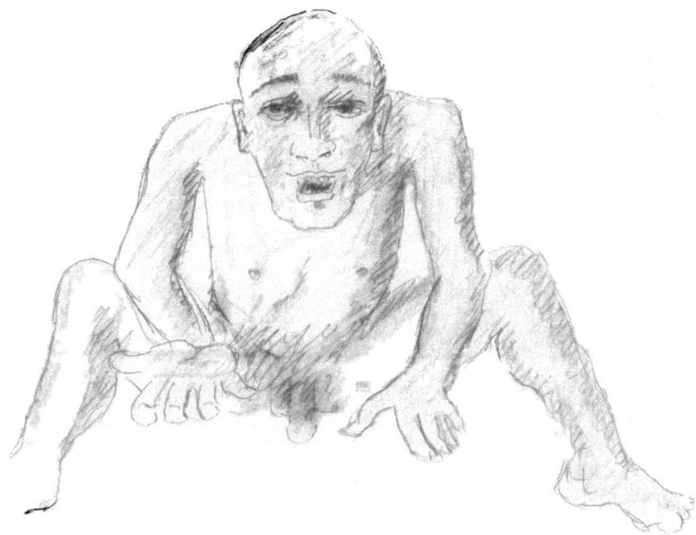

Bild 3

Dieser Bestie im nächsten Bild in die Augen zu schauen, gelingt allerdings nicht, sondern er findet sich als wandernder Pilger rastend auf einem Hügel. Neben sich eine große und beeindruckende, aber nicht fertige Kathedrale, deren Konstruktion so labil ist, dass sie von außen mit starken Balken gestützt werden muss.
In der nächsten Bildersequenz – die Sitzungen mit Imaginationen sind seltener als bei Herrn A, außerdem hatte Herr B bisher auch insgesamt deutlich weniger Therapiestunden – sieht er ein Haus an einem See. Er kann es zwar betreten, aber es ist enorm reparaturbedürftig. Das tiefste Fundament scheint stabil und sicher, den darüberliegenden Holzfußboden muss er jedoch für eine spätere Bewohnbarkeit entfernen. Mit erstaunlicher und für ihn ungewohnter Energie zertrampelt er ihn voller Wut und Zorn.
Später stellte sich heraus, dass er in diesem Bild erstmals seit Jahren Wut empfunden hat (Bild 4).
Nach einer weiteren KB-freien Zeit sieht er sich zu Beginn der nächsten Bilderserie in der Nähe von Kathedrale und Hütte in einem Dornengestrüpp verfangen. Nur mühsam kann er sich befreien und gelangt zunächst zur Kathedrale. Hier bewundert er ausgiebig deren filigranes Mauerwerk und die bunten Fenster. Es würden auch nur „Kenner“ sehen, dass dies die „kleine Lösung“ des Bauwerkes sei, das Filigranwerk sei für die „große Lösung“ zu zart. Äußere Stützpfeiler sind nach wie vor erforderlich...

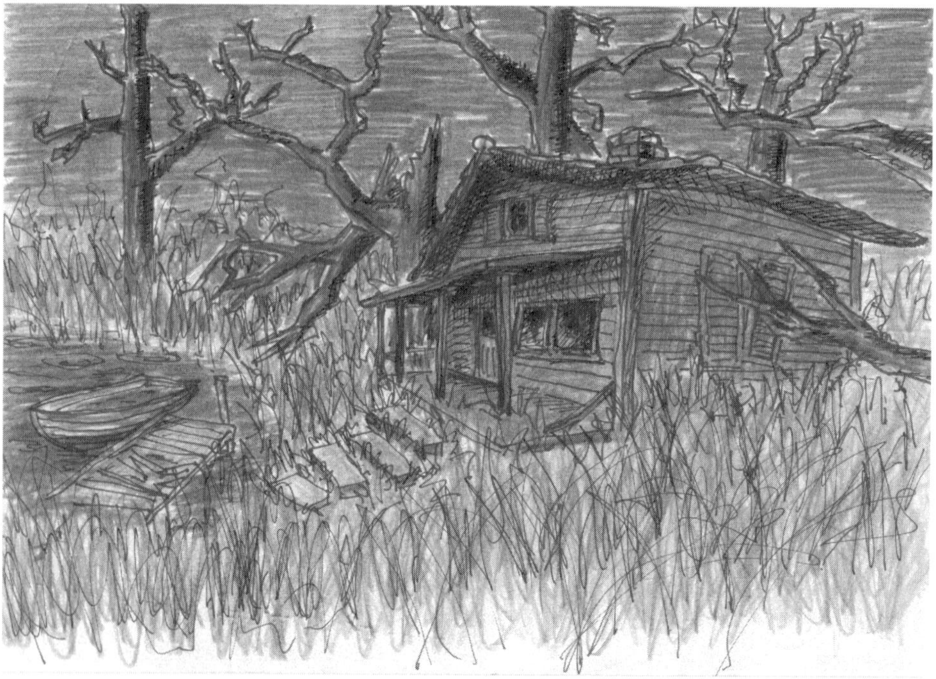

Bild 4

Bedauernd verlässt er schließlich den Ort und wendet sich der Hütte zu. Dort realisiert er den morschen und zerstörten Boden und organisiert in ungewohnter Schnelligkeit alles, um mit Beton die unsicheren Stellen zuzugießen. Dazu kommt es allerdings nicht mehr.
Mit der Nachbesprechung dieses – vorläufig letzten – Bildes und seiner Symbolik hat die Auseinandersetzung mit den zuvor idealisierten Eltern und Großeltern begonnen. Zurzeit beschäftigt er sich hauptsächlich mit dem Verhältnis zu seiner Mutter. Dabei entdeckt er, wie wütend er „eigentlich" auf sie ist, und beginnt staunend, seine persönliche Geschichte anders, d.h. sich nicht unbedingt als Versager im Schatten seiner Ahnen zu sehen.
Herr B ist offenbar noch mitten im Moratorium i.S. Marcias, d.h. auf der Suche nach Werten, Gefühlen und in der Auseinandersetzung mit der Frage, „wie bin ich zu dem geworden, der ich bin".
Anstelle eines Schlusswortes als Zusammenfassung und als Ausblick die ersten Strophen und den Refrain aus seinem neuesten Lied: „Phoenix rising" oder „Brandnew song":

Now it's time to rise from bones and ashes,
Spread your wings and kiss the past goodbye.
Horizon calls for new strife and danger.
Feel your new life growing stronger by and by

And it's time to check your position,
And it's time for a new suit and tie.
And it's time to forget all you done wrong.
And it's time to sing a brandnew song.

Brandnew song, I got a brandnew song.
Brandnew song, a little brandnew song.
Brandnew song, c'mon share my brandnew song.
Ye know, it makes me wonder, how I come along.
...

Literatur

Bohleber, W. (2002). Identität. In: Mertens, W. (Hrsg): Handbuch der analytischen Grundbegriffe. 2. Auflage 2002.
Kraus, W. (2003). Vom Identitätspanzer zur Patchwork-Identität. München.
Meller, H. (2004). Identität und Kooperation. In: Imagination 2004; 3.
Mentzos, S. (1985). Neurotische Konfliktverarbeitung. Frankfurt.
Sigusch, V. (2003). Leitsymptome süchtig-perverser Entwicklungen. Dt. Ärzteblatt 2003; 1.

Ich danke Herrn A und Herrn B für die Überlassung ihrer Bilder, Gedichte und Songs.

4.
Anwendungen der KIP

Psychotraumatherapie mit der KIP – eine Übersicht

Beate Steiner, Klaus Krippner

Zusammenfassung

Dargestellt wird ein umfassendes, in der klinischen Praxis erprobtes Konzept der Psychotraumatherapie mit der KIP, das tiefenpsychologisch begründet ist und im Einklang mit den zurzeit möglichen Aussagen neurobiologischer Forschung steht. Der für die ambulante Psychotherapie entwickelte Ansatz beinhaltet, wie in den modernen Traumatherapien üblich, Phasen der Stabilisierung, der Bearbeitung des Traumas und der Traumaintegration. Gemäß unserer Methode spielen dabei induzierte Tagträume und Phantasien eine entscheidende Rolle.

Der gesamte Behandlungsprozess zielt darauf, vor möglicher Affektüberflutung zu schützen und die Affekte für die PatientIn erträglicher werden zu lassen. Dies beinhaltet einerseits die PatientIn zu spiegeln (interaktives Spiegeln mittels empathischem Verstehen und dem Benennen emotionaler Erlebnisinhalte) und ihr andererseits parallel dazu eine Brücke hin zur symbolischen Tätigkeit (Tagtraum, Phantasie, inneres Sprechen) zu bauen. Diese Brücke der Symbolisierung beschreiten wir zunächst, indem wir der PatientIn mittels des imaginativen Stabilisierungsangebotes eine Möglichkeit anbieten, ihre Affekte positiv zu verändern und alternative Vorstellungen und damit hilfreiche Subjekt-Objekt-Interaktionen (aktive Modifizierung) zu generieren. Auf dem Hintergrund des Verstehens und Containens der teils unerträglichen Affekte durch die TherapeutIn und das Angebot tragende und schützende Vorstellungen zu entwickeln, die mit allen Sinnen wahrgenommen werden können, gelingt eine Modifizierung und baut sich Vertrauen auf in eine therapeutisch verlässliche Bindung und Beziehung. Auf diesem Hintergrund ist es dann möglich, sich im Tagtraum mit traumatisch Erlebtem auseinander zu setzen, die Szenen aktiv in der Phantasie umzugestalten und nach Belieben zu modifizieren und einen neuen Zugang für sich zu kreieren (Als-ob-Umgang mit der Realität). Dadurch kann es gelingen, dem bisher Unaussprechlichen Sprache und Ausdruck zu verleihen. Die Phase der Stabilisierung wird vorsichtig in die Bearbeitung des Traumas mit Hilfe der Arbeit mit dem »inneren Kind« übergeleitet, indem zwischen unterschiedlichen Zuständen von Kindsein und -erleben, zwischen unverletztem, innerem und verletztem Kind differenziert wird. Täterkonfrontation und Bearbeitung der Über-Ich-Introjekte führen zur Grenzziehung gegenüber den als vernichtend erlebten Täterrepräsentanzen und Introjekten und zu einem deutlichen Zuwachs an Ich-Stärke. Anstelle hilfloser Wut oder Erstarrung wird Trauer möglich und damit Lösung vom Trauma. Der einsetzende Trauerprozess lässt eine allmähliche Integration des Traumas in das Ich-Selbst-System der PatientIn und eine Neuorientierung zu und ermöglicht es dann auch, sich aus der Psychotherapie langsam zu verabschieden.

Einige allgemeine Feststellungen zum Umgang mit dem Phänomen der Traumatisierung.

Warum stößt die Vorstellung von traumatischen Ereignissen, die nicht nur aktuelle seelische Erschütterungen, sondern auch nachwirkende, manchmal sogar unauslöschliche Veränderungen des Erlebens und des Wohlbefindens bewirken, immer wieder auf Ablehnung und Unglauben?

Beides scheint auf einem oft unauflöslichen Widerstand zu basieren, der damit im Zusammenhang steht, dass „der Einbruch traumatischer Gewalt noch bis ins hohe Alter jede Lebensgeschichte in ihren Grundfesten erschüttern und möglicherweise auch endgültig zerstören kann..." Das Bewusstsein davon, „dass wir alle, solange wir leben, psychisch verwundbar, zerstörbar und damit immer in einem radikalen Sinne schutzbedürftig bleiben, stellt eine fortwährende narzisstische Wunde dar, an die niemand gerne erinnert werden möchte – auch (Psychotherapeuten und) Psychoanalytiker bilden da keine Ausnahme" (Ehlert-Balzer 1996, 291).

Eventuell sind wir noch bereit, Traumata, die historisch weit genug zurückliegen, als solche anzuerkennen. Jedoch scheint sich bei Traumata, die aktuell von Menschen verursacht werden, wie weltweite Kriegsgewalt, Verfolgung und deren Folgen, sowie bei Beziehungstraumata immer wieder Verleugnung durchzusetzen. Im Alltag sind aber besonders auch Beziehungstraumata vielgestaltig und -gesichtig, ob in Form von Doublebind oder Demütigung, Vernachlässigung oder seelischer und körperlicher Grausamkeit. Diese Traumata der Seelenblindheit[1] (Wurmser) bis hin zum Seelenmord[2] (Shengold) sind, so glauben wir, einem Teufelskreis gleich, mitverantwortlich für das historische Grauen der Vergangenheit und gebären fortwährend neue familiäre und gesellschaftliche Grauen.

Die Verharmlosung von Traumatisierung, das Verleugnen und damit das Nicht-wahrhaben-Wollen dessen, was geschehen ist, betrifft auch immer wieder unsere Profession und äußert sich u.a. im Nichtwissen über die langfristigen psychischen, somatischen und sozialen Folgen von Traumatisierung. Denn die Angst vor eigenen Konflikten, die durch die Berichte über schreckliche traumatische Erfahrungen und ihre Folgen in uns ausgelöst, und eigene Traumata, die damit berührt werden könnten, spielen auf der Seite der Behandelnden mehr oder weniger latent grundsätzlich immer eine Rolle. Nicht zuletzt deshalb versuchen wir einen geschützten Raum bereitzustellen, in dem sich BehandlerIn und PatientIn dem Trauma stellen können. Der

[1] Da wo der Mensch seelenblind gegenüber einem anderen handelt, vereitelt er dessen „menschliches Grundbedürfnis, in seiner Individualität geachtet, (-) und als Subjekt gewürdigt, im tiefsten Sinne gesehen oder erkannt zu werden"

[2] Seelenmord (Shengold) zielt absichtlich darauf, die „besondere Identität eines anderen Menschen" auszulöschen oder zu kompromittieren, „das Opfer der Fähigkeit zu berauben, Freude und Liebe als eigenständige Person zu empfinden" (Wurmser 1999, 77)

geschützte Therapieraum bildet die Grundlage, auf der es gelingen kann, dem Unerträglichen und bisher Unausgesprochenen Worte zu geben, und mit Hilfe von Phantasie und Imagination in einer übergreifenden Synthese „dem Schöpferischen in unserem Dasein den Weg zu öffnen" (Wurmser 2000)

Welches Basiswissen ist Voraussetzung zum Verstehen und Behandeln traumatischer Reaktionen und Prozesse?

Um mit den Folgen von Traumatisierung angemessen umgehen zu können, ist ein bestimmtes Basiswissen über traumatische Erfahrungen und ihre Verarbeitung und Psychodynamik unabdingbar. Dieses Basiswissen, das im Rahmen eines speziellen Curriculums von uns vermittelt wird, umfasst verschiedene Inhalte.
Neben historischen Konzepten zum »psychischen Trauma« (u.a. Charcot, Janet, Freud und Ferenczi) beziehen wir uns vor allem auf zwei aktuelle Konzepte (Fischer & Riedesser und Wurmser), die beide psychoanalytischem Denken verpflichtet sind. Fischer & Riedesser (1999) nehmen in ihrer Konzeption stets das Ineinandergreifen von innerem und äußerem Geschehen in den Blick. In einem „Verlaufmodell psychischer Traumatisierung" wird Trauma als Prozess verstanden und so auch die zeitliche Dimension einbezogen. Dieses Modell unterscheidet zwischen

1. traumatischer Situation,
2. traumatischer Reaktion und
3. dem traumatischen Prozess.

Dabei beziehen sich 1 und 2 auf die akute Traumatisierung und den Versuch der Verarbeitung und Integration, während 3 die chronische Form der Traumatisierung darstellt und sich phänomenologisch in unterschiedlichsten Gewändern zeigt. Dies vor allem deshalb, weil nicht nur die Arten traumatischer Erfahrungen vielfältig, sondern auch die je individuellen Verarbeitungsmöglichkeiten in Wechselbeziehung zum sozialen Umfeld ganz unterschiedlich sein können.
Wurmsers Konzept psychischer Traumatisierung betont explizit die Dialektik von Trauma und Konflikt in der Neurose und von innerem und äußerem Geschehen. Er versteht Trauma und Konflikt nicht als Gegensätze, sondern als komplementär und weist darauf hin, dass die Konflikte umso absoluter sind, je schwerer die Traumatisierung ist (vgl. Wurmser 1990, 1993, 1999, 2003, 2004). Eine solche Sichtweise löst die strikte Dichotomisierung von Konflikt und Trauma in einem Kontinuum auf und lässt deutlich werden, dass psychoneurotischer Konflikt[3] und Symptombildung und die traumatische Neurose viele Gemeinsamkeiten und Überlappungen aufweisen (vgl. Mertens 1992).

---

[3] Nach dem herkömmlichen Verständnis verhindern bei der Psychoneurose die Abwehrmechanismen eine Traumatisierung, stattdessen kommt es zu einem inneren neurotischen Konflikt und zu einer Symptombildung. Dagegen wird bei der traumatischen Neurose angenommen, dass das Ich durch das „Trauma überwältigt (wird), und die Abwehrmechanismen zunächst nicht zum Einsatz kommen (vgl. Mertens 1992, 254)

Daneben gehört die Bedeutung neurobiologischer Grundlagen der Traumatisierung als ein zusätzliches Verstehensmodell zum Basiswissen.
Die Information über Struktur und Verlauf seelischer Verletzungen und ihre Folgen und über Arten von Traumata wird ergänzt um die Kenntnis der Basissymptome der Traumatisierung:

1. Übererregung,
2. Intrusion und
3. Konstriktion.

Neben dem Wissen um die allgemeine Psychodynamik traumatischer Reaktionen und Prozesse bei Traumatisierung, erweitern wir dieses Verstehen um die spezifische Psychodynamik bei Traumatisierung in früher Kindheit, der Kindheit und Jugend und im Erwachsenenalter.
Die Zuordnung zu diagnostischen Kategorien, die nicht immer einfach oder gar eindeutig ist, ist für die PraktikerIn von großem Interesse und verlangt unseres Erachtens eine Unterscheidung dahingehend, ob diese auf symptomatischer oder neurosenpsychologischer Ebene vorgenommen wird. Auch die Diagnose der Posttraumatischen Belastungsstörung wird kritisch beleuchtet, da ihr eine undialektische Traumadefinition zugrunde liegt, die das Ereignis mit dem Trauma gleichsetzt (vgl. Fischer & Riedesser 1999). Eine Beschäftigung mit der Diagnostizierung von Traumatisierung kommt dabei u.E. auch nicht daran vorbei, sich mit der psychiatrischen Diagnose der Borderline Persönlichkeitsstörung auseinander zu setzen und daneben die Diagnose schwerer Neurosen als zumindest gleichwertig zu diskutieren (vgl. Wurmser).

Wie kann Trauma definiert werden?

Trauma bedeutet im Griechischen »Verletzung, Wunde«, auch »Niederlage«, und ist abgeleitet von den Verben *troein*, »durchbohren, verwunden, betören«, und *terein*, »reiben, aufreiben, quälen, ängstigen« (verwandt mit dem Lateinischen *terere* und dem Deutschen *drehen*) (Wurmser 1999, 67).
Nach Freud entsteht ein Trauma,

> „wenn die Bewältigungsmöglichkeiten eines Individuums von bedrohlichen Situationen versagen, ...“wenn der »Reizschutz« eines Menschen »schockartig durchgebrochen wird«.

Anna Freud hat 1967 den Traumabegriff klar expliziert,

> „dass die traumatische Situation aus einer Erfahrung der Hilflosigkeit gegenüber einem Erregungszuwachs aus *inneren* und *äußeren* Quellen besteht (vgl. Freud 1926 d). Ein traumatisches Ereignis ist vor allem durch sein *plötzliches* und *unerwartetes* Eintreten gekennzeichnet, das die Abwehrmaßnahmen (auch Kampf und Flucht) außer Kraft setzt.

Sie nennt als wesentliches Kriterium für ein Trauma

> „das völlige Darniederliegen der Handlungsfähigkeit. Trauma bedeutet »eine innere Katastrophe, einen Zusammenbruch der Persönlichkeit aufgrund einer Reizüberschwemmung, die die Ich-Funktionen und die Vermittlertätigkeit des Ichs außer Kraft gesetzt hat« (A. Freud 1967, Seite 1834 zit. in Mertens 1992, 248-249).

Kriterien dieser Definition begegnen uns in der Traumadefinition von Fischer & Riedesser (1999) wieder.

> Sie verstehen Trauma als „ein vitales Diskrepanzerlebnis zwischen bedrohlichen Situationsfaktoren und individuellen Bewältigungsmöglichkeiten, das mit Gefühlen von Hilflosigkeit und schutzloser Preisgabe einhergeht und so eine dauerhafte Erschütterung von Selbst- und Weltverständnis bewirkt" (ebd. S.).

Wurmser, der ebenfalls die Dialektik innerer und äußerer Faktoren betont und auch die Bedeutung emotional-kommunikativer Traumata und solche, die das Individuum auch schon in früher Kindheit treffen können, im Blick hat, versteht Trauma

> als einen „nicht bewältigbaren äußeren Konflikt zwischen Selbst und Umwelt", der sich „zu einem bewussten, aber unlösbaren inneren Konflikt wandelt, die im Widerstreit stehenden Affekte beeinträchtigen die Fähigkeit des Ich, mit ihnen fertig zu werden, und schaffen (-) die Spaltung zwischen den Vorstellungsgruppen, die Unbewusstmachung der Zusammenhänge, von der Freud ursprünglich sprach." (Wurmser 1999, 71/72.)

Wie und auf welche Weise ein traumatisches Ereignis bei einem Kind, Jugendlichen oder Erwachsenen seine subjektive traumatische Qualität erhält, wird beeinflusst durch die Verwobenheit momentaner und lebensgeschichtlich-vergangener individueller Bedingungen und die Intensität des traumatischen Ereignisses.
Stets wirken sich vor allem auch soziale Beziehungen, gesellschaftliche Wert- und Bedeutungszusammenhänge mildernd, akzentuierend oder verschärfend auf die Bewältigung traumatischer Erlebnisse aus.
Alle diese Bedingungen sind dialektisch aufeinander bezogen und entfalten im Sinne einer Ergänzungsreihe ihre Wirkung. Die Gesamtheit dieser Bedingungen wirkt sich auf den prozesshaften Verlauf eines Traumas und seiner Verarbeitung aus, sich entlang einer Zeitachse entwickelnd. Bezogen auf diese Zeitachse durchläuft jeder Traumatisierte nach Horowitz eine Phase der traumatischen Reaktion, zu der Übererregung, Dissoziation, Verleugnung bis hin zur Erstarrung und Intrusion gehören.
Kann die traumatische Erfahrung nicht aufgearbeitet, das heißt assimiliert und integriert werden und kann sich der Mensch nicht erholen, gerät der Betroffene in einen chronischen Zustand, der sich durch unterschiedlichste Zustände und Symptome auszeichnet, bis hin zu reaktiven psychotischen Episoden oder totaler Erstarrung und zu massiven Charakterstörungen.

Auf welche Patientengruppe zielt unser Behandlungskonzept

Unser Behandlungskonzept richtet sich in erster Linie an PatientInnen, die in ihrer Kindheit und Jugend durch Seelenblindheit und Seelenmord in Beziehungen traumatisiert wurden. Solche Patienten bemühen sich oft schon seit ihrer Kindheit darum, die überwältigenden, physisch und/oder psychisch existenzbedrohenden, oft unverständlichen Erfahrungen zu begreifen. Sie versuchen mit einer Erfahrung zu leben, mit der sich nicht leben lässt. Vor allem diese PatientInnen suchen die ambulanten Praxen auf.

Da wir davon ausgehen müssen, dass letztlich bei jedem Menschen traumatische Erlebnisse in seiner Lebensgeschichte und seiner persönlichen Dynamik eine Rolle spielen, und es „lediglich eine Frage unterschiedlicher Schwere (ist), inwieweit Persönlichkeit und Schicksal dadurch geprägt worden sind“ (Wurmser 1999, 77), ist es wichtig, die unterschiedlichen Ausprägungen, einerseits weniger schwerer Traumatisierung nicht zu übersehen und andererseits die Folgen schwerer Traumatisierung nicht zu verleugnen und sie dem Einzelfall angemessen zu diagnostizieren und zu behandeln.

Schwere, pathogene Traumatisierungen, die häufig frühkindlicher Art, doch nicht auf diese beschränkt sind, schlagen sich u.a. in schweren Neurosen, Borderline-Pathologie, Persönlichkeitsstörungen, Psychosomatosen und den chronischen psychotraumatischen Belastungsstörungen (Fischer & Riedesser 1999) nieder.

Unser Behandlungskonzept, das auf Langzeittherapie ausgelegt ist, kann auch im Rahmen von Krisenintervention, also bei PatientInnen, die akute Traumatisierung erfahren haben, ob nun menschlich verursacht oder durch Katastrophen und Unfälle bedingt, Anwendung finden. Dann geht es vor allen darum, das akut geschwächte Ich der PatientInnen so zu stabilisieren, dass es in die Lage versetzt wird, das akute Trauma zu verarbeiten. Wir arbeiten dann in der Behandlung vor allem stabilisierend und mit Motiven, die besonders dazu geeignet sind, diese Stabilisierung zu leisten.

Was bedeutet Psychotraumatherapie für uns und worauf basiert unser psychotherapeutisches Vorgehen?

In unserem psychotherapeutischen Ansatz, den wir als eine Spezialisierung und Erweiterung der Methode der Katathym-Imaginativen Psychotherapie verstehen, berücksichtigen wir die Auswirkungen traumatischer Erfahrungen auf das Erleben und Fühlen, das Denken und Wahrnehmen, auf Körperlichkeit und Handeln von Patienten.

Uns ist daran gelegen, in unserem Ansatz reale Traumatisierungen, insbesondere solche, die sich in Beziehung ereignen und damit auch rein emotional-kommunikativer Art sein können, zu berücksichtigen und die daraus resultierende Bedeutung auch intrapsychischer Konflikte zu beleuchten. Denn Trauma und Konflikt verstehen wir nicht als Gegensätze, sondern erkennen an, was sich klinisch belegen

lässt, dass die Konflikte umso absoluter sind, je schwerer die Traumatisierung ist (vgl. Wurmser).
Unser psychotherapeutisches Vorgehen basiert auf theoretischen und praktischen Erkenntnissen der KIP und der Tiefenpsychologie, den neueren Strömungen der Psychoanalyse, der Psychotraumatologie und Neurobiologie und ist eingebettet in die tiefenpsychologisch fundierte bzw. analytische Psychotherapie. Auch wir zielen, wie in den modernen Traumatherapien üblich, und wie es bereits Janet, als einer der Pioniere der Traumatherapie, formuliert hat, auf eine Abfolge von **Stabilisierung, Traumabearbeitung und Integration des Traumas** in die Persönlichkeit.
Dabei leistet, so unsere klinische Erfahrung, dieser Ansatz, der Tagtraum und Phantasie betont, im Rahmen wirksamer Psychotraumatherapien, einen wichtigen Beitrag.
Stabilisierende narzisstisch restitutive Motive ermöglichen in der Phase der Stabilisierung zusammen mit einer tragenden und haltenden therapeutischen Beziehung und einem sicheren Rahmen, „das akut (oder chronisch) geschwächte Ich so schnell wie möglich in seine angestammte Position zurückzuführen.... Denn eine psychotherapeutische Bearbeitung des Traumas setzt zwingend voraus, dass sich das Ich „von der traumatischen Erschütterung so weit erholt hat, dass es sich sicher genug fühlen kann, sich auf die Schwächung seiner Position, (-), einlassen zu können" (Lorke u. Ehlert 1986, Seite 352 ff.)
Auf der Basis von Sicherheit und Vertrauen wird in Gegenwart der TherapeutIn im weiteren Verlauf der Psychotherapie vor allem mit Hilfe von Tagträumen und deren schöpferischem Potential die Phantasiewelt umgestaltet und so »eine neue Formung von Konfliktlösungen in der Auseinandersetzung mit Traumatisierung und überwältigenden Affekten« (Wurmser 1994, 10) ermöglicht und erreicht. Denn Tagtraum, Phantasie und inneres Sprechen enthalten die Möglichkeit, die Realität im »Als-ob-Modus« zu erleben, Kontrolle über die Situation zu gewinnen und sie aktiv zu modifizieren (vergleiche Dornes 2004, 186). Der »Als-ob-Rahmen« lässt uns in der »phantasierten Situation unsere Affekte nicht wie in realen Situationen (erleben), sondern probeweise oder abgeschwächt« (ebenda 2004, 186) erleben. »Wir kontrollieren die Szene nicht nur, sondern wir können sie auch aktiv gestalten und nach Belieben modifizieren, denn der Phantasie sind keine Grenzen gesetzt« (ebenda 2004, 197).
Diese regulatorische Kraft des Mentalen erlaubt es der PatientIn sich das Abgespaltene allmählich resymbolisierend wieder anzueignen. Im geschützten therapeutischen Raum können so isolierte Fragmente langsam wieder zusammengeführt und kann Distanz zu überflutenden Affekten geschaffen werden. Auf diese Weise können Spaltung und Dissoziation allmählich aufgehoben und die traumatischen Erfahrungen als zur eigen Biographie zugehörig angenommen werden.
Imaginationen haben über die gesamte Psychotherapie hinweg erwiesenermaßen Brückenfunktion, die es ermöglicht, die zwischen der Amygdala (als Angstzentrale) und dem Hippocampus (als Vermittler verbaler Erinnerungen) durch das Trauma zerstörte Verbindung wieder aufzubauen. Dadurch werden die emotional-nonverbalen traumatischen Eindrücke und Erinnerungsbilder, die im Gedächtnis vor allem sensomotorisch und bildhaft, rechtshemisphärisch gespeichert sind, abgespalten vom verbalen und explizit logischen Denken, wieder mit der verbalen Erinnerung verbunden (vgl. Fischer und Riedesser 1999, 221).

Die Psychotraumabehandlung mit der Katathym-Imaginativen Psychotherapie (KIP) legt von der ersten Begegnung mit der traumatisierten PatientIn Wert darauf, eine therapeutisch verlässliche und stabile Beziehung mit einer entsprechenden Rahmengestaltung aufzubauen und therapeutisch Ich-stabilisierend und -stützend zu arbeiten. Wie in der KIP üblich, wird den PatientInnen ein imaginärer Raum (Schnell) als Projektions- und Übertragungsfeld zur Verfügung gestellt. Dadurch wird die

- therapeutische Beziehung entlastet *und die* Arbeitsbeziehung verstärkt.
- Übertragungs- und Gegenübertragungsphänomene werden auch hier beachtet und thematisiert, wenn sie die Arbeitsbeziehung zu beeinträchtigen drohen (vgl. Leuner, Wilke).

Auf dem Hintergrund unseres tiefenpsychologischen Ansatzes bedeutet Psychotraumatherapie für uns ein aufeinander aufbauendes konzeptuelles Arbeiten, das die folgenden Schritte umfasst:

1. Zunächst Stabilisierung des geschwächten Ichs hin zu einer Funktionsweise, die es der PatientIn ermöglicht, sich soweit von der traumatischen Erschütterung zu erholen, dass sie sich sicher genug fühlt, sich auf den weiteren psychotherapeutischen Prozess einzulassen.
2. Durchbrechen des Wiederholungszwangs, bei dem bedingt durch den Wechsel von Verleugnung (bis hin zur totalen Amnesie) und Intrusion – einem Teufelskreis gleich – die in der traumatischen Situation erlebte bedrohliche Realität ständig neu reinszeniert werden muss. Das Durchbrechen des Wiederholungszwangs geschieht durch die gezielte dosierte, auch imaginativ induzierte Auseinandersetzung mit den traumatischen Erfahrungen und Reaktionen. Unser Ziel ist es, dem Ich „einen Verstehensrahmen für die bis dahin unbegreiflichen Einbrüche traumatischer Realität“ (Bohleber 2000) anzubieten und Schritt für Schritt die Wahrnehmungs- und Bedeutungsverleugnung und damit die Ich-Spaltung, die Dissoziation, aufzuheben.
3. In einem länger dauernden Prozess der Behandlung, in der induzierte Tagträume wesentliche Bestandteile sind, werden die Traumata, die Bestandteil der inneren Struktur, im Sinne der Introjektion geworden sind und die sich in stetiger Selbsterniedrigung und -bestrafung äußern, be- und durchgearbeitet und nicht nur sprachlich, sondern immer auch imaginativ symbolisiert.
4. Der gesamte psychotherapeutische Prozess beinhaltet den Versuch, die durch die Traumata bewirkten Konflikte, Paradoxien und Widersprüche, die das Seelenleben der PatientIn zerreißen, so miteinander zu vermitteln, dass eine Transformation gelingt und Ich-Erweiterung möglich wird.
5. Der psychotherapeutische Prozess zielt für uns darauf, auf der Basis neuer Erfahrungen in der therapeutischen Beziehung und mittels des imaginativen Erlebens und Interagierens, des bildhaften und wortsprachlichen Symbolisierens, allmählich veränderte Selbst-, Objekt- und Interaktionsrepräsentanzen aufzubauen, was nicht nur die intrapsychische Situation verändert, sondern konkrete Auswirkungen auf aktuelle zwischenmenschliche Interaktionen und die gesamte Lebensgestaltung hat.

Phasen des therapeutischen Prozesses

Freud erkannte schon früh den Angstaffekt als Kernproblem für die Pathogenese der verschiedenen Neuroseformen. Da vor allem traumatische Angst immer eine Destabilisierung des Ichs bedeutet, sollten unseres Erachtens bei Neuroseformen, bei denen Angstaffekte im Vordergrund stehen,

- die Stärkung bzw. Nachreifung der Ich-Funktionen im Vordergrund des therapeutischen Prozesses stehen,
- die Möglichkeiten des Ichs in der Bewältigung von Angst- und Unlustspannung verbessert werden (vgl. Hoffmann, S.O. & Bassler, M., 1995, 5,).

Bei diesen Patientengruppen und bei allen akut traumatisierten Patienten (akute und chronische PTBS) sowie bei Verdacht auf Traumatisierung sollte, so unser Konzept, zu Beginn einer Psychotherapie mit Ich-Stützung und Stabilisierung begonnen werden. Vor allem auch bei beziehungstraumatisierten Patienten, bei denen fortwährend Angst in Antizipation eines Zustandes von Hilflosigkeit entsteht, weil es an einem schützenden Objekt mangelt, erweist sich dieser Ansatz als fruchtbar. Das bedeutet keinesfalls nur auf tröstende und stützende Interventionen zu setzen, denn wir intervenieren so, dass die PatientIn immer auch in ihrer Eigenverantwortung und Eigenständigkeit angesprochen wird.

Ziel der Anfangsphase ist es deshalb, ein Arbeitsbündnis aufzubauen, das es der PatientIn ermöglicht, ausreichendes Vertrauen aufzubauen, damit sie die TherapeutIn an ihren seelischen Verletzungen teilhaben lassen kann. Dies beinhaltet, sich als TherapeutIn u.U. auf heftigste Proben einzustellen, was Teilnahme, Empathie und Verlässlichkeit angeht.

Für uns ist es wichtig, die PatientIn frühzeitig als gleichberechtigte und selbstverantwortliche PartnerIn in den therapeutischen Dialog mit einzubeziehen und gemeinsam über Behandlungsziele zu sprechen und in den einzelnen Phasen des therapeutischen Prozesses darüber, was wir mit einzelnen Imaginationsangeboten intendieren. Auf diese Weise verbünden wir uns mit den gesunden Ich-Anteilen der PatientIn (erwachsene Anteile) und festigen den so wichtigen Vorgang der therapeutischen Ich-Spaltung.

Da das therapeutische Arbeitsbündnis in seinem Kern eine helfende und kooperative Beziehungsform zwischen Erwachsenen ist, die der PatientIn das Gefühl von Sicherheit, Schutz und Vertrauen vermittelt, achten wir über den gesamten Therapieverlauf darauf, dass diese Gefühle entstehen können. Sie zu spüren bieten wir bereits in unserer Entspannungsinstruktion in der Stabilisierungsphase an, damit die PatientIn sich entsprechend einschwingen kann. An der Art und Weise, wie wir ihr dies in der Musikalität und Wärme unserer Stimme vermitteln, wird sie bis in tiefere Schichten ihrer Persönlichkeit hinein spüren, wie ernst es uns mit unserem Beziehungsangebot ist, und sie wird hören, ob wir sie tatsächlich empathisch wahrnehmen.

Insgesamt fungiert das Arbeitsbündnis, von Therapiebeginn an und über den weiteren Verlauf, als Gegenpol zu traumatischen Erfahrungen. Es bietet der PatientIn die Gewähr sich mit ihren traumatischen Erfahrungen in die therapeutische Beziehungssituation einbringen zu können. Dies gelingt, wenn die therapeutische Arbeitsbeziehung

nicht in stereotype, machtorientierte oder missbrauchende Rollenmuster abgleitet (vgl. u.a. Fischer & Riedesser 1999).
Wir bieten der traumatisierten PatientIn eine „sichere Bindungsbeziehung" (Brisch 1999) als stabile emotionale Basis an. Sie wird erreicht, wenn es gelingt, Winnicotts zentrale Behandlungstrias von Halten, Behandeln und Sich-als-wirkliches-Gegenüber-Erweisen zu verwirklichen. Dadurch kann die PatientIn eine sichere und stabile Beziehung zur TherapeutIn internalisieren und erhält festen Boden und einen relativ sicheren Standort...", so dass „der Zugang zu psychischen Destabilisierungen (Traumata, Ängste, Schmerzen, negative Übertragung, Wut- und Rachegefühle, destruktive Aggressivität)" erfolgen kann. Denn die therapeutische Auseinandersetzung mit diesen Themen ist „nur auf der Basis einer festen therapeutischen Vertrauensbeziehung mit hinreichend vorhandenem positiven, ja „unzerstörbaren" Selbst- und Objektrepräsentanzen möglich" (Auchter 1995, 67). Damit einher geht meist eine stärker positive Idealisierung der TherapeutIn, was intrapsychisch ganz entscheidend die Entstehung eines stabilen, verlässlichen „steuernden inneren Objekts" (König 1981) begünstigt, das in Bezogenheit zur PatientIn steht. Durch diese Bezogenheit konfigurieren sich u. E. positive Selbst- und Objekt- und Interaktionserfahrungen, die intrapsychisch zu veränderten Subjekt-, Objekt- und Interaktionsrepräsentanzen führen.
Durch das Bereitstellen zusätzlicher Selbstobjekte in der Tagtraumarbeit (hilfreiche, unterstützende Gestalten, die die PatientIn ebenfalls anerkennen und spiegeln und ihr eine sicherere neue Bindungserfahrung vermitteln, wird diese Repräsentanzenarbeit weiter vertieft.
Was das Generieren neuer Subjekt-, Objekt- und Interaktions-Repräsentanzen angeht, beziehen wir uns auch auf die Säuglingsforschung, die in ihrer Konzeptualisierung von *Interaktionsrepräsentanzen bzw.* von *episodischen Repräsentanzen davon ausgeht,* „dass sich die Erfahrungen eines Selbst immer auf eine vorgestellte oder tatsächlich erlebte Beziehung mit einem reagierenden anderen (Objekt) in einer bestimmten Situation (zum Beispiel bei einem Gespräch, in einem intimen Zusammensein, bei einem Spaziergang) beziehen, Affekte und affektive Bewertungen einschließen und Triebwünsche implizieren" (Mertens 1992, S.196).
Unter diesem Blickwinkel betrachtet, wirkt die TherapeutIn regulierend auf die Erregung und die Affekte der PatientIn ein, zusätzlich unterstützt durch die Vorgabe stabilisierender Motive und dabei vor allem durch das Arbeiten mit „hilfreichen, schützenden und unterstützenden Gestalten". Denn die Erfahrungen, die im Erleben mit der TherapeutIn und in der Imagination gemacht werden, leiten eine Veränderung des Selbstempfindens ein und regen neue Erlebnisse des „Selbst in Gemeinschaft mit dem Anderen" an. Durch die stabilisierende Tagtraumarbeit werden u. E. „generalisierte Interaktions-Repräsentanzen" gebildet, die gleichzeitig mit der TherapeutIn assoziiert sind. Auf diese Weise werden Gefühle der Bindung, der körperlichen Nähe, der Geborgenheit und Sicherheit vermittelt, wodurch Erregung und Affekte gut reguliert werden können.
Über den gesamten therapeutischen Prozess hinweg sehen wir es als unsere Aufgabe an, darauf zu achten, dass die Fähigkeit des Ich zu Selbstbeobachtung und somit zur therapeutischen Ich-Spaltung ausreicht (Wilke 1996).

Zusammen mit dem erwachsenen Anteil des Patienten initiieren wir, nachdem das Ich sich ausreichend stabilisieren konnte, einen Dialog – nach Sandler einen Dialog mit dem inneren Kind (Sandler 1989) –, wie er sich in der therapeutischen Beziehung und der imaginativen Darstellung entfaltet – und beobachten seine Entwicklung. Auf diese Weise kann es gelingen einem stärkeren Agieren vorzubeugen, denn „der Drang nach Wiederherstellung unserer Beziehungen zu inneren oder verinnerlichten Objekten vermittels ihrer Neuschaffung in der Außenwelt ist umso größer, je geängstigter und bedrohter wir uns fühlen und je weniger wir glauben, uns und unsere Umwelt kontrollieren zu können" (Sandler 1989, S. 232/233).
Der Dialog über das innere Kind geschieht stets auf dem Hintergrund eines tragfähigen, Sicherheit vermittelnden Arbeitsbündnisses, ein potentielles Korrektiv, das es allmählich der PatientIn ermöglicht, oft eingespurte und sich wiederholende Übertragungsmuster zur TherapeutIn und zu anderen Menschen zu erkennen und langsam aufzulösen.

- In diesem Sinn beginnen wir stets mit stabilisierenden Motiven (geschützter, sicherer Ort), lassen, wenn dieser etabliert ist, die hilfreichen Gestalten gegenwärtig sein, leiten die Patientin an, auch im Tagtraum immer aus der Position des Erwachsenen zu agieren – die erwachsene Person begegnet später dem Kind, der traumatischen Szene – und schließen die Tagtraumarbeit in der Sicherheit des geschützten Ortes und mit Hilfe der haltenden Funktion der hilfreichen Gestalten ab.

Ein solches Vorgehen lässt die PatientIn, aber auch die TherapeutIn die Kraft und Fähigkeit aufbringen, die Trauer und den Schmerz zu ertragen und zu teilen, der mit dem Trauma verbunden ist. Denn, wenn der Schmerz, der durch die seelische Verwundung entstanden ist, wieder gefühlt werden kann, hat die PatientIn auch wieder eine Veranlassung eine Wiederholung der Verletzung zu vermeiden (vgl. Bauriedel, 1999, 7).
Im Sinn der Stabilisierung sind die Anerkennung und das Benennen der Realität des Traumas unbedingt erforderlich. Dies stellt eine Ich-stützende Maßnahme dar, auf die keinesfalls verzichtet werden sollte. Das gilt auch bei ungesichertem Inzest (vgl. Blum 1986, 14 zitiert in Fischer und Riedesser 1999).

Beziehungsherstellung und Stabilisierung

In der Phase der Stabilisierung wird grundsätzlich in der Imagination **ressourcenorientiert** gearbeitet mit **Motiven zur narzisstischen Restitution** (Steiner 2001). Da Traumatisierung grundsätzlich das Selbstwertgefühl erschüttert, ist in der Behandlung die Rückgewinnung der narzisstischen Homöostase und damit eines optimaleren Niveaus des Selbstwertgefühls besonders wichtig. Aus diesem Grund hat das Anbieten von imaginativen Kompensationsmöglichkeiten zur Stabilisierung einen besonderen Stellenwert.

- In der diagnostischen Phase bieten wir zunächst das **„Motiv der Blume"** an, das das Selbsterleben des Patienten einschließlich seiner Traumatisierungen gut zu symbolisieren vermag. Die Vorgabe des Motivs der Blume differenzieren wir danach, ob es sich um **akute Traumatisierung (Krisenintervention)** handelt oder ob sich der Patient in der Phase des traumatischen Prozesses (chronische Traumatisierung) befindet, mit den unterschiedlichsten Symptomen und Krankheitsbildern.

- Bei akuter Traumatisierung geben wir zur Stabilisierung stets das Motiv **„Blume am sicheren und geschützten Ort"** vor, auch in der Phase des therapeutischen Prozesses, wenn Traumata klar zu erkennen sind und die Abwehr gelockert ist.
- Wenn aber die Traumatisierung verdrängt und verleugnet werden muss und die TherapeutIn noch mehr Klarheit über die Bedeutung der Traumatisierung für das Selbst der PatientIn gewinnen möchte, bieten wir in der diagnostischen Phase zunächst das Blumenmotiv an. Wenn dann spezifische Störungszeichen (z.B. verdörrte, beschädigte, entwurzelte, abgeschnittene Blume) neben anamnestischen Daten und szenischer Information Traumatisierung nahe legen, bieten wir noch in der gleichen Sitzung zur Stabilisierung das **„modifizierte Blumenmotiv"** an. Imaginativ wird eine Blume entworfen, die alles hat, was sie zum guten Gedeihen braucht.
- Das Motiv des **sicheren Ortes** (Jollet, Krippner, Krägeloh 1990), (Reddemann & Sachsse 1995) und von **bergenden Räumen**, das in der KIP auch erfolgreich in der Behandlung von als Borderline diagnostizierten PatientInnen Anwendung fand, hat sich als stabilisierendes Motiv in der Psychotraumatherapie bewährt. Es wird von uns initial baldmöglichst mit dem „Motiv des **sicheren geschützten Ortes"** eingeführt und später als Ausgangsmotiv zur Begegnung mit idealen Selbst- und Objektrepräsentanzen genutzt. In der Psychotraumabehandlung mit der KIP haben wir es uns zum therapeutischen Prinzip gemacht, den sicheren und geschützten Ort oder Raum als Ausgangsbasis für die weitere Arbeit zu nehmen. Er wird die PatientIn in der Imaginationsarbeit ständig begleiten. Dabei ist es therapeutisch aufschlussreich, was und wie sich dieser Ort über die Zeit verändert und was konstant bleibt.
- Wenn PatientInnen **von intrusivem Material überflutet** werden, ist es wichtig, sie entsprechend zu erden und ihnen ein Motiv zu bieten, das es ihnen ermöglicht, sich mittels der Imagination vor dem intrusiven Material zu schützen. Dazu bieten wir das **„Tresor-Motiv"** in abgewandelter Form zur „Tresorübung" von Reddemann & Sachsse 1996) an, eine imaginative Möglichkeit zum kontrollierten Umgang mit intrusivem Material.
- Mit der Verwendung weiterer stabilisierender Motive können sich die imaginativen Fähigkeiten weiter entfalten, können sich die Möglichkeiten der verbalen und imaginativen Symbolisierung und die Selbsthilfekräfte entwickeln.
- Leuner (1985) hat darauf hingewiesen, wie wichtig es nach dem Durchleben einer traumatischen Situation ist, intensiv wirkende zielorientierte therapeutische Interventionen anzubieten und zwar in der Vorgabe einer **„hilfreichen, schützenden und unterstützenden Gestalt"**. Wir halten bereits vor dem Durchleben einer traumatischen Situation „mehrere Helfer mit unterschiedlichen Qualitäten für sinnvoll, die in verschiedenen Situationen entsprechend ihrer Hauptkräfte, die

sie repräsentieren, eingesetzt werden können. Sie sollen u.a. Kraft, Aggression, Übersicht und Weisheit verkörpern." (Krippner 2001).

- Sofern noch nicht spontan aufgetreten, wird **Kontakt zur „weisen Gestalt"** (vgl. Fuller, Leuner, Krippner), auch zu einem **„starken, kräftigen, wehrhaften Tier"** gesucht. Diese hilfreichen Gestalten repräsentieren für uns innerpsychisch auf einander bezogene ideale Selbst- und Objektanteile, die wiederum eine narzisstische Restitution bewirken.
- Im Sinne der Ressourcenorientierung können zunächst auch die **Grundstufenmotive der KIP** verwendet werden mit der Betonung auf eine wunschgemäße Gestaltung und andere ressourcenorientierte Motive. Von ihrer Funktion her können sie alle als Motive zur narzisstischen Restitution betrachtet werden.

Ein kurzes Beispiel zum Motiv des sicheren und geschützten Ortes verdeutlicht, wie erst die völlige Abwesenheit von Objekten in einem hermetisch von der Außenwelt abgeschlossenen Raum einen Patienten zur Ruhe kommen ließ.

Fallbeispiel Jochen

Ich bin in einer Höhle. Diese ist ganz eng und völlig geschlossen. In der Mitte ist eine Pritsche aus Steinen. Es ist ganz dunkel in diesem Raum.

(Wie fühlen Sie sich dort?)

Ich fühle mich gut und bin schon viel ruhiger.

(Schauen Sie sich noch einmal um, ob es etwas gibt, was Sie verändern möchten.)

Es gibt noch einige Ritzen, die muss ich noch mit einem Stoff abdichten, da mit auch nichts durch diese Ritzen gelangen kann. Ich mache mich an die Arbeit, bis nirgendwo mehr etwas Licht durchscheint.

(Wie geht es Ihnen jetzt?)

Ich merke, dass ich immer ruhiger werde.

(Schauen Sie sich noch einmal um, ob jetzt alles richtig ist.)

Da hängt eine Spinne, die sich von der Decke herunter bewegt, die trete ich sofort tot. Jetzt ist nichts anderes außer mir mehr in diesem Raum.

(Was möchten Sie noch tun?)

Ich möchte mich auf die Pritsche legen und ausruhen.

(Wie geht es Ihnen dort?)

Sehr gut, ich fühle mich ganz ruhig und sicher.

Spezielle Motive zur narzisstischen Restitution sind:

a) Landschaft, in der man sich sicher, wohl und geborgen erlebt,
b) in einer solchen Landschaft wird ein Bad in der Quelle, im Bach, in einem See genommen,

c) kann das Wasser der Quelle oder des Baches getrunken werden,
d) oder in einem See geschwommen werden,
e) gibt es einen Baum, der alles hat, was er zum Gedeihen braucht
f) einen Tempel der Stille.

Darüber hinaus kann eine
g) innere Kraftquelle, können
h) heilende Sonnenstrahlen oder
i) ein Bad im Heilwasser einer Thermalquelle imaginiert werden.

Wenn wir in der Phase der Stabilisierung die Grundstufenmotive mit dem Fokus auf einer wunschgemäßen Gestaltung verwenden, legen wir immer Wert darauf, die Imagination so anzuleiten, dass die PatientInnen sich wohlfühlen, sie Gelegenheit haben, das zu tun, was sie gerne tun möchten, was geschehen müsste, um eine angemessene Lösung zu finden, und was geeignet ist, hilfreich zu sein. Dieses Vorgehen schließt nicht aus, dass wir im weiteren Verlauf der Therapie, in der Phase des Durcharbeitens, immer auch die Grundstufenmotive der KIP vorgeben, ohne auf eine wunschgemäße Gestaltung zu fokussieren, bei stärkerer Destabilisierung dazu aber wieder übergehen.

Arbeit mit hilfreichen Gestalten

Schon in der Phase der Entwicklung des Katathymen Bilderlebens zeigten sich spontan Symbolgestalten, die sich durch positives Verhalten auszeichneten, das als Vertrauen erweckend, freundlich und hilfreich gegenüber anderen empfunden wurde, die als fragwürdig, indifferent oder sogar feindselig erlebt wurden. Diese praktisch-therapeutische Erfahrung sprach nach Leuner dafür, dass diesen idealisierten „Führungsgestalten" eine unmittelbare, das Ich stärkende Wirkung innewohnte (Leuner 1985, 197). Er empfahl deshalb die gezielte Vorgabe einer solchen Gestalt immer dort, „wo aus vitaler Bedrängnis *schnell* und besonders intensiv wirkende zielorientierte therapeutische Interventionen erforderlich sind" (1985, 204). Eine solche Gestalt (Tier, Vogel, Menschen, mythologische Gestalten) repräsentierte seines Erachtens innerpsychisch ein „ideales Objekt. 1989 hat Seithe ihre Erfahrungen mit dem KB-Motiv einer „Guten, freundlichen Gestalt" dargestellt und differenziert. Der gezielte Einsatz hilfreicher Gestalten als „innere Helfer" in Rahmen der Traumatherapie geht auf Reddemann und Sachsse (1995, 1997) zurück, die sich bei ihrer Ableitung dieses Motivs auf Leuner beziehen.
Auch wir zielen mit der Vorgabe von „hilfreichen, schützenden und unterstützenden Gestalten" auf die Ich-stärkende Wirkung dieses Motivs, die wir u.a. in der Unterstützung des so dringend benötigten Prozesses einer narzisstischen Restitution begründet sehen. Den „hilfreichen, schützenden und unterstützenden Gestalten" kommt unseres Erachtens auch die Funktion eines idealen Selbstobjekts zu. Denn, wenn es der PatientIn gelingt, sie aktuell zu generieren und mit positiven Selbstobjektanteilen aus der Kindheit zu amalgamieren, stehen sie in spiegelnder, hilfreicher unterstützender Be-

zogenheit zu ihrem Selbst. Denn so wie Kohut sagt, braucht der Mensch ein Leben lang die Spiegelung des Selbst durch Selbstobjekte (um genau zu sein, durch die Selbstobjekt-Aspekte seiner Liebesobjekte) (vgl. Kohut 1979, 163). Deshalb eignen sich u.E. die Vorstellungen/Phantasien von „hilfreichen, schützenden und unterstützenden Gestalten" als ideales Selbstobjekt, besonders als Gegenmacht zu traumatisierenden Beziehungserfahrungen.
Häufige Helfer sind zum Beispiel die weise Gestalt, das starke, kräftige, wehrhafte Tier, Adler, Löwe, aber auch mythologische Gestalten, z.B. Herkules oder Sagengestalten, wie Rübezahl, können vorkommen, ebenso wie Engel oder andere außerirdische Wesen. Diese Phase der Therapie ist gekennzeichnet durch viel Freude und einen Zuwachs an Sicherheit auf Seiten der PatientInnen, die sich auf einmal stark im Verbund mit ihren hilfreichen Gestalten fühlen.
Wie Ich-stärkend und fördernd das Gefühl der Verbundenheit mit wohlwollenden Objekten ist, zeigt das Beispiel einer Begegnung mit der weisen Gestalt.

Fallbeispiel Rüdiger

(Stellen Sie sich vor, dass Sie nach einer langen Wanderung auf einem Berggipfel angekommen sind.)

Es kommt sofort ein starkes Erinnerungsbild an einen Gipfel, auf dem ich vor einigen Jahren gewesen bin. Dieser Gipfel ist circa 2000 m hoch. Ich bin die letzten hundert Meter ziemlich anstrengend nach oben gekommen. Ich spüre den Wind, spüre, wie ich verschwitzt bin. Ich hebe die Arme und fühle den Wind in den Achseln. Der Ausblick ist begeisternd, es geht steil herunter, an der anderen Seite wieder steil herauf. Ich habe dabei noch Erinnerungen an weitere wunderbare Ausblicke.

(Stellen Sie sich vor, in einiger Entfernung kommt Ihnen eine weise Gestalt entgegen.)

Über den Bergrücken kommt mir jemand entgegen, wo ich staune, dass da jemand gehen kann. Die Gestalt kommt ganz leichtfüßig auf mich zu, schaut zu mir hoch und will wohl zu mir hin. Sie wirkt ganz freundlich, hat ein wehendes Gewand an, Sandalen. Das Gewand ist aus dünnem Leinen, wie beim Dalai Lama, aber nicht farbig. Im Gesicht ist ein kurzer Bart, der leicht grau ist. Die Hautfarbe ist gesund, gebräunt, die Augen sind blau und schauen freundlich.

(Wie wirkt dieser Mann auf Sie?)

Freundlich, kraftvoll, lebendig, schon etwas entrückt, aber mit beiden Beinen im Leben stehend, auch sportlich.

(Wie weit ist er von Ihnen entfernt.)

Etwa 30 Meter. Ich überlege, ob ich ihm entgegengehen soll. Ich mache das auch und gehe bis zum Rand des Plateaus. Ich bin etwas aufgeregt, ob er was sagt, was jetzt passiert, ich habe keine Angst, bin nur etwas verlegen und frage mich, ob ich etwas sagen soll. Ich warte aber noch ab.

(Auf jeden Fall sollten Sie versuchen, zu ihm in Beziehung zu treten.)

Ich beobachte genau, wie er hoch kommt. Er geht jetzt den letzten Schritt zu mir, das hat so etwas Feierliches, wie er da hochkommt. Er bleibt etwa 2 m vor mir stehen, wir schauen uns an. Wir verneigen uns beide leicht voreinander. Ich möchte eigentlich »Hallo« sagen, das ist mir aber zu banal.

(Sagt er etwas?)

Er hat offensichtlich weniger Schwierigkeiten und sagt: »Ich begrüße dich hier Rüdiger, *sei mir willkommen.« Seine Worte berühren mich sehr. Ich freue mich und spüre gleichzeitig ein leichtes Erschauern. Ich merke, der ist hier zu Hause, ich bin als Gast schon willkommen, aber es ist sein Gebiet. Ich habe auch das Gefühl, willkommen zu sein, und habe so etwas wie ein Glücksgefühl, das etwas Erhabenes hat.*

(Möchten Sie die weise Gestalt noch etwas fragen?)

Ja, bin ich liebenswert? (- Patient beginnt zu weinen -) Ganz milde und mit Herzenswärme schaut er mich an und sagt: »Du hast ein großes Herz.« Ich frage ihn, was mein nächster Schritt ist. Er gibt mir ein Halsband, an dem ein Ring hängt und er sagt: »Geh mit der Zuversicht und dem Wissen, dass du das Richtige tust und Du wert bist, geliebt zu sein.«

An dieser Stelle wird das Bild beendet, der Patient kehrt wieder in das Hier und Jetzt zurück, fühlt sich ergriffen und gleichzeitig ganz belebt. Er beschreibt das mit dem Gefühl, angekommen zu sein.

Dies ist ein schönes Beispiel dafür, wie sich das Gefühl, das von der weisen Gestalt ausgeht, auch im Erleben des Patienten niederschlägt.

Zur Arbeit mit dem inneren Kind in der Stabilisierungsphase und in der Phase der Auseinandersetzung mit traumatischem Geschehen:

Wir können hier nicht auf die verschiedenen Konzepte zum inneren Kind eingehen. Nur so viel sei erwähnt, es gibt psychoanalytische Konzepte (vgl. Balint, Sandler, Ermann), analytische (vgl. Wirtz) und humanistische. Die KIP arbeitet mit der Technik der Altersregression und begegnet auf diese Weise dem inneren Kind.
Wir differenzieren das Konzept des „inneren Kindes" in unserer therapeutischen Arbeit in zwei Hinsichten:

- als „ideale" Selbstrepräsentanz – das „innere unverletzte Kind", das neben oder anstelle anderer Idealvorstellungen auftreten kann, und
- als mehr „empirische" Selbstrepräsentanz, das „innere Kind" mehr allgemein sowie
- das „verletzte innere Kind" mit seinen historischen Beziehungen und Phantasien darüber,

und wir versuchen diese deutlich voneinander zu trennenden Zustände mittels Imagination nacheinander Gestalt annehmen zu lassen.

Herstellen eines Bezugs zur Selbstrepräsentanz des „inneren unverletzten Kindes"

- Zu Anfang wird das **Motivs des inneren unverletzten Kindes** (Steiner 2002) eingeführt. Mit dem Motiv des „inneren unverletzten Kindes" geht es darum, dass die PatientIn durch die Schaffung einer idealen inneren Selbstrepräsentanz erleben kann, dass sie in der Lage ist, etwas Positives selbst zu generieren. Indem das „innere unverletzte Kind" und die „hilfreichen Gestalten" zusammen mit der Imago der PatientIn von sich selbst im Tagtraum interagieren, werden neue Möglichkeitsräume für gelungenere Interaktionen gebahnt und positive innere Subjekt-Objekt-Interaktionen aufgebaut.
- Wir gehen davon aus, dass mit dem Motiv des „unverletzten Kindes" in der Imagination eine Erfahrung generiert wird, die Vollständigkeit, Ganzheit und Lebendigkeit beinhaltet und empathische Bezogenheit. Dieses Moment der empathischen Bezogenheit stellt sich in der Imagination des „unverletzten Kindes" in Beziehung zu der erwachsenen PatientIn her. Es scheint so, dass dieses Moment der empathischen Bezogenheit und das Erleben von Vollständigkeit und Lebendigkeit die PatientIn darin ermutigt, sich in einer späteren Phase auch dem traumatisierten, verletzten Kind zu stellen.

Begegnung mit dem „inneren Kind" am sicheren und geschützten Ort

- Zur Vorbereitung der Auseinandersetzung mit dem traumatischen Geschehen bieten wir im Weiteren, im Rahmen eines sicheren Therapieraumes, der PatientIn eine Begegnung zunächst mehr allgemein mit ihrem „inneren Kind" an. Dadurch halten wir zunächst noch die Begegnung mit dem verletzten Kind in der Schwebe. Doch fördern wir mit dieser Vorgabe bereits in der Imagination einen liebevollen, fürsorglichen, beschützenden und tröstenden Umgang, ohne explizit auf es Bezug zu nehmen. Seit wir auf das Konzept des unverletzten Kindes" aufmerksam wurden, fördern wir diesen Umgang vor allem damit, dass wir das „unverletzte Kind" mit anwesend sein lassen. Die Motivvorgabe „inneres Kind" lässt offen, ob es das verletzte Kind sein wird, das sich symbolisiert. Wichtig ist uns, eine Annahme des Kindes zu erreichen und durch das „unverletzte Kind" zu unterstützen.

Mit der Motivvorgabe „inneres Kind" setzt eine vorsichtige Bezugnahme auf das „verletzte innere Kind" ein, es schwingt sozusagen mit im Raum, ohne explizit anwesend zu sein. Dieser therapeutische Schritt erfolgt später.

Phase der imaginativen Auseinandersetzung mit dem traumatischen Geschehen:

Für diese Phase gilt generell:

- Die imaginative Traumaarbeit nicht vorschnell und unvorbereitet zu beginnen.
- Nur mit Zustimmung der PatientIn traumatisches Material zu bearbeiten.
- Eine Regression auf traumatische Erfahrungen ist nur dann einzuleiten, wenn das Ich der PatientIn stabil genug ist, und
- wenn die therapeutische Beziehung zu einem wirklich verlässlichen Halt geworden ist. (vgl. Reddemann & Sachsse, 1995)

Zu bedenken ist stets:

- dass die Regression in das erneute Durchleiden traumatischer Erfahrungen stets die Gefahr der Affektüberflutung und -regression beinhaltet und damit Resomatisierung, Deverbalisierung, Entdifferenzierung und Sexualisierung ausgelöst werden (vgl. Krystal 1997, Wurmser 1987).
- Die angeschobene Affektregression, die mit globaler traumatischer Angst und Hilflosigkeit einhergeht, führt dann zu einer Spirale von neuerlicher Ich-Fragmentierung und Affektüberflutung und damit zu einer Retraumatisierung.
- Der mit der Affektüberflutung einhergehende Kontrollverlust über die eigenen Gefühle, zusammen mit der archaischen „Abwehr durch Sexualisierung, führt zu einer überwältigenden Empfindung des sich Schämens, der Demütigung". „Aggressive Wünsche, Impulse und Phantasien werden als Mittel zur Wiederherstellung der Kontrolle eingesetzt; sie sollen, als zusätzliche archaische Abwehr, dazu dienen, den weiteren Absturz in der regressiven Spirale aufzuhalten (Wurmser 1987, 1999).
- Deshalb bedarf die Traumabearbeitung stets der Vorbereitung. (vgl Reddemann & Sachsse (1995), Ehlert-Balzer (1996) und Bohleber (2000)).

Was die imaginative Auseinandersetzung mit traumatischem Geschehen angeht, unterscheiden wir zwischen

- Begegnung mit dem verletzten Kind
- imaginativer Auseinandersetzung mit traumatischen Szenen in Verbindung zu intrusivem Material,
- Täterkonfrontation oder später
- Auseinandersetzung mit dem traumatogenen Introjekt.

Erst wenn sich die PatientIn für ausreichend stabil hält und nur, wenn sie dazu bereit ist, leiten wir vorsichtig eine imaginative Begegnung mit dem verletzten Kind und den erlebten Szenen von Traumatisierung in der Imagination ein.

- Grundsätzlich geht es dabei immer um Grenzziehung zwischen Gegenwart und Vergangenheit,
- zwischen den Möglichkeiten der erwachsenen Person heute und dem Kind und seinen Möglichkeiten in der Vergangenheit.

Sich auf die Suche machen nach dem „verletzten inneren Kind"

Die vorsichtig einsetzende Bezugnahme auf das „verletzte innere Kind" ermöglicht, die historischen Erfahrungen und Erlebnisse und die Phantasien über die Traumatisierung imaginativ in kleinen Schritten in Szene zu setzen und so einer möglichen Affektüberflutung entgegenzuwirken.
Unsere **Modellvorstellung** ist folgende:

- auf der Grundlage der therapeutischen Ich-Spaltung zwischen beobachtendem, reflektierendem erwachsenem Ich und erlebendem inneren Kind („unverletztes inneres Kind" und „verletztes inneres Kind") übernimmt das erwachsene Ich der PatientIn die Führung. Später sucht sie in einem weiteren therapeutischen Schritt, zusammen mit den verfügbaren hilfreichen Gestalten in der traumatischen Szene nach neuen Lösungsmöglichkeiten.

Wieder begegnet die PatientIn, nach ihrer Zustimmung ausdrücklich befragt, zunächst am „sicheren, geschützten Ort, im Schutz der „hilfreichen Gestalten" wieder ihrem „unverletzten inneren Kind. Dann wird die erwachsene PatientIn aufgefordert sich vorzustellen, wie sie zusammen mit ihren „hilfreichen Gestalten" hin zu dem Ort geht, an dem sie ihr „verletztes inneres Kind" finden kann. Ist dies geschehen, was in der Regel Zeit braucht, wird die PatientIn aufgefordert zusammen mit ihren „hilfreichen Gestalten" das „verletzte Kind" an den „sicheren und geschützten Ort" zu bringen, wo es getröstet und versorgt wird und alles bekommt, was es braucht. Kann die erwachsene Person diese Funktionen noch nicht übernehmen, was oft der Fall ist, übernehmen die „hilfreichen Gestalten" diese Aufgaben und auch, wie sich klinisch zeigt, immer wieder das „unverletzte innere Kind". Auf diese vorsichtige Weise der Annährung gelingt es in der Regel der erwachsenen PatientIn langsam dieses verletzte Kind anzunehmen.

Fallbeispiel Dorothea

Die Patientin hat in Ansätzen darüber gesprochen, was ihr durch zwei ältere Cousins widerfahren ist, und meint in der folgenden Stunde, sie habe es als Befreiung erlebt, es überhaupt erzählt zu haben, es sei ein Gefühl der Erlösung.

Es ist gut, darüber gesprochen zu haben und zu sprechen. (Die Mauer des Schweigens wegnehmen dürfen.) *Damit ist schon viel getan. Mich in die Musik zu verkriechen war auch immer etwas Wichtiges, aber mich freizusprechen habe ich erst dadurch bekommen, dass ich hier mit diesem, was geschehen ist, umgegangen bin.*

(Könnten Sie sich vorstellen, dass im Tagtraum Sie, das unverletzte Kind und vielleicht auch die inneren Helfer dem verletzten Kind begegnen?)

Oh, da kriege ich gleich Angst, da gucke ich nicht so gerne hin. Aber es wäre einen Versuch wert.

(Könnten Sie es sich heute vorstellen, oder wäre das zu viel?)

Nein, ich könnte es mir vorstellen.

(Wollen wir es dann versuchen.)

Ja -

(Stellen Sie sich einen Ort vor, an dem Sie sich sicher, wohl und geborgen fühlen. Dort sind Sie mit Ihrem unverletzten Kind und Ihren inneren Helfern, wenn Sie mögen.)

Ja, ich bin mit dem Kind am Meer, und wir halten uns an den Händen und laufen am Meer entlang.

(Sie und das Kind?)

Ja, ich und das Kind.

(Ja, tun Sie das, was Sie gerne tun möchten)

- Schweigt. -

(Können Sie mir mitteilen, was abläuft?)

Wir laufen und spielen mit den Füßen im Wasser und fühlen uns sehr wohl.

(Und jetzt stellen Sie sich doch bitte einmal vor, wie Sie und das Kind in dieser Situation dem verletzten Kind, das Sie einmal waren, begegnen.)

Es ist sofort da, es sitzt am Wasser und wäscht sich.

(Wie sieht es aus?)

Ich würde sagen, es ist ein 5 - 6-jähriges Kind, mit kurzen blonden Haaren. Was auch da ist, dass wir uns sofort nähern und helfen abzuwaschen. Es ist kein Spiel, aber wir helfen wegspülen.

(Und wie reagiert das Kind?)

Erst mal gar nicht. Sie lässt es zu, ist aber immer noch sehr abwesend.

(Ja -)

- Schweigt. -

(Können Sie sprechen?)

Ja, es fällt schwer. (Schweigt.) *Also, was ich jetzt auch merke, es ist ein wortloses Miteinander, das Kind lässt es zu, dass unsere Hände es berühren. Aber es schaut uns nicht an, sitzt da mit geneigtem Kopf hin zum Wasser.*

(Was braucht dieses Kind?)

Das Gefühl, dass Vertraute da sind, die auch glauben, was es sagt.

(Ja.)

(Schweigt.) *Was jetzt auch gut tut, dass jemand realisiert, dass da etwas ist, was sie wegspülen möchte, das merke ich gerade sehr deutlich.*

(Ja, und darin unterstützen Sie und das unverletzte Kind das Mädchen ja.)

Ich und das unverletzte Kind geben dem verletzten Kind das Gefühl, was ich auch jetzt empfinde, da ist etwas Unrechtes geschehen, und ich empfinde das als sehr befreiend und erlösend.

(Ja.)

Ich glaube, ich spüre jetzt, was das verletzte Kind sich immer gewünscht hat, eine Verbündete, die ihm zur Seite steht, und dass es, wenn es sich schämt, abwaschen darf.

(Was möchten Sie jetzt noch gerne tun für das Kind?)

Ich möchte es gerne aus der Befangenheit, aus dem Schweigen herausholen. - Ich habe das Gefühl, eine Umarmung lässt sie nicht zu, aber mit den Händen das Wasser über sie zu geben, das ist sehr gut.

Nach Beendigung des Tagtraums sagt die Patientin:

Ich kann mich nicht daran erinnern, dass ich als Kind mich abgewaschen habe, es ist jetzt da. -

(Wie geht es Ihnen jetzt?)

Es ist Erlöstheit, aber auch Beklemmung und Scham. Es ist ein unangenehmes Thema, immer wieder, aber wenn ich es anspreche, fühle ich mich doch auch erlöst.

Nachdem es Dorothea gelungen war, dem verletzten Kind zu begegnen, wurde ihr in weiteren Sitzungen dieses Motiv wieder angeboten. In der Instruktion wurde dann besonders auf das wehrhafte Tier hingewiesen, um die Patientin wieder verstärkt mit der Repräsentanz von Wehrhaftigkeit in Kontakt zu bringen.

Imaginative Auseinandersetzung mit dem traumatischen Geschehen:

- Sie erfolgt durch dosiertes, affektkontrolliertes und damit nicht retraumatisierendes Heranführen an die traumatischen Szenen, durch das bewusste, jetzt symbolische Agieren im Tagtraum. Die PatientIn belebt aus ihrer erwachsenen Position heraus, ausgehend vom sicheren geschützten Ort, im Schutz der „hilfreichen Gestalten" traumatische Szenen der Kindheit wieder. Auch hier wird dem „verletzten Kind" die Unterstützung und Anteilnahme zuteil, die das Kind aus der Sicht der erwachsenen PatientIn braucht. Immer können die „hilfreichen Gestalten" und das „wehrhafte Tier" und die „weise Gestalt" unterstützend tätig werden und die notwendigen Grenzen gegenüber der TäterIn aufbauen.
- Indem wir die PatientIn sich selbst imaginierend mit in der Szene anwesend sein lassen, regen wir an, dass sie mit ihren Erfahrungen als Erwachsene anwesend ist, um sich schließlich realitätsnahe Problemlösungen einfallen zu lassen und einen neuen Weg aus der traumatischen Situation zu finden. Dadurch und durch den Dialog mit den „hilfreichen Gestalten" und der intensiven Unterstützung durch die TherapeutIn wird verhindert, dass es zu einer Auslieferung an die ursprüngliche Szene kommen kann.

Täterkonfrontation

Als Täterkonfrontation bezeichnen wir die gezielte Konfrontation der erwachsenen PatientIn mit den TäterInnen, wenn diese feststehen bzw. klar identifiziert sind und es um eine sichere Abgrenzung geht und um die Minderung der Macht dieser TäterInnen in der Vorstellung einerseits und in der Realität andererseits. Wenn es sich um Verwandte der PatientIn handelt, z.B. Vater oder Onkel, kann es wichtig sein zu betonen, dass es um die Auseinandersetzung mit dem Täteranteil oder der Täterseite des Vaters geht, nicht um die ganze Person. Die TäterIn kann im Tagtraum wie im Nachttraum stets auch in symbolisierter Form, zum Beispiel als großer schwarzer Mann oder Ähnliches, auftauchen.

- Mit der PatientIn wird ausführlich besprochen, dass es notwendig ist, sich gegen etwas zur Wehr zu setzen, was schädigend wirkte und sie bis heute in ihrer Vorstellung bedrängt, und dass auch jetzt in der Vorstellung alle Mittel recht sind, um sich vor Vernichtung zu schützen („First shoot, then ask why"; Van der Kolk).
- Neben der Distanzierung von schlechten Erfahrungen mit einem schädigenden Objekts geht es bei der Täterkonfrontation auch darum, mittels Imagination die Mechanismen, die überflutend wirken, beziehungsweise die Trigger, die zu den intrusiven Phänomenen führen, zu beherrschen.
- Das Aufbauen von Grenzen gegenüber dem Täter und das Wegschicken und Entfernen der TäterIn sind wichtige Bestandteile der Traumabearbeitung. Ausgehend vom **Waldrandmotiv** als möglichem Manifestationsort oder von einem **Ort, an dem die PatientIn einen guten Überblick hat,** wird, nachdem dort ein sicherer geschützter Platz/Ort imaginativ für die PatientIn, ihre „hilfreichen Gestalten" und das „unverletzte und verletzte Kind" imaginativ generiert wurde, eine Konfrontation mit dem Täter am Waldrand gesucht und durch Interventionen des Bannens schließlich die Macht des Täters gebrochen und dieser weggeschickt oder unschädlich gemacht.

Erneute Stabilisierungsphase:

- Nach der imaginativen Auseinandersetzung mit dem traumatischen Geschehen ist die erneute Stabilisierung dringend notwendig, dazu dienen die ressourcenorientierte Imagination, die **Motive zur narzisstischen Restitution, sicherer Ort, hilfreiche Gestalten** und die **Wunschimagination.**

Arbeit am traumatogenen Introjekt:

Wir gehen mit Wurmser davon aus, dass sich traumatische Subjekt-Objekt-Erfahrungen im Überich verewigen und von dort das Ich/Selbst des Patienten angreifen.

- Durch Internalisierung, Introjektion und Identifikation gelangt das traumatisierende Objekt in den psychischen Raum des Subjekts und greift es von dort aus an. Die Aggressionsarten, die das Über-Ich nun gegen die eigene Person einsetzt und ihre genetischen Vorläufer in äußeren Objekten haben, sind lebendig in der Identifikation mit dem Aggressor, in der Wendung der Aggression gegen die eigene Person, der Wendung von Passiv in Aktiv, im Rollentausch. Bei Traumatisierung in Form von **Seelenblindheit** bis hin zum **Seelenmord** tendieren Traumatisierte dazu, sich die Dehumanisierung und extreme Verleugnung ihrer Person immer wieder selbst zuzufügen. Deshalb ist es wichtig diesen entwürdigenden Teufelskreis in der Psychotraumatherapie zu durchbrechen.

- Wenn es gelungen ist, mit der PatientIn ausreichende Ich-Stabilität immer wieder zu erarbeiten, und es möglich wurde sich dem traumatisierten und verletzten inneren Kind zu nähern, gelingt es meist auch, ihre Erlebnisse zu validieren und das Dort und Damals von Hier und Heute immer wieder zu unterscheiden. Auf dieser Grundlage versuchen wir dann die PatientIn für die Stimme ihres traumatischen Introjekts zu sensibilisieren und damit für den (intrapsychischen) Konflikt, der in ihrem Inneren tobt.
- Der intrapsychische Konflikt, der mit dem traumatischen Introjekt ausgetragen wird, wird in Metaphern, wie innerer Entwerter, Sadist, Erniedriger, Miesmacher, Ankläger etc., verlebendigt und in einer imaginativen Auseinandersetzung symbolisiert. Dadurch kann einerseits erkannt werden, was die Traumatisierte sich heute immer wieder selbst zufügt, andererseits wird imaginativ (ausgehend vom Waldrandmotiv) das maligne Objekt allmählich aus dem psychischen Organismus, metaphorisch gesprochen, „verbannt" und „ausgeschieden".

Fallbeispiel Rita

Rita hat sich schon eine Weile mit ihrem selbstschädigenden Verhalten beschäftigt und wir konnten über die Metapher des »inneren Quälers« dieses intensiv beleuchten. Die Auseinandersetzung damit wurde durch einen entsprechenden Tagtraum vertieft.

Ich merke, ich habe Energie, das selbstschädigende Verhalten eine Weile zu lassen, und dann kommt wieder ein Einbruch.

(Und worauf führen Sie das zurück?)

Dass das, was dann hochkommt und wie ich dann bin, willensstark und nicht mehr so angepasst zu sein, dass ich es dann als belastend empfinde und auch Schuldgefühle habe.

(So dass Sie sich dann wieder eins reinwürgen müssen.)

Ja, und ich denke, ich bin eine Last und eine Zumutung, und es ist dann so, lieber schädige ich mich selbst, als dass ich für andere eine Zumutung bin. Ich empfinde mich dann als Querulant, wie ein Brandstifter. Was ich schon auch spüre, dass in mir eine Wut hochkommt, gegen dieses selbstschädigende Verhalten.

(Der innere Quäler, der wird immer wieder mächtig.)

Ja -

(Können Sie sich vorstellen, dem im Tagtraum einmal zu begegnen? - Das Waldrandmotiv wird eingestellt und ausdrücklich auf den geschützten Ort hingewiesen ... und stellen Sie sich dann vor, wie Ihr Hund, den Sie ja schon gut kennen, auch dort ist und Sie gut beschützt. Lassen Sie dann langsam aus dem Inneren des Waldes, an den Waldrand, den inneren Quäler hervortreten und schauen Sie ihn sich genau an.)

Ja, dieser Quäler, das ist wie ein Geist eigentlich, ohne Körper, ohne .... Ja, schon ein Geist, der in unterschiedliche Körper schlüpfen kann und sehr verwandlungsfähig ist. Mein Gefühl zu dem ist irgendwie abgespalten. Ja, das ist wirklich nur so eine Hülle, dieser Geist, ich empfinde ihm gegenüber auch nichts, und es fühlt sich auch so an, als wäre eine Wand zwischen ihm und mir, und er ist auch in diesen Wald gegangen. Er kann sein Unwesen nur in diesem Wald treiben. (Schweigt.)

(Was ist da jetzt?)

So diese Überlegung, wenn dieser Geist Macht über mich hat, eigentlich ja nur, wenn ich mich in dem Wald befinde, dann ist es so, dass er mich wie einhüllt.

(Könnten Sie sich eine Möglichkeit vorstellen, diesen Geist unschädlich zu machen, auch mit Unterstützung des Hundes?)

Ja, schon. Da ist irgendwo etwas, was mir in der Vorstellung sehr leicht fällt, aber es gibt auch etwas, was es nicht will. Unschädlich machen ist, der Geist ist wie eine Hülle, die nur noch aufgerollt werden muss. Aber das ist ein Gefühl, so einfach kann es ja gar nicht sein. Und auch, was machst du bloß, wenn er nicht mehr da ist, als ob dann ein Stück fehlte.

(Was fehlte dann?)

Der Quäler. Es ist als ob eine Rolle nicht besetzt ist, die zu mir gehört. Da kommt jetzt auch das Gesicht meiner Mutter. So, als ob ich sie dann aus mir verbannen würde, und als ob ich das nicht dürfte. (Weint.)

(So, als müsste sie immer Macht über Sie haben.)

Ja, und als müsste ich auch immer so leben wie sie. Dieses Bild meiner Mutter ist mächtiger als dieser Geist. Es ist da, es darf mir nicht gut gehen.

(Weil es der Mutter nicht gut gegangen ist.)

Ja, und ein Gefühl, dass ich schuld bin. Ja, und jetzt spüre ich, wie der Hund aktiv wird und sagt, ich bin nicht Schuld. Dieses Bild meiner Mutter, es ist so allmächtig. Es ist wie ein Bild am Firmament, es erstreckt sich über den ganzen Himmel, über den ganzen Horizont. Es ist wie diese Horrorankündigungen, die ich als Kind hörte, wenn ein Zeichen am Himmel kommt.

(Wie könnten Sie diese Allmächtigkeit eingrenzen?)

Das ist dann auch wieder so, dass es wie ein Bild, ein Plakat ist, das man zusammenrollen kann.

(Dann versuchen Sie das doch einmal.)

Ja, das ist auch so, es geht schon, dahinter ist auch die Sonne, und da ist Neuland und eine Rolle, die nicht besetzt ist. -

(Der Tagtraum wird dann beendet und die Patientin gefragt, wie es ihr jetzt geht.)

Gut, es ist schon wie Neuland, auch ein Herausfinden-Müssen, was ich jetzt mach'.

In der darauffolgenden Sitzung spricht die Patientin ihre »Überraschung« an, »dass der Quäler so abgespalten ist, so eine Wand da ist und kein Gefühl«. Interessant ist dabei, dass plötzlich die Wand aus ihrem initialen Tagtraum, in dem eine Mauer erschienen war, in seiner verdichteten Symbolik jetzt tiefer verstanden werden kann.

- Zunehmend ist es uns wichtig geworden in dem Prozess des „Ausscheidens" des malignen Introjekts, ein Objekt positiver Identifikation szenisch mit anwesend sein zu lassen. Dabei greifen wir auf die Figur der „weisen Gestalt" zurück, die wir mittlerweile gerne als **„weise, milde und gütige Gestalt**" vorgeben. Als positiver Ich-Ideal-Aspekt ist sie für uns eine Metapher für das Wissen um den rechten Weg, für ein Wissen, das vielfältige Ebenen bündelt, die ethische und moralische Wertmaßstäbe beinhaltet und die Würde des Einzelnen und seines Gegenübers achtet und so eine menschenwürdige Orientierung bieten kann, auch weil sie die angemessenen Grenzen kennt und berücksichtigt.
- Nach dieser Phase wird auch wieder verstärkt stabilisierend gearbeitet.

Phase des Durcharbeitens und des Trauerns:

Durcharbeiten beinhaltet Folgendes:

- eine weitere Auseinandersetzung mit der affektiven Dimension dessen, was Kindheit für die PatientIn bedeutet hat, und damit eine weitere Auseinandersetzung mit dem verletzten Kind und mit traumatischen Erfahrungen,
- damit einhergehend ein allmähliches Bewusstwerden der tief reichenden Konflikte, die mit Traumatisierung stets einhergehen,
- und ein zumindest partielles Aufheben unbewusster infantiler Bedürftigkeiten und Fixierungen, sowie
- eine fortlaufende Differenzierung von innen und außen, von Trauma damals und Wiedererleben heute, wodurch eine Grenzbildung erfolgen kann.
- Zu dieser Grenzbildung gehört im Inneren die weitreichende Beschäftigung mit dem Hineinwirken der Traumata ins Über-Ich als traumatogene Introjekte und das Ausbilden positiver Repräsentanzen.
- In der Regel ist auch eine weitere Konfrontation mit der TäterIn in der Imagination nötig, um ihrer Macht Grenzen zu setzen und bestehende äußere Konflikte, vor allem aufgrund mangelnder Grenzsetzungen in Verbindung mit Loyalitätskonflikten, aufzulösen.
- Stabilisierung durchdringt als sich stets wiederholendes wichtiges Element den gesamten therapeutischen Prozess, damit das erwachsene Ich der PatientIn der

schmerzlichen Wiederbegegnung mit den traumatischen Erfahrungen standhalten kann.

Es versteht sich von selbst, dass das Durcharbeiten im Wechsel mit neuerlicher Stabilisierung ein zeitintensives Unterfangen darstellt und keinesfalls in einem Schnellverfahren zu haben ist. Vor allem dort, wo Traumata zur psychischen Struktur geronnen sind, was auf alle Traumata zutrifft, die sich in früher Kindheit ereignet haben, müssen wir uns dessen bewusst bleiben, dass wir einen langen Prozess des Durcharbeitens vor uns haben.
Der Prozess des Durcharbeitens ist für die PatientIn vor allem verbunden mit:

- partiellem Durchleben und Durchleiden und damit einhergehend
- Trauer und Betrauern;
- einem Suchen der erwachsenen PatientIn nach angemessenem Umgang mit dem Vergangenen in der Gegenwart und
- nach neuen Lösungsmöglichkeiten zunächst probeweise in der Imagination und
- schließlich einem Ausprobieren in der Realität.
- Die Arbeit mit dem inneren Kind bedeutet für die erwachsene PatientIn auch, sich immer stärker dem Potential dieses inneren Kindes zuzuwenden und sich dieses Potentials zu vergewissern.
- Daraus resultiert, unter Aufgabe selbstzerstörerischer Mechanismen, mehr Respekt für das eigene Selbst, verstärkte Selbstwahrnehmung und -fürsorge.

All diese Vorgänge werden mittels Imagination entweder initiiert oder zusätzlich gefördert und unterstützt und immer fürsorglich darauf geachtet, dass es zu keiner Affektüberflutung und damit einer Retraumatisierung kommt. Auch hier sind uns vor allem die Interventionstechniken der KIP zur **Altersregression** wichtig, daneben arbeiten wir auch mit den bekannten Motiven und Techniken der KIP (u.a. Symbolkonfrontation, Nachttraumarbeit), die wir mit der spezifischen Vorgehensweise und den Motiven der Psychotraumabehandlung mit der KIP ergänzen. Auch in dieser Phase achten wir weiterhin auf ausreichende Ich-Stabilität.

- Wir achten außerdem verstärkt darauf, dass die **Affekte sich imaginativ in symbolischer Form gestalten können**. Wir bieten das Motiv „Im Haus der Gefühle das Zimmer der Trauer/Wut/Scham/Schuld etc.", aber auch der „Freude/Sehnsucht/Zufriedenheit etc." in Anlehnung an Reddemanns (2001) „Haus der Gefühle" an und das Motiv „Dem Gefühl (Trauer/Wut/Scham/Schuld etc) eine Gestalt geben". Indem es gelingt, die Gefühle gestalthaft zu symbolisieren und zu verbalisieren, wird eine Kontrolle der Affekte, jenseits von Affektüberflutung möglich und ein angemessenerer Umgang mit ihnen angebahnt.

Fallbeispiel Rita

Rita, die sich, wie wir weiter oben verfolgen konnten, sehr vor ihrer Wut fürchtet und diese vorzugsweise gegen sich selbst wendet, gelingt es über das »Haus der Gefühle« und das »Zimmer der Wut« die eigene Lebendigkeit, die in dieser Energie steckt, noch mehr zu entdecken und den Konflikt darum noch deutlicher zu erkennen. Denn sie setzt die eigene Lebendigkeit mit der zerstörerischen Seite der Aggression, die sie bei ihrer Mutter erlebte, gleich.

Sie berichtet von einem Traum:

Irgendwie war es meine Wohnung, aber auch bei meinen Eltern, und die Wohnungstür war eine, so wie wir sie früher hatten. Meine Tante war da und auch meine Mutter, und vor der Tür waren Jugendliche, die randalierten und rein wollten, und sie waren von Michael Jackson *geschickt. Schließlich kamen sie rein, taten mir aber nichts, und sie wischten Staub, der ganz dick da lag. Ich wollte nicht glauben, dass sie mir nichts tun. Und wollte sie immer wieder rausschmeißen. Ich glaube, das hat mit meiner Angst vor meiner Wut zu tun. Und irgendwie so ein Hinweis, dass die Angst unbegründet ist, und wenn ich die Tür aufmache, dass es nicht so sein wird, wie ich befürchte.*

(Die Jugendlichen sind ja eher hilfreich, machen dicken alten Staub weg.)

Ja, ich habe mich letzte Woche auch sehr gewundert über den Tagtraum. Ich hatte ja schon eine wahnsinnige Wut auf Hartmut, und als er zu meinem Vater wurde, löste sich diese Wut komplett auf. Irgendwie kann ich meine Wut nicht spüren, diese alte Wut.

(So könnten wir vielleicht in einem Tagtraum in einem Haus der Gefühle das Zimmer der Wut anschauen.)

Ja, das möchte ich.

(Nach der Entspannungsinstruktion wird die Patientin wie folgt angeleitet: Und nun stellen Sie sich bitte ein Haus der Gefühle vor und lassen die Vorstellungen langsam deutlich werden.)

Der Grundriss ist wie ein Kreuz, das Haus zeigt in alle vier Himmelsrichtungen, und das Dach schwebt wie oben drauf.

(Versuchen Sie sich dann vorzustellen, dass in einem der Zimmer Ihre Wut steckt, und schauen Sie sich das an.)

Es ist ein alter, modriger Keller und eine schwere Falltür führt hin. Das ganze Haus ist sonst sonnig und hell, aber der Keller ist kalt und dunkel. Ja, es ist so ein Gefühl, in diesem Keller, da steckt das Grauen, wieder wie ein Monster.

(Ja, stellen Sie sich vor, dass Ihre Helfer mit dabei sind, mit Ihnen als erwachsener Person. - Geht das?)

Ja, ich versuche, wenn ich in den Keller hinabsteige, mit dem Hund hinunterzugehen, da ist zwar dieses Ungeheuer, aber es wird auch immer kleiner.

(Ja.)

Ja, das ist ein Gefühl, als ob da gar nicht so viel ist.

(Ja.)

Ja, da ist auch wirklich so ein Bedürfnis, mit diesem Ungeheuer Frieden zu machen.

(Ja. - Versuchen Sie sich vorzustellen, wie das gehen kann.)

Ja, ich versuche, ihm in die Augen zu sehen.

(Ja, sehr gut. Sie bannen es mit dem Blick.)

Ja, ich fühle mich dem Ungeheuer gewachsen. Also, es ist nicht so, dass es wie verschwindet, aber es ist wie ein ebenbürtiger Partner, ich bin ihm gewachsen, kann mich wehren.

(Wie sieht diese Gestalt aus?)

Es ist wie eine Riesenschlange, mit einem großen Kopf.

(Und wie ist die Haut der Schlange?)

Glatt, aber mit Schuppen überzogen, bunt.

(Welche Farben?)

Grün und Blau.

(Können Sie sich vorstellen, diese Schlange einmal zu berühren?)

Ja, es ist ganz glatt und warm auch.

(Ja, dann spüren Sie es und versuchen zu erfassen, was es in Ihnen auslöst.)

Erstaunen, dass es möglich ist. Ja, auch so eine Neugierde. Ja, da ist auch so ein Gefühl da, sie nicht länger einsperren zu wollen, ihr die Möglichkeit zu geben, sich zu zeigen.

(Ja, geben Sie ihr diese Möglichkeit.)

Ja, das Tier schwirrt so munter durch das ganze Haus. Es ist auch so, dass es sich so richtig wohl fühlt in dieser Sonne und Wärme. - (Atmet tief durch.)

(Was möchten Sie jetzt tun?)

Ja, diesen Frieden und diese Sonne genießen.

(Ja, dann tun Sie das und lassen sich viel Raum dazu.)

(Schweigt.)

(Mögen Sie sagen, wo Sie jetzt sind?)

Immer noch in diesem Haus, die Schlange hat sich verwandelt, wie zwei Wesen, einerseits die Schlange, giftig, die auch beißen kann, und dann ist der Glücksdrache aus der »Unendlichen Geschichte« aufgetaucht. Das ist auch noch ein Stück Lebendigkeit.

(Ja. - Schauen Sie dann, wie Sie langsam den Tagtraum für sich abschließen und kehren Sie dann mit Ihrer Aufmerksamkeit langsam wieder hierher zurück in diesen Raum.)

Ja, ich denke so, dieser dunkle Kellerraum, da sitzen meine unterdrückten Gefühle, immer angepasst zu sein, immer lieb und nett sein, und das andere wegschieben müssen, und es nicht zeigen, aus Angst, wenn ich es zeige, dass mich dann keiner mehr mag. Ich glaube auch, dass ich das Zeigen von Wut mit der Wut meiner Mutter verbinde, und wenn ich sie zeige, ich so bin wie sie. Dass es ganz anders sein könnte, habe ich bisher nicht zugelassen, nicht spüren können. Diese Wut, dieses Ungeheuer in mir, das ist durchaus beherrschbar. Die Angst davor, das ist eigentlich das Schlimmere. Es ist wirklich so, dass ich diese Seite an mir erst einmal entdecken muss.

(Ja.)

Wie sehr mich dieses alte Bild meiner Mutter und ihrer Wut beherrscht.

(Doch jetzt im Tagtraum hat es sich für Sie gewandelt und haben Sie die eingesperrten Gefühle befreit.)

Ja, und es war auch im Tagtraum diese Tür, sie bleibt offen, die will ich nicht mehr zumachen, und dadurch entsteht auch eine unheimliche Lebendigkeit.

(Ja.)

- Das Durcharbeiten der unterschiedlichen Affekte trägt mit dazu bei, dass es nach und nach gelingen kann das, was geschehen ist, als weitreichende Erfahrung in das eigene Leben zu integrieren und wieder spüren und lebendiger werden zu dürfen.

Abschied und Neubeginn: Abschlussphase der ambulanten Arbeit:

- Wenn es um Abschied und Neubeginn geht, bieten wir u.a. die imaginative **Begegnung der erwachsenen PatientIn mit ihren Eltern** an. Damit kann der erwachsene Mensch als der, der er heute ist, dem Worte geben, was er heute und jetzt seinen Eltern sagen möchte. Dies beinhaltet auch sagen zu können, was ihm angetan und wie dadurch seine Entwicklung gestört wurde.

Fallbeispiel Rita

Rita berichtet von einem Besuch bei ihrer Mutter, bei dem ihr wieder aufgefallen sei, »wie schrecklich sie ist, auch gegenüber meinen Neffen, und ich dachte mir, was ich als Kind wohl alles ertragen musste«. Sie spricht dann darüber, wie sie nur den Kopf eingezogen, sich arrangiert habe und nichts sage, da sie das Gefühl habe, sich nichts Gutes zu tun, wenn sie mit ihrer Mutter rede.

Die Psychotherapeutin schlägt ihr eine imaginative Begegnung mit der Mutter vor, in der sie ihr das sagen kann, was sie ihr gerne gesagt hätte, und sich vorzustellen, die Mutter höre ihr einfach nur zu.

Sie weint darauf hin und sagt:

Mir tun die Kinder so Leid, wenn ich sehe, wie sie ihre Wut an ihnen auslässt, und ich sehe mich dann auch. Es ist nach wie vor immer wieder schockierend zu sehen, was sie für eine Wut hat und wie böse sie ist. Es ist schlimm für mich zu sagen, dass sie böse ist, aber ich finde kein anderes Wort, und zu sehen, was ich als Kind aushalte musste, das habe ich gar nicht so schlimm in Erinnerung, doch wenn ich sehe, wie sie mit den Kindern umgeht, kann ich es mir kaum anders vorstellen. Ich hatte überlegt, ihr zu sagen, sie muss aufpassen, dass sie nicht so wird wie der Opa. Aber das sieht sie nur als Angriff auf sich und kann damit dann nicht umgehen. Ja, ich denke, mit dem Tagtraum, das ist ganz gut.

(Wollen Sie da jetzt einsteigen?)

Ja.

Nach der Entspannungsinstruktion gibt die Therapeutin ihr folgende Vorgabe:

Und nun stellen Sie sich bitte vor, wie Sie an einem Ort, den Sie aussuchen, Ihrer Mutter oder Ihrem Vater oder beiden begegnen. Plazieren Sie sie so, wie Sie das möchten, so dass Sie ihr oder ihnen all das sagen können, was Sie wollen, und sie hören Ihnen zu. Und stellen Sie sich vor, wenn Sie möchten, dass die Helfer Sie unterstützen.

Wir sind in der Kirche in meinem Heimatort. Meine Eltern sitzen neben mir, und es ist so ein Gefühl, wenn ich denen das sage, als ob sie dann verschwinden. Ich muss sehr kämpfen, sie als Gestalten aufrechtzuerhalten, dass sie mir nicht zerfließen. Ich fühle mich eigentlich gut und stark. Nur die beiden, als ob ich sie mit meiner Wahrheit vernichten würde. - (Atmet tief.) - Ich möchte mit meiner Mutter anfangen: Ich kann es einfach nicht ertragen, wenn du deine Wut an anderen auslässt und keine Verantwortung für dein Leben übernimmst, an allem sind die anderen Schuld.

(Ja.)

Du schaffst dir deine eigene Hölle.

(Ja.)

(Sie weint und schluchzt, seit sie die Mutter angesprochen hat.) *Du lädst dir unmenschlich viel auf, damit du nicht hingucken musst, was du mit dir machst. Ich weiß, dass du es nicht leicht gehabt hast, Opa und die Tante dir viel aufgeladen haben, aber ich denke, du hast es auch dankbar angenommen. Und ich denke auch - (Sie wird ruhiger.) - so wenig du angenommen wurdest von Opa, so wenig kannst du jetzt Vera annehmen. Du klammerst dich an die Sorgen und an das Elend.*

(Ja.)

Dass du immer denkst, die anderen wären Schuld an deinem Unglück und an deinen Sorgen. Sicher, es gibt vieles, was schwer ist, auch mit meinem Bruder, aber du willst dir auch nicht helfen lassen. Und wenn du so wütend bist - sie fängt wieder an zu weinen - möchte ich am liebsten verschwinden. - (Nach einer Pause:) - Ja, und zu meinem Vater sage ich: »Du hast es dir immer so einfach gemacht, bist allen aus dem Weg gegangen, hast dich in die Arbeit geflüchtet und so getan, als ob das alles nur für uns wäre - weint sehr - sogar zum Schluss, du hast einfach nicht mehr gewollt, das kann ich ja verstehen, hast dich einfach aus dem Staub gemacht, so richtig feige. Hast immer den Schwanz eingezogen und gekuscht und hast es ihr heimgezahlt, indem du saufen gegangen bist. Und deiner Verantwortung als Vater hast du dich auch nicht gestellt. '

(Ja.)

(Nach einer Weile:) *Ja, jetzt ist schon Friede da, und ich kann ihnen schon gegenüberstehen, ohne dass sie verschwinden und ihnen in die Augen sehen.*

(Und wie geht es Ihnen da?)

Gut. - (Sie ist beruhigt.) - *Ich spüre, dass meine Eltern es bedauern und auch mein Bestes wollen.*

(Was möchten Sie jetzt gerne tun?)

Ja, sie in den Arm nehmen.

(Dann tun Sie das.)

Ja, eigentlich so diesen Frieden mit nach Hause nehmen. - (Schweigt.)

(Langsam geht der Tagtraum zu Ende ....)

Ich muss sagen, ich bin überrascht von der Kraft in mir, die ich spürte, ein Duschaffst-das, auch als meine Eltern so zerflossen sind.

(Was meinen Sie, warum die zerflossen sind?)

Weil ich Angst habe, wenn ich jemandem die Meinung sage, dass ich ihn dann zerstöre.

In dieser letzten Aussage der PatientIn wird noch einmal ihr Konflikt um Selbstbehauptung und Autonomie deutlich, ihre Angst, dass diese zerstörerisch für andere sei (Trennungsschuld).

Der Tagtraum beim letzten Mal, da war ich überrascht, wie gut das ging. Mein Gefühl der Stärke, das hat mich erstaunt, und es war so etwas da, das schaffst du schon, das stehst du durch. Aber immer auch mein Bild im Kopf, wenn man Konflikte austrägt und ich nicht die bin, die kuscht und schluckt, damit tue ich den anderen was an. Ja, meine Eltern sind ja auch immer wie zerflossen. Wenn ich stark bin, zerfließt der andere, so als wäre ein gleichberechtigtes Miteinander nicht möglich. In der Beziehung zu meiner Mutter spüre ich, wie meine Angst vor meiner Mutter, die ich ja immer hatte, die nimmt langsam ab. Klärungsbedarf habe ich mit meiner Mutter, das spüre ich, aber das steht noch nicht an, denn ich weiß noch nicht, was ich ganz konkret klären möchte.

Was das Rauchen angeht, kommt immer mehr eine innere Stimme, die sagt, lass es doch einfach, versuch doch mal, die Situation zu meistern, ohne Zigarette, und mir nicht den Druck zu machen, du darfst nicht rauchen. Und dann gegen diese innere Stimme zu rebellieren. Wenn ich so eine Selbstliebe spüre, ist das Rauchen nebensächlich, brauche ich es nicht so. Mit Alkohol ist es schon länger so. Kürzlich machte ich mir ein Bier auf und trank es nur zur Hälfte, ich hatte einfach genug, und das hätte ich früher nicht gekonnt, dabei zu bleiben.

Mit meiner Kraft, aber auch mit meiner Wut finde ich mich manchmal für andere nicht erträglich. Was meine Mutter angeht, da ist oft auch so eine Leere da, dass ich zu gewissen Gefühlen da noch gar nicht den Zugang habe. Ja, da ist so eine Leere da.

(So als sollten Sie die Gefühle auch nicht spüren, als wäre es zu viel.)

Ich weiß es nicht, das kann ich nicht beantworten. Es ist mehr so, dass es im Moment keine Rolle spielt. Ich bin wesentlich freier von ihr und das alte Bild hat mich nicht mehr so im Griff. Also dieser Tagtraum hat mir sehr gut getan, da bin ich schon viel los geworden. Das ist jetzt alles so weit weg, auch meine Mutter, und es ist im Moment schon ein Gefühl von Frieden.

(Ein angenehmes Gefühl.)

Hhm.

- PatientInnen, die sich auf Imaginieren in der von uns dargestellten Form nicht einlassen können, können eine schriftliche Form der Auseinandersetzung wählen und auch, wenn sie das möchten, ihren Eltern, Vater oder Mutter oder der TäterIn einen Brief schreiben.
- In dieser Phase findet eine weitere ressourcenorientierte Hinwendung zur eigenen schöpferischen Kraft statt und zu konkreter Lebensplanung, die auch imaginativ neu entworfen werden kann. Letztlich geht es darum, der PatientIn auch dazu zu verhelfen, ihre Wünsche und Bedürfnisse besser identifizieren zu können und angemessene Mittel und Wege zu finden, wie sie sie auf gesunde Weise befriedigen kann, und mehr mit sich selbst identisch zu sein.
- Verschiedene Motive sind gut geeignet eine weitere ressourcenorientierte Hinwendung zur eigenen schöpferischen Kraft und zu konkreter Lebensplanung zu fördern: das **Motiv des Weges, hilfreiche Gestalten, die den Weg wissen, den zu gehen die PatientIn sucht, Motiv des „Fliegenden Teppichs“, Motiv des Tores, Motiv der Brücke und das Motiv des Abschiednehmens.**

Am Ende einer gelungenen Psychotherapie wissen PatientIn und PsychotherapeutIn, dass sie nun ihren weiteren Weg ohne uns gehen werden in eine hoffnungsvollere Zukunft. Dabei bleiben wir uns dessen bewusst und kommunizieren das auch mit der PatientIn, dass die Transformation des Traumas ein lebenslanger Prozess ist. Wir machen auch deutlich, dass es für die Realität schwerer und schwerster Traumatisierung kaum Trost und keine angemessene Wiedergutmachung gibt, dass aber trotzdem der „schöpferische Raum“ und damit das Wiedererleben des Schöpferischen eine Möglichkeit bietet, um mit der erfahrenen Erschütterung, der erlittenen Dehumanisierung, heute besser umgehen zu können und neue Formen der Konfliktlösung in der Auseinandersetzung mit Traumatisierung und überwältigenden Affekten zu finden. Wir bereiten die PatientIn darauf vor, dass Lebensereignisse, die auch nur entfernt an das Trauma erinnern, zu erneuter Beunruhigung führen können und es entscheidend wichtig ist, dass die PatientIn sich Beruhigung und Unterstützung bei ihren „hilfreichen Gestalten“ sucht und an ihren „sicheren, geschützten Ort“ in ihrer Vorstellung geht. Wir ermutigen die PatientIn auch darin, Verbindungslinien zwischen aktueller Erlebnissituation und vergangenen Traumata, so wie sie es in der Psychotherapie erfahren hat, zu suchen, weil das hilft die gegenwärtige Situation zu relativieren und das psychische Gleichgewicht wiederzufinden.

Literatur

Auchter, Th. (1995). Über das Auftauen eingefrorener Lebensprozesse. Zu Winnicotts Konzepten der Behandlung schwerer psychisch Erkrankter. Forum Psychoanal 11: 62-83.

Balint, M. (1970). Therapeutische Aspekte der Regression. Reinbek bei Hamburg, 1973.

Balint, M. (1970). Trauma und Objektbeziehung In: Psyche 5(14): 346-358.

Bartel, G. (1984). Der Umgang mit der Grundstörung. In Roth, J. W.: Konkrete Phantasie neue Erfahrungen mit dem katathymen Bilderleben. Bern u.a.: Huber, 117-129.

Bauriedl, Th. (1999). Leben in Beziehungen. Von der Notwendigkeit, Grenzen zu finden. Freiburg im Breisgau u.a.: Herder.

Bohleber, W. (2000). Die Entwicklung der Traumatheorie in der Psychoanalyse Psyche. Zeitschrift für Psychoanalyse und ihre Anwendungen 9/10.

Brisch, K. H. (2003). Bindungsstörungen und Trauma. Grundlagen für eine gesunde Bindungsentwicklung In: Brisch, K. H. & Hellbrügge, Th. (Hrsg.): Bindung und Trauma. Risiken und Schutzfaktoren für die Entwicklung von Kindern. Stuttgart: 105-135.

Ehlert, M., Lorke, B. (1988). Zur Psychodynamik der traumatischen Reaktion. Psyche 42.

Ehlert-Balzer, M. (1996). Das Trauma als Objektbeziehung. Forum Psychonal 12: 291-314.

Ermann, M. (1999). Ressourcen in der psychoanalytischen Beziehung. Forum Psychoanal 15: 253-265.

Fischer, G., Riedesser (1999). Lehrbuch der Psychotraumatologie. München & Basel: Springer.

Fischer, G. (1990). Die Fähigkeit zur Objektspaltung. Ein therapeutischer Veränderungsschritt bei Patienten mit Realtraumatisierung. Forum Psychoanal 6: 199-212.

Hoffmann, S. O., Hochapfel, G. (1995). Neurosenlehre, psychotherapeutische und psychosomatische Medizin. Stuttgart & New York: Schattauer.

König, K. (1981). Angst und Persönlichkeit. Das Konzept vom steuernden Objekt und seine Anwendungen. Göttingen: Vandenhoeck und Ruprecht.

Krippner, K, Jollet. H., Krägeloh, Ch. (1990). Das KB bei Objektbeziehungsstörungen. Katathymer Bilderbote 4: 4-8.

Krippner, K. . (2001). In: Bahrke, U. & Rosendahl, W. (Hrsg.): Psychotraumatologie und Katathym-Imaginative Psychotherapie. Lengerich.

Krystal H. (1978). Trauma and affects. Psychoanal Study Child33: 81-116.

Leuner, H. (1985). Lehrbuch der Katathym-Imaginativen Psychotherapie. Bern u.a.: Huber.

Mertens, W. (1992). Kompendium psychoanalytischer Grundbegriffe. München: Quintessenz.

Reddemann, L., Sachsse, U. (1995). Imaginative Psychotherapieverfahren zur Behandlung in der Kindheit traumatisierter Patientinnen. 21. Mai 1995.

Reddemann, L. (2001). Imagination als heilsame Kraft. Zur Behandlung von Traumafolgen mit ressourcenorientierten Verfahren. Stuttgart: Pfeiffer bei Klett-Cotta.

Sachsse, U., Reddemann, L. (1997). Katathym-Imaginative Psychotherapie in der Behandlung traumatisierter Patientinnen. In: Kottje-Birnbacher, L., Sachsse, U., Wilke, E. (Hrsg.): Imagination in der Psychotherapie. Bern u.a.: Huber.

Sandler, J., Rosenblatt, B. (1984). Der Begriff der Vorstellungswelt. Psyche 38 (3), 235-253.

Sandler, J. (1989). Das Es oder das innere Kind? In: Sandler, J. (Hrsg.): Dimensionen der Psychoanalyse. Stuttgart: Klett-Cotta, 1994, 216-34.

Sandler, J. (1989). Unbewusste Wünsche und menschliche Beziehungen In: Sandler, J. (Hrsg.): Dimensionen der Psychoanalyse. Stuttgart: Klett-Cotta, 1994, 74-90.

Schnell, M. (1997). Der imaginative Raum - vom Übergangsobjekt zur Objektbeziehung. In: Kottje-Birnbacher, L., Sachsse, U. und E. Wilke (Hrsg.): Imagination in der Psychotherapie. Bern u.a.O.: Huber-Verlag, S.207-215.

Shengold, L. (1989). Soul murder. Seelenmord - die Auswirkungen von Missbrauch und Vernachlässigung in der Kindheit. Frankfurt am Main 1995.

Steiner, B. (2001). Katathym-Imaginative Psychotherapie bei Krebspatienten. In: Bahrke, U. & Rosendahl, W. (Hrsg.): Psychotraumatologie und Katathym-Imaginative Psychotherapie. Lengerich.

Steiner, B. (1998). Tiefenpsychologisch fundierte Psychotherapie mit traumatisierten PatientInnen. Unveröffentlichtes Manuskript zum Seminar.

Wilke, E. (1996). In: Reimer, Chr., Eckert, J., Hautzinger, M. & Wilke, E.: Psychotherapie - Ein Lehrbuch für Ärzte und Psychologen. Berlin & Heidelberg: Springer-Verlag.

Winnicott, D. W. (1963). Reifungsprozess und fördernde Umwelt. KindlerVerlag, München, 1974.

Wirtz, U. (1991). Seelenmord. Inzest und Therapie. Zürich: Kreuz Verlag.

Wurmser, L. (1990). Die Maske der Scham – Die Psychoanalyse von Schamaffekten und Schamkonflikten. Berlin & Heidelberg & New York: Springer-Verlag.

Wurmser, L. (1998). Die schwere Neurose und ihre Behandlung In: Nissen, G.: Persönlichkeitsstörungen. Ursachen, Erkennung, Behandlung. Stuttgart, 2000: 63-70.

Wurmser, L. (1999). Magische Verwandlung und tragische Verwandlung - Die schwere Neurose: Symptom, Funktion, Persönlichkeit. Göttingen: Vandenhoeck & Ruprecht.

Weisheiten im Märchen – Zugangswege in der KIP bei onkologischen Patienten

Hannelore Eibach

„Ich glaube, dass die Krankheiten Schlüssel sind,
die uns gewisse Tore öffnen können.
Ich glaube, es gibt gewisse Tore,
die einzig die Krankheit öffnen kann."
A. Gide

Zusammenfassung

Es wird im vorliegenden Beitrag die Arbeit mit Märchenmotiven bei Schwerkranken thematisiert. Es werden Bilder und Symbole vorgestellt, die als Kristallisationskerne zur szenischen Ausgestaltung der imaginativen Prozesse dienen. Bei somatischer Abhängigkeit der Patienten kann damit eine seelische Autonomie herbeigeführt werden, die zu einer Auseinandersetzung mit dem versehrten Körperbild und einem beeinträchtigten Selbsterleben führt.
Märchen spiegeln Lösungswege wider, die Menschen seit altersher beschritten haben, um Krisensituationen zu überwinden.
Märchen, die sich mit Lebens- und Todesaspekten auseinander setzen, können Schwerkranken eine Hilfe sein, um Wege in der Auseinandersetzung mit der bedrohlichen Erkrankung zu entwickeln.

Zu den Toren, die sich durch Krankheit öffnen und dem angstvollen Erleben unerwartete Wege zur Reflexion weisen können, gehören MÄRCHEN.
Märchen bewahren einen Reichtum an gesammelter Lebenserfahrung und weisheitlichen Erkenntnissen.
Zu den Weisheiten der Märchen gehört das tiefe Wissen um die Zusammengehörigkeit von Leben und Tod, das sich in bedeutungsvollen und eindrücklichen Bildern mitteilt, die sich in TAG-TRÄUMEN weiterentwickeln und entfalten können, so dass bei onkologischen Patienten das unerträgliche Gefühl des völligen Ausgeliefertseins an die Krankheit gemildert werden kann. Besonders diese Patienten benötigen bei ihrem ausweglosen Zustand BILDER zur schöpferischen Bearbeitung des weitgehend tabuisierten Themas TOD, und dabei bieten sich Märchen-Motive als Tore, als Weg-Weiser zur Auseinandersetzung mit ihrem Grund-Thema an.
Berichten möchte ich von zwei Patienten, deren Lebensweg sich mit der Diagnose „Krebs" hoffnungslos verengt und verdüstert hatte. Der versehrte Körper (bei Marie durch Mamma-Amputation, bei Simon durch einen Anus praeter infolge eines Dick-

darmkarzinoms) vermittelte kein Gefühl mehr von Geborgenheit und Beheimatetsein. Beide waren Fremdlinge im eigenen Körper geworden, seelisch fühlten sie sich stumm und leer.
In dieser Zeit der großen Verunsicherung suchen sie Tore, die sich ihnen in ihrer ausweglos erscheinenden Lebenssituation öffnen, neue Aus- und Ein-Sichten vermitteln könnten. Dabei stoßen sie auf altvertraute Märchen.
Marie, so möchte ich die erste Patientin nennen, erinnert sich eines vertrauten Märchens aus Kindheitstagen, das ihr eindrücklich haften geblieben ist. Es ist das Märchen „Dornröschen". Im Spiegel des Märchens, in der Begegnung mit der *dreizehnten Fee* oder auch *Weisen Frau,* möchte sie ihr eigenes, mit Worten schwer zu fassendes, stark ängstigendes Lebensthema bildhaft anschauen und sich Rat holen.

Verborgene Weisheiten im Märchen Dornröschen

Wir erinnern uns, dass in dem Märchen Dornröschen das lang ersehnte Kind am Königshofe ist. Die Freude über ihre glückliche Geburt ist so groß, dass ihr zu Ehren ein königliches Fest vorbereitet wird, zu dem auch die *Weisen Frauen* des Reiches geladen werden, damit sie, wie das Märchen sagt, dem Kind hold und gewogen sind. Im Lande walten dreizehn *Weise Frauen,* doch nur zwölf werden zu dem königlichen Fest geladen, da es nur zwölf goldene Teller zur Bewirtung gibt. Die Dreizehnte erhält keine Einladung, sie wird übergangen.
Das hat schwerwiegende Folgen. Nachdem, so erzählt das Märchen, die zwölf *Weisen Frauen* der Prinzessin ihre Wünsche und Hoffnungen für ein glückliches Leben übermittelt und ihr Tugend, Schönheit und Reichtum gewünscht haben, tritt plötzlich und unerwartet die dreizehnte der *Weisen Frauen* hinzu und rächt sich für die Ausgrenzung mit dem Fluch, dass sich die Prinzessin im fünfzehnten Lebensjahr an einer Spindel stechen und tot zu Boden fallen soll. Das Erschrecken ist groß und kann gerade noch durch die anwesende zwölfte Weise Frau abgemildert werden, indem sie den Wunsch ausspricht, dass der Tod in einen hundertjährigen Schlaf verwandelt werden möge, in den die Königstochter fällt.
Wie es im Märchen weitergeht, ist uns allen erinnerlich. Der Prophezeiung gemäß sticht sich die Königstochter im fünfzehnten Lebensjahr an einer Spindel und fällt in einen hundertjährigen Tiefschlaf, aus dem sie, „als die Zeit erfüllet war" und die „Dornenhecke zu blühen" begann, durch einen Prinzen erlöst wird.
Marie ist von dem Märchen, wie einst in der Kindheit, sehr angerührt. Sie identifiziert sich stark mit dem fünfzehnjährigen Dornröschen, das jung, lebensfroh und behütet, dennoch einen vorgezeichneten Weg gehen muss, der ihren unbekümmerten, freudvollen Kindheitsjahren ein jähes Ende setzt.
Das Motiv des vorbestimmten Lebensweges rührt an ihre eigenen existentiellen Fragen. Nachdem alle chemotherapeutischen Eingriffe sie eher *am,* als *im* Leben halten, bewegt sie die Frage, ob es einen unausweichlichen Schicksalsweg gibt, dem sie Folge leisten muss. Doch wie ist das Loslassen trügerischer Hoffnungen zu vollbringen, um dem „Wissen abschiedlichen Lebens" bewusster begegnen zu können? Um dieses bedrohliche Thema ist in ihr und der Familie eine Mauer des Schweigens (eine

Dornenhecke) gewachsen, die bisher schwer zu durchdringen ist. Die „Zeit war noch nicht erfüllet", das Tor „zur Wandlung" noch verschlossen.

Die dreizehnte *Weise Frau* als Mittlerin zwischen verdrängter und zugelassener Todesangst

In der katathymen Imagination, auf der Suche nach einem gangbaren Weg, kommt es im Turm des Märchenschlosses (was wir symbolisch mit dem Aufstieg ins „Oberstübchen", ins Denken verbinden können) zu einer Begegnung und zu einem Gespräch mit der dreizehnten *Weisen Frau*. Marie (Abb. 1) begrüßt sie als eine alte Weise Frau, die ein Wissen um die letzten und tiefen Geheimnisse des Lebens hütet. Ihren Rat sucht sie. Zugleich löst diese Begegnung heftige Angst aus, Marie kann ihrem Blick nicht standhalten und erlebt dabei eine Verwandlung in die Märchenfigur „Dornröschen". Eine Rolle, die ihr Schutz und die notwendige Distanz in der Begegnung gewährt. Ihren Blick richtet sie auf die ersten zu Boden fallenden Blutstropfen. Eine Vorahnung, wie es sich anfühlen könnte, wenn die Kräfte schwinden, reflektiert sie. Aufmerksam lauscht sie dem Klappern des Spinnrades, dem gleichmäßigen wiederkehrenden Rhythmus, der ihr Ruhe und Vertrauen in die Begegnung schenkt.

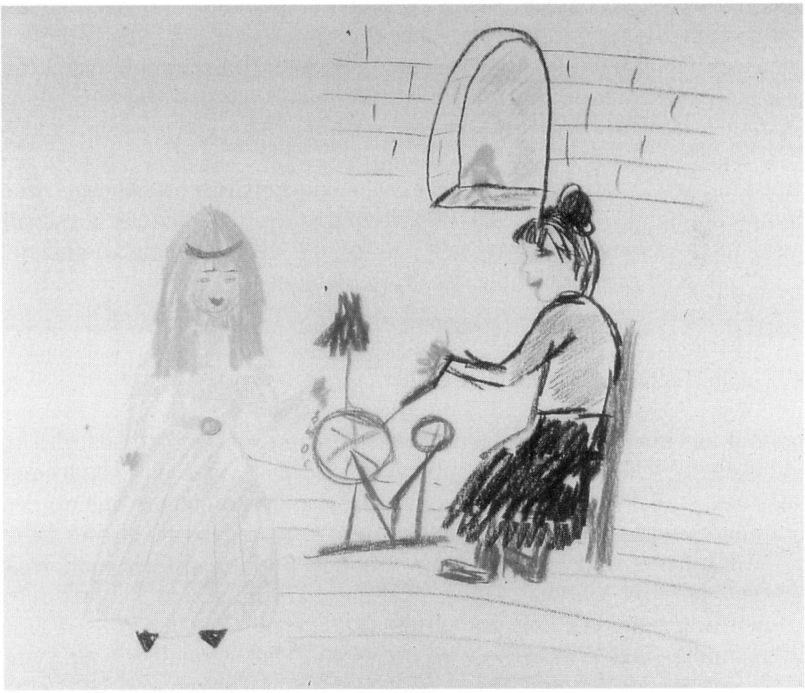

Abb. 1

Die alte *Weise Frau* beobachtet sie aufmerksam, während sie die Schicksalsfäden in ihrer Hand ordnet und zu einem Lebensfaden verwebt, den sie Marie in die Hand legt. Den Lebensfaden in die Hand gelegt zu bekommen, nochmals in zärtlich berührendem Kontakt das Leben in seiner Bedrohung und Verletzlichkeit spüren und es dennoch nicht festhalten zu können, gibt ihr die Kraft, sich dem Gedanken des Loslassens zu nähern.

Im Austausch über diese Erfahrung lenkt die *Weise Alte* Maries Blick auf ein kleines, torbogenartiges Fenster, das den dunklen Raum erhellt, und ermutigt sie, dem Anblick standzuhalten. Es erscheint eine zartgrüne, kleine Figur im Torbogen, eine „Seelengestalt", die sich zu einem späteren Zeitpunkt in einen Schwan verwandelt. Würdevoll im Fenstersims, im Übergang, im Grenzraum zwischen innen und außen sitzend, lenkt er Maries Aufmerksamkeit voll auf sich.

Nach antikem Mythos singt der Schwan, wenn er stirbt, und diese Vorstellung hat dazu geführt, dass Dichter und Komponisten ihr letztes Werk, ihr opus ultimum, als „Schwanengesang" bezeichnen (*Heinrich Schütz's Schwanengesang* wurde zum Zeitpunkt unserer Arbeit mit Märchen im Braunschweiger Dom aufgeführt und diente als inspirierendes Motiv). Marie lässt den Schwan in seiner symbolhaften Bedeutung ruhig und gefasst auf sich wirken, sie weiß um seine Bedeutung. Doch *H. Schütz's* musikalische Gestaltung des *Schwanengesangs,* der Ausdruck quälender Gefühle des Versagens und einer Suche nach „ewigem Seelenheil" im Jenseits ist, teilt sie nicht. Für sie ist der Schwan eher ein Mittler und Begleiter im Zwischenraum, im Zwischenraum von Dies- und Jenseits, im Raum zwischen Leben und Tod. Nach einer geraumen Zeit der Stille lenkt er ihren Blick aus dem Raum, der Enge des Turmes, in die Weite der Landschaft, auf die aus der Erstarrung, dem Tod erwachte Natur, auf eine frühlingshafte Landschaft und ist erleichtert: Die Natur hat den Winter überlebt, das unbesiegbare Leben ist wiedergekehrt und entfaltet seine ganze Fülle in Licht und Farben.

Die schöpferische Gestaltung der unbewussten und bewussten Phantasien zum Tod malt sie anschließend (Abb. 2). Das Bild vermittelt die tiefgreifende Botschaft, dass Leben und Tod zusammengehören, dass der Tod die Vorbedingung zu neuem Leben ist. Das vermittelt ihr die Dreizehnte der Weisen Frauen.

Bilder – abschiedlichen Existierens

Verborgen in ausdrucksstarken Bildern vieler Märchen ruht ein Wissen, das von der Notwendigkeit „abschiedlichen Existierens" kündet. Seit Marie eine explosionsartige Metastasierung ihres Mammakarzinoms und die damit verbundene außerordentliche Bedrohung ihres Körpers täglich neu erleben muss, wird „abschiedliches Leben" ihr Thema. Sie sucht Rat und Hilfe in wegweisenden Bildern. Dabei stößt sie auf ein Lieblingsmärchen ihrer Kindheit. Doch nicht mehr Dornröschens Rettung durch den Prinzen interessiert sie, die Begegnung mit der Dreizehnten der *Weisen Frauen* in ihrer Erscheinungs- und Wirkweise wird ihr wichtig. Sie symbolisiert für Marie eine Instanz, die mit den Höhen und Tiefen des Lebens, ja mit Leben und Tod vertraut ist,

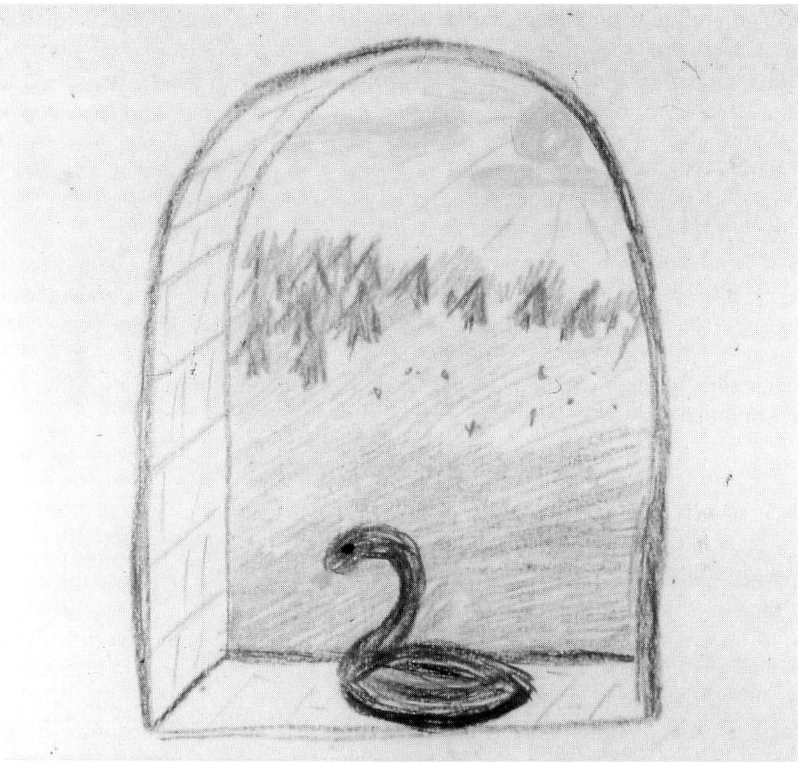

Abb. 2

was sich in der Symbolzahl „Dreizehn" widerspiegelt, einer Zahl, der noch heute etwas Befremdliches, ja Unheimliches anhaftet und in abergläubischer Vorstellung als Unglückszahl mit magischer Bedeutung gesehen wird.

In den katathymen Imaginationen kommt es zu einer herausfordernden und ängstigenden Begegnung mit der *Weisen Frau*, die zuständig ist für den „Schnitt des Lebensfadens" zur „rechten Zeit". Die bange Frage nach dem „Danach" beantwortet sie mit dem Hinweis auf ein torbogenartiges Fenster, das sich als ein Bindeglied zwischen Innen- und Außenraum, Innen- und Außenwelt erweist, wohl auch als ein „Übergangsraum" zwischen Immanenz und Transzendenz. Ein Schwan, Botschafter der Endlichkeit im Übergangsraum, weist sie auf die regenerierenden Kräfte in der Natur hin, auf damit verbundene Gesetzmäßigkeiten und Rhythmen des Lebens, in die sich auch Marie eingebunden fühlt, zugehörig und geborgen weiß.
Marie kann sich nach unserer gemeinsamen Arbeit, von Bildern des wiederkehrenden Lebens in der Natur begleitet, vorstellen, im „Schwanengesang" loszulassen und Abschied zu nehmen.

Eine Wegvorstellung, die sie innerlich zur Ruhe, zu sich selbst und damit auch zur Familie finden lässt.
Offen für religiöse Fragen sprechen Marie's Bilder auch von einem religiösen Empfinden, von der Hoffnung, Teil eines Ganzen zu sein, in eine „Ur-Geborgenheit" zu gehen.
Halten wir es mit *H. Hesse*: „Immer sollte in uns die STILLE sein, die zu der EWIGKEIT hin offen steht und horcht."
Denn nur „horchende Begleitung" lässt uns auf religiöse Bilder aufmerksam werden. Religiöse Empfindungen entziehen sich dem Wort, offenbaren sich in Bildern und Symbolen. Sie entwickeln sich aus erwachender Bewusstheit für Vergängliches und Bleibendes, entfalten sich in einem Dialog mit einer tragenden Kraft.
Marie fühlt sich von „guten Mächten" umgeben, so dass daraus ein sich vertiefender Glaube an den Sinn des Lebens, auch in der zeitlichen Begrenzung, erwachsen ist und sich in ausdrucksstarken Bildern mitteilt.

Der Angst ein Gesicht geben

Wie an versteckte Angst mit Hilfe von Märchenbildern in Berührung zu kommen ist, erzählt die Geschichte von Simon (40 Jahre).
Mitten im Leben stehend, voller Aktivitäten und hoffnungsvoller Zukunftspläne, wird Simon mit der Diagnose eines fortgeschrittenen Dickdarmtumors konfrontiert. Wenig mit seinem Körper vertraut, setzt er auf die medizinische Heiltechnik und auf ihre Versprechen, „es" in den Griff zu bekommen, so dass er Gefühle wie Angst, Unsicherheit und des Gefährdetseins verdrängen kann. Beruflich unternimmt er „heldenhafte" Anstrengungen zur Kompensation latent vorhandener Ängste. Nächtliche Träume verdeutlichen ihm, dass die Angst als Weg-Bereiter zur Auseinandersetzung mit dem versehrten Körperbild und dem daran gebundenen Selbstwerterleben blockiert ist, ja der Wirkungslosigkeit verfallen ist. Sie hat sich ins Somatische verlagert.
Als wir uns kennen lernen, sind ihm Märchen als Tore zum besseren Verständnis von Krankheit unvertraut, doch interessieren sie ihn. Einen Zugang zu seiner Problematik findet er in dem Märchen „Von dem Burschen, der sich vor nichts fürchtet" in der Interpretation von *V. Kast* (1982). Das Märchen stellt einen kraftvollen, dynamischen jungen Helden vor, der gesetzte Grenzen zu ignorieren weiß, keck seine Furchtlosigkeit lebt und sich buchstäblich vor nichts fürchtet, nach der Devise lebt „Gelobt sei, was hart macht". Ein Bild, passend für Simons bisheriges Erfolgsrezept im Leben. Zugleich erzählt das Märchen, dass auch Helden bei Verleugnung von Angst etwas Wichtiges fehlt, was sie umtriebig macht und widernatürlich auf Zeichen der Vergänglichkeit reagieren lässt. Sie haben viele Prüfungen zu durchlaufen, bis sie das Ziel, das Erleben von Angst erreichen. Als einen Meilenstein auf dem Suchweg zur Angst erfährt der Held des Märchens eine Höhle. Einen Ort, den Menschen seit Urzeiten mit Geburt und Tod in Verbindung bringen. In der Begegnung mit den Höhlenbewohnern erfährt er von ihren Kämpfen mit Feinden, denen sie täglich ausgesetzt sind. Das weckt seine Neugier, und bei der heimlichen nächtlichen Beobachtung ihres Treibens sieht er zu seiner Verwunderung eine Elfe am Werk, die, mit Hilfe

einer Creme aus einer Büchse, gefallene Krieger wieder zum Leben erwecken kann und sich vergnüglich dieser Aufgabe widmet. Der Held, fasziniert von ihrem Treiben, versetzt ihr einen Todesstreich, um selbst vergnüglich mit Leben und Tod spielen zu können. Doch aus dem Spiel wird plötzlich ernst, als er selbst versehentlich getötet und falsch zusammengesetzt wird, d.h. der Kopf wird ihm verkehrt aufgesetzt, so dass er sein Hinterteil anschauen muss und in Panik gerät. Erstmals empfindet er Angst und *V. Kast* schreibt dazu: „Am Anus (der Patient hat einen „Anus praeter“, den er täglich zu verleugnen sucht) wird uns das Schicksal alles Leiblichen vor Augen geführt... alles Leibliche verfällt und stirbt. Die Endlichkeit ist nicht zu übersehen und das Bedrohtsein auch nicht.“

Eine Schlussfolgerung, zu der das Märchen gleicher Gattung „Einer der auszog, das Fürchten zu lernen“ führt. Auch hier muss der Held auf seinem Entwicklungsweg lernen, dass Angst zum Leben gehört, um das Leben als Kostbarkeit im Hinblick auf seine Begrenztheit erfahren und in einer Beziehung leben zu können.

Die Angst gehört zum Leben, lehren die Märchen ihre Helden auf ihrem Entwicklungs- und Reifungsweg. Angst hat nicht nur eine bedeutsame Signalfunktion, sondern stellt auch eine kreative Kraft in der Auseinandersetzung mit einem schwer zu bewältigenden Problem bzw. einer Krankheit dar. Davon war Simon nach der Bearbeitung der Märchen überzeugt.

In der katathymen Imagination geht er mit der Frage „Wo steht die Angst, wo geht sie lang“ auf einen Suchweg, als Wanderer ohne Zielrichtung und anfangs auch ohne Hoffnung ihr zu begegnen (er bekommt keinen emotionalen Zugang). In dieser Situation rate ich, die Angst imaginativ zu gestalten, ihr ein Gesicht zu geben. Sie symbolisiert sich in einem großen Stein, den er in seinem Garten liegend findet. Mit der ganzen Kraft seiner Hände versucht er den Stein zu wälzen, doch vergebens. In der Berührung verspürt er das poröse Material des Steines, mit großer Empfindsamkeit tasten seine Finger Löcher, eines davon so groß, dass er ein Teelicht hineinstellen kann. Das flackernde Licht im Wind, das zu erlöschen droht, symbolisiert ihm sein Leben, das er beschützen will, indem er seine Hände um die kleine Flamme legt, so dass sie ruhiger brennt: eine Bindung an das Leben mit begleitender Angst. Im Nachgespräch wird ihm bewusst: Wenn das gelingt, wachsen auch die Kräfte zur Bewältigung eines Lebens mit schwerer Erkrankung.

Beide Patienten verbindet, dass sie sich auf einem durch Krankheit bedrohten Lebensweg befinden. Der Verlust ihres Körperhauses als bergende Hülle hat sie zu Wanderern zwischen den Welten werden lassen, auf der Suche nach Wegweisern für ihr beschädigtes Leben. Sie entdecken Weisheiten in alten Märchen, die erzählen, dass zum gelingenden Leben das Bewusstsein abschiedlichen Existierens gehört und damit auch die Angst um das Leben. Märchen sprechen nicht nur in ausdrucksstarken Bildern, sie regen auch zur Fortentwicklung eigener Bilder in der Imagination an, die nicht selten einen Zugang zu inneren Kräften im Unbewussten eröffnen, so dass die Kostbarkeiten des noch möglichen Lebens mit neuen Augen entdeckt werden.

Literatur

Gebrüder Grimm. Kinder- und Hausmärchen. Jubiläumsausgabe 1985/1986.

Hark, H. (1986). Der Gevatter Tod - Weisheiten im Märchen. Kreuz Verlag, Stuttgart.

Kast, V. (1986). Märchen als Therapie. Walter Verlag, Olten.

Kast, V. (1928). Wege aus Angst und Symbiose. Walter Verlag, Olten.

Kast, V. (1982). Trauern. Kreuz Verlag, Stuttgart.

Lüthi, M. (1964). Es war einmal: Vom Wesen der Volksmärchen. Vandenhoek und Ruprecht, Göttingen.

Mohr, G.-H. (1981). Lexikon der Symbole - Bilder und Zeichen der bildenden Kunst. Diederichs.

Riedel, I. (1989). Die weise Frau in uralt neuen Erfahrungen. Walter Verlag, Olten.

Salvisberg, H. (Hrsg.) (2000). Erfahrung träumend zur Sprache bringen. Huber, Bern.

Arbeit mit traumatisierten Patienten in ambulanten Gruppen – Modifizierte Anwendung von KIP, Symbolarbeit und Psychodrama

Nicole Berger-Becker

Einleitung

Traumatische Erfahrungen in der Kind- und Jugendzeit bewirken unter anderem Ich-strukturelle Defizite, die Bildung eines zerstörerischen Täterintrojekts und das Fehlen von verbalen und bildlichen Ausdrucksmöglichkeiten. Neben Verdrängung und Verleugnung werden Abwehrmechanismen wie Spaltung und Dissoziation gebraucht. Körperliche und verbale Gewalt, narzisstischer und sexueller Missbrauch stören die Entwicklung wichtiger Ich-Funktionen der Selbst- und Fremdwahrnehmung. Die verinnerlichten frühen Beziehungsmuster sind oft „Teilobjektbeziehungen", die Begegnungen mit realen äußeren „Objekten" in einem Schutz gebenden Raum brauchen, um umgewandelt bzw. zusammengefügt zu werden. In einer Gruppe können die Therapeuten und die Gruppenmitglieder einen solchen Schutzraum herstellen. Durch die Gruppenkohäsion und die Solidarisierung anderer über den Weg von Identifikation(en) übernimmt die Gruppe eine „Containing"-Funktion, gewährt Schutz gegen Täter-Introjekte, ermöglicht korrigierende, interpersonelle Erfahrungen und die Entwicklung adäquaterer Selbst- und Objektvorstellungen.

Das Patientenkontingent

Es handelt sich um Patienten im Alter von 30 – 65 Jahren, die im Kindes- und Jugendalter Gewalt- und Missbrauchserfahrungen hatten. Sie befinden sich zum größten Teil in einem stabilen beruflichen Umfeld und bringen als Voraussetzung zur Gruppenteilnahme eine Einzelpsychotherapie mit, in der zwar eine erste Stabilisierung stattgefunden hat, die traumatischen Erfahrungen aber nicht hinreichend verarbeitet worden sind.

Eine solche Gruppenzusammensetzung im ambulanten Bereich erfordert ein spezifisches Setting, eine diesen Patienten angepasste therapeutische Haltung und eine modifizierte Anwendung der Gruppentherapie mit der KIP. So wird in dieser Gruppe auch mit den Methoden des Psychodramas und mit „konkreten Symbolen" (Wollschläger, 1998) gearbeitet, da sich die Integration dieser verwandten Behandlungstechniken als sehr hilfreich herausgestellt hat.

Gruppensetting

Während 1 ½ Jahren arbeitet die Gruppe geschlossen im Drei-Wochen-Rhythmus jeweils 3 ½ Stunden an zwei aufeinander folgenden Abenden; dadurch bleibt für die Nacharbeit der Bilder genügend Zeit, um die Patienten nicht mit unverarbeitetem traumatischem Material in den Alltag zu entlassen. Die zeitliche Geschlossenheit erleichtert die Bildung der Gruppenkohäsion und verstärkt die „Containing"-Funktion. Nach 1 ½ Jahren werden die Plätze von ausscheidenden Gruppenmitgliedern nach Möglichkeit vollständig besetzt. Die verbleibenden „erfahreneren" Mitglieder haben bereits reifere Selbst- und Objektrepräsentanzen entwickelt. Sie können den neu Hinzukommenden stabilere Objektbeziehungen anbieten und sogar die Rolle von Hilfs-Ich-Funktionen übernehmen, was für sie eine Aufwertung und eine Stärkung ihres Selbst bedeutet.
Eine völlig neu formierte Gruppe wird in den ersten Sitzungen von ihren Mitgliedern als „Globalobjekt erlebt, was eine schnelle Regression auf ein narzisstisch-symbiotisches Niveau fördert (König, 2002). Plötzlich auftretende regressive Prozesse bergen bei solchen Patienten, die noch nicht genügend stabile und stützende Objekt- und Selbstrepräsentanzen entwickelt haben, die Gefahr einer zu frühen Begegnung mit ihrem traumatisierten „inneren Kind" und die Gefahr einer Auflösung der ohnehin instabilen Ich-Grenzen, wodurch eine Retraumatisierung bewirkt werden kann. Die Gruppe würde in diesem Falle auf der Seite des Täter-Introjekts stehen, statt durch ein stützendes und tragendes Übertragungsangebot die Integration eines steuernden positiven Objektes zu fördern. Je besser sich die Mitglieder kennen, desto mehr können sie eine differenziertere Wahrnehmung voneinander haben und Tendenzen zu schädigenden Regressionen korrigieren. Die Anwesenheit der schon vorhandenen „Kerngruppe" gibt daher den neu Hinzukommenden Halt, Orientierung und Strukturierung.

Die Gruppenleitung

Die Gruppe wird von einer Therapeutin und einem Therapeuten geleitet. Sie bieten zwei getrennte Ziele als Übertragungs- und Projektionsfläche (männlich – weiblich /// gut – böse /// etc.), unterstützen dadurch den Spaltungsmechanismus, was zuerst die Angst der Patienten mindert. Unter der Bedingung, dass sich Leiterin und Leiter in ihrer realen Beziehung nicht spalten lassen, erleichtert diese doppelte Leitung die Integration reiferer Objekte. Außerdem bleibt die therapeutische Handlungsfähigkeit leichter erhalten, wenn negative Übertragungen auf einen der Leiter stattfinden.

Therapeutische Haltung

Wegen der defizitären Ich-Funktionen und der gestörten internalisierten Beziehungsmuster brauchen diese Patienten mehr Orientierung, Strukturierung und Transparenz von Seiten der Leiter. Das heißt unter anderem, dass die therapeutischen Interventionen und die angebotenen Behandlungstechniken sich nicht nur auf die Gesamtgruppe, sondern stärker als in anderen Gruppen auf die einzelnen Mitglieder beziehen sollen.

Modifizierte Anwendung der KIP und die Integration anderer Behandlungstechniken

1. Arbeit mit den einzelnen Patienten

Um die Patienten vor Affekt-Überflutung und vor plötzlich auftauchenden Flashbacks während der Imaginationen zu schützen, werden zu Beginn einer neu formierten Gruppe nur kurze, geleitete, ressourcenorientierte stille Einzelimaginationen angeboten. Manche Situationen erfordern es, sogar auf die stille imaginative Sequenz zu verzichten und direkt mit Malen, mit Ton- oder anderen Materialgestaltungen zu beginnen. Die Bilder werden in der Gruppe besprochen und ausgewertet. Jedes Gruppenmitglied hat die Möglichkeit, sein Feedback zu geben. Dadurch werden die Kohäsion und die autonome Arbeitsfähigkeit der Gruppe gefördert.
In den Anfangsstadien arbeiten wir auch gerne mit „konkreten Symbolen" (maximal 5 Symbole für den Einzelnen). Sie bieten eine stärkere Strukturierung, die Angst mindernd wirken kann. Die Auswahl der Motive sowohl für die Arbeit mit der KIP als auch für die Arbeit mit konkreten Symbolen dient ausschließlich der Ich-Stärkung (schutzgebender Ort, Innerer Helfer, Kraftquelle usw.). Später werden stille Imaginationen und die Arbeit mit konkreten Symbolen dafür gebraucht, einem wie auch immer gearteten Gefühlszustand eine symbolische Ausdrucksmöglichkeit anzubieten.
Die Verarbeitung von auftauchendem traumatischem Material fordert die Fokussierung der therapeutischen Aufmerksamkeit auf den einzelnen Patienten. In einem kurzen Einzel-KB mit dem Protagonisten wird das zu verarbeitende Material imaginiert und nach dem Zurücknehmen der Bilder psychodramatisch gestaltet. Die Gruppenmitglieder werden durch den „Protagonisten" für bestimmte Rollen ausgesucht (frühere oder jetzige Beziehungspersonen, Ich-Anteile usw.). Die Darstellung von verschiedenen „Teil-Ichs" (Fikentscher u.a.1999, S. 75) bedient sich der therapeutischen Ich-Spaltung, um zuerst eine angstfreie, handlungsfähige Distanzierung zu erreichen. Die Technik des Rollentauschs mit allen ausgesuchten Rollen fördert die Begegnung mit stützenden Helfern, die Konfrontation mit konflikthaften Beziehungsobjekten, die Verarbeitung und die Umwandlung von frühen internalisierten Beziehungsmustern und die Integration von abgespaltenen Ich-Anteilen. In der Rollenverteilung drückt der „Protagonist" seine Projektionen und Übertragungen auf einzelne Gruppenmitglieder aus. Da die Beziehungen zu anderen Menschen bei früh gestörten Patienten von einer Mischung aus „ Realwahrnehmung und projektiver Verzerrung" (Sachsse 1997, S. 112) besonders geprägt sind, wird die „Entrollung" des „Antagonisten" durch den „Protagonisten" sehr sorgfältig durchgeführt. Durch das Erkennen der eigenen Projektionen und Übertragungen und das Benennen der ähnlichen, aber eigenständigen Erfahrungen und Wünsche des „Antagonisten" lernt der „Protagonist"

seine Fremdwahrnehmungen zu entwirren. Der „Antagonist" wiederum erhält die Möglichkeit, sich von Übertragungen seines Gegenübers abzugrenzen. Er lernt, sich zu identifizieren ohne zu verschmelzen.

Beispiel:
Herr B. fühlte sich zunehmend unter Druck, spürte Angst, litt unter selbstzerstörerischen Gedanken, seit die Gruppe sich in verschiedenen Varianten dem Thema „inneres Kind" widmete. In dem Einzel-KB wurden von der Leiterin folgende Figuren angeboten:

1. *ein Schutz gebender Raum*: Der Patient imaginiert eine Raumkapsel, eine Kugel aus Stahl mit einer versteckten Tür und viel Platz.
2. *eine weise Gestalt*: Sie sieht aus wie ein Magier, ist phantasievoll, begabt, kompetent und aufmerksam; sie steht an die Kugel angelehnt.
3. *eine hilfreiche Gestalt*: Es ist eine kleine, rundliche, italienische Mamma, gefühlvoll, humorvoll, genießerisch und explosiv; sie steht neben Herrn B.
4. *das unverletzte Kind*: Es ist ein Jahr alt, ungezogen, lachend und fröhlich. Es liegt in einem Garten auf einem Kissen, spielt und brabbelt vor sich hin; die Kugel und der Magier sind in seiner Nähe.
5. *das verletzte Kind*: Es ist ein dreijähriges Kind, einsam, traurig, verzweifelt, misstrauisch und missbraucht; das Kind steht hinter einem Rinnsal mit dreckigem Wasser und hinter einem Stacheldrahtzaun; es hält sich am Zaun fest, an dem es sich schon oft verletzt hat.
6. *der innere Quäler*: Es ist eine gallertartige Masse ohne Form, klebrig, schleimig, ekelhaft. Im Moment liegt sie wabbernd vor dem Zaun in der Nähe des verletzten Kindes; sie kann fließen, jede Form annehmen und alles umschließen.

Nach dem KB werden die Mitglieder der Gruppe in die einzelnen Rollen gewählt. Herr B. wird angeleitet, mit jeder Figur einen Rollentausch vorzunehmen. Dadurch werden die verschiedenen Teil-Ichs deutlicher und erhalten auch die Möglichkeit, direkt mit Herrn B. zu sprechen. Zuerst werden die stützenden Figuren aktiviert: *Die Kugel* sagt Herrn B., dass sie nicht verformbar sei, aber Wärme und Kälte leite; Angriffe von außen kämen nicht hinein. Sie sei frisch poliert und ganz neu. In ihr könne er Ruhe und Vertrauen finden. – *Das unverletzte Kind* findet die Kugel schön, weil es sich darin sehen könne. B. solle zu ihm Kontakt aufnehmen und ein wenig loslassen. *Die Italo-Mamma* mag Herrn B. Er solle es sich gut gehen lassen und sich nicht ständig anpassen. Sie biete alles, was Spaß mache. Wenn jemand Herrn B. weh tun wolle, würde sie kratzen und beißen. *Der Magier* kenne sich mit Menschen und inneren Dingen aus. Er sei bereit, Herrn B. Ratschläge zu geben, wenn er ihn danach frage.
Nachdem Herr B. Schutz, Fürsorge, Lebendigkeit und Kompetenz erfahren hat, kann er sich dem verletzten Kind, dessen Abwehrmechanismen, und dem Täter-Introjekt zuwenden: *Das Rinnsal* lebe zwischen zwei Welten. Vor ihm sei die heile Welt, die ihm fremd und viel zu rein sei. Hinter ihm sei alles dreckig, das Rinnsal verspüre oft den Wunsch, diese reine Welt zu verschmutzen. Er ziehe sich dann aber zurück und achte peinlich auf die Trennung seiner beiden Wel-

ten. *Der Stacheldrahtzaun*, der hinter dem Rinnsal verläuft, lasse keinen durchdringen. Nur die Gallertmasse komme überall durch. Das Rinnsal benutze der Zaun zum Putzen. Wer versuche, durchzukommen, dem greife der Zaun ins Fleisch. *Die Gallertmasse* klebe, verleite, führe in die Irre und quäle Kinder. Seit 300 Jahren wirke sie erfolgreich in der Familie von Herrn B. Sie habe ein gefühlloses, machtvolles Programm und könne B. vernichten. *Das verletzte Kind* halte sich am Zaun fest, habe keine Tränen und keine Sprache mehr, fühle sich wertlos, traurig und überall verletzt.

In einer dritten Phase wird Herr B. zu einem erneuten Rollentausch mit der Kugel, der Italomamma, dem Magier und dem unverletzten Kind angeleitet mit dem Ziel, eine für den jetzigen Zeitpunkt lebbare Lösung zu finden. Mit deren Unterstützung dreht Herr B. die Gallertmasse um, damit sie ins Leere schaut, er schneidet den Zaun auf, um dem verletzten Kind zu erlauben, einen Schritt in die andere Welt zu machen und um ihm die Sicht auf das unverletzte Kind zu ermöglichen.

Am Ende dieser Arbeit fühlte sich Herr B. erleichtert, er habe seine Stimme wiedergefunden. Mitnehmen möchte er vor allem das Gefühl des Schrittes aus dem Zaun hinaus und den Blick auf das unverletzte Kind.

Die Symbolfiguren sind wie immer auf verschiedenen Stufen zu verstehen. Kugel, Magier, Italomamma stellen reife Ich-Funktionen dar, aber auch positive Teilobjekt-Beziehungen. Rinnsal und Zaun können als Abwehrmechanismen oder Copping-Strategien, aber auch als Vater- und Mutter-Introjekt verstanden werden. Die Gallertmasse stellt das Täterintrojekt und die zerstörerischen Familienaufträge dar. Die beiden Kinder und er selbst als Erwachsener sind weitere Aspekte des Selbst mit seiner Geschichte, seinem Potential, seinen Bedürfnissen, seinen Verletzungen und seinen Hindernissen.

Die Rollenwahlen stellen die Übertragungen und die Projektionen des Protagonisten auf die einzelnen Gruppenmitglieder dar, sie entsprechen aber auch eigenen Ich-Anteilen der Antagonisten. In diesem Beispiel werden die belastenden Rollen Gruppenmitgliedern gegeben, die zu diesem Zeitpunkt relativ stabil waren.

Zwei Beispiele für die anschließende Entrollung. Frau A. entdeckt in ihrer Zaunrolle ihr eigenes selbstverletzendes Verhalten und dessen Funktion wieder. Dank dieser Rolle könne sie mit Erleichterung spüren, dass sie ihren eigenen Zaun schon hinter sich gelassen habe. Frau C. erkennt durch ihre Rolle als Schutzkugel, dass sie sich selbst zu wenig schützen kann. Die Tatsache, dass Herr B. ihr zutraut, diese Rolle zu spielen, gibt ihr aber die Zuversicht, dass sie auch einen solchen inneren, Schutz gebenden Raum besitzt, den sie entdecken möchte.

Nicht zuletzt sind die zu diesem Zeitpunkt positiven Übertragungen auf beide Leiter in der Figur des Magiers und der Italomamma deutlich zu erkennen.

Eine besondere „Protagonisten"-Arbeit ist der Abschied eines ausscheidenden Gruppenmitglieds. Er/Sie erhält die Möglichkeit, seine/ihre neu gewonnenen stabilen Selbst- und Objektrepräsentanzen mitzunehmen. Um sich diese Repräsentanzen anzuschauen, gibt er/sie jedem Gruppenmitglied die entsprechende Rolle. Anschließend werden die einzelnen Gruppenmitglieder durch den Protagonisten von seinen/ihren Projektionen und Übertragungen entrollt: Abschied statt Abbruch – Beziehung statt projektiver Verwirrung – Autonomie statt Abhängigkeit.

> Beispiel (aus dem Abschiedsspiel von Frau A., die bei Herrn B. die Rolle des Stacheldrahtzauns übernahm)
> Mit der Gruppe im Rücken als Stütze nimmt Frau A. ein Gefühl auf für die Jahre, die sie in der Gruppe mit wechselnden Teilnehmern verbracht hat. Ein KB wird eingeleitet mit dem Motiv, sich einen Weg vorzustellen:
> „Ich sehe einen breiten Feldweg mitten durch eine Blumenwiese. In weiter Entfernung steht ein lichter Wald mit vielen Tannen und anderen Bäumen. Der sandige Boden des Weges ist hell und gut begehbar; ich kann auch barfuß gehen, weil keine Steine herumliegen. Meine Fußspuren sind sichtbar, aber die Abdrücke nicht zu tief. – Die Landschaft erstreckt sich ganz weit. Im Wald sehe ich ein großes Schloss mit vielen Fenstern und Terrassen. Dorthin möchte ich. – Es ist ein gelbes Schloss, ich gehe erst ganz herum, sehe eine große Eichentür mit einer runden stabilen Türklinke. Ich bin allein und habe ein Gefühl von Wärme und Vertrautheit. – Um das Schloss weitet sich ein Park, dessen Wege mit weißen Kieselsteinen ausgelegt sind; der Rasen wirkt nicht gepflegt und leicht verwildert. – Es ist ein Herbsttag mit angenehmen Temperaturen, der Himmel ist wechselnd bewölkt mit längeren sonnigen Abschnitten, und ein mäßiger Wind treibt die Wolken vor sich her. – Jetzt stehe ich vor der Tür."

An diesem Punkt wird das KB beendet.
Der Aufbau der psychodramatischen Szene hat dann zum Ziel, in das Schloss hineinzugehen, um zu schauen, was Frau A. sieht und wen sie trifft, wobei jedes Gruppenmitglied eine Rolle erhalten soll. Herr B. bekommt die Rolle einer breiten, einladenden und festen Treppe, die Oben und Unten verbindet: Verbindung statt Spaltung. Frau C. (Schutzkugel in Herrn B.s Spiel) spielt ein buntes Urwaldbild mit einem stabilen Rahmen an einem sicheren Platz. Das Bild kann jederzeit Wünsche, Gedanken und Gefühle aussprechen: Aus dem sicheren Schutz des Rahmens können sich Sprache und lebendige Buntheit entfalten. In seiner Entrollung baut Herr B. für sich einen Sicherheitsknopf, um die Benutzung der Treppe kontrollieren zu können. Einen solchen Knopf gibt Herr B. der Protagonistin als symbolisches Abschiedsgeschenk, was sie dankbar annimmt.

2. *Arbeit mit der ganzen Gruppe*

Als Gruppenarbeit bieten wir zuerst psychodramatische Gruppenspiele mit oder ohne Hilfe von „konkreten Symbolen" (Wollschläger, 1998) an. Das Spielen mit offenen Augen und mit dem Einsatz des Körpers bietet mehr Möglichkeiten der Nähe-Distanz-Regulierung und lässt weniger regressive Prozesse zu als das Gruppen-KB.
Z. B. werden die Patienten gebeten, an einem für sie angenehmen Platz („geschützter Ort") mehrere „konkrete Symbole" (Gegenstände und Postkarten, die im Gruppen-

raum angeboten sind), zu legen, um ihrem aktuellen Selbstbild zu begegnen. In einer ersten Phase wird jedes „Bild" der Gruppe vorgestellt, ohne dass andere Gruppenmitglieder oder die Therapeuten interpretieren; lediglich feedbacks aus der eigenen Betroffenheit oder Fragen nach Wünschen sind zulässig. Diese Erfahrung unterstützt das Gefühl, „ich darf ich sein und mit anderen sein". In einer zweiten Phase werden die Gruppenmitglieder gebeten, mit einem oder mehreren eigenen Symbolen Kontakt zu Teilen der anderen „Bilder" aufzunehmen. Möglich ist es auch, anderen ein Symbol als Geschenk anzubieten. Der/die Beschenkte kann, muss aber nicht dieses neue Symbol in sein Bild integrieren.
Diese Methode bedient sich einerseits der Spaltung und wirkt dadurch angstmindernd, bietet andererseits einen Erprobungsraum, um die „Teil-Ichs" zusammenzufügen. Durch das Angebot von Geschenken werden soziale Kompetenzen geübt. Das Annehmen oder das Ablehnen bietet die Möglichkeit, Grenzen zu eröffnen, ohne auf das Ich-Sein zu verzichten bzw. sich von anderen abzugrenzen statt sich aufzulösen.
Je mehr die einzelnen Gruppenmitglieder über stabile und reife Objekt- und Selbst-Repräsentanzen verfügen, desto fähiger werden sie, eine Regression im Dienste des Ichs zu erleben. Mit der dadurch entstandenen wachsenden Kompetenz der Gruppe wird das Gruppen-K.B. eingeführt und immer stärker gebraucht. Dabei muss unbedingt darauf geachtet werden, dass während der imaginativen Arbeit manche Situationen die Intervention der Leiter erforderlich machen. Wenn z.B. zerstörerische Bilder, hartnäckiges Schweigen eines Mitglieds oder autoaggressive Handlungen auftreten, sollte die Gruppe auf keinen Fall damit allein gelassen werden. Nur schrittweise kann eine solche Gruppe in die autonome, imaginative Arbeit hingeführt werden. In der Anfangsphase ist es durchaus möglich, dass ein einzelnes Gruppenmitglied sich nicht fähig fühlt, den gemeinsamen Tagtraum mitzumachen. In diesem Fall entscheidet der entsprechende Patient zusammen mit der Gruppe, welches Setting für beide Parteien annehmbar ist. In den Gruppenprozess integrierbar sind sowohl das zeitlich begrenzte Weggehen aus dem Gruppenraum als auch das Dabeisitzen mit offenen Augen. Die Form, sich zu entziehen oder eine Beobachterrolle anzunehmen, bedeutet eine Schutzmöglichkeit, eine Hilfe bei der Regulation der eigenen Impulse und der Nähe-Distanz-Problematik, ohne die entstandenen Bindungen zur Gruppe abbrechen zu müssen: Die Gruppe bietet sich als „Möglichkeitsraum" an.
Durch das gemeinsame Thema/Motiv und die gemeinsame Handlung auf der Symbolebene bieten sowohl Psychodrama (mit oder ohne „konkrete Symbole") als Gruppenspiel als auch Gruppen-KB eine stabilisierende Strukturierung als wichtige Ich-Funktion an. Sie erlauben, Gruppennormen auszuhandeln, Beziehungen zu erproben und traumatische Erfahrungen zu symbolisieren, zu benennen, zu kommunizieren, und zu verarbeiten.

Schlussbetrachtung

Die Arbeit im Gruppensetting mit solchen Patienten erfordert es, besondere Bedingungen zu schaffen, um im Schutz der Gruppe die Symbolisierungsfähigkeit und die Autonomie der Einzelnen in Beziehung zueinander zu fördern. Die kombinierte Anwendung verwandter Methoden, die alle in verschiedenen Formen mit symbolischen Darstellungen arbeiten, ermöglicht den Gruppenleitern eine flexible und sensible Anpassung an die Bedürfnisse der Gruppe und ihrer Mitglieder. Die Auswahl der Motive und der Arbeitstechniken sowie die Entscheidung für Einzel- oder Gruppenarbeiten entstehen immer aus den Gruppenprozessen. Die Vielfalt der Arbeitsmöglichkeiten unterstützt in der Gruppe die Entwicklung von kreativen und autonomen Entscheidungsprozessen.

Literatur

Fikentscher, E., Küster, H. (1999). Katathym-Imaginative Psychotherapie (KIP) im Gruppensetting bei Ich-strukturell gestörten Patienten. In: Hennig, Rosendahl, W. (Hrsg.): Katathym-Imaginative Psychotherapie als analytischer Prozess. Lengerich, Pabst Science Publishers: 71-79.

König, K. (2002). Indikationen für die Gruppenpsychotherapie bei Persönlichkeitsstörungen. Persönlichkeitsstörungen 6: 94-107.

Krippner, K., Steiner, B. (2003). Traumatherapie mit der KIP. Unveröffentlichtes Manuskript.

Sachsse, U. (1997). Selbstverletzendes Verhalten. Göttingen, Vandenhoeck und Rupprecht, 4. Aufl.

Wollschläger, M. E., Wollschläger, G. (1998). Der Schwan und die Spinne. Bern, Huber.

Gruppen-KIP im stationären Rahmen: Was hat sich verändert, was hat sich bewährt?

Götz Biel, Andrea Friedrichs-Dachale, Ingrid Pahl-Hoffmann

Zusammenfassung

Nach einer kurzen Einführung in den Stand der Gruppentherapie mit der KIP werden im Folgenden Erfahrungen mit der KIP in der Gruppentherapie aus drei verschiedenen Arbeitsbereichen im stationären Rahmen berichtet. Dabei wird dargestellt, welche Veränderungen sich im Vergleich zum klassischen Setting (Leuner, Kottje-Birnbacher, Sachsse, Wächter, 1986) aus der praktischen Arbeit mit verschiedenen Patientengruppen ergeben haben. Diese tragen den Anforderungen der Klientel und der Effektivität der stationären Versorgung Rechnung durch fakultativ halboffene Gruppen, flexibles, auf die Gruppenstruktur ausgerichtetes Leiterverhalten und Auswahl bewährter Motive.
In diesem Beitrag stellen drei teilstationäre bzw. stationäre Einrichtungen ihre Konzepte und Arbeitsweisen mit der KIP als Gruppentherapie vor: eine Psychiatrisch-psychotherapeutische Klinik (Dr. von Ehrenwall'sche Klinik in Ahrweiler), eine psychiatrisch-psychotherapeutische Tagesklinik (NLKH Göttingen) und eine Psychosomatische Fachklinik mit einem speziellen Adipositaskonzept (Curtius-Klinik in Bad Malente-Gremsmühlen).

Die Gruppentherapie mit dem Katathymen Bilderleben hat sich in vielfältiger Weise weiterentwickelt, wie sich in einem umfangreichen Workshop zur Gruppenpsychotherapie mit der KIP bei einem Kongress in Göttingen 2005 zeigte. Sie hat in der ambulanten Versorgung von Patienten ihren Platz gefunden, wird als Selbsterfahrungsgruppe in der Fort- und Weiterbildung zum KIP-Therapeuten und im teil- und vollstationären Setting von Kliniken und Tageskliniken angewandt. Wie G. Jung-Römer durch eine Umfrage unter praktizierenden KB-Therapeuten herausgefunden hat, wird im ambulanten Bereich zurzeit nicht viel mit Gruppen gearbeitet, was vermutlich vor allem an den gesundheitspolitischen Rahmenbedingungen liegt, die für die ambulante Gruppentherapie eher schwierig sind (wenig attraktive Honorierung, Schwierigkeiten kooperative Netzwerke zu bilden). Dagegen bietet sich die Gruppentherapie im stationären Bereich als gut praktikabel an, und hier ist es wegen der selbstverständlichen Kooperation verschiedener spezialisierter Fachleute auch leicht, multimodale Behandlungssettings zu entwerfen, um den Patienten möglichst effektiv zu helfen. So wird hier praktisch regelmäßig die KIP mit andern Verfahren wie etwa Gestaltungstherapie, Symbolarbeit oder Bewegungstherapie kombiniert, so dass die

Fokussierung von Konflikten und die Aktivierung von Ressourcen auf verschiedenen Wegen erfolgt, die sich gegenseitig validieren und verstärken können.
Während im ambulanten Bereich eine längere Behandlungszeit in einer geschlossenen Gruppe gewährleistet ist, wird die KIP-Gruppentherapie im teil- bzw. vollstationären Bereich unter anderen Rahmenbedingungen durchgeführt, was Modifikationen im Vergleich zum klassischen Vorgehen erfordert. Die Behandlungsdauer ist kürzer, die Patienten sind schwerer krank, die Therapieaufträge sind anders und es gibt unterschiedliche Konzepte für die Zusammenstellung der Patienten (z.B. diagnoseunspezifisch versus Spezialisierung auf bestimmte Störungsbilder) und die Zusammenstellung der therapeutischen Behandlungsbausteine.
Die begrenzte Behandlungszeit und die Fluktuation der Patienten führen zu Einbußen in der Konstanz der Patienten in den Gruppen. Um die Gruppentherapie für die Patienten nutzbar zu machen, sind entweder halboffene Gruppen mit längerer Zeitdauer (7-8 Wochen) oder geschlossene Gruppen (4-5 Wochen) entstanden. Die Gruppenzeit ist pro Sitzung auf 90 Minuten beschränkt. Die Patienten haben nicht die Möglichkeit einer langen Beziehungserfahrung wie in ambulanten Gruppen, sondern es gibt nur kurze Phasen des Kennenlernens, der Kohäsion und des Abschieds. Dadurch verlaufen die Gruppenprozesse verdichtet. Im stationären Rahmen äußert sich dieses in einem für den Prozess entscheidenden „Zentralbild" oder in der Vorgabe einer das zentrale Thema einführenden Imagination bei ansonsten klassischem Vorgehen. Die teilstationären Patienten profitieren nicht primär von der Bearbeitung der Gruppendynamik, sondern von Einzelimaginationen, die ihrer aktuellen Problemlage entsprechen, und von der gemeinsamen Bearbeitung und Spiegelwirkung der Gruppenmitglieder.
Es hat sich gezeigt, dass trotz der kurzen Behandlungszeiten durch die Imaginationen tief greifende Erlebnis- und Erfahrungsprozesse stattfinden. Durch die Bilder äußert sich die Konfliktlage prägnant, aber auch die Ressourcen, die der Patient zunächst nicht sieht. Die Patienten erfassen sich ganzheitlich: im stationären Bereich durch die Gruppendynamik in den Imaginationen, in der Tagesklinik durch die symbolisierte Selbst- und Beziehungsdarstellung in den Einzelimaginationen. Obwohl die Teilnehmer untereinander nur wenige biographische Informationen haben, gelingt es, eine Gruppenkohärenz herzustellen und die Emotionen und Übertragungen der Gruppenteilnehmer zu verstehen.
Die Formen der Nachbereitung sind vielfältig, z. T. durch Malen und Gestaltungen intensiviert. Die Kombination mit anderen Therapiebausteinen wie Körperarbeit, Symbolarbeit oder Ergotherapie vertieft den therapeutischen Prozess.
Der Führungsstil der Gruppenleitung ist tendenziell eher ressourcen- und lösungsorientiert, weniger konfliktzentriert. Das Leiterverhalten ist aktiver als das minimalstrukturierende Verhalten im klassischen Setting. Die Leitung muss flexibel auf den Störungsgrad der Patienten und die Teilnahme Ich-schwacher oder traumatisierter Patienten in den Gruppen reagieren. Entsprechend der Konfliktfähigkeit wird Ressourcenerarbeitung oder Konfliktbearbeitung dosiert.
Auch das Setting passt sich den Möglichkeiten der Patienten an: Manche PatientInnen sind durch massives Übergewicht nur sehr schwer in der Lage, sich auf den Boden zu setzen oder hinzulegen. Vereinzelt werden deswegen Gruppen-KBs im Sitzen durch-

geführt. Im klassischen Setting sucht sich die Gruppe ein Motiv im Sitzen auf dem Boden, um sich dann während der Imagination sternförmig mit den Köpfen zueinander hinzulegen.
Die Belastungen der stationären Behandlung finden bei der Themenwahl Berücksichtigung: Im stationären Bereich werden eher konfliktfreiere Motive gewählt. Die Patienten begegnen sich nicht nur in der Gruppentherapie, sondern in verschiedensten Rollen auf der Station. Die vielfältigen Kontakte untereinander zwischen den Therapiesitzungen sind nicht selten konfliktträchtig, in ihnen wird der gruppentherapeutische Prozess aber oft sehr konstruktiv fortgesetzt. Bei Patienten im teilstationären Rahmen ist zu beachten, dass diese den vielfältigen Anforderungen des Alltags weiterhin ausgesetzt sind. Dies muss in der Auswahl der Bildmotive und in der Art der Gruppenleitung berücksichtigt werden.
Zusammenfassend ist die Entwicklung dahingehend, dass sich die klassische KIP-Gruppentherapie auf die Bedürfnisse stationärer Patienten ausrichtet. Leiterverhalten, Motivwahl, Setting, Zentrierung auf Konfliktfeld versus Ressourcenbearbeitung müssen dem Störungsgrad der Patienten Rechnung tragen.
Im Folgenden werden die Erfahrungen aus den stationären Praxisfeldern berichtet.

Gruppenarbeit mit KIP in der psychiatrisch-psychotherapeutischen Fachklinik

Rahmen der Arbeit

Die Dr. v. Ehrenwall'sche Klinik ist eine Fachklinik für Psychiatrie, Psychotherapie und Neurologie. Dieses in privater Trägerschaft stehende Krankenhaus ist ein gemischtes Krankenhaus, das mit 150 Betten, 15 tagesklinischen Plätzen und angeschlossener psychiatrischer Institutsambulanz (PIA) im Landeskrankenhausplan Rheinland-Pfalz mit der Versorgung psychiatrischer-psychotherapeutischer und neurologischer Patienten betraut ist. 50 Betten stehen für psychiatrisch-neurologische Rehabilitation zur Verfügung. Die psychiatrisch-psychotherapeutische Klientel der Klinik kommt mit Diagnosen aus dem gesamten Spektrum des Fachgebietes. Schwerpunkt der Klinik ist im psychiatrisch-psychotherapeutischen Bereich die Behandlung von Patienten mit Posttraumatischen Belastungsstörungen, für die ein eigenes Behandlungskonzept entwickelt wurde.
Die Patienten werden von einem multiprofessionellen Team betreut, Schwerpunkt der psychotherapeutischen Methoden ist neben der tiefenpsychologisch-analytischen Psychotherapie die Verhaltenstherapie. Aber auch weitere therapeutische Verfahren kommen zum Einsatz.
Katathym-Imaginative Psychotherapie wird in der Einzelpsychotherapie bereits seit über 20 Jahren angewendet, Gruppenarbeit mit KIP wurde vor 2 Jahren eingeführt.

Beschreibung der Gruppen

KIP-Gruppen werden in unserer Klinik seither kontinuierlich durchgeführt. Das Diagnosespektrum der Teilnehmer, die bislang teilgenommen haben, umfasst mit Ausnahme von PatientInnen mit schweren Borderline-Störungen, schweren PTBS und Psychosen im Wesentlichen alle üblichen psychiatrischen Diagnosen. Die Gruppen sind überwiegend gemischtgeschlechtlich besetzt, mit deutlichem Überwiegen des Frauenanteils, bis hin zu einigen reinen Frauengruppen.
Wir führten überwiegend geschlossene Gruppen durch, die bei 2 Sitzungen pro Woche in der Regel 4, manchmal auch 5 Wochen dauerten, so dass wir 8 - 10 Sitzungen zur Verfügung hatten. Die Erfahrungen mit halb offenen Gruppen, in denen in 14-tägigem Rhythmus neue Mitglieder aufgenommen wurden, waren dagegen weniger positiv, bei der kurzen Dauer ist ein Halt gebender verlässlicher Rahmen für eine produktive Arbeit wichtig. Im Vergleich mit anderen Psychotherapiegruppen hat sich eine etwas geringere Größe als die optimale Gruppengröße erwiesen, bei 6 - 7 Teilnehmern ist zum einen eine Ausnutzung des Raumes optimal, zum anderen ist das Herstellen eines Kontaktes untereinander – auch im Bild – recht schnell möglich. Auch wenn sich die Gruppengröße durch Entlassungen oder durch andere Gründe reduzierte, war es den Patienten wichtig, in dieser intimen Gruppe weiterzuarbeiten; eine Ergänzung der Teilnehmer brachte sehr viel Instabilität in die Gruppen, die bis zur Entlassung der „Kerngruppe" kaum ausbalanciert werden konnte.

Gruppenverlauf und Einbettung im stationären Rahmen

Die Gruppensitzungen sind nach dem gewohnten Ablauf strukturiert: eine Gesprächsphase zu Beginn der Sitzung, in der aktuelle Themen Raum finden können, Rückbesinnung auf die letzte Sitzung, meist erfolgt hier die Beschäftigung mit dem Bildmaterial der Patienten. Dann Überleitung zur Themenfindung: Das jeweilige Motiv wird gemeinsam erarbeitet, wobei die Einflussnahme der Therapeutin zunehmend geringer wird. Anfangs werden die Themen vorgegeben, dann wird nur noch lenkend eingegriffen. Mitunter wünschen die Teilnehmer eine Fortsetzung eines Motivs der vorherigen Stunde. Es wird nicht in jeder Stunde gebildert, auch dies wird in Übereinstimmung mit der Gruppe entschieden. In der Nachbesprechung wird zunächst nah an der Imagination das Geschehen reflektiert, die Patienten tauschen sich über ihr Erleben aus. In einer zweiten Phase wird der Bezug zur Gruppendynamik und zum jeweils individuellen Hintergrund hergestellt.
Vorab haben die Patienten in einem ausführlichen Vorgespräch Gelegenheit, die Gruppentherapeutin kennen zu lernen, und werden über die Besonderheit des imaginativen Verfahrens informiert. Bei der Zusammenstellung der geschlossenen Gruppen beginnt ein Gruppenzyklus mit einer persönlichen Vorstellung sowie einer anschließenden Einzelimagination (Blumenmotiv). Bei den halb offenen Gruppen wird bereits im jeweiligen Vorgespräch die Blumenimagination eingeführt.
Die PatientInnen werden alle zusätzlich einzeltherapeutisch betreut, sie sind des Weiteren im üblichen stationären Rahmen eingebunden.

Erfahrungen

Größere Zufriedenheit der Mitglieder lässt sich ganz eindeutig in den geschlossenen Gruppen feststellen. Die PatientInnen entwickeln sehr schnell einen starken Zusammenhalt und entwickeln eine eigene „Gruppengeschichte", auf die immer wieder Bezug genommen wird. Sie haben auch deutlicher das Gefühl, von der Gruppe profitieren und die Erfahrungen in ihren Alltag integrieren zu können.
In den halb offenen Gruppen benötigt es Zeit, bis sich ein neues Gleichgewicht einpendelt, selbst wenn zur besseren Integration der neuen Teilnehmer eigene Motive herangezogen werden. Dieses wird dann durch anstehende Entlassungen – die Aufenthaltsdauer beträgt in der Regel 4 - 6 Wochen – schnell wieder bedroht. Bewährt hat es sich dagegen, einzelne Mitglieder aus der vorherigen Gruppe in einen neuen Zyklus zu übernehmen. Sie bringen bereits Erfahrungen mit, wie eine solche Gruppe „funktioniert", wirken dadurch angstmindernd und bieten sich als Modell an. Für viele ist dies im Vergleich zur vorherigen Gruppe eine neue Gruppenposition, eine neue „Rolle", in der sie neue – wieder in den Alltag umsetzbare – Erfahrungen sammeln können.
Aus den verschiedenen Möglichkeiten, die Gruppe zu beenden, hat sich eine Art Abschiedszeremonie herauskristallisiert: Es gibt eine Sitzung, in der gemeinsam alle im Gruppenverlauf gemalten Bilder in einer Art Ausstellung gemeinsam betrachtet werden. Die Gruppenmitglieder sind stets beeindruckt von der eigenen Entwicklung, die sich in den Bildern spiegelt, wie auch von der Entwicklung der Gruppe als Ganzes.
Weiterhin gibt es eine „Abschiedsimagination": Die Patienten imaginieren ein Treffen der Gruppe nach 1 - 2 Jahren. Dies ist häufig ein ganz versöhnliches, positiv besetztes Bild, bei dem die „Hilfs-Ich"-Funktion der Gruppe noch einmal deutlich spürbar wird.
Interessant ist, dass die meisten der Gruppen ein „Zentralbild" erleben, ein Bild, das als entscheidend für die Gruppe und den Gruppenprozess wahrgenommen wird. Es scheint, wie wenn ein bestimmtes Motiv – durchaus verschiedene in den verschiedenen Gruppen – plötzlich Zugang zu einer neuen, tieferen Ebene ermöglicht. Mehr Zusammenhalt, eine größere Nähe, mehr Offenheit oder aber auch eine erfolgreiche Koordination der eigenen Fähigkeiten mit denen der anderen Mitglieder und daher Entstehung eines neuen Ganzen.
Die Zusammenstellung der Gruppen wird mit großer Sorgfalt vorgenommen, da bedingt durch das besondere Klientel der Klinik viele PatientInnen zu instabil sind, um ein in dieser Weise regressionsförderndes Verfahren nutzen zu können. Durch die Fluktuation der Mitglieder in halb offenen Gruppen geraten die Gruppen leicht an ihr zahlenmäßiges Limit, was einerseits zwar die Kohärenz der wenigen Teilnehmer fördert, andererseits ist der Fortbestand der Gruppe gefährdet.
Die Gruppen bieten in diesem Rahmen überwiegend die Möglichkeit des oralregressiven und narzisstischen Auftankens. Die erste Phase des Zusammenfindens und das Herstellen der Kohärenz sind wesentliche Themen. Die zugrunde liegenden Konflikte, Rivalitäten, Ängste etc. sind spürbar, können auch verbal thematisiert werden, werden aber mehr oder weniger bewusst vermieden, zumal zu dem Zeitpunkt

Gruppenphasen (vergl. auch Kottje-Birnbacher u. Sachsse in Leuner et al. 1986)

Anfangsphase
- Entwicklung von Gruppenkohärenz
- Normen u. Regeln (implizit und explizit)
- Konfliktvermeidung
- Großes gegenseitiges Interesse, Hilfsbereitschaft
- Regressiv-orales und narzisstisches Auftanken

Bilder: Wiese, Spaziergänge, Picknick

Mittlere Phase
- Auflösen der Harmonisierung und Akzentuierung der Unterschiede
- Positionen und Rivalitäten
- Konflikte und Konfliktabwehr

Bilder: Fortbewegung und Erkundung (Schiff, Floß, Insel)
„Zentralbild"

Abschied
- „Gruppengeschichte"
- Erneute Zunahme von Vermeidung und Harmonisierung
- Verstärkter Realitätsbezug
- Gruppe als „Hilfs-Ich"

des Auftauchens der Konflikte der Abschied und die Trennung schon wieder im Raum stehen. Auffallend ist, dass auch das Bildern an sich als Abwehr gegen bedrohliche Themen genutzt wird (lieber in ein schönes Bild abtauchen, als mit ängstigenden Konflikten konfrontiert werden).
In der Regel konnte das übliche Setting beibehalten werden. Ganz selten war es nötig, während der Gruppenimagination einzugreifen, um einzelne Patienten zu stützen.
Mitunter ist es aufgrund körperlicher Einschränkung – insbesondere bei älteren PatientInnen – nötig, im Sitzen zu bildern.
Grundsätzlich sind unsere Erfahrungen mit Gruppen-KIP im stationären Setting ermutigend. Ein zukünftiger Schwerpunkt für unsere Arbeit werden Modifikationen für instabilere PatientInnen sein, die das überwiegende Patientengut der psychiatrischen Klinik stellen und dem wir entsprechend Rechnung tragen möchten.
Derzeit steht ein Setting in Entwicklung, in dem in halb offenen Gruppen gelenkte, sehr strukturierte und ressourcenorientierte Einzelimaginationen im Sitzen angeboten werden, die auch diesen PatientInnen entsprechend ihren Möglichkeiten einen Zugang zur KIP verschaffen.

Autorin: Ingrid Pahl-Hoffmann, Diplom-Psychologin, Psychologische Psychotherapeutin, Therapeutin der AGKB, Dr. v. Ehrenwall'sche Klinik, 53474 Ahrweiler

KIP und Symbolarbeit in der Psychodynamischen Gruppentherapie einer Psychiatrisch-psychotherapeutischen Tagesklinik

Die Psychiatrisch-psychotherapeutische Tagesklinik des Landeskrankenhauses Göttingen umfasst 20 Behandlungsplätze für Patienten mit neurotischen Erkrankungen, Persönlichkeitsstörungen und Psychosen. Es handelt sich um ein integratives Behandlungskonzept, das störungsspezifisch psychodynamische Psychotherapie, Verhaltenstherapie, Copingtherapie und die verschiedenen Sozio-, Ergo- und körpertherapeutischen Angebote umfasst. Ziel ist die Aktivierung der Ressourcen und Bearbeitung der Aktualkonflikte auf der Basis eines psychogenetischen Verständnisses.

Spezifisch für die Tagesklinikpatienten ist ein hohes Ausmaß an Alltagsanforderungen und psychosozialen Belastungen im Beziehungsumfeld. Diese müssen tagtäglich bewältigt werden und haben einen großen Einfluss auf die Behandlung. Daher ist die Therapie sehr auf lösungsorientiertes Denken und auf die Entwicklung von Bewältigungsmöglichkeiten ausgerichtet mit einer ressourcenorientierten psychotherapeutischen Haltung.

Nach der ca. einwöchigen Diagnostikphase wird im Rahmen der Behandlungsplanung die Indikation zur Psychodynamischen Gruppentherapie gestellt. Es handelt sich um eine halb offene Gruppe mit bis zu 8 Teilnehmern, die im Durchschnitt 7-8 Wochen teilnehmen. Das Setting umfasst 2 Termine Imaginationsgruppe und 1 Termin Gestaltungsgruppe pro Woche. Behandelt werden Patienten/innen mit zumeist chronischen Erkrankungen: Depressive Störungen, Angststörungen, Zwangsstörungen, Essstörungen, Somatoforme Störungen, Belastungsreaktionen, PTBS, Persönlichkeitsstörungen.

Ein Großteil der Patienten leidet unter einer Selbstwertproblematik, viele weisen Frühstörungsanteile und Defizite in der Strukturentwicklung auf.

Aus dem Setting der Tagesklinik und der spezifischen Klientel ergeben sich folgende Modifikationen für die Behandlung: Die Patienten sind durch die Notwendigkeit der Integration von Alltagswelt und innerer Welt in der Psychotherapie verunsichert und haben im Vergleich zu ambulanten Gruppen ein höheres Bedürfnis nach Schutz und Struktur in der Gruppe. Die Aktualkonflikte stehen im Vordergrund des Erlebens und hemmen zunächst ein tieferes Einlassen auf innere Prozesse in der Gruppe. Das Leiterverhalten ist auf das Funktionsniveau der Gruppe zugeschnitten schützend und ressourcenorientiert.

Strukturgebend ist ein anfängliches Blitzlicht, in dem jeder zu Wort kommt, um die aktuelle Befindlichkeit und sein Thema einzubringen. Dann erfolgt eine verbale Vertiefung des Themas durch die Gruppe, wobei sich die Themenfindung aus dem Gruppenprozess ergibt.

Im zweiten Schritt werden diese Themen mittels KIP intensiviert, um den Bezug zu sich selbst, den eigenen Bedürfnissen und inneren Ressourcen herzustellen, eigene Konflikte und Beziehungsmuster zu erkennen. Die Katathymen Imaginationen erfolgen als ca. 10-15-minütige Einzelimaginationen aller Teilnehmer im Sitzen nach einem von der Leiterin vorgegebenen Motiv. Diese werden nachbesprochen, in der Gestaltungsgruppe gemalt und noch mal anhand der Bilder in der Gruppe bearbeitet.

Die KIP intensiviert die Selbsterfahrung im Erleben während der Imagination und fördert die Selbstentwicklung und Selbstakzeptanz. Wirksam sind die imaginative Konfliktdarstellung und -bearbeitung. Weiterhin erfolgt eine Ich-Stärkung und Ressourcenaktivierung im Sinne der narzisstischen Restitution in der imaginierten Situation und der Erschließung von hilfreichen Introjekten. Durch die Entfaltung der Kreativität werden neue Wege der Problemlösung und des Umganges mit Konflikthaftem erfahrbar.
Die stillen Imaginationen werden unterstützend und Selbstfürsorge anregend begleitet. Dadurch, dass die Patienten einzeln für sich imaginieren, behalten sie die Kontrolle über sich und sind dadurch eher bereit, sich auf den Gruppenprozess einzulassen.
Anders als im klassischen KIP-Gruppensetting wird die Gruppendynamik nicht direkt während der Imagination vertieft. Sie zeigt sich indirekt in den verschiedenen Übertragungsaspekten der Bilder und in der Beziehungsstruktur der Gruppe. Statt der gemeinsamen imaginativen Gruppenerfahrung werden die Gruppenthemen zunächst einzeln imaginativ intensiviert und dann in der Gruppe besprochen. Die Gruppe wirkt entwicklungsfördernd, indem Kritisches, nicht Gesehenes, nicht Gewürdigtes geäußert wird, und so für jedes Gruppenmitglied eine große Bandbreite des inneren Reichtums seiner selbst und der Gruppe erfahrbar wird. Dies bewirkt bei den Teilnehmern eine Veränderung der Haltung sich selbst und den anderen gegenüber und eine Erweiterung der Wahrnehmung jenseits der neurotischen Einengung hin zu neuen Sichtweisen. Durch das Erleben, Malen und Betrachten der Bilder und Nachbesprechen bekommen die Patienten einen intensiv erfahrbaren Bezug zu sich und den Gruppenteilnehmern, können sich und die anderen „begreifen", wie es eine Patientin formulierte. Durch diese Erfahrung wird die Gruppenkohäsion gefördert, und dies ermöglicht trotz des kurzen Behandlungszeitraums gute Therapieerfolge.
Der Leitungsstil ist je nach Reifungsgrad der Gruppe mehr oder weniger strukturierend. Nachdem der Patient seine Erfahrungen und Einfälle zu der Imagination berichtet hat, werden sie durch Anteil nehmendes Nachfragen angereichert. Die ressourcenorientierte Haltung der Leiterin überträgt sich auf die Arbeitsweise der Gruppe, so dass ein respektvoll neugieriger Umgangsstil entsteht, in dem sich alle Gruppenmitglieder trauen, ihre Gefühle und Einfälle zu dem Bild zu äußern.
Folgende Motive haben sich für dieses Vorgehen bewährt:

- Blume, Baum, Wiese, Bach, Berg, Haus,
- Weg, Neubau eines Hauses, Rucksack packen,
- hilfreiche Gestalt, Begegnung mit einem Weisen, einer Märchengestalt,
- Kraftquelle, Schatz, Ort, an dem man sich rundherum wohl fühlt, Landschaft, die gut tut,
- Ort der Einkehr, Tempel der Stille
- was meinem Körper gut tut, ein warmes Bad, Sonne, Licht,
- sicherer Ort, mein eigenes Reich, mein eigenes Zimmer,
- Ich-Ideal, der innere Chef, der innere Regisseur,
- ein spielendes Kind, ein Ball, ein kecker Teenager,
- Löwe, ein wehrhaftes Tier/Wesen.

Diese Motive umfassen die Grundstufenmotive mit den basalen Konfliktthemen, zusätzlich Motive zur Klarifizierung der momentanen Etappe des Individuationsweges und der weiteren Entwicklungsbedürfnisse und eine Vielzahl von Motiven zur Stimulierung von Ressourcen, daneben Motive, die der Stabilisierung Traumatisierter dienen und Schutz und Abgrenzung fördern. Schließlich sind auch Motive wichtig, die das Selbstbild und Ich-Ideal ansprechen, ferner auch solche, die sich auf den Konfliktbereich Aggression und Expansion beziehen.

Der Gruppenprozess und die individuellen Prozesse müssen parallel sehr genau beobachtet werden. Das, was inhaltlich besprochen wurde, wird hinsichtlich der Erfahrungsmöglichkeiten in der KIP geprüft: Wo ist eine Hemmung, eine Lücke im Erleben, was wird nicht erlaubt etc., und welches Motiv kann dieses anregen. Aufgrund der Heterogenität der Gruppe und des unterschiedlichen Reifungsgrades der Gruppenmitglieder hat es sich bewährt, zunächst die Ressourcen zu aktivieren, weil dann die Bearbeitung von Konflikthaftem eher möglich ist. Im Gruppenprozess wechseln Phasen der Stabilisierung und Regression im Dienste des Ich mit Phasen der Konfliktbearbeitung ab.

Als zweiter Baustein in der Gruppentherapie wird die *Symbolarbeit* genutzt als Möglichkeit für die Patienten, sich über Symbolisierung auszudrücken und Zugang zu sich und den anderen zu finden (Wollschläger und Wollschläger, 1998). Während die KIP eher zur Verbreiterung und Intensivierung der Erfahrung eingesetzt wird, dient die Symbolarbeit der Verdeutlichung und Versprachlichung des inneren Prozesses. Über das Symbol können die Patienten Kontakt zu ihren Wünschen, Bedürfnissen und Hemmnissen herstellen und im dialogischen Prozess verstehen. Aufgrund der Ressourcenorientierung zielen die Fragestellungen größtenteils auf die Erschließung hilfreicher Selbstanteile oder gehemmter Antriebe ab.

Wichtige Fragestellungen in der Symbolarbeit sind z.B.:

- Welches Symbol spricht Sie an?
- Welche Symbol passt zu Ihnen?
- Was kann Ihnen auf Ihrem Weg weiterhelfen?
- Was brauchen Sie, um zufrieden zu sein?
- Was brauchen Sie, damit es Ihnen körperlich gut geht?
- Was kann helfen, um mit der Familie/Partner besser zurechtzukommen?
- Was kann helfen, um eigene Bedürfnisse zu spüren/mzusetzen?
- Was hat Ihnen im Leben geholfen?
- Ein Symbol für die momentane Stimmung/ein Symbol für eine Kraftquelle, einen Wunsch
- Was behindert Sie auf Ihrem Weg?
- Ein Symbol für Ihr Problem und ein Symbol für dessen Lösung

Nach der Bearbeitung der Symbole in der Gruppe werden die Symbole ausgeliehen, und die Patienten können sich bis zur nächsten Sitzung damit beschäftigen. In der ergotherapeutischen Gestaltungsgruppe erhalten die Patienten die Aufgabe, eine Umgebung für das Symbol zu gestalten. Dies dient der Fortsetzung des inneren Prozesses, indem der Patient einen Kontext, einen Sinnzusammenhang für das Symbol sucht und in der Gestaltung für ihn bedeutsame Aspekte herausarbeitet. In der nächs-

ten Gruppentherapiesitzung werden diese versprachlicht und mit Hilfe aller Gruppenmitglieder in ihrem zentralen Bedeutungsgehalt verstehbar gemacht.
Im Folgenden wird dieses Vorgehen anhand von zwei kurzen Gruppensequenzen veranschaulicht.

Gruppensequenz mit KIP

Die Gruppe besteht aus 6 Frauen und ist schon etwas vertraut, so dass vermehrt interpersonelle Konflikte zum Thema werden. Eine bisher sehr zurückhaltende Patientin bringt die Schwierigkeit ein, sich nach der Trennung von ihrem Freund gegen seine Einflussnahme zu wehren. Eine andere ist voller selbstkritischer Zweifel nach einer Begegnung mit ihrem kränkend entwertenden Vater und fühlt sich unfähig, ihm etwas entgegenzusetzen. Eine dritte, die von ihrem Ehemann in einer völligen sozialen Misere zurückgelassen wurde, ärgert sich über ihre Unfähigkeit, sich zu wehren, aber auch über die endlose Leidensbereitschaft einer Mitpatientin. Das Gespräch vertieft die Erfahrungen aller mit mangelnder Durchsetzungsfähigkeit insbesondere im Kontakt mit nahen Bezugspersonen. Die Patientinnen möchten sich wehren können, kennen das Gefühl der Ohnmacht zu genau.
Um den bereits artikulierten Wunsch nach aggressiver Wehrhaftigkeit in der Imagination spürbar zu machen, rege ich in der nächsten Gruppenstunde eine Imagination *„Begegnung mit einem Wehrhaften Tier"* an.
Die Patientinnen ziehen sehr viel Stärkung aus dieser Imagination und erkennen in der Nachbesprechung ihren Mut an. Die Patientin mit dem entwertenden Vater stellt sich einen noch sehr versteckten Panther vor, der ihr fremd ist, den sie wegen seiner Stärke bewundert. Eine Frau mit einer Angstsymptomatik stellt sich sehr mutig einem Eisbären, den sie mit Fischen nähren und anfassen kann. Eine Patientin imaginiert einen dreiköpfigen Drachen, den sie in einem ritterlichen Kampf besiegt. Sie ist stolz auf ihren Mut, sieht aber auch, dass der Drachen sehr sensibel ist und deshalb so aggressiv, und erkennt, das sie ihn respektiert.
Eine ausgesprochen aggressiv gehemmte Patientin sieht einen satten müden Löwen und findet sich in ihm wieder, weil er „viel zu lieb" ist und seine Gefährlichkeit nicht ernst genommen wird. Die Frau mit dem Einfluss nehmenden Freund sieht einen Teufel, der voller Wut und nicht angreifbar ist, mit dem sie aber auch nicht in Kontakt kommt, weil er nichts braucht außer Wut. Im Nachgespräch ermöglicht die Gruppe über das Mitleid wegen seiner Einsamkeit eine Annäherung, die die Patientin zunächst nicht spüren konnte. In der Symbolisierung des Teufels verdeutlichen sich archaische abgespaltene Selbstobjektanteile als Ausdruck einer destruktiv traumatisierenden Mutterimago.
Da nicht nur diese Patientin traumatisiert ist, sondern auch die jetzt neu dazukommende, gebe ich das Motiv des *„Sicheren Ortes"* vor. Die Auseinandersetzung mit aggressiven Gefühlen, die für einige in der Gruppe hier weitergehen könnte, intensiviere ich in der Motivwahl zunächst nicht. Auch die neue Patientin muss erst mal ihren „sicheren Ort" in der Gruppe finden. Nach der Erfahrung des sicheren Ortes ist die weitere Auseinandersetzung mit den aggressiven Seiten angstfreier möglich.

Der sichere Ort ist für alle erreichbar – auf dem eigenen bergenden Sofa, auf einem anderen Stern oder in einem Indianerzelt. Die Patientin, die den Teufel imaginiert hat, sieht sich in einer schützenden Hülle, einem Wolkenmantel. Die Nachbesprechung schlägt die Brücke zu dem vorherigen Thema, indem die Patientin erkennt: „Wenn ich mich sicher fühle, kann ich mich eher wehren". Die Notwendigkeit des Wehrhaften wird aber auch gesehen: Der Indianer kann sich sicherer fühlen, wenn er weiß, dass er sich wehren kann. Diese Patientin hat einen entscheidenden Schritt getan und sich mit ihrer alten Mutter ausgesprochen und versöhnt. Das Indianerzelt symbolisiert auch den Schutz in der Gruppe, der in der Auseinandersetzung mit diesem schwierigen Thema entstanden ist.
In der nächsten Gruppe kommt ein junger Patient dazu, der sich sehr offen mit seinen unsicheren Seiten einbringt. Das Thema der erlaubten Aggression setzt sich fort, indem eine Patientin sagt, dass sie sich nicht selbstsicher fühlt und deshalb alle Kritik in sich aufnimmt. Sie sieht Selbstsicherheit als Voraussetzung, um sich zu wehren. Daraus entwickelt sich die Thematik der Selbstsicherheit und der eigenen Stärken, die vielen nicht bewusst sind. In der Gruppendynamik geht es auch um die Absicherung in der Gruppe, sich stark zeigen zu dürfen, zumal jetzt ein Mann dazugekommen ist. Um in Kontakt mit den eigenen Kraft spendenden Anteilen zu kommen, rege ich die Imagination zum Motiv *„Kraftquelle"* an.
In der Nachbearbeitung sind viele Teilnehmer überrascht über die innere Stärkung durch die Imagination und können Bezüge zu ihrer eigenen Biographie herstellen. Drei Frauen haben Bilder mit Wasserquellen und Wasserläufen. Alle malen das Bild nicht, was in der Gruppe auffällt und biographisch verstehbar wird. Diese Patientinnen haben der fürsorgenden Mütterlichkeit entbehrt, und auch andere stellen fest, dass sie wenig mütterlich mit sich umgehen. Die Gruppe sei anders, hier würden sie es lernen. Der Natursteingipfel des Mannes spendet Kraft i. S. der narzisstischen Restitution in der Natur. Er betont, die Felsen seien rund und nicht schroff, und signalisiert damit auch das Bedürfnis nach Aufgenommensein in den Kreis der Frauen und die Angst vor phallischer Dominanz. Der Vulkan der sehr stillen und gehemmten Frau fasziniert alle in seiner Stärke, macht der Patientin aber Angst vor dem zerstörerischen Potential.
Die Stärkung durch dieses Bild ermöglicht der Gruppe, sich einem zentralen Konfliktthema zuzuwenden, das Hinterfragen der internalisierten Über-Ich-Ansprüche. Die Patienten erleben sich als unbarmherzig sich selbst gegenüber, erwarten mindestens 100 %iges. Bis auf eine Patientin, die etwas milder ist, haben alle einen extrem strengen Über-Ich-Anspruch und lassen keine Schwäche gelten. Keiner der Patienten hat eine Idee, wie dieses verändert werden kann. Ich rege die Imagination an, sich den *„inneren Chef"* vorzustellen, und bitte sie, sich am Ende vorzustellen, wie sie den Chef milder stimmen können.
Es entstehen Bilder mächtiger, z.T. archaischer Introjekte eines Teufels, eines Zensors und einer gesichtslosen Sillouette, zu denen allen Kontakt aufgenommen werden kann. Zwei Patientinnen haben sehr bewegende Imaginationen, bei denen es zu einer versöhnlichen Begegnung kommt. In der Nachbearbeitung leisten die Patienten viel im biographischen Verstehen und gehen mit sich und den anderen empathischer und

nachsichtiger um. Sie sehen mehr auf ihre Bedürfnisse und können sich etwas milder beurteilen.
Der fürsorgliche und mildere Umgang wird in der nächsten Sequenz weiter entwickelt und von mir durch das Motiv *„hilfreiche Gestalt"* vertieft. Diese stellt für die Patienten spürbar eine innere Kraft gegenüber dem inneren Chef dar: Ein Zauberer mit Leichtigkeit und Kreativität, ein Kobold ist kreativ und humorvoll und nimmt nicht alles so ernst. Ein Bär ist stark und kuschelig, eine Freundin ist weise und fürsorglich. Durch die Begegnung mit diesen positiven Introjekten können die Patienten neue emotionelle Bereiche für sich und in der Gruppe erschließen. Kreativität, Humor, Fürsorge, Zärtlichkeit. Diese Erfahrungen prägen den Umgangsstil der Gruppenmitglieder miteinander, so dass sie gefühlvoller miteinander umgehen und offener sind für bisher nicht wahrgenommene Persönlichkeitsanteile.

Gruppensequenz mit Symbolarbeit

Die Gruppe umfasst 5 Frauen und einen Mann. Nach dem anfänglichen Blitzlicht intensiviert sich das Thema einer Patientin, die sehr depressiv auf einen Kontakt mit früheren Arbeitsbezügen reagiert und die in selbstquälender Art das ganze Wochenende über ihre Insuffizienz und nicht erfüllten Aufgaben gegrübelt hat.
Eine andere Patientin ist ebenfalls deprimiert und weint, weil sie von einem Kollegen auf den inkompetenten Chef angesprochen wurde, mit dem sie einen Konflikt hat. Nach dem Gespräch hatte sie 3 Tage Migräne und konnte nicht mehr sprechen.
Die Besprechung in der Gruppe führt zu dem Thema Ansprüche von Chefs und eigene Schwierigkeit, einer Kritik standzuhalten. Da alle Patientinnen Probleme haben, sich aggressiv abzugrenzen, entsteht eine ohnmächtige Hilflosigkeit, in der ich ein Symbol wählen lasse zu der Frage. „Was kann mir helfen, was brauche ich, wenn ich mich so angegriffen fühle?"
Die *Schnecke* wird gewählt als Symbol für Schutz und Rückzugsbedürfnis. In der Muschel ist es warm, ruhig und geborgen, frei von Ansprüchen und Forderungen. Die Patientin, in Identifikation mit dem zwanghaft perfektionistischen Vater, ist in einem Über-Ich-Konflikt mit sehr strengen Ansprüchen und kann sich nicht abgrenzen und schützen. Leistung ist so narzistisch besetzt, dass sie ihre Erkrankung als Versagen erlebt und sich dafür straft. Ein innerer Schutz vor dieser Strenge ist in dem Symbol: ein Rückzug in die mütterlich bergende Welt.
Die andere Patientin wählt ein *Herz*, das das Gefühl und Verständnis der Mutter repräsentiert, die ihr in allen Konflikten, auch mit dem Chef beiseite gestanden hat. Wenn sie in Not ist, denkt sie an das Herz der Mutter und schöpft Hoffnung, die Dinge „mit viel Gefühl" meistern zu können. Sie wird traurig, weil die Mutter vor einem Jahr gestorben ist, verbietet sich gleichzeitig ihre Traurigkeit. Ihr fällt auf, dass die Schnecke ihr gefällt, und dass sie sich auch so einen Rückzug wünscht. Das leitet über zu der Erkenntnis, dass sie sich zu wenig schützt. Auf meine Frage, wie das Symbol sie schützen könnte, fällt ihr ein, dass sie sich hinter dem Herz verstecken könnte.

In dem Symbol repräsentiert sich auch der ödipale Grundkonflikt: Sie ist enttäuscht von dem neuen jungen, inkompetenten Chef, der sie nicht anerkennt und sie als Kummerkasten missbraucht. Die Enttäuschungswut ist gehemmt und äußert sich in einer Konversion (Hustenanfälle oder Heiserkeit), wenn sie mit ihm spricht.
Eine Patientin leidet unter einer Soziophobie und einer Konfliktthematik mit dem Chef, der sie ausnutzt, weil sie sich nicht abgrenzt. Der *Löwe* repräsentiert ihren Helfer, der stark ist, kraftvoll und sich zu wehren weiß. Er hat Zähne und Krallen, und sie möchte von ihm lernen. Sie hat bislang ihre Ängste mit Alkohol betäubt und sich nie gegen die dominanten und vereinnahmenden Männer in der Familie gewehrt. In dem Löwen symbolisiert sich sowohl die ödipale Sehnsucht als auch die eigene aggressive Potenz, vor der die Patientin sich fürchtet.
Die nächste Patientin wählt gleich zwei Symbole, den alten weisen *Zauberer* und den *Drachen*. Der Drache ist wehrhaft und aggressiv gegen andere und repräsentiert ihre Wut, wenn ihr der Kragen platzt, wie oft vor Aufnahme. Der Zauberer ist ruhig und besonnen, sucht nach Lösungen und weiß Rat, damit es nicht zu aggressiv zugeht. Die Patientin stammt aus einer impulsiv aggressiven grenzüberschreitenden Familie, in der ihre eigenen Bedürfnisse nie gesehen wurden. Nach dem Tod des Vaters steht sie in einem Autonomie-Abhängigkeitskonflikt zur Mutter und Schwester mit regressiven Bedürfnissen nach Schutz und gleichzeitiger Rebellion im Wunsch, sich zu lösen.
Eine Patientin wünscht sich eine *Fee*, die sie in ihren Schwierigkeiten berät, wenn sie nicht mehr weiterweiß. Sie kann sie als Ratgeber nutzen, oder die Fee zaubert ihr eine Lösung. Diese Patientin ist soziophobisch und sehr aggressionsgehemmt aufgrund einer aggressiv kranken Mutter und eines alkoholkranken Vaters, so dass die Selbstäußerungen und Bedürfnisäußerungen sofort negativ sanktioniert wurden. Aus dieser Angst heraus ist sie im Verhalten gehemmt und von Helfern abhängig. In dem Symbol repräsentiert sich der Wunsch nach Hilfe und auch ein Selbstanteil, sich auf die sanfte konfliktvermeidende Art Lösungen zu verschaffen.
Der *Steinbock* ist stark und kann sich mit seinen großen Hörnern gut durchsetzen. Er kann gut klettern und findet immer einen Weg. Für den Patienten bedeutet er seine kraftvolle und dickköpfig durchsetzungsfähige Seite, die er früher hatte und die er meint verloren zu haben. Nach dem Tod des Sohnes hat er seinen Kummer zunächst mit Alkohol betäubt und danach eine Angstsymptomatik entwickelt.

Intensivierung der Symbolarbeit in der Gestaltungsgruppe

In der Gestaltungsgruppe erhalten die Patienten die Aufgabe, eine Umgebung für ihr Symbol zu gestalten. Dadurch wird ein innerer Kontext zu dem Symbol hergestellt und ein zentraler Aspekt des Symbols herausgearbeitet.
Die *Schnecke* als mütterlich-schützendes Symbol sitzt in einer intensiven roten Umgebung. Das wirkt auf die Patientin „wie ein Orkan", in dessen Mitte Ruhe ist. Sie verbindet mit dem Rot „Druck", sieht darin einen Anteil von sich, da sie sich ständig unter Druck setzt. Die Gruppe hilft ihr, vorzuphantasieren, wie es außen aussehen muss, damit sie aus dem Schneckenhaus herauskommt: „Grün- und Blautöne" sollen

es sein. Sie will sich nicht mehr so unter Druck setzen, wie sie es von ihrem Vater kennt.
Das *Herz* ist jetzt geschützt. Innen ist eine Tür, die nur die Patientin aufmachen kann, wenn sie jemanden in ihr Herz lassen will. Innen ist eine blühende Landschaft voller Sonne und guten Gefühlen. Sie entscheidet, wer draußen bleibt. Draußen ist es schwarz oder nicht ganz so dunkel, braun. Die Bearbeitung in der Gruppe führt die Patientin zu der Erkenntnis, dass sie von ihrem Chef enttäuscht ist und sich von ihren Erwartungen abgrenzen will.
Die *Löwe* ist stark, weiß um seine Kraft, hat Krallen und Zähne. Er ist aber auch verspielt, er spielt mit der Weltkugel und nimmt nicht alles so schwer und ernst, hat keine Angst vor anderen Menschen, steht über den Dingen. Die Patientin ist das erste Mal in der Gruppe ohne Angst und ohne Medikamente und bemerkt, dass sie ein bisschen von der Stärke des Löwen in sich hat.
Der *Zauberer* ist weise und hat Rat und Ideen, aber auch Macht über den *Drachen*. Er stellt sich vor ihn um ihn zu bändigen, damit der Drache nicht gleich kämpft, sondern erst mal eine ruhige Lösung sucht. Wenn das nicht geht, ist der Drache wehrhaft. Mit Unterstützung der Gruppe kann die Patientin beide Anteile in sich sehen und sie auch verbinden: Wenn sie lernt, den Weisen in sich zu nutzen, kann sie kraftvoll sein und nicht aggressiv, ruhig sein und nicht impulsiv.
Die *Fee* hat in der Gestaltung ihre Gestalt verloren. Der Zauberstab ist geblieben. Er steht für die Wünsche, die Konfliktlösungen, die unmittelbar erzaubert werden. Die Patientin bemerkt aber auch, dass die Fee fehlt und dass das Zaubern eine zu einfache Lösung ist. „Eigentlich soll ich die Probleme ja selber lösen, erwachsen werden". Sie ist aber in der Familie immer überfordert worden und braucht erst mal ein Gespür für sich selbst und ihre Wünsche. Insofern würdige ich den Stern, den man vom Himmel holen kann, als ein Symbol für ihre Wünsche, die ernst genommen werden wollen.
Der *Steinbock* als ein starker Anteil möchte alles überblicken und will zu den grünen Wäldern. Der verdorrte Baum neben ihm steht für das Gefühl, das der Patient hat, das Kreuz für seinen Glauben. Durch die Gestaltung fällt der Gruppe auf, dass der Steinbock sich von dem Baum abwendet. Der Patient findet heraus, dass der Baum Wasser braucht und dass der Steinbock sich um den Baum kümmern sollte. Dadurch wird dem Patienten in einem ersten Schritt seine abgewehrte Trauer um seinen Sohn erfahrbar.

Zusammenfassung

Die geschilderten Modifikationen entsprechen den Bedürfnissen teilstationärer Patienten: Sie haben sowohl chronifizierte Störungen mit hoher Vulnerabilität als auch akut drängende Probleme und versprechen sich von der Therapie spürbare Erfolge. Sie sind so sehr von den aktuellen Konflikten vereinnahmt, dass sie sich nicht gut auf die Konflikte der anderen einlassen können, aus Angst, den eigenen nicht mehr gewachsen zu sein. Sie profitieren daher nicht so sehr von der Bearbeitung der Übertragungen und der Gruppendynamik in den gemeinsamen Imaginationen, sondern eher von den Imaginationen der einzelnen Gruppenmitglieder zu einem gemeinsamen Thema. In dem ausführlichen Nachbereiten der Einzelbilder und Anteilnehmen und dem Spiegeln in den anderen können sie ihre Autonomie bewahren und von den Ressourcen aller Gruppenmitglieder profitieren. Mit der Kombination von KIP, Gestaltungs- und Symbolarbeit bieten wir eine fokussierte, lösungsorientierte Arbeit an, die den Patienten auf verschiedenen Wegen hilft, ihre Ziele zu präzisieren und ihre Ressourcen klarer zu spüren und zu aktivieren.

Autorin: Dr. med. Andrea Friedrichs-Dachale, Ärztin für Neurologie und Psychiatrie, Psychotherapie, Ärztin für Psychotherapeutische Medizin, Leiterin der Psychiatrisch-psychotherapeutischen Tagesklinik des Landeskrankenhauses Göttingen, Lehrtherapeutin in der AGKB.

Gruppenarbeit mit KIP in einer psychosomatischen Klinik im Rahmen der Behandlung von adipösen Menschen

Dargestellt werden sollen Erfahrungen in der stationären Behandlung von adipösen Menschen im Rahmen des Adipositaskonzeptes von Kleinschmidt, Langner, Lehrer und Wilke (unveröffentlicht) an der Curtius-Klinik in Bad Malente-Gremsmühlen. Die Curtius-Klinik ist eine Fachklinik für Psychosomatik und Psychotherapeutische Medizin mit 156 Betten, die sich in einen Akutbereich mit 100 Betten und einen Rehabilitationsbereich gliedern.
Dort wird ein Behandlungsprogramm für PatientInnen mit einem BMI ≥ 30 und/oder übergewichtige PatientInnen mit somatischen Risikofaktoren angeboten, vorausgesetzt, es liegt eine Komorbidität mit einer psychischen Störung wie Angst oder Depression vor. Das Konzept fußt auf den evidenzbasierten „Leitlinien zur Adipositastherapie" und umfasst einen Zeitraum von 6 Wochen. Psychotherapie wird hierbei als unverzichtbarer Baustein einer multimodalen Behandlung angesehen (Herpertz und Senf, 2003). Die jeweils aus 8-10 übergewichtigen Frauen und Männern bestehenden geschlossenen PatientInnengruppen absolvieren gemeinsam folgende Behandlungsbausteine:

a) eine *Ernährungsberatungsgruppe* mit vier Sitzungen von 90 Minuten Dauer sowie einen 180-minütigen Termin in der Lehrküche. Die PatientInnen sollen ihr gestörtes Essverhalten erkennen und Möglichkeiten zur dauerhaften Änderung ihres Essverhaltens erarbeiten.
b) *physiotherapeutische Gruppenangebote* bestehend aus Ergometertraining, Bewegungsbad und Walking. Hier werden einfache, gelenkschonende Bewegungsangebote mit guter Trainingswirkung und Konditionsförderung vermittelt. Die Übungen wirken dem Muskelabbau entgegen und ermöglichen gleichzeitig gute Erfolgserlebnisse.
c) *Gruppentherapie mit Katathym-Imaginativen sowie körper- und bewegungstherapeutischen Elementen* unter der Leitung zweier gegengeschlechtlicher TherapeutInnen findet zweimal wöchentlich über eine Dauer von 90 Minuten statt. Die Kombination dieser beiden Methoden soll die Körper- und Selbstwahrneh-

mung sowie die Wahrnehmung der Beziehungsgestaltung fördern. Unbewusste Erlebnis- und Verhaltensweisen werden bewusst gemacht (z. B. die unbewusste Funktion des Übergewichtes). Das Erkennen und der Abbau von selbstdestruktiven Verhaltensweisen (z. B. Essverhalten, Suchtverhalten, Bewegungsmangel und soziale Isolation) werden erleichtert. Schließlich wird es den PatientInnen ermöglicht, eigene Ressourcen zu erkennen und zu erweitern.

Zusätzlich erhält jeder Patient einzeltherapeutische Gespräche.
Häufige Themen adipöser Menschen in der Gruppentherapie sind u. a. (vgl. Tuschhoff, 1996):

- Adipöse sprechen über soziale Ablehnung, die sie von anderen erfahren. Dies ist oft auch eine Projektion: Übergewichtige unterstellen anderen die Ablehnung, die sie sich selbst und ihrem Körper gegenüber empfinden (negatives Selbst- und Fremdbild). Die von ihnen beklagte soziale Diskriminierung kann Ausdruck der eigenen Kontaktängste sein, ist aber oft auch real.
- Adipöse helfen gerne anderen, sind altruistisch, können schwer etwas für sich fordern; da sie gleichzeitig sehr harmoniebedürftig sind und starke Angst vor Verlusterlebnissen haben, meiden sie streithafte Auseinandersetzungen – und fühlen sich dadurch oft ausgenutzt. Wie können sie also angemessen Grenzen setzen?
- Abgewehrte Aggressionen und sexuelle Impulse sind in der Gruppe deutlich spürbar, werden aber von den adipösen PatientInnen oft nicht wahrgenommen. Diese Impulse gilt es zu integrieren.
- Essen dient der Stimmungsregulation: Essen bei Ärger, Langeweile oder Depression führt zur Stimmungsveränderung. Eine Reduzierung des Körpergewichts ist solange nicht möglich, wie PatientInnen keine Möglichkeit kennen, die oben genannten Gefühle auszuhalten oder zu verändern.
- Große Bedürftigkeit, Maßlosigkeit, einhergehend mit Schwarz-Weißvorstellungen bzgl. den Vorteilen des Dünnseins und den Nachteilen des Dickseins.
- Einsamkeit, sich mit dem Übergewicht „eingerichtet"/zurückgezogen haben.
- Wie kann ich in der Gruppe sein und doch ich selber sein?
- Abwehr von Weiblichkeit/Geschlechtlichkeit.
- Verantwortung für sich selbst übernehmen oder wesentliche Änderungen von anderen erwarten.

Imaginiert wird innerhalb der 10 Sitzungen in der Regel zweimal und zwar in der 3. und 7. bzw. 8. Sitzung. Über wichtige *Erfahrungen* soll im Folgenden berichtet werden:
Übergewicht ist nicht mit einer speziellen Psychopathologie assoziiert (Sabbioni, 2003), d. h., die Gruppe der adipösen PatientInnen ist ich-strukturell heterogen, die Kombination mit Störungsbildern wie Depression, Angststörungen und Persönlichkeitsstörungen vielfältig. Dennoch ist vielen Gruppen gerade in der Anfangsphase der Gruppentherapie einiges gemeinsam: Gefühle von hohem inneren Erwartungsdruck an sich und andere, ganz viel Scham, sich zu zeigen, Angst vor Versagen, Kritik und Beschämung sowie Angst vor einem Kontrollverlust insbesondere in Bezug auf selbst- und fremdaggressives Verhalten. Erfahrungsgemäß haben viele PatientInnen Angst vor

der ersten gemeinsamen Imagination im klassischen Setting. Typische Formen von Widerstand sind: Die Gruppe lehnt ein Gruppen-KB ab; die PatientInnen geben an, dass sie sich wegen körperlicher Probleme nicht hinlegen „können" (diese Schwierigkeit ist oft allerdings auch real, so dass durchaus vereinzelt im Sitzen gebildert wird); in der Motivfindungsphase werden nur sehr wenige Motivideen geäußert, oder es wird eine Flut von Motiven produziert, ohne dass es zu einer Einigung kommt; die PatientInnen einigen sich während der Motivfindungsphase vorschnell, ohne sich ausreichend miteinander auseinander zu setzen; die PatientInnen schweigen während des Imaginationsprozesses; einzelne PatientInnen öffnen sich und teilen während der Gruppenimagination mit, dass sie sich in einer brenzligen Situation befinden und andere gehen nicht drauf ein; einzelne PatientInnen öffnen die Augen, blicken suchend umher oder stören andere (z. B. durch Antippen); Abbrechen des Gruppen-KB; es wird nicht gemalt; es wird nichts zum Erlebten gesagt; das Bild wird den andern nicht gezeigt. Diese Schwierigkeiten und der Wunsch vieler PatientInnen zu verstehen, was die Gruppenimagination für einen Bezug zu ihrem Übergewicht hat, haben uns dazu veranlasst, an dieser Stelle oft *eine Einzelimagination in der Gruppe in Anlehnung an Susie Orbach „Übergewichtigsein oder Schlanksein auf einer Party"* (Orbach, 2001) anzuleiten. Die PatientInnen sollen sich zunächst vorstellen, dass sie sich so übergewichtig, wie sie sind, auf einer Party befinden, welche Kleidung sie tragen, wie diese auf andere wirkt, wie sie sich im Kontakt mit anderen fühlen, wer zu wem Kontakt aufnimmt, was das „übergewichtige Ich" den anderen mitteilt, inwiefern das Dicksein in dieser Situation nützlich ist usw.; in der nächsten Phase sollen sich die PatientInnen vorstellen, wie sie sich selbst und anderen im schlanken Zustand begegnen. In dieser Übung werden die Vor- und Nachteile des Übergewichtig- und Schlank-Seins recht deutlich. Den PatientInnen wird hier oft bewusst, dass es einen Zusammenhang zwischen Essen und Emotionen gibt und welche unbewussten Hindernisse bislang trotz bester Vorsätze eine dauerhafte Gewichtsreduktion unmöglich machten. Häufige Erkenntnisse über bis dahin unbewusste Phantasien sind: Das Übergewicht ersetzt fehlende emotionale Wärme in historischen und/oder gegenwärtigen Beziehungen; wer übergewichtig ist, wird nicht übersehen, sondern steht im Mittelpunkt (narzisstischer Gewinn); das Übergewicht schützt vor Kritik und Verletzung; das Übergewicht schützt vor einer Fortsetzung sexualisierter Gewalt; wer schlank ist, weckt das Interesse des anderen Geschlechts und das macht Angst.

Einige Fallbeispiele dienen der Erläuterung:

1. Frau K. ist eine 31-jährige adipöse Lebensmittelfachverkäuferin, die wegen rezidivierender schwerer Panikattacken und agoraphobischer Ängste wieder bei ihren Eltern lebt. Seit mehreren Jahren weiß sie, dass sie und ihre Nichten durch ihren Schwager wiederholt sexualisierter Gewalt ausgesetzt waren. Sie zieht sich oft in ihr Zimmer zurück, wenn sie sich nicht durchsetzen kann. In der Imagination fühlte sie sich im adipösen Zustand zwar traurig und im dünnen Körper glücklich, sie erkannte jedoch, dass ihre übergewichtige Körperform ihre weiblichen Rundungen kaschierte und sie so vor einer Fortführung der Traumatisierung schützte.
2. Frau R. ist eine 28-jährige adipöse, ledige und kinderlose ehemalige Teamleiterassistentin in einem Callcenter, die mit ihrer Mutter in einem kleinen Dorf lebt.

Sie stehe in Konkurrenz zum Lebensgefährten der Mutter, sie habe ein großes Kontrollbedürfnis, sie habe Probleme im Aushalten von Gefühlen und brauche Rückzugsmöglichkeiten. In der Imagination erkannte sie, ihr Dicksein bedeute „gesehen werden" und „Schutz des wahren Ich". Dünnsein war für sie assoziiert mit einem Gefühl von Schutzlosigkeit. Sie meinte, wenn man ihr wahres Ich sehe, dann würden sich die anderen von ihr abkehren.

3. Frau V. ist eine 33 Jahre alte, ledige und kinderlose Lehrerin, die seit über fünf Jahren promoviert und nicht richtig vorankommt. Der Doktortitel sei für sie „das Ende der Fahnenstange", danach wisse sie nicht, wie es weitergehen solle. Sie sei orientierungslos. In Beziehungen investiere sie zu viel in andere und fühle sich verantwortlich für ihr Gegenüber. Grenzen zu setzen falle ihr schwer. In der Nachbesprechung zur Imagination sagte sie, Dicksein bedeute für sie „im Mittelpunkt stehen", „gesehen werden" und „Raum für sich haben". Wenn sie dünn sei, dann würden ihre weiblichen Formen sichtbar werden, Grenzen würden verschwimmen, und das hätte „diffuse Ängste" zur Folge.

Ein Nachteil dieses Vorgehens besteht in der Vereinzelung der PatientInnen, so dass sich das multipersonale Übertragungsgeschehen (Leuner, Kottje-Birnbacher, Sachsse, Wächter, 1986, S. 30) zunächst nicht frei entfalten kann. Manche PatientInnen sind außerdem durch die unvermittelte überdeutliche Einsicht in bis dahin unbewusste Zusammenhänge zwischen Emotionen und Übergewicht zunächst erschrocken, aber andererseits setzt das KB auch viel in Gang, so dass die Patienten ihre Zeit in dem geschützten Rahmen der Klinik intensiv für ihre innere Entwicklung nutzen können.
Das 2. Gruppen-KB in der 7. oder 8. Gruppenstunde findet dann zumeist im „klassischen" Sinne statt, d. h., die PatientInnen liegen sternförmig mit den Köpfen zueinander am Boden und imaginieren frei zu einem gemeinsamen Gruppenmotiv. Bei der Motivwahl und beim Verlauf des 2. Gruppen-KB konnten wir bislang keine störungstypischen Aspekte feststellen.
Bei den Gruppenimaginationen mit adipösen PatientInnen haben wir die Erfahrung gemacht, dass es sehr wichtig sein kann, dass die Gruppenleitung während des Gruppen-KB nicht absolut abstinent bleibt. In der Adipositasgruppe sind nicht wenige PatientInnen schwer traumatisiert worden und ich-strukturell gestört. Würde man als Gruppenleitung nicht eingreifen, wenn die Gruppe während des Gruppen-KB schweigt, kann es für Einzelne zu Retraumatisierungserlebnissen kommen: Sie fühlen sich ausgeliefert und allein gelassen, bedroht, hilflos und ohnmächtig – was sich dann auch in entsprechenden Bildsequenzen widerspiegelt (z. B.: Pat. befindet sich in dunkler Nacht bei stürmischer See allein in einem Ruderboot und ist ohne Orientierung). Bei längerem Schweigen greifen wir ein und fragen z. B.: Wie geht es Ihnen gerade? Was sehen und erleben Sie im Moment? Was macht es Ihnen so schwer, sich mitzuteilen? (Bezug auf den einzelnen Patienten). Andere mögliche Interventionen sind z. B.: Was löst das, was Frau X gesagt hat, bei Ihnen für Bilder und Gefühle aus? Wie geht es Ihnen damit? Oder: Möchte jemand von Ihnen etwas dazu sagen/sich mitteilen/ helfen? Oder: Die anderen schweigen? Was macht es Ihnen so schwer, sich mitzuteilen? (Einbeziehung aller Gruppenmitglieder).

Die Nachbereitung der Gruppenimagination variiert und hängt im Wesentlichen davon ab, wie weit die Gruppenstunde zeitlich fortgeschritten ist. In der Regel finden Gruppenimagination und Nachspüren einerseits und kognitive Nachbearbeitung andererseits in verschiedenen Sitzungen an verschiedenen Tagen statt. Eine Möglichkeit besteht darin, dass die PatientInnen in der ersten Bearbeitungsphase etwas ergänzen, emotional ausfüllen und korrigieren (vgl. Leuner, Kottje-Birnbacher, Sachsse, Wächter, 1986, S. 75). Daraufhin malen die PatientInnen zwischen den Sitzungen Einzelbilder. In anderen Varianten malen die PatientInnen gleich nach der gemeinsamen Imaginationsphase Einzelbilder oder ein Gruppenbild auf einem runden Stück Papier.

Schlussfolgerung und Ausblick

Die Gruppentherapie mit dem KB leistet bei Adipösen beim Bewusstmachen der Zusammenhänge zwischen Gefühlen und Essverhalten einen wichtigen Beitrag. Ob in abgewandelter Form als angeleitete Imagination zu einem vorgegebenen Motiv oder im klassischen Setting – die KIP erleichtert adipösen PatientInnen die Einsicht in bis dahin unbewusste Funktionen ihres Übergewichts. So wird verständlicher, warum diätetische und bewegungstherapeutische Maßnahmen alleine oftmals nicht zu einer ausreichenden und dauerhaften Gewichtsreduktion führen.
Mittels Gruppentherapie mit dem KB können innere Blockaden besser verstanden und „aufgeweicht" werden. Viele Adipöse wagen es im Schutzraum der Gruppenimagination erstmals, „sich zu zeigen" und archaische sexuelle oder aggressive Bedürfnisse zu befriedigen. Alternative Problemlösestrategien zum „Frustessen" werden im Sinne eines imaginierten Probehandelns ausprobiert, PatientInnen gelangen so zu mehr Selbstbewusstsein und Selbstvertrauen. Dies wiederum unterstützt die erforderliche Ernährungsumstellung und körperliche Betätigung. Essen und Übergewicht kommt weniger die Funktion einer Ersatzbefriedigung zu und sie dient weniger der Gefühlsregulation.
Nach den heutigen Erkenntnissen ist die Adipositas eine sich epidemieartig ausbreitende Krankheit, die auch eine ambulante psychotherapeutische Langzeitbehandlung notwendig macht (vgl. Hebebrand, Dabrock, Lingenfelder, Mand, Rief, Voit, 2004; Pudel, 2003). In der zunehmenden Vernetzung stationärer und ambulanter Angebote zahlreicher medizinischer Fachgebiete liegt auch eine Chance zur weiteren Verbreitung der Gruppentherapie mit dem KB.

Autor: Dipl.-Psych. Götz Biel, Curtius-Klinik, Neue Kampstraße 2, 23714 Bad Malente-Gremsmühlen. Psychologischer Psychotherapeut, Klinischer Psychologe/ Psychotherapeut BDP, KIP Einzel- und Gruppentherapeut, Nachwuchsdozent in der AGKB.

Literatur

Hebebrand, J., Dabrock, P., Lingenfelder, M., Mand, E., Rief, W., Voit, W. (2004). Ist Adipositas eine Krankheit? Interdisziplinäre Perspektiven. In: Deutsches Ärzteblatt 101(37): A 2468-2474.

Herpertz, S., Senf, W. (2003). Psychotherapie der Adipositas. In Deutsches Ärzteblatt 100 (20): B 1140-1145.

Kleinschmidt, S., Langner, K., Lehrer, R. und Wilke, E. (klinikinternes Konzeptschreiben, unveröffentlicht). Adipositasprogramm.

Leuner, H., Kottje-Birnbacher, L., Sachsse, U., Wächter, M. (1986). Gruppenimagination: Gruppentherapie mit dem katathymen Bilderleben. Bern, Huber.

Orbach, S. (2001). Antidiätbuch. Über die Psychologie der Dickleibigkeit, die Ursachen von Eßsucht. München, Verlag Frauenoffensive. 18. Auflage.

Pudel, V. (2003). Adipositas. Göttingen, Hogrefe.

Sabbioni, M. E., Adipositas. In: Adler, R. H., Herrmann , J. M., Köhle, K., Langewitz, W., Schonecke, O. W., von Uexküll, T., Wesiack, W. (Hrsg.) (2003): Uexküll – Psychosomatische Medizin, Modelle ärztlichen Denkens und Handelns. München, Urban und Fischer Verlag. 6. Auflage.

Tuschhoff, T. (1996). Mit Bauch und Kopf. Therapiemanual zur Gruppentherapeutischen Behandlung von Adipositas in der stationären Rehabilitation. Tübingen, dgvt-Verlag.

Wollschläger, M.-E., Wollschläger, G. (1998). Der Schwan und die Spinne. Das konkrete Symbol in Diagnostik und Psychotherapie. Bern, Huber.

Yalom, I. D. (2005). Im Hier und Jetzt. Richtlinien der Gruppenpsychotherapie. btb- Verlag.

Coaching

Eine praxisorientierte Einführung

Susanne Altweger

Zusammenfassung

Coaching als Beratungssystem hat sich in den letzten zehn Jahren gut etabliert. Obwohl der Begriff von der Verwendung im Sport fast Allgemeingut ist, sind die Inhalte noch im Gestaltungsprozess. Was ist Coaching, wie hat es sich entwickelt, was sind die beruflichen Voraussetzungen für Coaches? Von der Ausbildung her sind Diplom-Psychologen und -Psychologinnen hervorragend geeignet als Coaches zu arbeiten, wobei jedoch Zusatzqualifikationen erworben werden sollten, die die Grundlage des Coaching-Alltags bilden, wie zum Beispiel betriebswirtschaftliches Grundwissen.
Im Rahmen der im Coaching angewandten Methoden kommt der Imagination eine besondere Bedeutung zu. Sie ermöglicht schlaglichtartige Erkenntnisse sowie ganzheitliches Erfassen von Veränderungsprozessen.

Coaching wird immer mehr zum „Königsweg" der Persönlichkeitsentwicklung. Vor allem Unternehmen und Organisationen nutzen es für ihre Mitarbeiterinnen und Mitarbeiter. Inzwischen nimmt auch die individuelle Nachfrage zu.
„Zum Coach statt auf die Couch". Diese griffige Schlagzeile impliziert, dass es sich um eine zeitgemäße, neue Form der Beratung handelt, die aufgrund ihrer kurzen und gut strukturierten Prozesse an moderne Managementmethoden angepasst ist.
Wenngleich sich die beiden Beratungsansätze konzeptionell sehr deutlich voneinander unterscheiden, gibt es doch Überschneidungen. So kommt dem Einsatz imaginativer Verfahren im Coaching große Bedeutung zu.

1. Coaching – was ist das?

Coaching richtet sich in erster Linie an Menschen im Berufsleben. In der gängigen Managementliteratur wird es als „neuartige Form der Personalentwicklung" bezeichnet. Ursprünglich kennen wir den Begriff aus dem Sport (z. B. Tenniscoach); in letzter Zeit spricht man sogar vom Gesundheitscoaching.
Schreyögg (1995) bezeichnet Coaching als „eine Dialogform, bei der Freud und Leid im Beruf verhandelt werden". Die VW-Coaching GmbH, für die ich tätig bin, bietet „Konzepte für Menschen im Beruf" unter dem Erfolg verheißenden Slogan: „Jeder Gute kann noch besser werden". In dem im Internet erscheinenden Coaching-

Newsletter von Christopher Rauen wird schlicht von „beraterischen Dienstleistungen" gesprochen. Ich definiere Coaching als „die Kunst, die richtigen Fragen zu stellen" und – was den Schlüssel zum Erfolg ausmacht – die „richtigen Interventionsmöglichkeiten zur richtigen Zeit aufzuzeigen".
Zusammengefasst: Coaching ist Beratung, Begleitung und Unterstützung im Berufsleben.
Coaching ist grundsätzlich ziel- und lösungsorientiert. Es richtet sich auf Veränderung bestimmter Einstellungen und Verhaltensweisen im Hinblick auf vorgegebene, konkrete Ziele.
Analog zur Therapie hängt der Erfolg von der inneren Einstellung ab: So wie zum Gelingen einer Psychotherapie ein gewisser Leidensdruck vorhanden sein sollte, ist Grundvoraussetzung für einen gelungenen Coachingprozess der Wille zur Veränderung; Veränderung im Sinne von Verbesserung – z. B. der Leistungsfähigkeit, des Zeitmanagements, des Umgangs mit Ressourcen, der Selbstpräsentation etc.
Der Satz von Lichtenberg: „Ich weiß nicht, ob es gut wird, wenn es anders wird – aber ich weiß, dass es anders werden muss, wenn es besser werden soll" unterstreicht meinen persönlichen Ansatz.

2. Entwicklung

Ursprünglich galt Coaching hauptsächlich der Weiterentwicklung von Führungskräften. Längst werden aber auch das mittlere und Nachwuchsmanagement gecoacht, Freiberufler oder Dienstleister aller Art.
Im deutschsprachigen Raum kam Coaching etwa zu Beginn der 90er Jahre langsam in Schwung. Die Coachingliteratur ist demgemäß relativ neu und aktuell. Die letzten zehn Jahre des vergangenen Jahrhunderts sind so etwa die Pionierphase. Mit Beginn des 21. Jahrhunderts sind wir in die Konsolidierungs- und Professionalisierungsphase eingetreten. Dies beinhaltet Schulenbildung und Vorgabe von Standards, Zertifizierung und Qualitätsüberprüfung. Der Klient oder Kunde hat dadurch größere Sicherheit, nicht an einen „windigen" Berater zu geraten, sondern an eine gut ausgebildete Fachkraft. Insofern sind Personen mit therapeutischem Hintergrund, langer Selbsterfahrung und gründlicher Ausbildung per se geeignet, sich im Coaching weiter zu qualifizieren.

3. Ausbildung und berufliche Voraussetzungen

Viele Coaches kommen aus den traditionellen Bereichen Management oder Unternehmensberatung. Aber auch Sozialpädagogen, Psychologen und verwandte Berufe sind in diesem Markt tätig. Die als Coaches und Supervisoren tätigen Psychologinnen und Psychologen in Deutschland sind im Internet unter www.coachingportal.de vertreten. Regelmäßige Weiterbildung (mindestens 20 Stunden im Jahr) in der Psychologenakademie wird als Standard zur Qualitätssicherung angesehen.

Was aber macht nun wirklich einen guten Coach aus?
Zitat Klaus Doppler aus seinem Buch „Der Change Manager“: „Ein guter Coach ist eine Spezialmischung aus krankhafter Neugierde, einem Schuss Exhibitionismus sowie einem gerüttelt Maß an Versagensangst, sonst wäre er selbst Manager geworden.“
Sicher brauchen Coaches neben Lebenserfahrung eine positive Einstellung und Ausstrahlung, Empathie, gutes Einschätzungsvermögen der eignen Fähigkeiten, ständige Bereitschaft zur Introspektion, Bereitschaft zu lebenslangem Lernen und vor allem das Respektieren der eignen Grenzen. Von Bereichen, von denen man überhaupt nichts versteht, sollte man die Finger lassen. Ganz wichtig ist die innere Haltung. Ein guter Coach, genauso wie ein guter Therapeut, sollte Menschen mögen und gerne mit ihnen arbeiten (Coaching nach dem „Vier M Prinzip“: *M*an *m*uss *M*enschen *m*ögen). Ein unerschütterlicher Glaube an die grundsätzliche Veränderungsbereitschaft von Individuen ist ebenfalls unerlässlich.
All dies zeichnet theoretisch Psychologen und Psychologinnen aus. Trotzdem sind sie nicht per se die geborenen Coaches, was im folgenden Abschnitt dargelegt wird.

4. Coaching in Abgrenzung zur Supervision

Wenn Psychologinnen und Psychologen sich außerhalb des therapeutischen Bereiches fortbilden, steht meist die Supervision obenan, speziell als Fallsupervision.
Supervision kann definiert werden als „emotions- und beziehungsorientierte Beratungsform“ sowie „als die Auseinandersetzung mit eigenen psychischen Anteilen von Professionellen, die sie in die Auseinandersetzung mit Klienten und Patienten hineintragen“. (Schreyögg 1991)
Im Wesentlichen bleibt man dabei beruflich unter sich, also Therapeuten/Innen supervidieren andere Therapeuten/Innen sowohl aus dem psychologischen als auch ärztlichen Bereich. Ebenso bleiben soziale Organisationen in diesem Begriffsschema.
Dass beide Formen in bestimmten Fällen ineinander übergehen, zeigt dieses Beispiel:

> Ich supervidierte drei Jahre lang ein gemischtes Team aus Psychologen/Innen, Sozialarbeitern/Innen, Ergotherapeuten/Innen und Diplompädagogen/Innen. Diese Gruppe von 15 Personen betreute ein Übergangswohnheim der Diakonie für ehemalige Psychiatriepatienten/Innen. In diese Arbeit bezog ich bald auch Coachingelemente ein, da die Praxis zeigte, dass reine Fallsupervisionen letztlich nicht ausreichten. Man war auch an der besseren Zusammenarbeit mit der Verwaltung interessiert. Und die ins Team integrierte Führungskraft hatte außerdem Bedarf an grundsätzlichen Managementinstrumenten geäußert. Dieser Prozess bot für mich eine abwechslungsreiche Aufgabe. Team und Führungskraft hatten im Vorfeld ihre Supervisorin schon so ausgesucht, dass sie beide Bereiche abdecken konnte.

Die Grenzen sind fließend. Der Begriff Supervision ist jedoch eng mit dem klinischen Bereich verbunden. Wie genau die Begriffswahl zu gebrauchen ist, lässt sich an folgendem Beispiel erörtern.

Ich wurde in ein ziemlich konservatives Unternehmen mit hoher Jobsicherheit und Beamten-ähnlichen Strukturen gerufen. Die Führungskraft hatte jegliches Vertrauen ihres zehnköpfigen Teams verloren. Es wurde gemobbt und gespalten. Meine Co-Trainerin und ich fanden ein verheerendes Betriebsklima vor. Es herrschten Angst und Schrecken, Mut- und Hoffnungslosigkeit. Wir entwarfen nach der Exploration ein einjähriges Unterstützungsprogramm mit Seminaren zur Teamentwicklung und zum Konfliktmanagement sowie zu intensiven Einzelcoachings.
Die Situation war verfahren und dadurch sehr mühsam. Dennoch konnten wir einen guten Entwicklungsprozess anstoßen. Im ersten Halbjahr machten alle große Fortschritte.
Erstmals wurden auf unsere Anregung hin Steuerungsinstrumente eingeführt, wie etwa Jahres-Mitarbeitergespräche. Für das zweite Halbjahr schlugen wir regelmäßige Supervision der Teamsitzungen vor, da eine Hauptquelle der Störungen in einer sehr mangelhaften bis nicht vorhandenen Kommunikation lag. Plötzlich merkten wir jedoch, wie wir unterlaufen wurden, Widerstände entstanden.
Das Wort Supervison war der Auslöser. Man nahm es wörtlich, bemängelte, dass man keine Aufpasser brauche. Wir nahmen die Bedenken ernst und machten mit einem „Berufsbegleitenden Teamcoaching" weiter, was sich in diesem Fall als sozialverträglicher erwies.

Für Psychologinnen und Psychologen ist Supervision so selbstverständlich, dass der Begriff kaum hinterfragt wird. In betriebswirtschaftlich ausgerichteten Unternehmen gehört er aber nicht zwangsläufig zum Standardrepertoire.
Beim wenig vertrauten Umfeld großer Unternehmen stoßen viele Therapeuten und Therapeutinnen oft an Grenzen. Ihnen mangelt es nach Schreyögg schlichtweg an Kenntnis von Betriebswirtschaft, dem Wissen darum, wie ein Unternehmen funktioniert. Auch bei mir gab es da kräftig Nachlernbedarf.
Andererseits ist die Einstellung klinischer Psychologen/Innen zu Unternehmen manchmal merkwürdig. Ich erinnere mich noch gut an die negative Reaktion eines Kollegen, dem ich erzählte, ich würde mittlerweile vermehrt als Coach arbeiten. Leicht wird lösungsorientiert mit oberflächlich verwechselt und unbekanntes Terrain negativ gesehen.
Hier komme ich wieder auf die Haltung zu sprechen und die Einstellung zu Arbeitswelten. Wenn ich diese grundsätzlich als ausbeuterisch und krank machend definiere, habe ich ein für Coaching unbrauchbares Weltbild. Wenn ich Arbeit aber, wie viele es tun, als Quelle der Selbstverwirklichung, als freudvolle Tätigkeit oder zumindest als Sinn stiftende Komponente sehe, dann ist berufsbegleitendes Coaching genauso wichtig wie die eher ins Private zielende Therapie.
Neben Gesundheit und Partnerschaft stellt Arbeit schließlich die dritte Säule für ein erfülltes Leben dar. Ein „kritisches Lebensereignis" ist heute vornehmlich der Verlust des Arbeitsplatzes, aber individuell gesehen auch eine verpasste berufliche Chance. Unternehmen nutzen die Förderung der persönlichen Fähigkeiten durch Coaching zur größeren Motivation und somit zum beiderseitigen Nutzen.

5. Coaching in Abgrenzung zur Therapie

In der Therapie gehe ich meist von Defiziten aus, von Problemen bzw. von krankheitswertigen Symptomen. Im tiefenpsychologischen Prozess stellen wir als Therapeuten/innen Fragen nach dem *Warum und Woher*; es wird einer Sache auf den Grund gegangen. Durch das erneute Durchleben und Durchleiden – die Katharsis – erfolgt im günstigen Falle das Loslassenkönnen und die Verabschiedung der Symptome.
Im Coaching gehe ich von einer Themenstellung aus (eventuell auch Problemstellung) und die Fragen zielen von Anfang an auf die Veränderungsmöglichkeiten. Nicht „*woher* könnte es kommen", sondern „*wie* verändere ich etwas zum Besseren" ist die richtige Fragestellung.
In beiden Fällen haben wir einen *Istzustand,* der in einen *Sollzustand* verwandelt werden soll.
Die Haltung und die Methoden unterscheiden sich aber. Die therapeutische Haltung kann abstinent sein, non-direktiv, gewährend. Als Therapeut/In braucht man einen langen Atem. Coaching-Prozesse sind meist kürzer. Als Coach darf ich auch aktiv in das Geschehen eingreifen, Tipps und Hinweise geben, Verbindungen herstellen.
Der Coach stellt aber kein vorübergehendes „Hilfs-Ich" zur Verfügung – sondern geht von einem gleichberechtigten Dialog aus. Eine zu gewährende Haltung ist im Coaching nicht angebracht. Es werden „Hausaufgaben", definierte Schritte und Etappenziele vereinbart. Nach dem Vorgespräch ist vom Coach ein „maßgeschneidertes Konzept" zu erstellen. Der Zeitraum für den wahrscheinlichen Coaching-Prozess wird veranschlagt.
Natürlich kommt es immer wieder zu Überschneidungen. Coaching ist Beratung im Beruf: In längeren Coachingprozessen bringen Menschen auch Privates ein, und dies sollte auch Platz finden.

> Beispiel:
> Zwei Kolleginnen und ich führten ein einjähriges Weiterbildungsprogramm für ein großes Unternehmen durch, das sich in einem langfristigen Prozess der Umstrukturierung befindet. Eine Gruppe von Frauen mit Führungsverantwortung bekam ein berufsbegleitendes Training und Coaching. Ich übernahm die Einzelcoachings, die als Prozessintensivierung den Trainingseinheiten zwischengeschaltet waren. Eine der Damen geriet zunehmend mit ihrer Gruppe in Konflikt. Es stellte sich heraus, dass die ungünstige Gruppenposition der Coachee daraus entstanden war, dass sie sich zu sehr abgrenzte, weil sie in ihrer Partnerschaft unter Druck stand. Ihr Partner hatte die Fortbildung nicht gutgeheißen. So steuerte sie in der Gruppe dagegen, übernahm dort eine dominante Führungsrolle, um unbewusst einen Ausgleich zur privat unterdrückten Rolle zu finden. Auch in ihrem Berufsleben war es zu dieser extremen Aufspaltung gekommen. Dies machte sie zu einer unangenehmen Vorgesetzten und zu einem unbeliebten Gruppenmitglied. Das „Aufdecken" dieser Sachverhalte trug merklich zur Entspannung und letztlich zu einer Verhaltensänderung bei.

Fazit: Es ist nicht schädlich für einen Coach eine tiefenpsychologische Ausbildung zu haben, denn der Blick ist geschärft für tiefere Zusammenhänge. Aber Ziele und Anspruchshaltung müssen rollenadäquat sein.
Grundsätzlich lehne ich eine Vermischung ab. Wer zu mir als Coach kommt, wird gecoacht, wer als Patient kommt, erhält Therapie. Schwierig wird es bei Menschen, die mit einem Coachingwunsch kommen, sich aber schnell als potentielle Patienten herausstellen. In so einem Fall rate ich zur Therapie – mache sie aber nicht selbst. Die meisten Menschen haben ein gutes Verständnis, wenn ich ihnen erkläre, warum sich das Thema oder das Problemfeld für Coaching nicht eignet, wohl aber für Therapie. Rollenklarheit ist in jedem Fall angebracht.
Die klassischen Methoden, die Coaches anwenden, sind eher TZI, Transaktionsanalyse oder NLP. Gerade wenn es um Kommunikationsstörungen geht, greifen diese Methoden unter Umständen schneller als Tiefenpsychologie. Die Ausbildung zur KIP-Therapeutin erachte ich dennoch als ideale Grundlage für die Arbeit in Organisationen

6. Imaginative Elemente im Coaching

Als KIP-Theapeutin räume ich der Imagination als kreativem Verfahren einen hohen Stellenwert ein.
Gerade Menschen in Industrieunternehmen sind in ihrer Art oft sehr strukturiert, denken in klaren Abläufen, sind wie man so schön sagt, stark „linkshirnig" geprägt. Sie kommen zum Coach, um eine neue Sichtweise, neue Perspektiven zu bekommen. Hier eignet sich der Einschub einer kurzen Imagination hervorragend, um schnell und effizient zu wissen, wo sich der Coachingnehmer gerade befindet. Ein Thema, mit dem ich besonders gerne arbeite, ist der *aktuelle Focus* nach Leuner.
Ich erkläre meist kurz die Wertigkeiten der Hirnhälften, und warum ich an dieser Stelle mit der Kraft der Vorstellung oder der inneren Bilder arbeiten möchte. Die Einleitung gestalte ich bewusst kurz, also ich führe keine tiefe Regression herbei. So vermeide ich Widerstände.

Beispiel:
Ein Journalist in leitender Funktion kam zu mir, weil ihm seine Mitarbeiter/innen deutlich zu verstehen gaben, dass sie mit seinem chaotischen Führungsstil Probleme hätten. Er selbst spürte, dass ihm aufgrund eines eklatanten Mangels an Zeitmanagement sein Leben immer mehr entglitt. Der Coachingprozess sollte für ihn überschaubar sein und als Selbstzahler auch nicht endlos. Wir vereinbarten zehn Stunden. Sein Druck war groß, was sich auch in Übergewicht und Bluthochdruck zeigte. Nach seiner ersten Schilderung fühlte ich mich ziemlich erschlagen, und ich hatte noch keine Idee, wie sich in dieser kurzen Zeit Ordnung in sein Chaos bringen ließe. In der zweiten Stunde machte ich ihm einen Vorschlag zur Imagination: „Lassen Sie vor ihrem inneren Auge ein Bild entstehen, das Ihrer derzeitigen Situation entspricht". Nach kurzer Zeit sah er eine Baustelle,

auf der es drunter und drüber ging. Er hatte intuitiv erfasst, wie chaotisch und unaufgeräumt es in ihm aussah.
Bis zur nächsten Stunde ersuchte ich ihn, seine wichtigsten Baustellen aufzuschreiben. Anhand dieser Struktur konnten wir entweder Schutt beseitigen, Baustopp verordnen oder weiterbauen. Das Bild der Baustelle zog sich als ordnender roter Faden durch den ganzen Prozess und diente uns beiden als konstruktives, Struktur gebendes Element.

Ein weiteres Beispiel:
Ein 35-jähriger Schauspieler suchte mich auf, weil er merkte, dass ihm „etwas für den Erfolg im Weg steht". Es lief zwar einigermaßen mit einzelnen Stückverträgen, aber ein richtig gutes Engagement hatte er bisher nicht gefunden.
Ich griff seine Formulierung auf und ließ ihn imaginieren, was ihm im Weg stehen könnte. Er sah spontan eine schwarze Wand, einen schwarzen Monolithen, der mich an den plötzlich auftauchenden Monolithen in Stanley Kubricks Film „Odyssee im Weltraum" erinnerte. Durch die weitere Anweisung: „Nehmen Sie sich ruhig Zeit, betrachten Sie das mal genauer", schrumpfte der Monolith und begann sich in ein schwarzes Regiepult zu verwandeln. Dahinter saßen diejenigen, die die Macht hatten: Intendant, Oberspielleiter etc, und er stand auf der Bühne in der von ihm angstvoll erlebten Situation des Vorsprechens. Meine weitere Intervention: „Was können Sie tun, damit Sie sich wohler fühlen?", brachte ihn auf die Idee, er könnte die Bühne verlassen und um die Mächtigen herumgehen, sie auch von hinten betrachten. Dabei ließen wir es bewenden. Das Nachgespräch brachte eine Menge tiefenpsychologisch verwertbaren Materials. Es stellte sich neben der angstbesetzten Situation noch heraus, dass er sein Leben lang doppelte Botschaften erhalten hatte, die Erfolg gleichzeitig erwünscht und unerwünscht scheinen ließen. Ich riet ihm, sich dieses Problem in einer Therapie vom Hals zu schaffen.
Wie viele Schauspieler befand er sich in einer finanziell schlechten Lage, er hatte aber für die kommende Woche ein Vorsprechen in einer mittelgroßen Stadt mit gutem Theater in Aussicht. Ein Engagement dorthin wünschte er sehnlichst, äußerte aber Befürchtungen, in der angstbesetzten Situation wieder unter seinem eigentlichen Können zu bleiben. Ich schlug vor, das Probehandeln aus dem KB einfach anzuwenden, wie er das machen wollte, bliebe seiner künstlerischen Idee überlassen.
Ein Woche später rief er mich überglücklich an, er habe das Engagement bekommen. Er habe die szenische Ausgestaltung der Rolle so umgearbeitet, dass er den Bühnenraum verlassen konnte, durch die Zuschauerreihen gehen und so auf die andere Seite des Regiepults (das sich gewöhnlich in den vorderen bis mittleren Reihen des Zuschauerraumes befindet) gelangte. Diese Idee hätten Intendant und Oberspielleiter so kreativ und ungewöhnlich gefunden, dass sie sich unter vielen Bewerbern sofort für ihn entschieden hätten. Die Angst sei „wie weggeblasen" gewesen.

Dies finde ich ein schönes Beispiel, wie Coaching und Therapie Hand in Hand gehen können. Ohne einen festen Lebensraum wäre für ihn Therapie unmöglich gewesen. Das vorgeschaltete berufliche Coaching schuf die Basis, auf der er sich dann nachhaltig sein Thema von der Seele schaffen konnte.
Abschließend möchte ich noch eine Anwendungsmöglichkeit einer *geführten Imagination* geben. Meine Arbeit mit Schauspielern bildete lange Zeit einen durch meinen Erstberuf bestimmten Schwerpunkt meiner Tätigkeit. So hatte ich über vier Jahre an einer privaten Schauspielschule die Gelegenheit im Auftrag der Bundesanstalt für Arbeit (heute Bundesagentur), Gruppen von jeweils zwölf arbeitslosen Schauspielern und Schauspielerinnen weiterzubilden. Meine Fächer waren Selbstpräsentation und Artmanagement.
Ein großer Teil dieser Kolleginnen und Kollegen war durch lang anhaltende Arbeitslosigkeit sehr entmutigt oder fast gänzlich des Selbstvertrauens beraubt. Auch die finanzielle Situation war oft katastrophal. Ich führte mit jeder Gruppe gelenkte Imaginationen über einen optimalen Arbeitstag in der Zukunft durch. Diese Übung eignete sich sowohl als Motivationstraining als auch zur Diagnostik.
Hier kam mir meine tiefenpsychologische Ausbildung sehr zugute. Es brauchte viel Feingefühl, zwischen den Grenzen des Möglichen, aber auch selbst auferlegten Begrenzungen zu differenzieren. Wunsch und Wirklichkeit klafften hier oft besonders weit auseinander.

Zusammenfassung

Coaching, Supervision und Psychotherapie weisen etliche Überschneidungen auf. Für alle drei Bereiche braucht es eine gute Ausbildung, lebenslange Fortbildung und die Freude daran, mit Menschen arbeiten zu dürfen. Die Haltung des Coachs und seine Handlungsweise unterscheiden sich deutlich von Therapie. Imaginative Verfahren sind in allen drei Bereichen außerordentlich hilfreich. Im Coaching liegt der Schwerpunkt nicht auf der Regression, sondern auf der Progression.

Literatur

Martens-Schmid, K. (Hrsg.) (2003). Coaching als Beratungssystem Grundlagen, Konzepte, Methoden. Heidelberg, Economica Verlag.

Schreyögg, A. (1995). Coaching - Eine Einführung für Praxis und Ausbildung. Frankfurt / New York, Campus Verlag, 5. Auflage 2001.

Wilker, F. W. (Hrsg.) (1994). Supervision und Coaching. Bonn, Deutscher Psychotherapeutenverlag.

Voglauer, W. (2002). Methoden-ABC im Coaching. Neuwied, Luchterland Verlag.

KIP in Beratung und Coaching

Leonore Kottje-Birnbacher

Zusammenfassung

In dem Beitrag wird zunächst ein kurzer Überblick über die Tätigkeit des Coaching mit den Ähnlichkeiten und Unterschieden gegenüber der Psychotherapie mit Hintergrundtheorien und Zielsetzungen gegeben. Dann geht es um die Frage, bei welchen Coaching-Anliegen Imaginationen sinnvoll eingesetzt werden können, und es werden verschiedene Motive vorgestellt, die sich bei der Klärung von Zielen, von gruppendynamischen Konstellationen, für die Förderung von Ressourcen und die erfolgreiche Bewältigung von interpersonellen Konflikten bewährt haben.
Seit nunmehr etlichen Jahren werden von einigen KB-Therapeuten und Dozenten, die nicht nur als Therapeuten, sondern auch als Coach oder Personalentwickler arbeiten[1], KB-ähnliche Imaginationen in berufsbezogenen Beratungsprozessen, in Supervisonen und in der Personalentwicklung eingesetzt. Das Ziel ist dabei, den jeweiligen Klienten durch Imaginationen eine differenziertere Klärung der eigenen Position, der Beziehungskonstellation und der anstehenden Aufgabe zu ermöglichen, bei der auch gefühlsmäßige Reaktionen berücksichtigt werden, die nicht ohne weiteres bewusstseinsfähig sind, das Verhalten jedoch trotzdem maßgeblich beeinflussen. Die vorliegende Arbeit ist eine Einführung in den Bereich Coaching.

Was ist Coaching?

Coaching bezieht sich auf die Förderung der Arbeitsfähigkeit. Die wichtigsten Unterschiede zur Psychotherapie bestehen darin, dass Coaching nur wenige Stunden umfasst, die meist im Voraus fest vereinbart werden, und dass die Arbeit in der Definition klarer Ziele und der ausschließlichen Arbeit an diesen Zielen mit abschließender Evaluation über die Zielerreichung besteht. Die Bezahlung erfolgt oft durch den Arbeitgeber. Um mit wenigen Stunden etwas bewirken zu können, fokussiert der Prozess die Identifikation und Förderung von Ressourcen und möglichen Lösungen (salutogenetischer Ansatz). Gegebene Machtstrukturen werden geklärt und genutzt, nicht in Frage gestellt.
Die *Ziele des Coaching* bestehen in Veränderungen des Arbeitsverhaltens, daher stellt sich die Frage, wie man die Klienten zu Veränderungen motivieren kann. Möglichkeiten der Fremdsteuerung sind bei Personen als autonomen Systemen recht begrenzt, Sanktionen haben zwar Auswirkungen, werden aber höchst individuell verarbeitet, so

[1] Z.B. Suzanne Cottier, Peter Teichmann und Susanne Altweger.

dass die Erarbeitung klarer, erreichbarer, eigener Identitäts- und Handlungsziele und deren Bahnung die wichtigsten Mittel der Veränderung sind (Storch und Krause 2002).

Die *Anlässe von Coaching* können unterschiedlich sein:

1. Bewältigung akuter Krisen
   z.B. wenn Spannungen innerhalb einzelner Abteilungen oder zwischen Abteilungen so intensiv geworden sind, dass sie ohne äußere Hilfe nicht mehr lösbar sind, oder wenn im Verlauf von Um- oder Neustrukturierungen (wegen Fusion oder Rationalisierung) intensive Ängste bei den Mitarbeitern entstanden sind, die die Arbeitsfähigkeit ganzer Abteilungen beeinträchtigen, oder wenn sich einzelne Abteilungen oder Mitarbeiter mit widersprüchlichen oder unlösbaren Aufträgen konfrontiert sehen.
2. Prävention
   z.B. Burn-out-Prophylaxe oder Erarbeitung einer besseren Work-Life-Balance
3. Weiterentwicklung der Mitarbeiter
   z.B. Karriereberatung oder gezielte Erweiterung von Arbeitskompetenzen oder Managementkompetenzen.

Die notwendigen *Kompetenzen eines Coach* bestehen neben einer allgemeinen Feldkompetenz (Erfahrung mit der Funktionsweise von Organisationen) in Feldneugier (wie es in dieser Organisation aussieht, kann man durch Fragen von seinen Klienten erfahren), psychologischer Erfahrung bei der Begleitung von Entwicklungsprozessen und einem breiten methodischen Repertoire, das man mit Fürstenau zusammenfassen könnte als psychoanalytisch verstehen, systemisch denken, lösungsorientiert intervenieren (Fürstenau 2001). Dazu gehört:

- Verstehen von individuellen Ängsten, Konflikten, Abwehrstrukturen, Kompromissbildungen,
- Verstehen systemischer Zusammenhänge,
- Verstehen gruppendynamischer Prozesse,
- eine Vielzahl möglicher Interventionen aus der kognitiven Verhaltenstherapie, systemischen Therapie und lösungsorientierten Therapie.

Entsprechend ergeben sich folgende wesentliche *Wirkkomponenten von Coaching:*

- Das Vorhandensein einer hilfreichen Beziehung ermöglicht Beruhigung und soziales Lernen.
- Das Verstehen der psychodynamischen Hintergründe von Konflikten (Rivalität, Neid, Angst vor Erfolg, schwierige gruppendynamische Konstellationen) ermöglicht anderes Verhalten.
- Durch Vermittlung von konkreten Skills (Strukturierungsmöglichkeiten der Arbeit mittels Mind-Mapping oder Metaplan, Zeitmanagement, Arbeitstechniken, Gestaltung von Arbeitsplänen) lässt sich das Arbeitsverhalten verbessern, ebenfalls durch Veränderung von Kontrollüberzeugungen und Selbstwirksamkeitsannahmen.
- durch systemische Interventionen lassen sich dysfunktionale Interaktionsmuster verändern.

Theoretischer Hintergrund

Um sich als tiefenpsychologisch ausgebildeter Therapeut im Bereich Coaching theoretisch zu orientieren, bietet sich der ichpsychologische Ansatz an (Fürstenau 1993 und 1994). Das Ich vermittelt zwischen inneren Bedürfnissen (Es), normativen Ansprüchen (Über-Ich) und der Außenwelt (Realität). Es verfügt über Wahrnehmung, Denken, Fühlen und Handeln und setzt sich mit Aufgaben auseinander. Kognitionen (Wahrnehmung der Umwelt) und Affekte sind dabei ständig in Wechselwirkung, Affekte können kognitive Faktoren blockieren (wenn man bestimmte Dinge nicht sehen will, kann man sie verleugnen oder verzerrt wahrnehmen) und können sich durch neue Kognitionen verändern (wenn man nach einer Anregung zum Perspektivenwechsel eine Situation oder ein Gegenüber anders auffasst, verändert sich auch das begleitende Gefühl).

Beim Coaching arbeitet man primär an den Kognitionen. Durch eine klarere oder eine andere Sicht der Situation wird ein angstfreieres, situationsangemesseneres Verhalten möglich und verschwinden negative Affekte. Wichtig ist dabei die Untersuchung der dominanten Coping-Mechanismen, denn die unterschiedlichen möglichen Coping-Mechanismen unterscheiden sich hinsichtlich ihrer Realitätsanpassung. – „Unpraktisch" sind Projektionen (sie verzerren die Wahrnehmung, so dass situationsangemessenes Handeln weniger wahrscheinlich wird), Verleugnung (sie führt zu unvollständiger, einseitiger Wahrnehmung der Situation), depressive Reaktionen (Hilfe wird ausschließlich von andern erwartet) und zwanghafte Reaktionen (man verliert sich in unfruchtbaren Diskussionen von Details). Man kann bei den Klienten analysieren, wie sie auf bestimmte Aufgaben reagieren (z.B. begeistert, brav, mit Vorbehalt, verweigernd), wie sie mit ihren Aufgaben umgehen (z.B. Auf-die-lange-Bank-Schieben von notwendigen Arbeiten oder Entscheidungen, Setzung von sinnvollen Prioritäten und gut strukturierte Erledigung, chaotisch-überarbeitetes Gewusel) und wie sie die geltenden Regeln auslegen (buchstabengetreu-perfektionistisch, korrekt, flexibel, nach Schlupflöchern suchend). Dabei gibt es mehr oder weniger gelingende Formen der Bewältigung und Lösungen auf unterschiedlichem entwicklungspsychologischem Niveau: Z.B. gibt es Mitarbeiter mit großen Abhängigkeitsbedürfnissen, sie brauchen viel Bestätigung seitens des Chefs, dann blühen sie auf, während sie völlig in ihrer Leistung absacken können, sofern sie nicht genug gesehen und gelobt werden. Genauso gibt es Mitarbeiter, die in einer Gegenabhängigkeit fixiert sind, die also gegenüber Anforderungen grundsätzlich eine protestierende Haltung einnehmen, bei ihnen ist eine gute Mitarbeit eher über Betonung ihrer Autonomie und indirekte Methoden zu erreichen. Insgesamt sollte bei lang dauernden Arbeitsbeziehungen die Gegenseitigkeit stimmen, so dass Chef und Mitarbeiter das Gefühl haben, dass Geben und Nehmen ausgeglichen sind.

Organisationen bieten ein neues quasi-familiäres Feld zur Reinszenierung der persönlichen Konflikte. Deshalb ist die Aufarbeitung der persönlichen Geschichte (besonders der Delegationen und unbewussten Annahmen) von mächtigen Unternehmensführern sinnvoll, um unreflektiertes Agieren mit hohen Kosten zu vermeiden. Ausgehend von dem konkreten Arbeitsverhalten sollten die individuellen Tiefenstrukturen (Glaubensstrukturen, Grundannahmen, mentale Modelle) und die Umgebungsstrukturen (Gruppendynamik, Organisationsstrukturen, Marktumgebung) bei der Beratung mit berücksichtigt werden. Der Fokus der Aufmerksamkeit beim Beratungsprozess liegt aber stets auf den Aufgaben der Institution, nicht auf der Gruppendynamik und nicht auf der Pathologie Einzelner (Fürstenau 1993). Denn dadurch kommt es zu einer Zentrierung der Wahrnehmung und zur Mobilisierung von Ressourcen: Die Mitarbeiter werden angeregt, darüber nachzudenken, wie sie ihre Rollen verstehen wollen und was für Lösungswege sie sich vorstellen können.

Einsatz von Imaginationen

Der Einsatz von Imaginationen hat sich in Coaching-Prozessen an verschiedenen Stellen bewährt, insbesondere dann, wenn es gilt, vorbewusste Wahrnehmungen und Gefühle zu integrieren, z.B. unbewusste reaktivierte Objektbeziehungen (Übertragung auf Personen oder auf die Organisation) und verborgene Emotionen und Abwehrmechanismen zu verdeutlichen, und wenn es in verfestigten Situationen darum geht, einen Übergangsraum zu eröffnen, in dem Lernprozesse stattfinden können.
Durch Imaginationen kann der Klient

- seine eigenen Ziele klarer und vollständiger definieren,
- eine klarere Vorstellung seiner eigenen Position und seiner eigenen individuellen Rollenauffassung bekommen,
- eine klarere Vorstellung der eigenen steuernden Affekte entwickeln, insbesondere der „unpassenden Affekte" (Übertragungen), die in bestimmten beruflichen Situationen aktiviert werden, wie Abhängigkeitswünsche oder -ängste, Rivalität, forcierte Stärke, heftiger Ehrgeiz, Gefühle der Über- oder Unterlegenheit, Selbstzweifel, Sehnsucht nach Harmonie, Befürchtungen des Auseinanderbrechens von Beziehungen, Erfolgsdruck, Erfolgsangst, Druck, Richtung, Einzigartigkeit und Grandiosität,
- die eigenen dominanten Verhaltensmuster identifizieren und alternative Verhaltensweisen imaginativ ausprobieren und damit bahnen,
- Einsicht in eigenes problematisches Verhalten erhalten und den eigenen Anteil bei der Herstellung und Aufrechterhaltung aktueller Konflikte sehen.

Folgende *Motive* haben sich bisher bewährt:
Bei der anfänglichen *Definition der Arbeitsziele* ist es sehr sinnvoll, ein KB einzuschalten, um auch abgewehrte, verleugnete Bedürfnisse mit berücksichtigen zu können. Damit Ziele handlungswirksam werden können, sollten sie als Annäherungsziele (nicht als Vermeidungsziele) formuliert werden, aus eigenen Kräften heraus realisierbar sein, und sie sollten ein gutes Gefühl von Stimmigkeit auslösen (Storch und Krause 2002). Dies ist nur möglich, wenn die Person ganzheitlich mit ihnen einverstanden ist. Daher bitte ich nach der Exploration der Arbeitssituation und der bewussten Ziele um einen kurzen Themenwechsel mit einer Imagination: „Bitte stellen Sie sich irgendeine Situation vor, die Sie im Moment anspricht, einen Ort, wo Sie gern wären, oder ein Zustand oder eine Tätigkeit, die jetzt passen würden."

Beispiel: Hier kann es durchaus vorkommen, dass jemand, der seine Arbeitseffizienz weiter steigern wollte, bei einem Bild von einem Südseestrand sein lange vernachlässigtes Bedürfnis nach Entspannung und Erholung spürt. Dann geht es nicht einfach um weitere Effizienz, sondern um ein Sowohl-als-auch, um konzentrierte Arbeit und gute Pausen.
Oder jemand, der Unterstützung für einen Wechsel der Firma mit beruflichem Aufstieg sucht, sieht sich in der Firmenkantine im Kreis seiner Kollegen diskutieren und lachen und entdeckt dabei seine Bedürfnisse nach Zugehörigkeit und Loyalität, die sein Ehrgeiz verleugnet hatte.

Unaufwendig und häufig einsetzbar ist ein *KB-Flash:* Man bittet den Klienten, eine *emotional aufgeladene Arbeitssituation*, von der er gerade berichtet, zu imaginieren, lässt ihn in die Situation hineingehen, die Umgebung und das Gegenüber detailliert beschreiben, die eigenen Gefühle wahrnehmen, und bittet ihn dann, irgendein Bild dazu auftauchen zu lassen, was gerade kommt. Dies Bild kann dann auch weiter entwickelt werden, auch hier geht es darum, alles genau wahrzunehmen, zu spüren und zu beschreiben.

Beispiel:
Eine Managerin war die einzige Frau im Vorstand eines Unternehmens und hatte immer wieder Probleme damit, dass sie ausgeschlossen und übergangen wurde. Sie ärgerte sich über eine Sitzung, in der sie eine wichtige Idee beigesteuert hatte, die ignoriert wurde; einige Minuten später hatte ein Kollege dieselbe Idee geäußert, und dann wurde die Idee von den andern aufgegriffen und weiterentwickelt, aber klar dem Kollegen als Urheber zugeordnet. Als Bild kam ihr dazu eine gerade lange Straße, auf der sie in einem schnellen Auto entlang fuhr, mit Freude an der Schnelligkeit, aber auch sehr allein. Rechts und links waren eingezäunte Weiden, dann tauchten 4 Windräder auf, zwei rechts und zwei links von der Straße, die sich monoton drehten, während sie weiterfuhr. – Die tauben, gefühllosen Windräder brachte sie mit ihren vier Kollegen in Zusammenhang, die seien nur effizienzorientiert, an nichts anderem interessiert, sie habe wirklich wenig mit ihnen gemein und dürfe sich daher auch nicht beklagen, wenn die sich stärker aufeinander bezögen. Sie wolle sich aber ihre Lebendigkeit bei der Arbeit und in ihrem Privatleben erhalten.

Um die *Gruppendynamik* innerhalb einer Abteilung transparenter zu machen, kann man Klienten bitten, *für jedes Teammitglied ein Tier* suchen, das zu ihm passt, und die Tiere auf einem Blatt Papier skizzieren lassen, um ihre Größe und Körperhaltung und ihre Position innerhalb der Gruppe sehen zu können (analog zu Familien in Tieren). Im Nachgespräch kann man anregen, sich mit jedem Tier einmal zu identifizieren, um genauer zu spüren, wie es den andern geht, und das beim eigenen Verhalten berücksichtigen zu können.

> Beispiel:
> Eine Psychologin beklagte die mangelhafte Kooperation in ihrem Team. Sie imaginierte einen zusammengerollten Igel, eine verschreckte Maus, einen Kuckuck, ein Schaf, eine alte Schlange, sich selbst als ratlosen Hütehund. Igel und Schlange freuten sich schon auf die Rente in drei Jahren, waren an nichts interessiert, der Kuckuck war nur mit der eigenen Karriere auch zu Lasten anderer beschäftigt, Maus und Schaf wirkten ansprechbar, würden sich vermutlich über Unterstützung und Ermunterung freuen, die sie lange nicht bekommen hatten.

Eine ganze Reihe von Motiven kommt für die *Förderung von Ressourcen* in Frage, z.B. bei akuter Erschöpfung ein Ort zum Sich-Wohlfühlen oder eine Quelle zum Auftanken oder ein Früchtebaum mit frischen Früchten, an denen man sich erquicken kann; bei Selbstzweifeln die Erinnerung an Situationen, die man kompetent gemeistert hat, oder an Verhaltensmodelle, also an Menschen, von denen man viel gelernt hat. Die Imagination von hilfreichem Handwerkszeug kann nützlich sein, auch expansionsfördernde Motive wie das unternehmungslustige Kind, das lustvoll Neues exploriert oder ein schnelles Auto, in dem man geschützt ist und neugierig überall herumkurven kann; ein Boxkampf oder eine Schlammschlacht mit einem Kontrahenten, der Ausbruch aus einem Käfig oder ein Triumphzug zur Feier des eigenen Erfolges.

Erwartete schwierige Situationen kann man vorher imaginativ üben. Bewährt hat sich hier eine Imagination, in der sich der Klient selbst beobachtet, wie er die *kommende Situation wunschgemäß bewältigt* und sich anschließend gut fühlt. In einem zweiten Durchgang soll er dann genau auf alle Details achten: die Körperhaltung, in der er den Raum betritt, den Klang seiner Stimme, seine Mimik, seine Blickrichtung, auch propriozeptive Gefühle (Atmung, Körpertonus, wahrgenommene Geräusche und Gerüche) und sein Verhalten. Anschließend soll er ein Bild dazu aufsteigen lassen.

> Beispiel:
> Eine Lehrerin, die sich vorgestellt hatte, dass sie in ihrer Klasse gelassen blieb und gut strukturierten Unterricht machte, sah sich auf einer hohen Klippe stehen, die unruhige See weit unten, sie genoss den freien Blick und die gute Luft. – Dies Bild kann in der Klasse dann reaktiviert werden, um Abstand zu bekommen.

Belastende Situationen aus der Vergangenheit können auch im Bild noch einmal eingestellt werden. Dabei sollte man genau auf die Details achten, die emotional wirksam sind, um Vorläufersignale von Stress zu identifizieren. Wenn man diese im Lauf der Zeit immer eher und schließlich rechtzeitig wahrnimmt, hat man eine Chance den gewohnheitsmäßigen unfunktionalen Verhaltensautomatismus rechtzeitig zu unterbrechen.

Vergangene Situationen können auch mit den üblichen Methoden der Symbolkonfrontation nachbearbeitet und verändert werden. Um in der Imagination mit ihnen anders umgehen zu können, sollte man vorher Ressourcen ankern und eventuell die Situation erst einmal mit positiven Modellen durchspielen (man kann den Klienten bitten, sich einen Menschen vorzustellen, von dem er glaubt, dass er solche Situatio-

nen gut bewältigt, und diesen sich mit der entsprechenden Situation auseinander setzen zu lassen).
Manchmal ist es sinnvoll, sich bestimmte Ich-Anteile genauer anzuschauen, z.B. den Teil, der ein bestimmtes problematisches Verhalten erzeugt (Bölcs 1989) mit der Frage, was er damit wohl an Gutem bezweckt. Oder bei Menschen, die sehr unter Leistungsdruck stehen oder sehr ambivalent sind hinsichtlich Erfolg, ist es lohnend, sich den inneren Zensor/Richter anzusehen:

> Beispiel:
> Ein sehr fähiger, aber immer wieder durch Alkoholismus gefährdeter Jurist imaginierte als seinen Richter einen riesigen unbewegten Kapuzenmann mit eiskalten, fordernden Augen, dem gegenüber er sich ganz klein und unzureichend fühlte. Er schwankte zwischen ohnmächtiger Unterwerfung und rebellischem Fortlaufen. Nach einer Symbolkonfrontation, in deren Verlauf die Augen des Kapuzenmannes starr und wie tot wurden, woraufhin der Kopf nach unten sackte, gelang eine neue Imagination von dem Richter, den er sich für sich wünschen würde. Dieser war ein König auf einem Thron mit mehreren Ratgebern um sich herum und klugen freundlichen Augen. Sein Reich war wohlgeordnet und blühend. Der Klient beschloss, in dieses Land umzuziehen.
> Eine berufstätige Mutter, die immer wieder von ihrem schlechten Gewissen geplagt wurde, weder der Arbeit noch den Kindern wirklich gerecht zu werden, begann Jagd zu machen auf ihr schlechtes Gewissen (ein klagsames, graues, unattraktives Wesen) und es aus ihrem Terrain zu verscheuchen. Dann baute sie ihm eine Hütte an der Grenze zwischen ihrem eigenen Revier und dem ihres Mannes, damit das schlechte Gewissen sich bitte genauso oft bei ihm aufhalten sollte wie bei ihr.

Manchmal kann man auch gegensätzliche Teile miteinander ins Gespräch bringen und schauen, welche Ideen sie haben, welche Gefahren sie sehen und welchen Beitrag sie zur Bewältigung einer anstehenden Situation leisten können.

> Beispiel:
> Eine Creativ-Direktorin einer großen Werbeagentur hatte folgende Teile in sich identifiziert: die fleißige Arbeitsbiene, die kluge, strategisch denkende Politikerin, die zärtliche Geliebte und einen sehr fürsorglichen Pelikan. Für eine wichtige Präsentation zwecks Gewinnung eines neuen Großkunden wollte die Arbeitsbiene die notwendige Vorarbeit leisten, die Politikerin für ein gutes Arrangement der Situation und die Hinzuziehung und Einweisung von Bundesgenossen sorgen, die Geliebte die dezent verführerische Kleidung und die Ausstattung des Raumes aussuchen und der Pelikan die notwendige Selbstfürsorge übernehmen, um trotz der anstehenden Strapazen fit zu bleiben. Von den vieren ermuntert ging sie in die Präsentation mit dem Gefühl: Ich gönne mir jetzt die Erfahrung, mein Bestes zu geben und die Situation zu genießen.

Im Nachgespräch geht es darum, die Imaginationen handlungsorientiert auszuwerten. Ein guter Teil der Arbeit findet aber schon auf der Symbolebene statt, denn man imaginiert ja vorwiegend ressourcenorientiert in Richtung Anregungen und Lösungsmöglichkeiten.

Literatur

Bölcs, E. (1989). Das Katathyme Bildererleben als Instrument in der Supervision. In: Bartl, G., Pesendorfer, F. (Hrsg.): Strukturbildung im therapeutischen Prozess. Wien, Literas: 265-269.

Cottier, S. C. (2004). Vortrag und Workshop auf dem 50. Kongress für KIP in Göttingen.

Fürstenau, P. (2001). Psychoanalytisch verstehen, systemisch denken, suggestiv intervenieren. Stuttgart, Pfeiffer bei Klett-Cotta.

Fürstenau, P. Seminare für Unternehmensberater und Teamsupervisoren 1993 und 1994.

Storch, M., Krause, F. (2002). Selbstmanagement – ressourcenorientiert. Grundlagen und Trainingsmaterial für die Arbeit mit dem Zürcher Ressourcen-Modell. Bern, Huber.

Imagination in Team- und Organisationsentwicklung

Suzanne Claire Cottier

Zusammenfassung

Der Artikel beleuchtet den erfolgreichen Einsatz von Imagination im Kontext von Beratung in Organisationen. Das in der Praxis entwickelte spezielle imaginative Verfahren für Arbeitsgruppen fokussiert die Trias Aufgabe/Thema, Rolle des Klienten und Organisation und orientiert sich an der Theorie und Methode der KIP.
Bedeutung und Wirkung der gelenkten stillen Imagination werden an Fallvignetten aus unterschiedlichen Organisationen illustriert. Mit Hilfe von Symbolisierung und vertiefendem Gespräch gelingt es, im Rahmen komplexer und lang dauernder Beratungsprozesse, gezielt unbewusste Konfliktpotentiale in der Organisation zu bearbeiten und Ressourcen freizulegen.
Die Autorin ist der Ansicht, dass auch die gelenkte stille Imagination in Arbeitsgruppen nach dem Schema der Verschiebung, einem Organisationsmuster des Primärprozesses, funktioniert. Konzipiert als potentieller Raum eignet sich diese spezifische Form der Intervention, das Schattensystem der Organisation abzubilden und im gemeinsamen Dialog zu erhellen. Nachhaltige Lernprozesse werden eingeleitet und Übertragungen persönlich motivierter Konflikte auf die Organisation im Sinne der tiefenpsychologisch fundierten Organisationsentwicklung geklärt.

1. Ein Start-up-Unternehmen auf kleinem Feuer

1.1 Ausgangslage

Als klinische Methode ist die Katathym-Imaginative Psychotherapie (KIP) etabliert und gut ausgebaut. Innerhalb der Organisationsentwicklung (OE) hingegen steckt die Arbeit mit Imagination in den Kinderschuhen. Im Unterschied zu psychoanalytischen und transaktionsanalytischen oder gestaltpsychologischen Ansätzen kümmert sich die KIP – was ihre Publikationen betrifft – kaum um ihre kreative und erhellende Wirkung in den unbewussten Lern- und Sozialisationsprozessen von Menschen in *Organisationen.* Mit ein Grund ist das aktuelle standespolitische Anliegen, die klinische und wisssenschaftliche Verifizierung der KIP nicht mit oberflächlichen Beratungskonzepten zu verwässern. Der Einwand ist berechtigt, wenn es nicht gelingt, den *Unterschied* zwischen der psychotherapeutischen Methode der KIP (Kottje-Birnbacher

2001) und beraterischen Modellen im Umgang mit Imagination (Cottier 2001, 2004) herauszuarbeiten. Worin könnte dieser bestehen?

1.2 Zielsetzung

Dieser Artikel, eine erweiterte Fassung meines Kurzvortrages, beleuchtet die Frage der Anwendbarkeit von Imagination in der Beratung von Organisationen. Er richtet sich an eine Leserschaft, welche psychotherapeutisch mit dem KB arbeitet und daran interessiert ist, das Spezifische der KIP in modifizierter Form für beraterische Interventionen fruchtbar zu machen.

1.3 Standortbestimmung

Psychodynamisch und/oder systemisch ausgebildete Beraterinnen und Berater von Organisationen verfügen über ein breites Repertoire, langfristige Transformationen und somit spannende Lernprozesse in komplexen Systemen zu initiieren und zu gestalten. Die Arbeit mit Dialog (Schein 2002) und Metaphern (Morgan 2002), Spiegelung, Tagtraum oder Visionen (El Hachimi et al. 2000) ist besonders beliebt, um Organisationen im Sinne der OE lernfähig zu machen, ihre Kultur zu analysieren oder defensive Routinen aufzudecken und zu verändern. Während meiner Weiterbildung in OE hatte ich in Seminaren und Supervisionen mehrmals Gelegenheit, mir unbekannte Vorgehensweisen mit Traumbildern und Traumreisen kennen zu lernen. Nach unserem Verständnis von Symbolbildung und Symbolarbeit entpuppte sich der beraterische Umgang damit aber theoretisch wie praktisch als wenig fundiert.
Meine Einschätzung deckt sich einerseits mit Aussagen von Kollegen und Kolleginnen aus der KIP, welche ebenfalls Führungskräfte und Teams beraten und deshalb im Jahre 2003 ein Institut zur *Förderung der Imagination in Beratung und Supervision (IFI-BS)* in Göttingen gegründet haben. Das positive Echo, welches meine Diplomarbeit am TRIAS-Institut in Zürich zum Thema *„Imagination in Supervision, Team- und Organisationsentwicklung“* (Cottier 2004) in Beraterkreisen auslöst, weist anderseits auf den Bedarf und die Lernbereitschaft dieser Berufsgruppe hin. Deshalb freute mich die Anfrage einer Projektgruppe aus der Schweiz, ein auf Prozesse ihrer Beratung zugeschnittenes Verfahren mit Imagination kennen zu lernen. Zuversichtlich stimmt mich, auf eine langjährige intensive Auseinandersetzung mit diesem Gegenstand zurückblicken zu können.

1.4 Der Anfang

Ohne Zweifel ist für mich die KIP mit ihren fünfzig Lenzen und ihrem gut gefütterten Schuhwerk *die Expertin* auf dem Gebiet der Imagination. Bereits als junge Daseinsanalytikerin hatte ich von der didaktisch klug und systematisch aufgebauten Methode profitiert, welche meine berufliche Qualifizierung positiv mitgestaltete. Das Besondere an der KIP, ihr schöpferisches und Konflikte erhellendes Potential, weckte meine Neugier und ermunterte mich vor zwölf Jahren zu experimentieren. Ich trug das KB in modifizierter Form in die Supervision, ins Coaching und später in die Beratung von Organisationen: heuristisch und intuitiv, auf kleiner Flamme!

> Ich erinnere mich. Das achtköpfige Team einer sozialpädagogischen Institution hüllte sich in der Teamsupervision in hartnäckiges Schweigen. Es rückte mit seinen verborgenen Themen nicht heraus und projizierte seine Spannung auf mich. Ich fühlte mich unwohl und schwer. Ich spielte mit dem Gedanken, meinen Vertrag zu kündigen. Da fiel mein Blick auf eine alte Kiste aus Nussbaumholz im Büchergestell. Ich packte sie mit Vehemenz und stellte sie der Gruppe vor die Nase: mit der Bitte, sich spontan vorzustellen, was sich für sie in der Kiste befinde.
> Die bedrückte Stimmung wich unweigerlich einem neugierigen und interessierten Verhalten und das gemeinsame Motiv regte ihre Phantasie an. Imaginierend öffneten Einzelne ihre Kiste, um später die andern im regen Gespräch an ihrem Erlebnis teilhaben zu lassen. Sie erkannten, was sie in ihrer Aufgabe blockierte. Sie fühlten sich nach der Supervision entlastet und motiviert.

So viel zum Start. Das Phänomen interessierte mich. Ich forschte weiter und arbeite seither unter Berücksichtigung folgender Hypothesen in verschiedenen Organisationen mit Imaginationen.

2. Hypothesen

- Die Imagination dient der Lösung individueller und kollektiver *Aufgaben* in der Organisation.
- Als beraterische, tiefenpsychologisch fundierte Intervention stellt sie der Organisation einen Übergangsraum im Sinne des potentiellen Raumes zur Verfügung, in welchem *Lernprozesse* stattfinden.
- Mithilfe der Symbolbildung bringt die Imagination auch die in der Organisation reaktivierten unbewussten (infantilen) Objektbeziehungen, Emotionen und Abwehrmechanismen ihrer Mitarbeiter ins Bild und klärt deren *Übertragung* auf die Organisation. Sie erforscht somit das *„Schattensystem"* der Organisation (Stacy, zit. in Becker 2003) und dessen verborgene Rationalität.
- In Anlehnung an die theoretische und empirische Fundierung der katathymen Imagination (Salvisberg 2000, Stigler 2004) ist die Imagination mehrheitlich primärprozesshaft organisiert. Sie funktioniert nach dem Schema der *Verschiebung.* Der symbolisierte Konflikt wird dadurch positiver erlebt als in der Realität. Die Imagination folgt auch dem Sekundärprozess, ist progressiv und lösungsorientiert.
- Der Imaginierende verfügt über die allgemein vorhandene individuelle Fähigkeit des emotional gesteuerten Tagträumens. *Lernbereitschaft* und *psychische Stabilität* sind Voraussetzung.

3. Erstes Beispiel aus der Praxis

Während dreier Jahre arbeitete ich im Rahmen einer Teamentwicklung mit der Geschäftsleitung eines KMU-Betriebes von insgesamt zwanzig Mitarbeitern. Das zehnjährige Unternehmen war durch Führungsschwierigkeiten in eine schwere *Krise* geraten. Große Unterschiede in den Auffassungen, lückenhafte Kommunikation untereinander und mit den Mitarbeitern sowie rasches Wachstum machten den dynamischen Jungunternehmern zu schaffen. Sie bräuchten vor allem psychologische Unterstützung, um wieder konsensfähig zu werden, lautete das Anliegen beim Erstkontakt am Telefon. Die emotional sehr angespannte Situation beruhigte sich während der Beratung vorübergehend, verschärfte sich erneut durch den eingebrochenen Markt und den Rückgang der Aufträge.
Während dieser turbulenten Zeit vereinbarte die Geschäftsleitung in einer Supervisionssitzung, an der aktuellen, sie sehr belastenden Thematik zu arbeiten. Das Gespräch verlief hitzig. Es kam zu gegenseitigen Vorwürfen und arrogantem Verhalten. Die Situation drohte zu eskalieren.
Ich intervenierte und gab nach einer kurzen Pause jedem die Aufgabe, sich an ein positives oder negatives Gefühl aus der vorangegangenen Diskussion zu erinnern und dazu ein Bild oder einen Gegenstand auftauchen zu lassen. Aus früheren Sequenzen mit der Technik des stillen Bilderns vertraut, imaginierte ein Mitglied der Geschäftsleitung folgende Szene:

> „Ich fahre mit einem älteren Berufskollegen an den Flughafen und frage ihn wegen des eigenen Unternehmens um Rat. Dieser beteuert, unsere Organisation werde sieben Jahre funktionieren und dann auseinander fallen. Ich verspüre den Impuls, den Kollegen und meine Eltern eines andern zu belehren. Ich möchte ihnen mit ihrer negativen Prophezeiung nicht Recht geben müssen. Ich beteure, eine partnerschaftlich geführte Firma könne durchaus über die Runden kommen."

Im darauf folgenden *Gespräch* erkannte der Träumer sein Misstrauen Autoritätspersonen gegenüber. Die Behauptung des älteren Berufskollegen im Tagtraum erinnerte ihn an seine ideologisch gefärbte Rolle im Unternehmen und den Drang, andere belehren zu müssen. Seine idealistische Vision, das Unternehmen sozial und partnerschaftlich zu führen, entpuppte sich auch als unbewusster Wunsch nach der in der Kindheit vermissten harmonischen Familie. Seine Eltern wurden früh geschieden. Die Möglichkeit des Scheiterns ängstigte ihn sehr. Er fühlte sich für die Mitarbeiter des Betriebes sehr verantwortlich und litt unter dem erfolgsorientierten und ökonomisch ausgerichteten Kurs der Kollegen.
Nach der intensiv geführten Auseinandersetzung nahm er sich vor, in Zukunft realistischer zu denken, die Argumente seiner pragmatischen Geschäftspartner anzuhören und somit Spaltungsprozessen in der Geschäftsleitung produktiv entgegenzuwirken.
An diesem Beispiel erkennen wir, wie der Prozess der unbewussten Sozialisation in der Organisation verläuft: Sie wird primär affektiv gesteuert. Die emotionale Bedeutung der Arbeit ist zentral und die Organisation wird zum Objekt der Übertragung.

Für Becker (2003) laufen die Linien der individuellen Entwicklung, des Unbewussten im eigentlichen Sinne, und die Erfahrungen in der Kultur in *einem* Punkt zusammen: „Sozialisation in Organisationen ist der Ort, an dem unbewusst gewordene Erfahrungen aus der frühen Kindheit wieder aktualisiert, jetzt aber in einem neuen, nämlich dem sozialen Kontext, neu organisiert werden."
Indem der Träumer in jungen Jahren ein partnerschaftlich konzipiertes Unternehmen mitbegründete und sich als Personalchef für die Vergemeinschaftung und das Soziale sehr einsetzte, konnte er sich psychisch im Gleichgewicht halten. Erst die Krise im Unternehmen nötigte ihn, seine unbewusste Haltung zu reflektieren.

4. Rahmentheorie

Bereits dieser kurze Einblick in den Beratungsprozess hilft, die Imagination im Kontext von Organisation als komplexes Geschehen zu verstehen. Eine differenzierte Theorie dazu muss noch geschrieben werden. Ich stehe in meiner Arbeit am Anfang und stütze mich im Sinne einer Rahmentheorie auf Elemente verschiedener Richtungen der Sozialpsychologie, die Ethno-Psychoanalyse, Gestaltpsychologie, und Systemtheorie, welche sich intensiv mit Organisation und Kultur befassen. Die Daseinsanalyse (Holzhey 1994) und die KIP mit ihrer theoretischen Weiterentwicklung im Umgang mit Symbol und Symbolbildung (Dieter 2000) und Verdichtung (Stigler 2004) erweisen mir als erworbene psychotherapeutische Grundlagen wertvolle Dienste. Die konkrete Balintarbeit lässt mich am eigenen Leibe immer wieder erleben, wie aufschlussreiche Spiegelungseffekte in der Gruppe zustande kommen.

4.1 Organisationsentwicklung

Ein wichtiges Standbein meiner Rahmentheorie ist die Organisationspsychologie, im Speziellen die *Organisationsentwicklung* (OE) (Pühl, 2000), welche sich deutlich von technokratisch und rein ökonomisch konzipierten Unternehmensberatungen unterscheidet. OE soll nicht nur kurzfristige Veränderungen anstreben und beispielsweise einseitig die Wettbewerbsfähigkeit des Unternehmens stärken. Fatzer (1999) hebt hervor, dass nur langfristige Transformationen mit einem entsprechenden Paradigmawechsel (Visionäre Führung, Veränderung des „mind set", Veränderung der Unternehmenskultur, langfristiges strategisches Veränderungsprogramm) nachhaltig sind. Auch andere Vertreter wie Senge, Nevis, Schein oder Argyris betonen die Bedeutung ihrer besonderen Zielsetzung. Als Psychotherapeuten mit psychoanalytischem, gestaltpsychologischem oder systemischem Hintergrund und betriebswirtschaftlichen Kenntnissen ist ihr Menschenbild humanistisch und ganzheitlich. Entwicklung und Wandel in sozialen Systemen basieren auf dem Ansatz der zum Lernen fähigen Organisation (Fatzer 2000), dem Aufbau konstruktiver Arbeitsbeziehungen, der Förderung kognitiver und insbesondere emotionaler Reflexivität und unterstützender Strukturen:

> „Organisationsentwicklung ist eine langfristige Bemühung, die Problemlösungs- und Erneuerungsprozesse in der Organisation zu verbessern, vor allem durch eine wirksamere und auf Zusammenarbeit gegründete Steuerung der Organisationskultur – unter besonderer Berücksichtigung der Kultur formaler Arbeitsteams – durch die Hilfe eines Organisationsentwicklungsberaters oder Katalysators und durch die Anwendung der Theorie und Technologie der angewandten Sozialwissenschaften unter Einbeziehung von Aktionsforschung." (French und Bell zit. in: Pühl 2000)

Wimmer (2004) legt den Fokus des gesteuerten Wandels primär auf die Einstellungs-, Denk- und Verhaltensmuster der Organisationsmitglieder. Für sie sollen im Rahmen der OE Lernsituationen geschaffen werden, in welchen sie „einen erlebnishaften ebenso wie reflektierenden Zugang zu den Zuständen der eigenen Organisation sowie zu den das Verhalten prägenden Auswirkungen derselben erhalten".

5. Transfer in die Praxis (1)

In der Teamentwicklung der Geschäftsleitung des KMU-Unternehmens beschränkte ich meine beraterische Tätigkeit, indem ich die individuelle emotionale Reflexivität förderte und bei der Klärung von Konflikten in der Gruppe behilflich war. Die Arbeit mit der Imagination erwies sich – ähnlich dem Verfahren des „Dialoges" für blockierte Situationen von Isaacs (2003) – als hilfreich und weiterführend.

5.1 Steuerung der stillen Imagination

Nach der Entspannung hatte ich der Gruppe – wie erwähnt – die Aufgabe gegeben, zum erinnerten Gefühl aus der vorangegangenen Diskussion ein *Bild* oder einen *Gegenstand* aufkommen zu lassen.
Mit einem Handzeichen wurde mir mitgeteilt, dass alle still und konzentriert imaginierten. Ich fuhr fort, indem ich die Träumenden aufforderte, die Szene aus einer sicheren und ihnen vertrauten Position zu betrachten. Mit ruhiger Stimme fragte ich nach, wie es sei und was sie erblickten. Die Imagination dauerte ungefähr zehn Minuten.
Die Symbole und die Stimmung während des Imaginierens allmählich genauer zu erkennen, ist wichtig. Auch das Dosieren von Nähe und Distanz zum vorgestellten Objekt in seiner sinnlichen Qualität. Die Möglichkeit, aus dem Traum auszusteigen, sollte bestehen. Ich unterstütze, wenn das Begegnende bedrohlich ist, indem ich auffordere, genau hinzusehen und auf das Gefühl zu achten. Ich frage nach möglichen Handlungsabsichten, ob und wie etwas verändert werden kann. Zum Schluss lege ich das Augenmerk auf das sorgfältige Beenden des Tagtraumes, indem sich der Träumende vom Vorgestellten verabschiedet.

Ein Träumer sieht in seiner Imagination einen Eimer mit Wasser, welcher an einem Brunnen in der Nähe eines Berghauses steht, einem gut ausgebauten Maiensäß. Ziegen tollen herum und ein Kollege aus der Jugendzeit taucht auf. Sie unternehmen eine Bergwanderung zu viert. Er und sein Freund sind sich sehr nahe. Gedanklich beschäftigt ihn das Thema von Freundschaft und Rivalität. Plötzlich verdüstert sich die Stimmung. Die Gruppe ist sehr lange unterwegs. Kein klarer Weg will sich einstellen. Der Träumer beobachtet die Szene aus Distanz.

5.2 Der Gesprächsraum

Nach der Imagination bat ich alle, die für sie bedeutsamen Stellen in Stichworten festzuhalten. Jeder berichtete danach von seinen Beobachtungen und Erlebnissen. Die Gruppe ergänzte. Unterschiede und Gemeinsamkeiten wurden sichtbar und klarer.

Der Träumer bestätigte der Gruppe seine Sorge um die Zusammenarbeit in der Leitung, welche durch die Vermischung von freundschaftlichen und geschäftlichen Beziehungen zunehmend strapaziert wurde. Auch die materielle Zukunft belastete ihn, weshalb er sich und die Mitarbeiter im Unternehmen dauernd zu Höchstleitungen antrieb und sehr aktiv akquirierte. Er fühlte sich in der Geschäftsleitung unwohl, ging wechselnde Koalitionen ein oder distanzierte sich vornehm. Die Organisation bot dem begabten, erfolgsorientierten und selbstbezogenen Hardliner gute Möglichkeiten, expansiv zu sein und der Gruppe gegenüber zu schmollen.

Im Gespräch kam er auf seine schwierige Situation in der Kindheit zu sprechen. Er habe keine dauerhaften Freundschaften zu anderen Kindern pflegen können, da die Eltern berufsbedingt oft umziehen mussten. Der Freund im Tagtraum sei beruflich zwar wesentlich weniger erfolgreich als er, dafür ausgeglichen und zufriedener. Als Jugendlicher habe er ihn bewundert.

Auch diese Imagination unterstützt die These von Becker (2003), wenn früher erworbene unbewusste Haltungen in der Organisation reaktiviert werden und dadurch ein Prozess der Desozialisierung einsetzt. Es kommt zu einer zirkulären Verstärkung von Hilflosigkeit, Regression und Desorganisation. Bestimmte primäre familiäre Sozialisationen verlöten sich mit den sekundären, kulturellen.

In der Tat erkannte der Träumer mithilfe seiner Imagination und im gemeinsamen Gespräch die tiefer liegenden Motive seiner egozentrischen und zu harten Haltung im Unternehmen. Er nahm sich vor, dem sozialen Aspekt in der Beziehung zu seinen Kollegen wieder mehr Aufmerksamkeit zu schenken und mit den Mitarbeitern umsichtiger umzugehen.

6. Tiefenpsychologisch orientierte OE mit Imagination

Wie Forschungen von Stigler et al. (2000) bestätigen, werden mithilfe der gelenkten katathymen Imagination der KIP die Objektbeziehungsgeschichten positiver erlebt als beispielsweise im Nachttraum und wesentlich positiver als im Gespräch. Auch in der Beratung von Führungskräften beobachte ich, wie selbst nach einer stillen, von mir begleiteten Gruppenimagination gelassen und ernsthaft zugleich über persönliche Schwierigkeiten und interpersonelle Konflikte in der Arbeit gesprochen wird. Gerade Personen, welche sich eher schwer tun, ihre Gefühle zu empfinden oder über persönliche Beziehungserfahrungen zu reden, können dank der Symbolisierung tiefer liegende Motivationszusammenhänge ihres Handelns besser erkennen. Angesichts der Bedeutung und Wirkung ihrer Rolle in einer Machtumgebung ist ein auf die Objektbeziehungen gerichteter Zugang besonders aufschlussreich und in der Regel weiterführend. Auch die psychoanalytische Organisationsberatung (Kets de Fries 2002) legt besonderen Wert darauf, das persönliche Erleben und die Selbstreflexivität der Manager zu fördern. Damit die Machtträger der Konzerne weniger unreflektiert handeln, werden ihre unbewussten Schicksale besonders unter die Lupe genommen.
Die Praxis lässt somit den Schluss zu, dass die *gelenkte stille Imagination* im Rahmen eines modifizierten Verfahrens in Arbeitsgruppen Ich-stützende Funktionen übernimmt, unterstützt bei der Suche nach einer anderen Sicht einer Situation, einer klareren Vorstellung der eigenen Rolle und beim Lösen von Aufgaben. Sie legt Ressourcen frei und erleichtert erfahrungsgemäß die Bearbeitung von infantilen Objektbeziehungen und Abwehrhaltungen in der Organisation. Aufgebaut nach Ordnungsprinzipien des Primärprozesses kommt sie dem individuellen impliziten Wissen, welches unbewusst in die Organisation übertragen wird, direkter auf die Spur: Sieben Jahre werde die Firma funktionieren und sich danach auflösen, beteuerte der ältere Berufskollege im ersten Tagtraum! Muss sich für den engagierten Geschäftsinhaber in der Organisation wiederholen, was er als Kind im schmerzlichen Auseinanderbrechen der Unternehmung Familie erlebt hatte? Zu welchem Kraftakt sollen ihn seine elterlichen Imagines weiterhin bewegen? Wie ein Damoklesschwert hätten die bis anhin nicht fassbaren Annahmen über ihm geschwebt. Nach dem Gespräch wirkte er entspannt. Die Gruppe verabschiedete sich in aufgeräumter Stimmung.
Beide Imaginationen fokussieren somit zentrale Aspekte des Schattensystems der Organisation, einem Geflecht von unterschwelligen organisationstypischen Beziehungen. Mit Hilfe der Symbolisierung gelang es, der Aufgabe einer tiefenpsychologisch fundierten OE gerecht zu werden. Der verborgene Sinn der irrational anmutenden Haltungen und Verhaltensweisen der Geschäftsleitung wurde sichtbar und die agierte Angst abgebaut. Die Zusammenarbeit gestaltete sich in der Geschäftsleitung fortan kooperativer.

7. Ein weiteres Beispiel aus der Praxis

Ein zwanzigköpfiges Team einer psychiatrischen Institution, bestehend aus Pflege, Sozialarbeitern, Therapeuten und Ärzten, setzt sich in der Teamentwicklung mit dem emotional befrachteten Thema auseinander, welche Patienten sie auf ihrer Station professionell betreuen können. Die Meinungen gehen diesbezüglich sehr auseinander und geben immer wieder Anlass zu Konflikten bei der Arbeit.
Ich lasse die Gruppe zum Thema eine Burg imaginieren. Die Bilder und Erfahrungen werden danach in den verschiedenen Zielgruppen anhand eines vorbereiteten Fragebogens diskutiert, im Plenum präsentiert und von mir zu einem späteren Zeitpunkt zusammengefasst und kommentiert.
Die Gruppe der Ärzte beispielsweise kümmert sich nicht um das Innere der Burg, trägt ihre Ritterkämpfe aus und stellt sämtliche Burgen auf einen Berg. Die Pflege teilt sich in drei sehr unterschiedliche Gruppen: Eine richtet sich fürstlich ein und kennt keine Hierarchie. Eine andere stellt ihre Burgen als unbelebte Bunker und düstere Kerker dar. In der dritten Gruppe sind alles Einzelkämpfer am Werk und im Innern der Burg sehr aktiv. Die Therapeuten und Sozialarbeiter träumen ihre Burgen als teilweise verfallene Museen auf einsamen Inseln.
Die vertiefende Auseinandersetzung im Plenum stimmt heiter und macht auch betroffen. Eine Ärztin äußert sich kritisch zu ihrer eigene Gruppe, welche sich zu wenig um das Innere der Burg kümmert. Ein Pflegefachmann schmunzelt über seine ihm im Bild sichtbar gewordene ideologische Haltung. In Anschluss daran arbeiten wir mit Isaacs Dialog, welcher zum Ziel hat, die eigenen Werthaltungen zu reflektieren, dem andern genau zuzuhören und sich zu öffnen. Aufgeräumt beenden wir die Supervision und eine engagierte Pflegefachfrau meint, sie hätten noch nie so gut miteinander sprechen können.

8. Der potentielle Raum

Die Bearbeitungszeit des erwähnten Themas unter Beizug der Imagination betrug sechs Stunden, die Vor- und Nachbearbeitung durch mich nicht eingerechnet. Diese ist je nach Anzahl Beteiligter aufwändig und muss gut durchdacht sein. Die Gruppe und die Beraterin werden mit einer Fülle von Informationen eingedeckt, welche, gut strukturiert, wesentlich besser verdaubar ist.
Das Beispiel zeigt, dass die Imagination der Burg einen Übergangsraum im Sinne des potentiellen Raumes kreiert. Dieser wird zum Ausgangspunkt des Lernens. Er hilft, Fragen der Macht und unterschiedlicher Werthaltungen kreativ zu thematisieren. Gruppendynamische Prozesse lassen sich durch die Inszenierung auf der imaginativen Ebene leichter moderieren. Die heitere Stimmung am Ende der Teamentwicklung ist ein Hinweis, dass die Gruppe – systemisch gesprochen – auskoppeln und dadurch Distanz zum Geschehen gewinnen kann.
Jeder potentielle Raum setzt Schutz und genügend Sicherheit im Sinne eines *Containments* voraus. Deshalb sollten die Imaginationsübung und ihre Verarbeitung sorg-

fältig eingeführt werden, strukturell präzis aufgebaut und zeitlich begrenzt sein, mit einem klaren Anfang und einem Ende.
Die *Motivwahl* ist vom Thema und Prozess der OE abhängig. Das Motiv der Burg hatte bereits Interventionscharakter. Es gab mir die Möglichkeit, meine hypothesengeleitete Begleitung zu überprüfen. Ich ging davon aus, dass alte Machtkämpfe, Verletzungen und die Angst, Privilegien aufgeben zu müssen, unbewusst wirksam sind und den Lernprozess des Teams blockieren.
Die Wirkung des Motivs ist besonders in großen Gruppen mit einer klar definierten Aufgabe nicht zu unterschätzen. Der Vorschlag kann sehr gut aufgenommen werden oder Widerstand erzeugen. Deshalb sollte das Thema gemeinsam gut vorbereitet sein.
Die offene Vorgabe, entweder zum Motiv oder unabhängig davon, zum festgelegten Thema ein eigenes Bild aufkommen zu lassen, lässt der Träumerin und dem Träumer mehr Freiheit.

9. Voraussetzungen an Klient und Berater

Die Triangulierung, d.h. die Verknüpfung der Imagination mit der Rolle des Klienten und seiner Aufgabe in der Organisation, schützt den Träumer und die Träumerin recht gut. Ich gehe davon aus, dass mit Hilfe der Imagination jene persönlich und biographisch motivierten unbewussten Aspekte thematisiert werden, welche die Betroffenen bei der Ausübung ihrer Aufgabe blockieren. Gleichwohl sind genaue Kenntnisse der KIP und ein vorsichtiger Umgang mit der Technik erforderlich. Gerade das sorgfältige Bearbeiten der wirksamen Übertragung infantiler Objektbeziehungen in die Arbeitsbeziehung setzt ein tragfähiges Arbeitsbündnis zwischen Klient und Berater voraus. Dieser muss wissen, was er mit seiner analogen Intervention bewirken kann. Sorgfalt, Dosierung und Feingefühl sind sehr wichtig. Deshalb betone ich bei der Einführung jeweils den *freiwilligen* Charakter der Übung. Ich rate von der Imagination ab, wenn sich eine Person nicht gut fühlt, depressiv ist oder in der Gruppe negativ auffällt.

10. Der Erlebnisraum

Die Gruppen sind meistens sehr erstaunt, wie kreativ und reichhaltig ihr Resultat ausfällt. Sie fühlen sich durch die gemeinsame und andersartige Erfahrung gestärkt, manchmal geradezu beflügelt. Noch Jahre später erinnern sie sich an ihre Bilder und die damit verbundene Stimmung im Team. Doch auch mit anderen Reaktionen wie Abwertung, Rationalisierung oder passivem Widerstand muss gerechnet werden. Ich habe gute Erfahrungen gemacht, wenn die Träume nachher gemalt und in Kleingruppen mit dem Ziel nacherzählt werden, Gemeinsamkeiten und Unterschiede zu erkennen. Im Plenum sollte man sich für die Präsentation der Ergebnisse der Kleingruppen genügend Zeit nehmen, aber auch individuell nachfragen. Dies wirkt unterstützend und wertschätzend.

11. Praktische Umsetzung

Die *Übersetzung* der erlebten komplexen imaginierten Inhalte auf eine *bewusste und handlungsorientierte Ebene* ist oft eine echte Knacknuss für die Beraterin. Sie verlangt von allen Zeit zum Nachdenken, „Mut zur Dummheit" nach Balint und Neugier. Hartnäckig Dranbleiben ist die Devise, wenn konkret umgesetzt und evaluiert wird, was die Gruppe verlernt und gelernt hat.

Der Einsatz der Imagination in der OE setzt zusammenfassend die folgenden praktischen Teilschritte voraus:

1. Auftrag, Arbeitsbündnis, diagnostische Überlegungen und Hypothesen zur Organisation sowie die vom Team erarbeiteten konkreten Zielsetzungen inklusive der Indikatoren des Erfolges sind vorhanden.
2. Die Imaginationsarbeit erfolgt nach einer Einführung in die Technik und auf dem Hintergrund eines festgelegten Themas aus der Organisation.
3. Der Berater wählt das Motiv und leitet die Imagination an.
4. Sorgfältig strukturiert werden die Tagträume in Kleingruppen und im Plenum bearbeitet.
5. Der Berater leitet den Wechsel von der symbolischen auf die konkrete und handlungsorientierte Ebene ein.
6. Der imaginative Prozess mit seiner konkreten Umsetzung wird zu einem späteren Zeitpunkt überprüft und bei Bedarf wieder aufgenommen.

- Diagnose des Systems
- Arbeitsbündnis
- Konkrete Zielsetzungen
- Indikatoren des Erfolges
- Intervention Imagination
- Erläuterungen zu Theorie und Methode der Imagination: Funktion der Entspannung und Begleitung, Bedeutung von Primärprozess und Symbolisierung, stilles Bildern, zeitliche Begrenzung, Nachgespräch
- Bedeutung der Freiwilligkeit
- Motivwahl: von unbelebten zu belebten Motiven auf dem Hintergrund eines erarbeiteten Themas im Kontext der Aufgabe in der Organisation
- Nachbearbeitung:
  - Fokus 1: Imagination auf individueller Ebene im Kontext der Aufgabe und der Organisation
  - Fokus 2: Imagination auf Teamebene im Kontext der Aufgabe und der Organisation
  - Fokus 3: Handlungsorientierung / konkrete Schlussfolgerungen
- Professionelle Haltung:
  - ressourcenorientiert
  - Sorgfalt im Umgang mit Widerstand und Abwehr
- Voraussetzungen an den Berater: Vertiefte Kenntnisse in KIP, Gruppendynamik, Supervision und OE

Modell: Imaginieren in der OE

12. Schlussbemerkung

Der Einblick in verschiedene theoretische Modelle und Methoden innerhalb der OE zeigt, dass dem Übergangsraum als Ort des *Wandels* und des Lernens eine zentrale Bedeutung zukommt. Beratung in der Organisation beinhaltet das gezielte Zur-Verfügung-Stellen eines geschützten Rahmens im Sinne eines *Containments*. Das kleine Kind in der Familie, der Patient in der therapeutischen Beziehung und das Mitglied der Organisation sind in Veränderungsprozessen auf diesen angstfreien Raum angewiesen. Gelingt es, aus Beteiligten Betroffene zu machen, welche Einsichten gewinnen, zum Status quo der Organisation Distanz nehmen und neue Verhaltensweisen erproben, kann sich die Organisation weiterentwickeln. Die Arbeit mit Imagination unterstützt sie dank ihrer fokussierenden, kreativen und sinnstiftenden Bedeutung.

Literatur

Becker, H. (2003). Psychoanalyse und Organisation: Zur Bedeutung unbewusster Sozialisation in Organisationen. In: Sievers, B., Ohlmeier, D., Oberhoff, B., Beumer, U. (Hrsg): Das Unbewusste in der Organisation. Gießen, Psychosozial-Verlag: 68 ff.

Cottier, S. (2001). Was hat der Eisbär in der Supervision verloren? Szenisches Verstehen mit Hilfe von Katathymen Imaginationen, Objekten und gestalterischen Mitteln in der Fallsupervision. In: Imagination 23: 5-31.

Cottier, S. (2004). Die Krise ins Bild bringen: Imagination in Supervision, Team- und Organisationsentwicklung. Unveröffentlichte Diplomarbeit im Trias Institut für Supervision, Coaching und Organisationsentwicklung. Zürich.

Dieter, W. (2000). Imagination und Symbolisierung bei neurotisch und ich-strukturell gestörten Patienten. In: Salvisberg, H., Stigler, M., Maxeiner, V. (Hrsg): Erfahrung träumend zur Sprache bringen. Bern, Hans Huber: 147 ff.

El Hachimi, M., Stephan, L.. (2000). SpielArt. Konzepte systemischer Supervision und Organisationsberatung. Instrumente für Trainer und Berater. Göttingen, Vandenhoeck & Ruprecht.

Fatzer, G. (2000). Lernen und lernende Organisation - Mythos und Realität. In: Pühl, H. (Hrsg): Supervision und Organisationsentwicklung. Opladen, Leske & Budrich.

Holzhey, A. (1994). Leiden am Dasein: Die Daseinsanalyse und die Aufgabe einer Hermeneutik psychopathologischer Phänomene. Wien, Passagen: 33 ff.

Isaacs, W. (2002). Dialog als Kunst gemeinsam zu denken. G. Fatzer (Hrsg.): Bergisch Gladbach. Edition Humanistische Psychologie, EHP-Organisation Verlag.

Kets de Vries, M. (2002). Das Geheimnis erfolgreicher Manager. Führen mit Charisma und emotionaler Intelligenz. München, Financial Times Verlag Deutschland.

Kottje-Birnbacher, L. (2001). Einführung in die Katathym-Imaginative Psychotherapie. Imagination: 23.

Morgan, G. (2002). Bilder der Organisation. Stuttgart, Klett-Cotta.

Nevis, E. (1998). Organisationsberatung: Ein gestalttherapeutischer Ansatz. In: Fatzer, G. (Hrsg): Bergisch Gladbach. Edition Humanistische Psychologie: EHP Organisation Verlag.

Pühl, H. (2000). Organisationsentwicklung und Supervision: Konkurrenten oder zwei Seiten einer Medaille? In: Pühl, H. (Hrsg): Supervision und Organisationsentwicklung. Opladen, Leske & Budrich: 15 ff.

Salvisberg, H (2000). Bild - Sinnbild - Sinn: Von den Sinnen zum Sinn oder der andere Baum der Erkenntnis. In: Salvisberg, H., Stigler, .M., Maxeiner, V. (Hrsg): Erfahrung träumend zur Sprache bringen. Bern, Huber.

Schein, E. (2003). Organisationskultur. In: Fatzer, G. (Hrsg.). Bergisch Gladbach. Edition Humanistische Psychologie: EHP Organisation Verlag

Stigler, M. (2004). Ist KIP wirksam und wie wirkt sie? Schriftliche Mitteilung.

Stigler, M., Potkorny, D. (2000). Vom inneren Erleben über das Bild zum Wort. KIP-Texte im Lichte computergestützter Inhaltsanalyse. In: Salvisberg, H., Stigler, M., Maxeiner, V. (Hrsg). Erfahrung träumend zur Sprache bringen. Bern, Huber: 96 ff.

Wimmer, R. (2004). Die Wurzeln des OE-Selbstverständnisses. In: OE am Scheideweg. Organisationsentwicklung 1: 29 ff.

AutorInnenverzeichnis

Dr. phil. Susanne ***Altweger***
Hagebuttenweg 10
41468 Neuss
E-Mail: salt.co@t-online.de
Seit 1991 niedergelassene KIP-Therapeutin in Düsseldorf. Seit 1996 als Coach und Trainerin tätig. Freie Mitarbeiterin im Managerinnen-Kolleg Köln sowie bei der VW-Coaching GmbH, Wolfsburg.

Dr. med. Ulrich ***Bahrke***
E-Mail: ulrich.bahrke@medizin.uni-halle.de
Oberarzt an der Universitätsklinik für Psychotherapie und Psychosomatik Halle, Facharzt für Neurologie und Psychiatrie, Facharzt für Psychosomatische Medizin, Psychoanalytiker und Lehranalytiker (DGPT)

Dipl.-Psych. Nicole ***Berger-Becker***
Feldmannstr. 89
66119 Saarbrücken
E-Mail: 520082678300-0001@t-online.de
Saarbrücken, geb. 1948, Studium der Psychologie in Paris und Saarbrücken, psychologische Psychotherapeutin, Dozentin, Lehrtherapeutin und Supervisorin der AGKB, SSKIP und SITP (Saarländisches Institut für tiefenpsychologisch fundierte Psychotherapie), eigene Praxis.

Dipl.-Psych. Götz ***Biel***
Curtiusklinik
Neue Kampstraße 2
23714 Bad Malente-Gremsmühlen
Psychologischer Psychotherapeut, Klinischer Psychologe/Psychotherapeut BDP, KIP Einzel- und Gruppentherapeut, Nachwuchsdozent und Lehrtherapeut in der AGKB. Interessenschwerpunkte: Stationäre Gruppenpsychotherapie, Angststörungen und Suizidologie.

Monika Anna ***Bürgi-Kraus***
Clarahofweg 19A
CH-4058 Basel
E-Mail: monika.buergi@bluewin.ch
1945 geboren und mit zwei Brüdern aufgewachsen in Prag, Medizinstudium in Prag und seit 1968 in Basel. Fachärztin FMH für Psychiatrie und Psychotherapie. Lehranalyse bei G. Benedetti. Ausbildung in Paar- und Familientherapie, Gruppentherapie

und medizinischer Hypnose. Erfahrung in der Arbeit mit jugendlichen Delinquenten, Drogensüchtigen, Gewaltopfern, ausländischen Patienten. KIP seit 1982. Dozentin der SAGKB, CSKIP, SSKIP. Arbeitsschwerpunkte: Psychotherapie früher Persönlichkeitsstörungen und Psychosen.

Prof. Dr. med. Ralf ***Bolle***
Ludwig- Jahn-Str. 35
73732 Esslingen
Facharzt für psychotherapeutische Medizin, Psychoanalytiker (C.G. Jung) in eigener Praxis in Esslingen, Dozent und Lehranalytiker am C.G.Jung-Institut, Stuttgart und verantwortlich für den Bereich „Psychotherapeutische Medizin" an der Fachhochschule für Kunsttherapie, Nürtingen, Dozent an der Hochschule für Bildende Künste, Dresden, Lehrtherapeut der AGKB.

Gisela Ana ***Cöppicus Lichtsteiner****, lic.phil.*
Fröbelstr. 27
CH-8032 Zürich
E-Mail: coeppicus@bluewin.ch
Geb. 1942 in Hamburg; Studien: Kunst, Pädagogik und Klinische Psychologie. Fachpsychologin für Psychotherapie FSP (Daseinsanalyse, Katathym-Imaginative Psychotherapie) in eigener Praxis in Zürich. Arbeitsschwerpunkte: Frühstörungen, Traumatisierungen, Sinnkrisen; Beachtung religiös-existentieller Phänomene in ihrer Bedeutung für den therapeutischen Heilungsverlauf.

Suzanne Claire ***Cottier****, lic. phil.*
Seminarstraße 11
CH-3006 Bern
E-Mail: s.c.cottier@bluewin.ch
www.seminar11.ch
Fachpsychologin für Psychotherapie FSP und Organisationsberaterin BSO, Lehranalytikerin des SFDP und Dozentin der SAGKB. Schwerpunkte: Supervision, Fall- und Teamsupervision, Coaching von Führungskräften, Organisationsberatung. Seit 1987 in eigener Praxis tätig.

Dr. phil. Jadranka ***Dieter***
Anningerstraße 6/8/7
A-2351 Wiener Neudorf
Klinische und Gesundheitspsychologin, Psychotherapeutin (KIP, ATP). Dozentin der ÖGATAP für KIP und ATP. Tätigkeit am Ambulatorium für Entwicklungsdiagnostik Märzstraße in Wien sowie in eigener psychotherapeutischer Praxis.

Dr. med. Wilfried ***Dieter***
Knöbelstr. 4a
80538 München
Facharzt für Psychotherapeutische Medizin, Psychoanalytiker, KIP-Therapeut und Paartherapeut in eigener Praxis in München. Dozent der ÖGATAP und der AGKB für Katathym-Imaginative Psychotherapie.

Mag. Traude ***Ebermann***
Kochgasse 3-5/18c
A-1080 Wien
E-Mail: tr.ebermann@aon.at
Klinische und Gesundheitspsychologin, frauenspezifische Psychotherapeutin (KIP, KP). Lehrtherapeutin mit part. Lehrbefugnis für KIP in der ÖGATAP. Seit 1990 tätig in den Wiener Frauenberatungsstellen des Vereins „Frauen beraten Frauen" und im Institut für frauenspezifische Sozialforschung - und in freier Praxis. Arbeitsschwerpunkt: Feminismus und Psychotherapie

Dr. med. Hannelore ***Eibach***
Rohnsweg 78
37085 Göttingen
Fachärztin für psychotherapeutische Medizin, Dozentin der AGKB.

Dipl.-Psych. et Theol. Eva-Maria ***Einig***
Hölkeskampring 30
44625 Herne
E-Mail: einig.psychosomatik@marienhospital-herne.de
Studium der Psychologie und Katholischen Theologie in Bonn und Freiburg. Seit 1996 Psychoanalytikerin in eigener Praxis. Leitende Psychologin der Abteilung für Psychosomatik und Psychotherapie des Marienhospitals Herne (Universitätsklinik Bochum). Lehr- und Kontrollanalytikerin am Psychologischen Institut Düsseldorf e.V., Dozentin der AGKB.

Dr. med. Eva ***Friedrich***
Weißenburgerplatz 8
81667 München
E-Mail: eva.friedrich@gmx.de
Fachärztin für Psychotherapeutische Medizin, Psychoanalyse, Dozentin der AGKB, DGPT.

Dr. med. Andrea ***Friedrichs-Dachale***
Am Sölenborn 8
37085 Göttingen
E-Mail: dr.friedrichs-dachale@web.de
Ärztin für Neurologie und Psychiatrie, Psychotherapie, Ärztin für Psychotherapeutische Medizin. Leiterin der Psychiatrisch-psychotherapeutischen Tagesklinik des Lan-

deskrankenhauses Göttingen, Arbeitsschwerpunkt Psychotherapie in der Psychiatrischen Versorgung, Integrative Konzepte teilstationärer Behandlung, Ressourcenorientiertes Arbeiten.

Dr. med. Barbara ***Hauler***
Reschenstraße 12
88250 Weingarten
E-Mail: bhauler@web.de
Fachärztin für Psychotherapeutische Medizin. KIP-Therapeutin. In eigener Praxis tätig. Dozentin der AGKB. Arbeitsschwerpunkt: Gender-Aspekte in der Psychotherapie.

Prof. Dr. Heinz ***Hennig***
Schneeglöckchenweg 23
06118 Halle/Saale
Dipl.-Psychologe, Fachpsychologe der Medizin, Ehrenvorsitzender der MGKB, Dozent der MGKB, Lehranalytiker am Mitteldeutschen Institut für Psychoanalyse (MiP) Halle/Saale.

Dr. phil. Dipl.-Psych. Leonore ***Kottje-Birnbacher***
E-Mail: birnbacher@online-club.de
Psychotherapeutin und KIP-Dozentin in Düsseldorf in eigener Praxis. Arbeitsschwerpunkte: tiefenpsychologisch-systemische Interventionstechnik, Paartherapie, Coaching, Supervision.

Dr. med. Klaus ***Krippner***
E-Mail: klaus_krippner@web.de
Facharzt für Neurologie und Psychiatrie, Psychotherapie; Facharzt für Psychotherapeutische Medizin. Dozent der AGKB und des SITP. Eigene Praxis. Arbeitsschwerpunkte: Traumatherapie, Seminartätigkeit und Supervision.

Dr. med. Wolfgang ***Ladenbauer***
Burggasse 6-8/9
A-1070 Wien
E-Mail: wolfgang.ladenbauer@univie.ac.at
Arzt für Allgemeinmedizin mit Lehrpraxis, Psychotherapeut (ATP, HY, KIP, PD) und Dozent der ÖGATAP für ATP, HY und KIP, sowie Lehrtherapeut der MEGA für Hypnotherapie. Eigene Praxis. Arbeitsschwerpunkte: Ganzheitsmedizin, Psychotherapie körperlicher Erkrankungen, Supervision, Coaching, Psychische Erste Hilfe und Notfallpsychologie.

Dipl.-Psych. Ingrid ***Pahl-Hoffmann***
Dr.v. Ehrenwall'sche Klinik
53474 Ahrweiler
Psychologische Psychotherapeutin, Therapeutin der AGKB.

Dr. med. Torsten ***Passie****, M.A.*
Medizinische Hochschule Hannover
Carl-Neuberg-Str. 1
30625 Hannover
E-Mail: dr.passie@gmx.de
Website: www.schamanismus-information.de
Geb. 1961, Studium der Philosophie, Soziologie (M.A.) und Medizin. Forschungsschwerpunkte und diverse Veröffentlichungen in den Bereichen: Phänomenologische Psychiatrie, veränderte Bewusstseinszustände, Halluzinogene/Entaktogene, psycholytische Therapie, Suchtmedizin und Schamanismus. Arbeitete in der Praxis Prof. H. Leuner in den Jahren 1993-1996. Vorstandsmitglied der Schweizerischen Ärztegesellschaft für psycholytische Therapie (SÄPT) und Mitglied des Europäischen Collegiums für Bewusstseinsstudien (ECBS). Derzeit wissenschaftlicher Mitarbeiter, Psychiater und Psychotherapeut an der Medizinischen Hochschule Hannover.

Dr. Dan ***Pokorny*** *RN*
E-Mail: pokorny@ sip.medizin.uni-ulm.de
Studierte Mathematik an der Karlsuniversität Prag und ist als Psychotherapieforscher an der Abteilung Psychosomatische Medizin und Psychotherapie der Universität Ulm tätig. Zu seinen Schwerpunkten zählen die Methoden für die Analyse psychotherapeutischer Verbatimprotokolle. Zentrum der Biomathematik, Akademie der Wissenschaften, Prag, Psychiatrisches Forschungsinstitut, Prag, Mitglied der Tschechischen Gesellschaft für KIP, Mitglied der Slowakischen Gesellschaft für KIP.

Dr. med. Georg ***Rasch***
Eburonenstr. 13
50678 Köln
Facharzt für Innere Medizin, Facharzt für Psychotherapeutische Medizin.

Dr. med. Renate ***Sannwald***
Pertisauer Weg 41
12209 Berlin
E-Mail: resannwald@t-online.de
Fachärztin für Kinderheilkunde, Fachärztin für Kinder- und Jugendpsychiatrie und -psychotherapie, Fachärztin für Psychotherapeutische Medizin, Psychoanalyse (DGPT), Dozentin der AGKB, Dozentin des Weiterbildungskreises für tiefenpsychologisch fundierte Psychotherapie in der Kinder- und Jugendpsychiatrie Berlin e.V., Lehrbeauftragte des BIPP (Berliner Institut für Psychotherapie und Psychoanalyse). Eigene Praxis mit Schwerpunkttätigkeit in der Psychotherapie von Adoleszenten und Postadoleszenten.

Dipl.-Psych. Monika ***Schnell***
Welserstr. 10
10777 Berlin
Psychologische Psychotherapeutin, Psychoanalytikerin (DGAP, DGPT), Lehrtherapeutin, Supervisorin und Dozentin an der AGKB, eigene Praxis.

Dipl.-Psych. Angelica ***Seithe-Blümer***
Burgstraße 36
35435 Wettenberg
E-Mail: seithebluemera@aol.com
Studium der Psychologie in Münster/Westf. Psychologische Psychotherapeutin. Leiterin des Berthold-Martin-Hauses, einer psychotherapeutischen Einrichtung für Jugendliche und junge Erwachsene in Gießen. Dozentin am Institut für Katathym-Imaginative Psychotherapie, Göttingen, Dozentin der ÖGAKIP, Referentin am Saarländischen Institut für tiefenpsychologisch fundierte Psychotherapie. Autorin von Lyrik und Kurzprosa.

Dipl.-Psych. Beate ***Steiner***
E-Mail: beate-steiner@t-online.de
Psychologische Psychotherapeutin, Psychoanalytikerin (DGPT, DGIP), Psychotherapeutin für Katathym-Imaginative Psychotherapie (AGKB). Seit 1981 in Darmstadt in freier Praxis tätig. Lehrtherapeutin und -analytikerin, Supervisorin und Dozentin an verschiedenen psychotherapeutischen und psychoanalytischen Fortbildungsinstituten und bei der Arbeitsgemeinschaft für Katathymes Bilderleben und imaginative Verfahren in der Psychotherapie (AGKB). Aktuell neben der Praxistätigkeit vor allem in der Fortbildung auf dem Gebiet der Psychotraumatherapie tätig.

Dr. med. Christoph ***Stettler***
Facharzt für Psychiatrie/Psychotherapie FMH
Dozent der SAGKB
Gutenbergstraße 4
CH-3011 Bern
E-Mail: chrstettler@hin.ch
Arbeit in eigener psychotherapeutisch-psychoanalytischer Praxis, psychoanalytische Ausbildung in Zürich und Bern, Dozent der SAGKB, Mitorganisator der Weiterbildung in Psychoanalytischer Psychotherapie am Psychoanalytischen Seminar Bern. Theoretische Interessen: Technische Fragen, Verbindung der KIP-Praxis mit psychoanalytischer Theorie der Technik und Metatheorie, Enactment/Inszenierung/Prozess, Traumatisierung, insbesondere im Zusammenhang mit der Shoah.

Dr. med. Michael ***Stigler***
E-Mail: micstigler@bluewin.ch
Privatdozent an der psychiatrischen Universitäts-Klinik Lausanne (Schweiz), Schwerpunkte Persönlichkeitsstörungen und Psychotherapieforschung. Dozent für KIP. Private psychiatrische Teilzeitpraxis in Lausanne.

Dr. phil. Eva Dorota ***Uhrová***
Lazaretská11
SK-81108 Bratislava
E-Mail: Eva.Uhrova@fphil.unibar.sk
Psychologin, tätig am Lehrstuhl für Psychologie an der Universität Bratislava und in eigener Praxis. Dynamisch orientierte Gruppentherapeutin, KIP-Therapeutin, Dozentin der Slowakischen Gesellschaft für KIP.

Dr. med. Harald ***Ullmann***
E-Mail: harald.ullmann@t-online.de
Jg. 1946, Internist, Nervenarzt, Psychotherapeut und Psychoanalytiker in eigener Praxis, Ausbildung in Familientherapie und Hypnotherapie, Dozent für Einzel- und Gruppentherapie in der AGKB, Dozent der CSKIP, Mitglied des Deutschen Kollegiums für Psychosomatische Medizin (DKPM), langjährige Tätigkeit in der Klinischen Psychosomatik, neben der Methodenintegration als besonderer Interessenschwerpunkt die Funktion von Narrativen und Metaphern in der KIP, womit sich auch das von ihm herausgegebene Buch mit Fallgeschichten beschäftigt.

Doris ***Voss-Coxhead***
Leberberg 4
65193 Wiesbaden
E-Mail: coxhead@t-online.de
Jg. 1949, psychologische Therapeutin, Lehrtherapeutin der AGKB, gesprächs- und tiefenpsychologische sowie systemische Ausbildung. Nach 9 Jahren Kinder- und Jugendpsychiatrie seit 1982 eigene Praxis für Erwachsene, Jugendliche und Kinder. Bei der Arbeit mit Familien Verbindung von systemischen und KB-Interventionen.

Dr. med. Eberhard ***Wilke***
Curtius-Klinik
Neue Kampstr. 2
23714 Bad Malente-Gremsmühlen
E-Mail: he.wilke@t-online.de
Geb. 1943, Internist und FA für Psychotherapeutische Medizin, Chefarzt der Curtius-Klinik, Klinik für Psychosomatik und Psychotherapeutische Medizin in Bad Malente-Gremsmühlen. Präsident der Internationalen Gesellschaft für KIP und Imaginative Verfahren in Psychologie und Psychotherapie (IGKB).

Literatur zur Katathym-Imaginativen Psychotherapie

Einführungen in die KIP

Kottje-Birnbacher, L. (2000). Katathym-Imaginative Psychotherapie. In: Reimer, C., Rüger, U.: Psychodynamische Psychotherapien. Heidelberg, Springer: 151-176.

Kottje-Birnbacher, L. (2001). Einführung in die Katathym-Imaginative Psychotherapie. Imagination 23 (4): 5-78.

Leuner, H. (1978). Basic Principles and Therapeutic Efficacy of Guided Affective Imagery (GAI). In: Singer, J.L., Pope, K.S. (Eds.): The Power of Human Imagination. Plenum Publishing Corporation.

Leuner, H. (1983). Katathymes Bilderleben. In: Corsini, R.J. (Hrsg.): Handbuch der Psychotherapie. Weinheim, Beltz: 451-470.

Leuner, H. (2005). Katathymes Bilderleben, Grundstufe. Thieme, Stuttgart (6. von E. Wilke neu bearbeitete Auflage - 1.Aufl. 1970).

Leuner, H. (1994). Lehrbuch des Katathymen Bilderlebens. Bern, Huber (1. Auflage 1985).

Rust, M. (1996). Katathym-Imaginative Psychotherapie. In: Senf, W., Broda, M. (Hrsg.): Praxis der Psychotherapie. Stuttgart, New York, Thieme: 216-220.

Wächter, M. (1994). In: Heigl-Evers, H., Ott, J. (Hrsg.): Die psychoanalytisch-interaktionelle Methode. Göttingen, Vandenhoeck und Ruprecht.

Wilke, E. (1996). Katathym-Imaginative Psychotherapie – eine spezielle Form tiefenpsychologisch fundierter Psychotherapie. In: Reimer, C., Eckert, J., Hautzinger, M., Wilke, E. (Hrsg.): Psychotherapie. Ein Lehrbuch für Ärzte und Psychologen. Berlin, Heidelberg, New York, Springer: 77-123.

Bücher zu speziellen Themen

Erlanger, A. (1997). Katathym-Imaginative Psychotherapie mit älteren Menschen. München, Reinhardt.

Horn, G. (1987). Katathymes Bilderleben mit Kindern. In: Petzold, H., Ramin, G. (Hrsg.): Schulen der Kinderpsychotherapie. Paderborn, Junfermann.

Horn, G. (1998). Kindheit und Phantasie. Entwicklungsphasen im Spiegel innerer Bilder. Lengerich: Pabst Science Publishers.

Klessmann, E., Klessmann, H.-A. (1988). Heiliges Fasten – heilloses Fressen: Die Angst der Magersüchtigen vor dem Mittelmaß. Bern, Huber.

Klessmann E., Eibach, H. (1993). Wo die Seele wohnt. Bern, Huber.

Klessmann, E., Eibach, H. (1996). Traumpfade. Weg-Erfahrungen in der Imagination. Bern, Huber.

Leuner, H., Kottje-Birnbacher, L., Sachsse, U., Wächter, M. (1986). Gruppenimagination. Gruppentherapie mit dem Katathymen Bilderleben. Bern, Huber.

Leuner, H., Horn, G., Klessmann, E. (Hrsg.) (1990). Katathymes Bilderleben mit Kindern und Jugendlichen. München, Basel, Reinhardt.

Potthoff-Westerheide, G. (2004). Imaginationen. Geschichte und heutige Praxis. Mentale bildhafte Vorstellungen in den Heilmethoden von der Frühgeschichte bis zu den heutigen Anwendungen in der traumazentrierten Psychotherapie. Dissertation zur Erlangung des akademischen Grades einer Doktorin der Medizin an der TH Aachen.

Sachsse, U., Kottje-Birnbacher, L. (1985). Gruppenpsychotherapie mit dem Katathymen Bilderleben. In: Kutter, P. (Hrsg.): Methoden und Theorien der Gruppenpsychotherapie. Problemata 107, Stuttgart, Fromman-Holzboog: 191-215.

Wilke, E., Leuner, H. (Hrsg.) (1990). Das Katathyme Bilderleben in der psychosomatischen Medizin. Bern, Huber.

Wollschläger, M.E., Wollschläger, G. (1998). Der Schwan und die Spinne. Das konkrete Symbol in Diagnostik und Psychotherapie. Huber, Bern.

Aufsatzsammlungen

Bartl, G., Pesendorfer, F. (Hrsg.) (1989). Strukturbildung im therapeutischen Prozess. Wien, Literas Universitätsverlag.

Bahrke, U., Rosendahl, W. (Hrsg.) (2001). Psychotraumatologie und Katathym-Imaginative Psychotherapie. Lengerich, Pabst Science Publishers.

Hennig, H., Fikentscher, E., Rosendahl, W. (Hrsg.) (1992). Tiefenpsychologisch fundierte Psychotherapie mit dem Katathymen Bilderleben. Martin-Luther-Universität Halle-Wittenberg, Wissenschaftliche Beiträge.

Hennig, H., Rosendahl, W. (Hrsg.) (1999). Katathym-Imaginative Psychotherapie als analytischer Prozess. Lengerich, Pabst Science Publishers.

Kottje-Birnbacher, L., Sachsse, U., Wilke, E. (Hrsg.) (1997). Imagination in der Psychotherapie. Bern, Huber.

Leuner, H. (Hrsg.) (1980). Katathymes Bilderleben. Ergebnisse in Theorie und Praxis. Bern, Huber.

Leuner, H., Lang, O. (Hrsg.) (1982). Psychotherapie mit dem Tagtraum. Katathymes Bilderleben. Ergebnisse. Bern, Huber.

Leuner, H., Hennig, H., Fikentscher, E. (Hrsg.) (1993). Katathymes Bilderleben in der therapeutischen Praxis. Stuttgart, Schattauer.

Roth, J. W. (Hrsg.) (1984). Konkrete Phantasie. Neue Erfahrungen mit dem Katathymen Bilderleben. Bern, Huber.

Salvisberg, H., Stigler, M., Maxeiner, V. (Hrsg.) (2000). Erfahrung träumend zur Sprache bringen. Bern, Huber.

Ullmann, H. (Hrsg.) (2001). Das Bild und die Erzählung in der Psychotherapie mit dem Tagtraum. Zwölf Fallgeschichten. Bern, Huber.